Christine Rost (Hrsg.)

EMDR zwischen Struktur und Kreativität

www.junfermann.de

blogweise.junfermann.de

www.facebook.com/junfermann

twitter.com/junfermann

www.youtube.com/user/Junfermann

www.instagram.com/junfermannverlag

CHRISTINE ROST (HRSG.)

EMDR ZWISCHEN STRUKTUR UND KREATIVITÄT

Junfermann Verlag
Paderborn
2016

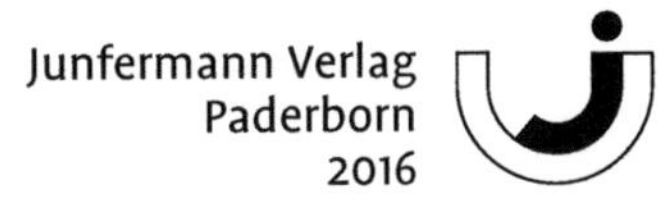

Copyright © Junfermann Verlag, Paderborn 2016

Coverfoto © Barbara-Maria Damrau – Photocase

Covergestaltung / Reihenentwurf Christian Tschepp

Satz JUNFERMANN Druck & Service GmbH & Co. KG, Paderborn

Druck CPI Druckdienstleistungen GmbH
Ferdinand-Jühlke-Str. 7, 99095 Erfurt

Bibliografische Information der Deutschen Nationalbibliothek

Die Deutsche Nationalbibliothek verzeichnet diese Publikation in der Deutschen Nationalbibliografie; detaillierte bibliografische Daten sind im Internet über http://dnb.ddb.de abrufbar.

ISBN 978-3-95571-456-7
Dieses Buch erscheint parallel als E-Book.
ISBN 978-3-95571-457-4 (EPUB), 978-3-95571-459-8 (PDF), 978-3-95571-458-1 (MOBI).

Inhalt

Vorwort

Warum dieser Titel: *EMDR zwischen Struktur und Kreativität?* Für mich stehen diese Begriffe nicht für Gegensätze, sondern für Zustände, die sich gegenseitig bedingen und beeinflussen. Struktur ohne Kreativität erstarrt und Kreativität ohne Struktur kann im Chaos enden.

EMDR, eine noch junge Psychotherapiemethode mit einer jedoch bereits erstaunlichen Entwicklung, hat eine gut durchdachte Struktur für die Behandlung von Traumafolgestörungen entwickelt: die acht Phasen und das Standardprotokoll. In vielen kontrollierten Studien konnte ihre Wirksamkeit für PTBS nachgewiesen werden. Allerdings wurde EMDR nie ausschließlich für die Behandlung von PTBS benutzt. Francine Shapiro sprach von Anfang an von „Big-T Trauma" und „small-t trauma", also von klassischen Traumasituationen und Belastungen, die zu ähnliche Störungen in der Verarbeitung und dadurch zu einer intrinsischen Speicherung führen können. Solche „pathogenen" Erinnerungen sind die Ursache für viele psychische Störungen. Durch EMDR wollen wir nachträglich die Verarbeitung dieser intrinsisch gespeicherten Erinnerungen anregen.

Nach Shapiro aktiviert EMDR im Gehirn das AIP (adaptive information processing model), also die gehirneigene Verarbeitung, die neue Informationen aufnimmt und mit bekannten Inhalten verknüpft und integriert und damit die assoziierten Affekte auf ein für die Gegenwart akzeptables Maß reduzieren kann. Wenn es uns gelingt, durch die Fokussierung auf die wichtigsten Aspekte der belastenden Erinnerung (Phase 3) und die Durchführung der bilateralen Stimulation (schnelle Augenbewegungen) das AIP zu aktivieren, dann erleben wir eine beschleunigte Verarbeitung, die ausgesprochen kreativ sein kann, mit neuen Erkenntnissen und Verknüpfungen mit anderen Erinnerungen, die vorher nicht immer bewusst waren; mit imaginativen Lösungsmöglichkeiten und/oder Veränderungen in der emotionalen Reaktion sowie in der Körperwahrnehmung. Keine EMDR-Sitzung verläuft wie die andere, selbst bei ein und demselben Patienten nicht. Wir steuern nicht, sondern schaffen nur die passenden Rahmenbedingungen – und zwar mit unserer Struktur, in der der Prozess sich dann (von uns) möglichst ungestört entwickeln kann. Im Prozess der Verarbeitung erleben wir beim EMDR also eine enorme Kreativität.

Die Struktur des EMDR-Ablaufschemas (Phase 3–7) wurde über die Jahre feingeschliffen und an die Erfahrungen angepasst, die den Prozess möglichst optimal unterstützen. Dadurch hat es immer wieder kleine Veränderungen im Ablauf gegeben. Die Struktur wurde also verändert durch die Erfahrungen. Die größte Veränderung erfolgte am Anfang, in der Entwicklung von EMD, bei dem noch das reine Desensibilisieren im Vordergrund stand, zum EMDR, bei dem die Aspekte des Verarbeitens und der kognitiven Umstrukturierung dazukamen. Spannenderweise wird inzwischen auch EMD wieder eingesetzt, und zwar dann, wenn es durch die Anzahl der traumatischen Situationen hilfreich erscheint, sich nur auf ein Ereignis zu konzentrieren und die assoziativen Verbindungen zu unterbinden (siehe Kapitel 11: EMDR-Protokolle nach kurz zurückliegenden Traumatisierungen). Und es gibt Übergänge zwischen beiden Formen, das EMDr, bei dem etwas assoziatives Prozessieren zugelassen wird, wenn es hilfreich wirkt. Wenn die emotionale Belastung zu groß erscheint, kann es aber auch gestoppt werden (siehe im gleichen Kapitel).

Bereits hier wird deutlich, dass die Struktur von EMDR an Krankheitsbilder und äußere Bedingungen (z. B. für den Einsatz in der Notaufnahme oder bei Gruppen) angepasst werden muss und kann. Deswegen haben sich Protokolle für verschiedene Krankheitsbilder und Patientengruppen entwickelt und einige davon stellen wir in diesem Buch vor, z. B. für Depression, Akuttrauma, psychosomatische Erkrankungen, für die Arbeit mit jugendlichen Diabetikern, für transgenerationelle Traumatisierung und dissoziative Erkrankungen sowie Veränderungen im Ablaufschema für die Arbeit an Symptomen wie Triggern bei dissoziativen Patientinnen oder an Albträumen. Bei manchen Anwendungen laufen Studien, aber nicht bei allen ist die Studienlage bereits ausreichend, um ihre Wirksamkeit nachzuweisen.

Aber es gibt viele Erfahrungen von Kolleginnen und Kollegen. Durch die Veröffentlichung wollen wir – in guter EMDR-Tradition – weiter Forschung anregen, die wir dringend brauchen. So wurde EMDR von der WHO 2013 anerkannt für die Behandlung von PTBS bei Kindern, Jugendlichen und Erwachsenen, aber noch nicht für den Einsatz bei Akuttrauma, weil da die Studienlage noch nicht ausreicht. Und auch der Gemeinsame Bundesausschuss der Kostenträger und Leistungsanbieter (GBA) hat EMDR 2014 bisher nur für die Behandlung von PTBS und auch nur bei Erwachsenen, und nicht bei Kindern und Jugendlichen zugelassen. Also bitte weiterforschen!

Ein Teil der Beiträge in diesem Buch widmet sich der Darstellung der Struktur von EMDR, der Methode, der Behandlungsplanung, dem Standardprotokoll und dem umgedrehten Standardprotokoll. Dabei wird nicht nur der Ablauf, sondern auch unser Verständnis für das Vorgehen erläutert.

Wir stellen auch einige der Techniken vor, die sich im EMDR entwickelt haben. Ein Teil wird in der Phase der 2, der Vorbereitung und Stabilisierung, genutzt. Manche können wir in das EMDR-Ablaufschema integrieren, wenn der Prozess nicht problemlos läuft und unsere Kompetenz als Therapeutinnen gefragt ist und damit auch unsere Kreativität im Begleiten, Strukturieren und Unterstützen, z. B. durch das Einweben in der Phase 4.

Und wir stellen vor, wie EMDR gut in andere Methoden (z. B. Tiefenpsychologie, Verhaltenstherapie, Coaching) integriert oder auch kreativ an Bedürfnisse angepasst und verändert werden kann, z. B. durch die Kombination mit dem Malen (Vier-Felder-Technik) oder der Sandspieltherapie und der Entwicklung von Geschichten zum traumatischen Erleben, sowohl bei Kindern wie Erwachsenen, um mehr Distanz zum Ereignis zu schaffen. Uns war dabei immer wichtig, auch zu erklären, warum vom normalen Ablaufschema abgewichen wurde. Kreative Veränderungen sind kein Selbstzweck, sondern sollen hilfreich sein und die Menschen da abholen, wo sie sich befinden.

Ich möchte an dieser Stelle unseren Patientinnen und Patienten danken, die ihre Geschichten für die Veröffentlichung freigegeben haben. Nur durch die Fallbeispiele werden die Beiträge wirklich lebendig. Die Fallgeschichten wurden anonymisiert und häufig auch etwas verändert, um die Privatsphäre zu schützen.

Ich danke auch allen Mitautoren und -autorinnen, die sich bereiterklärt haben mitzuschreiben, und allen Kolleginnen und Kollegen, Freunden und Familienangehörigen, die uns unterstützten und Korrektur lasen. Danke auch an den Junfermann Verlag und Frau Carstensen, die uns eine so große Freiheit im Schreiben ließen und auch die Bilder ins Buch aufgenommen haben. Im Buch verwenden wir wechselnd die weibliche und die männliche Form. Bitte fühlen Sie sich immer angesprochen.

Dieses Buch wendet sich an Kolleginnen und Kollegen, die schon mit der EMDR-Ausbildung angefangen oder sie bereits abgeschlossen haben. Wir hoffen, dass die Beiträge im Buch Ihre Praxis bereichern. Für alle, die EMDR noch nicht kennen, aber neugierig genug waren, das Buch zu kaufen: Das Lesen des Buches alleine befähigt Sie nicht zum Anwenden von EMDR, aber vielleicht macht es Ihnen ja Lust auf die Ausbildung. Für das Erlernen und Verstehen von EMDR ist die in die Kurse integrierte Selbsterfahrung essenziell.

Christine Rost

Februar 2016

1. Die Entstehung von EMDR

Christine Rost

Die Grundstruktur von EMDR (Eye Movement Desensitization and Reprocessing) wurde von Francine Shapiro zwischen 1987 und 1989 entwickelt. Die Entdeckung des Phänomens beruhte auf ihrer Beobachtung, dass die Belastung von traumatischen Erinnerungen reduziert wird, wenn sich gleichzeitig die Augen schnell hin und her bewegen. Sie untersuchte diese Beobachtung zuerst an Kollegen und anschließend mit Klienten. Dabei bestätigte sich der Effekt der Desensibilisierung und Shapiro nannte die Methode anfangs EMD (Eye Movement Desensitization). Über die Erfahrung mit EMD-Behandlungen wurde aber bald deutlich, dass es nicht nur zu einer Auflösung der negativen Affekte kommt (Desensibilisierung), sondern gleichzeitig während des Durcharbeitens eine assoziative Entwicklung und damit eine kognitive Umstrukturierung stattfinden (Reprozessieren). Deshalb kam das R (Reprocessing) in den Namen: EMDR.

Aus diesen Erfahrungen entwickelte Shapiro schließlich eine manualisierte Methode mit acht Phasen (1995, 2001). Darin wird sowohl die Therapie, d. h. die Behandlungsplanung, als auch die Traumakonfrontation strukturiert. EMDR setzt auf drei Ebenen an: bei der auslösenden Erinnerung in der Vergangenheit, auf der Ebene der Symptome in der Gegenwart und bei den Befürchtungen bzw. dem Vermeidungsverhalten in Bezug auf die Zukunft. Die EMDR-Methode besteht also nicht nur aus den EMDR-Sitzungen (EMDR-Ablaufschema), sondern hilft, die gesamte Behandlung zu gestalten.

1.1 Forschung zu den Wirkmechanismen von EMDR

Obwohl es seit vielen Jahren Forschung zu den Wirkmechanismen von EMDR gibt, verstehen wir noch immer nicht genau, wie es wirkt. Aber erste Aussagen sind möglich. So scheinen die Augenbewegungen den Parasympathikus zu aktivieren, obwohl bei der Fokussierung auf die belastende Situation eigentlich eine Stressreaktion ausgelöst wird und damit der Sympathikus aktiviert werden müsste. Doch trotz der Konfrontation mit dem traumatischen Erleben kommt es zu einer Entspannung und die Herzfrequenz sinkt langsam ab (Sack et al. 2008).

Die **Aktivierung des Parasympathikus** ist noch aus einem anderen Grund wichtig. Wir sind kreativer in einem Zustand der Entspannung. Wenn wir aber eine Klientin mit einem erlebten traumatischen Ereignis konfrontieren, besteht die Gefahr, dass die Betroffene mit Übererregung reagiert und anschließend in eine Untererregung rutscht. Bei Über- und Untererregung ist aber die Lernfähigkeit blockiert (Ogden & Minton 2000). Deshalb ist es so wichtig, die Klientinnen bei der Traumakonfrontation in einem mittleren Erregungsfenster zu halten, dem sogenannten „Window of Tolerance“. Kreative Lösungen und neues Lernen finden eher auf diesem mittleren Erregungsniveau statt.

Zwei weitere Erklärungen sind:

1. Die Augenbewegungen des EMDR könnten einen **Orientierungsreflex** auslösen und so direkt zu einem De-Arousal und einer Desensibilisierung führen (Barrowcliff et al 2003, 2004, Armstrong & Vaughan 1994, Lipke 1992).
2. Die bilaterale Stimulation führe zu einem **State des „mindful observing“** (Servan Schreiber 2002). Genau dies wollen wir im EMDR erreichen: Eine Beobachterrolle soll eingenommen werden und es soll nicht zu einem Wiedererleben kommen. Aus der Sicht von hier und heute sollen die Klienten an das belastende Ereignis denken und dann wahrnehmen, was unter der bilateralen Stimulation geschieht, also beobachten. Diesen Aspekt vermitteln wir in der Aufklärung über EMDR z. B. mit der Metapher des Zugfahrens: Wir sitzen im Zug und die Landschaft zieht vorbei. In einer Untersuchung von Lee (2006) zeigte es sich, dass die schnellsten Veränderungen im EMDR bei einem „distanzierten Reprozessieren“ beobachtet werden konnten; unter einem assoziativen oder nacherlebenden Reprozessieren erfolgten die Veränderungen langsamer.

Weitere Überlegungen sind:

Die schnellen Augenbewegungen erinnerten Shapiro an den Traumschlaf (REM-Schlaf), der eine Rolle bei der Verarbeitung von neuen Informationen spielt. Und dieser REM-Schlaf ist bekannterweise bei der Posttraumatischen Belastungsstörung häufig gestört. Aber nicht nur die schnellen Augenbewegungen, sondern auch abwechselnde Berührungen oder alternierende Töne können das Reprozessieren in Gang setzen. Und bisher gibt es keine Studien, die einen Zusammenhang zwischen den Augenbewegungen beim Träumen und denen beim EMDR nachweisen.

Eine weitere Hypothese beschäftigt sich mit dem Konzept des Arbeitsgedächtnisses (Working Memory Model). Dieses wird als Netzwerk im Gehirn verstanden, was ein gewisses Maß an verbalen und visuellen Informationen erinnern kann. Bei gleichzeitiger Ablenkung, z. B. durch Zählen, Augenbewegungen oder Computerspiele (Tetris), verringert sich die Intensität des Erinnerungsbildes, wahrscheinlich weil die Erinnerung und die Ablenkung in der Repräsentanz im Arbeitsspeicher miteinander konkurrieren. Diese Hypothese würde aber nur den Aspekt der Desensibilisierung erklären, dem Nachlassen in der Intensität und Lebendigkeit von Erinnerung und Affekt. Nicht erklären würde sie den Aspekt des Reprozessierens, bei dem es zu neuen Erkenntnissen, anderen Erinnerungen und lösungsorientierten Vorstellungen kommen kann.

In Kapitel 2 setzt sich Franz Ebner mit dem neurowissenschaftlichen Erklärungsmodell von Panksepp zur Informationsverarbeitung und dessen Überschneidung mit dem AIP-Modell auseinander und diskutiert die daraus entstehenden Implikationen für EMDR.

1.2 Das Modell der adaptiven Informationsverarbeitung (AIP – Adaptive Information Processing)

Shapiro versteht die Entwicklung von Traumafolgestörungen als Folge einer dysfunktionell gespeicherten, fragmentierten traumatischen Erinnerung, die „eingefroren" wird in dem Zustand, in dem sie zum Zeitpunkt des Geschehens aufgenommen wurde. Sie tritt nicht in die normalen Veränderungsprozesse ein, die sonst entstehen, wenn das Gehirn neue Information aufnimmt. Normalerweise haben wir ein Gefühl für die Zeit, die seit dem Stattfinden eines Ereignisses vergangen ist, und das Gehirn sortiert aus, was für uns emotional wichtig ist und was nicht. Auch können Details verloren gehen und die Erinnerung kann mit der Zeit blasser werden. Entsteht eine Traumafolgestörung, scheint dieser Prozess nicht stattzufinden.

Bevor die Forschung in Bezug auf die Wirkfaktoren von EMDR begann, postulierte Shapiro, dass es im Gehirn ein System geben müsse, das neue Informationen aufnehmen und selbstständig verarbeiten könne. Sie nannte dieses „Adaptive Information Processing Model" (AIP). Durch ein lösungsorientiertes Verarbeitungssystem könnten neue Informationen im Gehirn integriert werden, ohne dass dies bewusst erfolgt. Der Prozess der „adaptiven Informationsverarbeitung" kann einige Zeit dauern. Träumen (REM-Schlaf) scheint dabei auch eine Rolle zu spielen. So ist inzwischen bekannt, dass Menschen deutlich weniger neue Informationen erinnern, wenn sie in der Nacht nach der Informationsaufnahme nicht ausreichend lange schlafen. Die schnellen bilateralen Stimulationen (BLS), wie Augenbewegungen, Berührungen und Töne, scheinen dieses System zu aktivieren und damit die Verarbeitung auch von traumatischen Erinnerungsfragmenten anzuregen.

Mit unserem heutigen Wissenstand über die Verarbeitung von neuen Informationen kann man vereinfachend sagen, dass fast alle Informationen über die Umwelt durch Eindrücke aus den Sinnesorganen über den Thalamus zum Neokortex gelangen. Der

Thalamus hat sozusagen eine Filter- und Verteilerfunktion. Er delegiert durch neuronale Erregungsschleifen die Weiterleitung der Informationsverarbeitung an andere Hirnnetzwerke. Damit scheint er eine integrative Funktion zu haben und sinnvoll verknüpfte Erinnerungen, die das Leben und Überleben erleichtern, zu initiieren. Im Hochstress, z. B. in potenziell traumatischen Situationen, ist diese Funktion aber überlastet und es kommt zu „Erinnerungssplittern" (Defragmentation). Shapiro bezeichnete diese Form der Speicherung als dysfunktionell. Im Nachhinein (z. B. im REM-Schlaf) können diese Splitter noch „zusammengepuzzelt" und somit integriert werden. Dies bezeichnen wir normalerweise als Verarbeitung im Gehirn und betonen im EMDR, dass es sich dabei um „Selbstheilungskräfte" des Gehirns handelt.

Bis zu zwei Drittel aller Menschen verarbeiten nach einem potenziell traumatischen Ereignis das Erlebte selbstständig – immer auch abhängig von der Art des Ereignisses. Dieser Prozess kann bis zu sechs Monate dauern (Rothbaum 1992, siehe auch Kapitel 11). Bei einem Teil der Betroffenen scheint das AIP aber für dieses Ereignis blockiert zu bleiben. Die Verarbeitung funktioniert dann nicht mehr ohne Unterstützung. Ohne eine spezifische Psychotraumatherapie kommt es nicht mehr zu einer vollständigen Integration der dysfunktionellen Erinnerung. Wenn wir dafür EMDR einsetzen, dann betonen wir in der Aufklärung der Klienten, dass wir mit dieser Methode versuchen, Selbstheilungskräfte im Gehirn zu aktivieren (das AIP). Wenn dies gelingt, kann die Verarbeitung durch das Gehirn selbst gesteuert werden. Deshalb fordern wir die Klienten während des EMDR Prozesses auch auf, nur zu beobachten, was innerlich spontan abläuft, ohne zu versuchen, Einfluss zu nehmen.

1.3 Dysfunktionell gespeicherte Erinnerungen

Wenn eine traumatische Erfahrung nicht verarbeitet wird, dann sind die Erinnerungsfragmente nicht genügend in Gehirnnetzwerke (vor allem über den Thalamus s. o.) integriert und können zu unkontrollierten und unangenehmen Erregungszuständen im Gehirn und im Körper führen, z. B. in der Form von Flashbacks. Dies können wir durch MRT-Untersuchungen feststellen, indem wir überprüfen, welche Regionen im Gehirn aktiv werden, wenn z. B. das Traumaskript (Niederschrift des Ablaufs des traumatischen Geschehens) vorgelesen wird. Durch die dysfunktionelle und nicht genügend integrierte Speicherung kann es bei den Betroffenen zu sensorischen, affektiven und kognitiven Intrusionen kommen. Dies kann auch spontan oder durch Trigger ausgelöst werden, entweder im Wachzustand als Flashbacks oder beim Schlafen in Form von Albträumen. In der EMDR-Methode verstehen wir diese dysfunktionell gespeicherten Erinnerungen als Ursache von psychischen Störungen und sprechen deswegen inzwischen auch von pathogenen Erinnerungen (Hofmann 2014).

1.4 Veränderte Speicherung nach Traumakonfrontation mit EMDR

Nach einer erfolgreichen EMDR-Therapie – d. h., die PTBS-Symptomatik hat sich unter die Schwelle des Krankheitswertes reduziert – konnte in bildgebenden Verfahren eine Veränderung der Aktivität im Gehirn nachgewiesen werden. Die zuvor vermehrte Aktivität des Parietalkortex und des posterioren Cingulums zeigte sich reduziert, die Deaktivierung der frontalen Kortexareale vermindert (Jatzko et al. 2007; Pagani et al. 2013). Für die Verarbeitung scheint also die Aktivierung bestimmter Bereiche des Frontalhirns von großer Bedeutung zu sein *(Denken hilft).*

In einigen Untersuchungen (Bremner et al. 1995; Stein et al. 1994) zeigte es sich, dass bei schwer traumatisierten Menschen der Hippocampus im Durchschnitt kleiner war als im Durchschnitt der Bevölkerung. Und in Pilotstudien zeigten sich Hinweise darauf, dass nach erfolgreichen Psychotherapien das Volumen zunehmen kann (Bossini et al 2011, S. 2; Ehling et al. 2008, S. 307 ff.).

1.5 Das EMDR-Ablaufschema

Die **Strukturierung des EMDR-Prozesses** dient letztlich dazu, auf die wichtigsten Anteile der pathogenen Erinnerung zu fokussieren, durch die bilaterale Stimulation das AIP zu aktivieren und im Gehirn die eigenen Selbstheilungskräfte möglichst ungestört ablaufen zu lassen. Durch die Auswahl der wichtigsten Anteile der pathogenen Erinnerung versuchen wir die Filterfunktion des Gehirns / Thalamus zu übernehmen und damit die Aufmerksamkeit auf das Wesentliche zu konzentrieren, um so eine Blockierung der gehirneigenen Verarbeitungsmechanismen (AIP) zu vermeiden. Während des Reprozessierens, d. h. unter der bilateralen Stimulation, kann es zu Veränderungen kommen. Diese können die Sinneseindrücke der pathogenen Erinnerung, die damit verbundenen Affekte und Körperempfindungen sowie das negativ geprägte Selbstbild (Kognitionen) betreffen. Wenn es zu Veränderungen kommt, so erfolgen diese viel schneller, als wir es normalerweise aus Therapiesitzungen gewohnt sind.

Es besteht allerdings auch die Möglichkeit, dass sich nichts verändert. Auch dies betonen wir immer in unserer Aufklärung über EMDR. EMDR ist keine Methode, die etwas erzwingen kann, sondern stellt einen Versuch dar, durch Begrenzung auf das Wesentliche und Aktivierung der Selbstheilungskräfte (AIP) eine Verarbeitung anzustoßen. Wenn unter mehrfachen bilateralen Stimulationen nichts geschieht, so hat dies einen Sinn. Vielleicht ist das Unbewusste noch nicht bereit, sich dem Thema zu stellen, oder es gibt andere, bewusstseinsnahe Gründe. Spannend ist, dass bei Nachfrage, warum nichts geschieht, die Klientinnen manchmal klar sagen können, was sie hindert, sich auf den Prozess einzulassen. Lässt sich dieser Grund beseitigen, so kommt die Verarbeitung anschließend unter erneuter bilateraler Stimulation in Gang.

Die Veränderungen während des Reprozessierens verlaufen frei und möglichst ohne Einfluss von außen. Die Nachfragen während des Durcharbeitens dienen dazu, dass wir als Therapeutinnen mitbekommen, wie der Prozess läuft. Wenn er gut läuft, dann kommentieren wir nicht (keine Deutung, keine Spiegelung) und nehmen möglichst wenig Einfluss, damit er spontan ablaufen kann. Stockt die Verarbeitung oder besteht die Gefahr, dass die Klientin emotional überfordert werden könnte, können wir mit EMDR-spezifischen Interventionen eingreifen und unterstützen. Hier ist ein achtsames, empathisches Begleiten vonseiten der Therapeutinnen wichtig und ein Wissen um die Interventionsmöglichkeiten, die es im EMDR gibt.

Die Traumakonfrontation mit EMDR ist zu Ende, wenn unter mehrfacher Stimulation der Erinnerungsreste keine neue Veränderung mehr eintritt und die Belastung auf das für heute angemessene Maß abgesunken ist.

1.6 Die Struktur der EMDR-Methode

Die Struktur der EMDR-Methode wurde von Shapiro aus praktischen Erfahrungen entwickelt und nicht über theoretische Überlegungen. Sie wurde über die Jahre durch die Verwertung von neuen Erfahrungen „feingeschliffen", um eine möglichst optimale Aktivierung und Verarbeitung der pathogenen Erinnerung zu ermöglichen. Durch die Erfahrung aus EMDR-Therapien kam es zu kleinen Veränderungen und Umstellungen im EMDR-Ablaufschema bei der PTBS.

Es gibt also eine bewährte Struktur des Vorgehens bei der Behandlung der PTBS und auch anderer Erkrankungen, die auf dem Hintergrund von pathogenen Erinnerungen entstanden sind, wie traumabedingte Angststörungen, Phobien, Anpassungsstörungen und komplizierte Trauerreaktionen. Bei anderen Erkrankungen wie chronisch komplexer PTBS, akuter PTBS, dissoziativen Erkrankungen, chronischen Schmerzstörungen wie Phantomschmerzen und Depression kann EMDR ebenfalls eingesetzt werden, wenn die Struktur an das entsprechende Krankheitsbild angepasst wird. Wichtig ist dabei, dass wir begründen können, warum wir von der bewährten Struktur abweichen (z. B. umgedrehtes Standardprotokoll) und was wir mit dem veränderten Vorgehen erreichen wollen.

1.7 Kreativität im EMDR-Prozess

Im EMDR-Prozess erleben wir auf der anderen Seite eine enorme Kreativität in der Verarbeitung. Kein Verlauf ist wie der andere, auch nicht bei ein und demselben Klienten. Wir können nicht vorhersagen, ob die Sinneseindrücke eher blasser werden oder intensiver, ob Emotionen einfach nachlassen oder erst mal stärker werden bzw. ob es zu einem Wechsel zwischen verschiedenen Emotionen kommt. Es kann sein, dass die Vorstellungen und Bilder, die auftauchen, der Realität entsprechen oder dass sie fantasievolle Lösungsmöglichkeiten darstellen, und genauso kann der Körper sich einfach entspannen oder es kann zu deutlichen körperlichen Reaktionen kommen, bis hin zum Wiedererleben. Es kann auch zu Verknüpfungen mit Erinnerungen kommen, die ein ähnliches Thema haben (Affektbrücke, auch mit Auflösung dissoziativer Barrieren).

Im EMDR erleben wir einen unbewussten Prozess, der von außen kaum gesteuert wird. Man kann dem Gehirn gewissermaßen beim Arbeiten zuschauen. Dies ist spannend, erfordert aber auch „Vertrauen in den Prozess“ (Aussage von Arne Hofmann im Training). Und es fordert auch unsere eigene Affekttoleranz heraus, wenn wir als Therapeuten und Therapeutinnen intensive Emotionen über traumatisches Erleben begleiten.

Wir haben also auf der einen Seite eine bewährte äußere Struktur und auf der anderen Seite einen sehr kreativen inneren Prozess. Wo aber bleibt unsere eigene Kreativität im EMDR? Diese wird vor allem dann gefordert, wenn der Verarbeitungsablauf ins Stocken gerät, es also zu einer Blockade kommt. Oder auch dann, wenn der Klient durch intensive Prozesse (emotionales Reprozessieren) Gefahr läuft, in ein Wiedererleben der belastenden Situation hineinzurutschen oder die Affekttoleranz zu überschreiten. Immer dann sind wir als Therapeuten gefordert, unsere Klienten so zu unterstützen, dass es gelingt, die Verarbeitung wieder anzustoßen bzw. in eine Richtung zu lenken, die als hilfreich erlebt wird. Hier steht uns u. a. die Technik des kognitiven Einwebens zur Verfügung und in ihr können wir unsere ganze Kreativität und therapeutische Kompetenz ausleben (siehe Kapitel 7: Bewährte Techniken im EMDR).

1.8 Veränderungen im EMDR-Ablaufschema und neue Techniken

Ziel des EMDR-Prozesses ist die Integration der pathogenen Erinnerung in das Gedächtnis sowie eine Auflösung der dadurch entstandenen Beschwerden. Die Betroffenen sollen Abstand von der Erinnerung bekommen, das Erleben in ihr Selbstbild integrieren und eine realistische Selbsteinschätzung entwickeln (kognitive Umstrukturierung – Reprozessieren). Dabei gehen die Gefühle auf das Maß zurück (Desensibilisierung), das für heute angemessen ist. Meist kann ein neutrales Empfinden erreicht werden: Man weiß noch, wie belastend oder schlimm das Ereignis früher war, spürt aber jetzt den Abstand, und auch der Körper bleibt beim Erinnern entspannt. Manchmal bleiben geringe Restbelastungen. Sind sie angemessen, können wir sie durch EMDR nicht auflösen. Selbst unter mehrfacher Stimulation kommt es dann zu keiner Veränderung in der Wahrnehmung der ursprünglichen Erinnerung.

Ob die Verarbeitung erfolgreich war, zeigt sich letztlich in einer Veränderung im Alltag. Beschwerden, die mit der pathogenen Erinnerung verbunden waren, sollten verschwinden und neue adaptierte Reaktionen entwickelt werden: „This integration alters the way the clients experience these memories, allowing them to acquire new skills and develop more adaptive characteristic response patterns" (Shapiro 2011, S. 197).

Da wir aber mit sehr unterschiedlichen Menschen über einzigartige Erinnerungen und in sehr verschiedenen Settings arbeiten, haben sich neben dem Standard-EMDR-Ablaufschema inzwischen auch andere Techniken und Protokolle entwickelt, bei denen Formen bilateraler Stimulation genutzt werden, z. B. Techniken zur Ressourcenaktivierung (Rost 2008, 2014). Außerdem gibt es verschiedene Protokolle im Akutbereich (siehe Kapitel 11: EMDR-Protokolle nach kurz zurückliegenden Traumatisierungen).

Idealerweise sollten all diese Veränderungen auch über Studien auf ihre Wirksamkeit hin überprüft werden. Untersucht werden sollte auch, ob durch den Einsatz der bilateralen Stimulation bzw. durch die Veränderung des Standardprotokolls die Wirkung tatsächlich verbessert wird.

Teilweise wurden Veränderungen im Ablauf zumindest in einzelnen Studien erforscht. Bei vielen der neuen Techniken liegen aber bisher nur klinische Erfahrungen vor. In diesem Buch finden sich neue Techniken, die entweder durch Studien belegt sind (wie z. B. die Vier-Felder-Technik) oder bei denen eine breite klinische Erfahrung aufseiten des Mitarbeiterteams des EMDR-Instituts Deutschland vorliegt. Diese Techniken haben wir teilweise in den zweiten Teil der EMDR-Ausbildung

(Fortgeschrittenen-Seminar) aufgenommen, z. B. das umgedrehte Standardprotokoll und die CIPOS-Technik. Dieses Buch möchte durch die Verschriftlichung und Veröffentlichung der Techniken dazu beitragen, dass noch mehr Forschung in diesem Bereich erfolgen kann.

Literatur

Armstrong, N. & Vaughan, K. (1994): *An orientating response model for EMDR.* Paper presented at the meeting of the New South Wales Behaviour Therapy Interest Group, Sidney, Australia.

Barrowcliff A. L.; Gray N. S.; MacCulloch S.; Freeman T. C. & MacCulloch M. J. (2003): Horizontal rhythmical eye movements consistently diminish the arousal provoked by audiotory stimuli. *British Journal of Clinical Psychology,* 42, S. 289–302.

Barrowcliff, A. L., Gray, N. S., Freeman, T. C. A. & MacCulloch, M. J. (2004): „Eye movements reduce the vividness, emotional valance and electrodermal arousal associated with negative autobiographical memories“, *Journal of Forensic Psychiatry and Psychology,* Vol. 15, No. 2, S. 325-345.

Bossini, L. et al (2011): EMDR Treatment for Posttraumatic Stress Disorder, with Focus on Hippocampal Volumes: A Pilot Study. *Journal of Neuropsychiatry & Clinical Neurosciences,* Vol. 23: 2.

Bremner, J. D.; Randall, P.; Scott, T. M.; Bronen, R. A.; Seibyl, J. P.; Southwick, S. M.; Delaney, R. C.; McCarthy, G.; Charney, D. S. & Innis, R. B. (1995): MRI-based Measurement of Hippocampal Volume in Patients with Combat-related Posttraumatic Stress Disorder. *Psychiatry,* Vol. 152, S. 973–981.

Ehling, T.; Niejnhuis, E. R. S.; Krikke, A. P.: Volume of Discrete Brain Structures in Complex Dissociative Disorders: Preliminary Findings. *Progress in Brain Research,* Vol. 167, S. 307–310.

Hofmann, A. (2014): *EMDR – Praxishandbuch zur Behandlung traumatisierter Menschen.* Stuttgart: Thieme.

Jatzko, A.; Ruf, M.; Schmitt, A. (2007): *Durch EMDR normalisierte funktionelle Verarbeitungsprozesse bei PTBS: eine fMRT Pilotstudie.* DGPPN Poster.

Lee, C. W.; Taylor G. & Drummond, P. D. (2006): The Active Ingredient in EMDR: Is it Traditional Exposure or Dual Focus of Attention? *Clinical Psychology & Psychotherapy,* Vol. 13 (2), S. 97–107.

Lipke H & Brodkin A. (1992): Brief case studies of eye movement desensitization and reprocessing with chronic post-traumatic stress disorder. *Psychotherapy 1992;* 29, S. 591–595

Pagani, M.; Högberg, G.; Fernandez, I.; Siracusano, A. (2013): Correlates of EMDR Therapy in Functional and Structural Neuroimaging: Critical Summary of Recent Findings. *Journal of EMDR Practice and Research,* Vol. 7 (1), S. 29–38. New York: Springer.

Ogden, P. & Minton, K. (2000): One Method for Processing Traumatic Memory. *Traumatology,* Vol. 6 (3): Beitrag 3.

Rost, C. (2008, 2014): *Ressourcenarbeit mit EMDR: Vom Überleben zum Leben. Bewährte Techniken im Überblick.* Paderborn: Junfermann.

Rothbaum, B. O. (1992): How does EMDR work? *Behavior Therapist,* Vol. 15: 34.

Sack, M. et al (2008): Psychophysiological Changes during EMDR and Treatment Outcome. *Journal of EMDR Practice and Research,* Vol. 2 (4).

Servan-Schreiber, D. (2002): Eye Movement Desensitization and Reprocessing Psychotherapy: A Model For Integrative Medicine. *Alternative Therapies,* Vol. 8, No. 4, S. 100–103.

Shapiro, F. (1995, 2001): *Eye Movement Desensitization and Reprocessing – Basic , Protocols and Procedures.* New York: Guilford Press. *Deutsche Übersetzung:* EMDR – Grundlagen und Praxis. Handbuch zur Behandlung traumatisierter Menschen (1998, 2012). Paderborn: Junfermann.

Shapiro, F. & Laliotis, D. (2011): EMDR and the Adaptive Information Processing Model: Integrative Treatment and Case Conceptualization. *Clinical Social Work Journal.,* Vol. 39, S. 191–200.

Stein, M. B.; Hannah, C.; Koverola, C.; Yehuda, R.; Torchia, M.; & McClarty, B. (1994): Neuroanatomical and Neuroendocrine Correlates in Adulthood of Severe Sexual Abuse in Childhood. Wissenschaftliche Abhandlung, die auf dem 33. Treffen des American College of Neuropsychopharmacology, San Juan, präsentiert wurde.

2. Affekte in Gehirn und Körper und in der EMDR-Praxis

Franz Ebner

Affekte spielen im EMDR eine wichtige und zentrale Rolle. Ein typischer klassisch verlaufender EMDR-Prozess bei einem Ereignis, das ein Typ-A-Kriterium für die klassische PTBS darstellt, ist gut vorhersehbar. Normalerweise nehmen Belastung und Intensität der Affekte ab und es entsteht eine Distanz zur Erinnerung mit Beruhigung im Hier und Jetzt.

Bei der Durcharbeitung einer Trauerreaktion nach einem Todesfall eines nahestehenden Angehörigen hingegen wird bei der Fokussierung des Ereignisses normalerweise der Affekt der Trauer zunächst verstärkt. Diese deutliche Trauerreaktion bleibt eventuell auch über die ersten beiden Sitzungen hinaus im Alltag im Sinne des Nachprozessierens verstärkt, bis es zu einer Entlastung kommen kann und zum Auftauchen von positiven Erinnerungen und/oder zu dem Gefühl der positiven Verbundenheit mit dem Verstorbenen. Deshalb taucht auch in der Supervision von Kolleginnen häufig als Frage auf, ob man etwas falsch gemacht habe, da nicht die relativ schnelle Distanzierung der Belastung, sondern eine Verstärkung des Traueraffekts aufgetreten sei. Nach meiner langen klinischen Erfahrung als Therapeut und Supervisor und dem Austausch mit erfahrenen Kollegen ist dieser Verlauf bei schwerwiegenderen Verlusterlebnissen aber absolut normal. Bestätigt wird dies nur durch eine einzige Studie über die Behandlung von Trauerfällen mit EMDR von Julie Sprang (2001, S. 300 ff.), die vor allem bei der Darstellung der Stärke der Symptomatik nach den ersten ein bis drei Sitzungen teilweise eine Zunahme der Symptome zeigt, bevor es dann zu einer deutlichen Symptomreduzierung kommt.

In diesem Beitrag soll ein Erklärungsmodell für dieses und auch für andere Phänomene dargestellt werden. Es werden klinische Schlussfolgerungen gezogen für den Umgang damit in der Patientenbehandlung und kreative Gedanken aus der therapeutischen Werkstatt niedergeschrieben.

2.1 Begriffsklärung und ein neurowissenschaftliches Erklärungsmodell

Definition von Affekt

Das Wörterbuch der Psychotherapie (Ciompi 2000, S. 7 f.) definiert im Kapitel über „Affektlogik" Affekte so: „Affekte sind (als Oberbegriff von Begriffen wie Emotion, Gefühl, Stimmung, Befindlichkeit etc.) definiert als kurz- oder lang dauernde, bewusste oder unbewusste psychophysische Gestimmtheiten, die mit spezifischen neurobiologischen, hormonalen, vegetativen, verhaltensmäßigen und (eventuell) auch mimisch-expressiven und subjektiven Erscheinungen einhergehen." Den von ihm kreierten Begriff „Affektlogik" definiert Ciompi folgendermaßen: Sie „geht von der Annahme aus, dass emotionale und kognitive Komponenten (oder Fühlen und Denken, Affekte und Logik) in sämtlichen psychischen Leistungen obligat zusammenwirken. Dies impliziert sowohl eine immanente ‚Logik der Affekte'' wie auch eine Mitbeteiligung von Affekten an kognitiven Operationen aller Art, mit Einschluss von Abstraktion und Logik." Nun ist über ein Affektmodell von Tieren diese Hypothese des erfahrenen Klinikers Ciompi wieder aktuell geworden.

Ein neurowissenschaftliches Erklärungsmodell: die emotionalen Aktionssysteme

Der Wissenschaftler Jaak Panksepp hat sich sein Leben lang mit der Neurowissenschaft der Affekte und Affektsysteme beschäftigt und in Tierversuchen emotionale Reaktionen und deren Verankerung vor allem in subkortikalen tief liegenden Strukturen des Gehirns von Säugetieren erforscht. Ein wesentliches Ergebnis war die Ähnlichkeit dieser Reaktionen in den Hirnstrukturen und im Verhalten über alle Spezies hinweg. Er beschreibt das Modell eines emotionalen Aktionssystems in seinem neusten Buch „The Archaeology of Mind" (Panksepp & Biven 2012) folgendermaßen:

- Es gibt zunächst einen spezifischen Input in das Aktionssystem, z. B. einen sehr lauten Knall, Brandgeruch oder eine geliebte Person geht weg oder stirbt (Trennung, Tod). Es gibt also einen unkonditionierten Reiz für dieses jeweilige System.
- Es folgen verschiedene spezifische Reaktionen im Körper, meist als autonom-viszerale Outputs und instinktive Verhaltensweisen, z. B. die Ohren zuhalten, den Kopf wegdrehen, schnüffeln, Trauerreaktion mit Weinen und Bindungsschrei als unkonditionierte Reaktionen.
- Andere in der aktuellen Situation erhältliche Reize werden gebahnt und überprüft. Diese Kontextreize können konditioniert werden als konditionierter Stimulus, klassisch oder operant. Dieser kann dann konditionierte andere Aktions-

systeme und Reaktionen auslösen. Diese Rückkopplung auf unterer Ebene dient als erste Kontrolle der Wichtigkeit des Reizes – der Knall war z. B. ein Silvesterkracher oder Brandgeruch kommt vom Lagerfeuer im Garten –, dient also oft der Beruhigung. Die Rückkopplung kann aber auch andere emotionale Systeme aktivieren und alarmieren, z. B. dass ein Haus brennt. Oder: Bei kleinen Kindern führt das Verschwinden der Mutter aus einem Raum zu Trennungsstress. Normalerweise gibt es einen herausragenden Reiz, dem nachgegeben wird, vor allem wenn Belohnung oder Bestrafung in Aussicht steht. – Vielleicht finden Sie es jetzt gerade interessant, dies zu lesen. Wenn aber im nächsten Moment das Handy klingelt und ihr Partner anruft, ist Ihnen das (hoffentlich) wichtiger.
- Die emotionale Reaktion überdauert den Stimulus und „kreist" zunächst weiter als Erregung des Systems über die Aktivierung durch den Stimulus hinaus, wobei Inputs und Gedanken aus höheren kortikalen Ebenen, vor allem aus dem Frontalhirn, die Emotion hemmen oder verstärken können (ältere Kinder können Trennungen normalerweise länger aushalten als jüngere).
- Emotionale Aktionssysteme können aber eindeutig die übergeordneten Reaktionen kontrollieren und modifizieren, sodass bei einer PTBS durch einen Wohnungsbrand oder Ähnliches jeder Brandgeruch, auch der vom Lagerfeuer nebenan, eine sehr starke Angstreaktion auslösen kann. Auch häufige inadäquate Trennungssituationen in der Kindheit können zu grundsätzlichen Trennungsängsten im Erwachsenenalter führen.
- Die gesamte Aktion des Systems wird schließlich als Affekt bezeichnet. Der Affekt ist somit eine Auswirkung der neuronalen Erregung des gesamten Aktionssystems auf mehreren Ebenen, mit auslösenden und hemmenden neuronalen Reaktionen.
- Jedes der Systeme hat ein Ziel, z. B. Sicherheit erreichen, Bindung herstellen, Ressourcen in der Umwelt finden wie Nahrung, Wasser oder Helfer. Ist es erreicht, wird die Aktivität des Aktionssystems reduziert.

Die drei Ebenen von affektiven Prozessen der emotionalen Aktionssysteme im Gehirn (modifiziert nach Panksepp & Biven 2012)

Primärprozesse mit ursprünglichen Basisaffekten:
- Homöostatische Affekte wie Hunger und Durst
- Sensorische Affekte (z. B. Schmerz, Ekel), die Lust / Unlust hervorrufen
- Emotionale Affekte als emotionale Aktionssysteme (s. o.)

Lokalisation: tief subkortial bis ins Stammhirn und nach oben bis ins untere limbische System

Sekundärprozesse mit emotionalem Lernen über Basalganglienreaktion auf Situationen aus der Umwelt:

- Klassische Konditionierung (z. B. Furcht, über die Amygdala)
- Operante Konditionierung (z. B. Suchtverhalten, über den Nucleus Accumbens)
- Emotional bedingte Verhaltensgewohnheiten (meist unbewusst, Striatum)

Lokalisation: zum Großteil im oberen limbischen System

Tertiärprozess der Affekte und neokortikale Wahrnehmungsfunktionen:

- Kognitive exekutive Funktionen wie Gedanken und Planung (Frontalhirn)
- Emotionales Nachsinnen und Regulieren (mediales Frontalhirn)
- „Freier Wille“ in den höheren Funktionen des Arbeitsgedächtnisses

Lokalisation: zum Großteil im Neocortex

Diese eng zusammenhängenden neuralen Kreisläufe kann man sich nach Panksepp ungefähr so vorstellen:

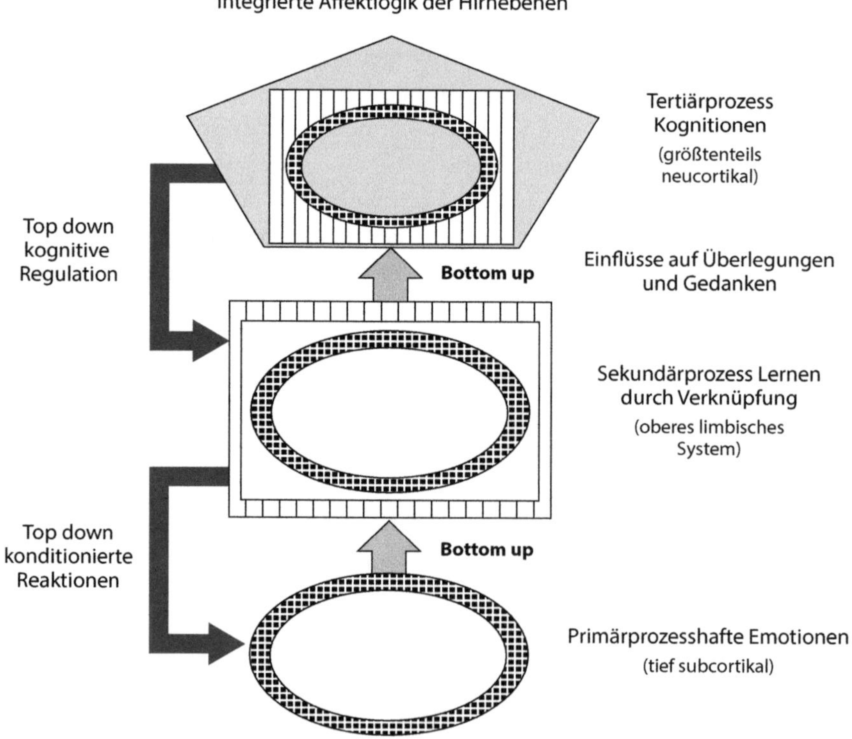

Abbildung 1: Drei Ebenen von affektiven Prozessen (abgewandelt nach Panksepp & Biven 2012)

Die Verschachtelung der verschiedenen Ebenen der Prozesse der Aktionssysteme

Zwischen diesen drei Ebenen der Aktionssysteme im Gehirn gibt es zwei zirkuläre Kreisläufe. Der erste geht vom Thalamus nach unten und verknüpft durch Konditionierungen zwischen erster und zweiter Ebene die ursprünglichen instinktiven Emotionen mit Umweltreizen. Der zweite Kreislauf läuft vom Thalamus aus in den Neocortex und zurück. Dieser ist kognitiv durch Gedanken und Überlegungen geprägt und über das Arbeitsgedächtnis dem Bewusstsein zugänglich. Typischerweise sind die sogenannten Top-down-Verbindungen weniger stark wirksam als die Bottom-up-Signale. Phylogenetisch ältere und tiefere Hirnstrukturen üben grundsätzlich einen stärkeren Einfluss auf die Gesamtreaktion aus. Panksepp selbst betont, dass auch die Tertiärprozesse des Neocortex auf Aktivierungsschleifen durch die Basalganglien zum Thalamus und zurück zum Neocortex zurückzuführen sind, bevor Gedanken und Verhalten sich als durchdacht und entschieden zeigen. Die primären Prozesse müssen also in die sekundären und dann wieder in die tertiären integriert werden und der „freie Wille“ und die Planung sind nicht unabhängig.

Panksepp & Biven (2012) und Northoff et al. (2011) stellen sich dies etwa so vor: An unterster Stelle steht der **Primärprozess** mit den Emotionen, also den „Rohaffekten“, die tief subkortikal lokalisiert sind. Bottom-up kommt es zur Entwicklung und Prägung der Affekte mit der Umwelt, also ein basaler Lernprozess für den besseren Umgang mit den Affektzuständen zum besseren Überleben.

Im **Sekundärprozess** steht das Erlernen des angepassten Umgangs mit den Emotionen in der Umwelt im Vordergrund, was als integrative Leistung wohl hauptsächlich in den höheren limbischen Strukturen geschieht. Der Top-down-Prozess führt zu relativ stark konditionierten Reaktionen, die aber – wie im EMDR bekannt – „überschrieben“ und verändert werden können.

Im **Tertiärprozess** beeinflussen die Ergebnisse des Sekundärprozesses die Gedanken und das Nachsinnen über einen Reiz, z.B. über ein Lagerfeuer (s.o.). Damit kann der Sekundärprozess benannt und kommuniziert werden und durch kognitive Überlegungen gelenkt und auch unterdrückt werden.

Panksepp beschäftigte sich in seiner Forschung und den Veröffentlichungen fast ausschließlich mit emotionalen Aktionssystemen, also mit den emotionalen Basisaffekten. Durch langjährige Versuche, vor allem mit Elektrodenstimulation der Kernbereiche in tief liegenden subcortikalen Hirnbereichen bei Tieren, fand er die folgenden sieben abgrenzbaren emotionalen Aktionssysteme. Die Bezeichnung der Systeme nutzt Großbuchstaben, damit klar ist, dass sie jeweils das gesamte Aktionssystem als Affekt auf allen Ebenen bezeichnen.

- SUCHEN
- FURCHT
- WUT
- LUST / SEXUALITÄT
- FÜRSORGE
- TRAUER / PANIK
- SPIELEN

2.2 Grundsätzliche Überlegungen zu den emotionalen Aktionssystemen und zum EMDR-Prozess

Was hat der EMDR-Prozess mit den Aktionssystemen zu tun? Ich meine eine Menge und werde versuchen, meine Überlegungen im Weiteren darzustellen. In seinem Buch legt Panksepp für mich in überzeugender Weise dar, dass eine Störung der emotionalen Aktionssysteme die Grundlage fast aller psychischen Störungen ist, einschließlich der großen psychiatrischen Erkrankungen. Daraus ergeben sich auch sehr gute Erklärungsansätze für die Wirkung von Medikamenten und Aussichten auf neue auch psychotherapeutische Ansätze. Die Aktionssysteme, die am häufigsten zu psychischen Störungen führen, sind die Systeme SUCHEN und TRAUER / PANIK. Störungen des Defensivsystems, welche die Systeme FURCHT / (Todes-)Angst und WUT betreffen, findet man am ehesten bei klassischen psychischen Traumatisierungen, wie sie als Grundlage einer Posttraumatischen Belastungsstörung (PTBS) auch wieder in DSM 5 definiert sind.

Nun meine Hypothesen, was dieses neurowissenschaftliche Erklärungsmodell aus klinischer Sicht für EMDR bedeuten könnte:

- Der Knoten im EMDR stellt die derzeitige Speicherung des gesamten Affektsystems im Gehirn in Verbindung mit dem Körper dar und sollte klassisch die Szene mit der deutlichsten spontanen Reaktion sein (am meisten belastend).
- In Phase 3 des EMDR-Prozesses wird versucht, alle drei Ebenen der Aktionssysteme zu aktivieren, auch die primäre.
- Die bilaterale Stimulation in Phase 4 kann den Knoten verändern, Handlungen können abgeschlossen und eine emotionale Balance kann wiedergefunden werden.
- Die Veränderungen treten im EMDR typischerweise von unten nach oben (bottom-up) auf, die kognitive Umstrukturierung folgt meist dem Körperprozess.

- Was äußerlich sichtbar und für den Patienten spürbar ist, ist eine deutliche Beruhigung. Das emotionale Aktionssystem wird nach Erreichen des Aktionsziels deaktiviert und die Erinnerung ist als mögliche Bewältigungsstrategie verfügbar.
- Die verarbeitete Erinnerung führt zum Lernen von besseren Anpassungsstrategien an die Anforderungen des Alltagslebens.
- Somit passt Panksepps neurowissenschaftliches Erklärungsmodell der Informationsverarbeitung im Gehirn sehr gut zu Shapiros AIP-Modell der adaptiven Informationsverarbeitung im EMDR (Shapiro 2001).

Doch nun zu den Affektsystemen und ihrer möglichen Bedeutung für die EMDR-Behandlung im Einzelnen.

2.3 Das System SUCHEN

Grundsätzliche Funktion und Auswirkungen im Alltag

Das System SUCHEN wird auch mit Erwartung, Belohnung, Erkundung, Exploration und Neugier beschrieben. Das Wollen und der Wille gehören dazu; exploratives Verhalten und Motivation sind Hirnfunktionen, an denen dieses System wesentlich beteiligt ist. Es gehört zu den in der Entwicklungsgeschichte mit am frühesten auftretenden emotionalen Aktionssystemen und ist auch bei den Reptilien nachweisbar.

Für das menschliche Leben und das psychische Erleben ist SUCHEN ein zentrales, alle anderen Systeme verstärkendes Aktionssystem. Es ist das System, mit dem wir nach „Glück suchen". Das Aktionsziel ist es, neue angenehme Ressourcen in der Umwelt zu finden und Gefährliches, Schädliches und Unangenehmes zu meiden. Die zentralen Emotionen dieses Systems sind Spannung, Neugier, Interesse, Begeisterung und Verlangen nach mehr, wenn wir etwas Belohnendes erwarten. Eine schöne Beschreibung dieser Suche findet sich in dem Buch „Hector und die Suche nach dem Glück" (Lelord 2004).

Das System kann aber auch Furcht, Zukunftsangst, verzweifeltes Suchen nach einem Ausweg hervorrufen, wenn wir etwas Unangenehmes zu vermeiden suchen oder aus einer bedrohlichen Situation herauskommen wollen. Wenn dieses System in der Aktivität heruntergeht, lassen wir los und entspannen oder wir geben auf und resignieren. In der Einleitung zu „Ressourcenarbeit mit EMDR" (Rost 2008, 2014, S. 11 ff.) haben wir die Lösungsorientierung des Gehirns und des menschlichen Verhaltens beschrieben. Das emotionale Aktionssystem für diesen Umstand ist eindeutig das System SUCHEN. Es sucht ständig in der Umgebung nach neuen Ressourcen, wenn diese benötigt werden, und ist wesentlich an Lernvorgängen und Kreativität beteiligt. Bei der Lösungsorientierung arbeitet es eng mit dem Aktionssystem SPIELEN zusammen, welches dazu dient, das Leben interessant und lebendig zu gestalten und mit seinen höheren Hirnbereichen ihm letztlich auch einen Sinn und eine spirituelle Dimension zu geben. SUCHEN und auch SPIELEN sind wesentlich an der Identitätsbildung und am Kernselbstgefühl beteiligt.

Anatomie und neuronale Verbindungen von SUCHEN

Vom ventralen tegmentalen Areal (VTA) ziehen die Bahnen des Aktionssystems SUCHEN zu drei wesentlichen Projektionsarealen. Zum:

1. Medialen Vorderhirnbündel und zum lateralen Hypothalamus
2. Nucleus accumbens
3. Medialen präfrontalen Cortex über die mesolimbischen und mesokortikalen Bahnen

Dopaminerge Zellen des VTA erhalten Input von unzähligen Regionen des ganzen Gehirns. Dies bedeutet, dass sehr viele Hirnregionen ihre „Bedürfnisse" dort anmelden können, um das SUCHEN mit Aktionen zur Befriedigung der Bedürfnisse zu beauftragen. Dies fängt mit Hunger und Durst an, geht über Wärme, Geborgenheit und Nähe zu angenehmen Menschen bis hin zu sozialer Aufmerksamkeit und Anerkennung und noch vieles mehr. Das Bedürfnis nach Sicherheit und Überleben aus dem Defensivsystem FURCHT und WUT sind die stärksten Aktivatoren; Gleiches gilt für das Bindungssystem mit TRAUER, FÜRSORGE und SEXUALITÄT. Aber auch das System SPIELEN kann seine Bedürfnisse anmelden, als Spieltrieb.

Der Output für Reaktionen dieses Systems ist vor allem für Lernvorgänge interessant. Eine ausgehende Verbindung läuft über den septalen Nucleus accumbens, der unter anderem in das periaquäduktale Grau (PAG) projiziert. Über emotionale Erregung werden externe unkonditionierte Stimuli dabei mit bestimmten Handlungsabläufen verknüpft, die dann bestimmte Konsequenzen einer Handlung im Alltag vorhersagen. Diese werden entweder in Form von erwarteter Belohnung (Attraktion: Das will ich haben!) oder erwarteter Bestrafung (Aversion: Nur weg hier, das will ich meiden!) abgespeichert. In Zukunft rufen diese Konditionierungen Verhaltensänderungen in Form von Anziehung und Vorfreude oder Ablehnung und Vermeidung hervor. Bei einem Hund wird beispielsweise der Vorgang „Herrchen geht zum Behälter mit Futter" mit der freudigen Erwartung: „Gleich gibt es Futter!" durch Konditionierung verknüpft. Neuronale Erregung tritt hauptsächlich während der Erwartung und nicht beim Konsum auf. Vorfreude ist also die schönste Freude.

Dopamin als „Treibstoff" von SUCHEN

Dopamin ist der hauptsächliche „Treibstoff" für dieses Aktionssystem. Was passiert, wenn er fehlt, zeigt sehr eindrücklich der Film „Zeit des Erwachens". Er beschreibt die reale Geschichte an schwerstem Parkinson Erkrankten, die erstmals mit dem 1960 synthetisierten Medikament L-Dopa (einer Vorstufe von Dopamin) behandelt wurden. Die Patienten waren total verlangsamt und lethargisch, auf volle pflegerische Versorgung angewiesen. Durch L-Dopa erwachten sie zum Leben und waren für eine Zeit lang völlig gesund und lebensfroh. Dann führte L-Dopa durch Überreaktionen des dopaminergen Systems zu einer paranoiden Symptomatik und organischen Psychose und es musste wieder abgesetzt werden. Die Lethargie kam dann leider zurück. Dieser Film macht in sehr berührender Weise deutlich, wie sehr SUCHEN über Dopamin unsere grundsätzliche Verbindung zur Welt und untereinander fördert und herstellt.

Die Bedeutung des periaquäduktalen Grau (PAG)

Das PAG ist wesentlich an der Schmerzwahrnehmung und an der emotionalen Bewertung der Aktionssysteme beteiligt. Es scheint so etwas wie ein Emotionszentrum für die Affekte zu sein. Aktivierungen des dorsalen Teils des PAG rufen extreme Aversion hervor. Bahnen für FURCHT (Fluchtimpuls), WUT (kämpfen, sich wehren) und TRAUER / PANIK (enormer psychischer Schmerz) ziehen hier hindurch, während die positiven Emotionen von SUCHEN und LUST / SEXUALITÄT im vorderen Teil des PAG laufen.

Endorphine und Dynorphine

Für die positiven Emotionen und die Schmerzlinderung sind zum Großteil Endorphine mit verantwortlich. Im PAG entfalten sie eine positive Wirkung, aktivieren die Systeme SUCHEN und auch SPIELEN. Endorphine sind in großem Maß an positiven Gefühlszuständen beteiligt. Sie sind mit Oxytocin und Prolaktin die Substanzen, die den Schmerz der Trauer reduzieren und angenehmeren Gefühlen den Weg bahnen.

Weniger bekannt sind die Dynorphine, die eine aversive Reaktion auslösen, und Gefühlszustände wie Ekel, Ablehnung und Vermeidung. Bei hoher Konzentration tritt das Gefühl auf, nur weg zu wollen, sowie der Zustand und die Gedanken, es nicht aushalten zu können, verrückt zu werden und zu dissoziieren. Als Gegenspieler der Endorphine haben Dynorphine wahrscheinlich die Aufgabe, vor Gefahren zu warnen und von Schädlichem abzuhalten und zu schützen. Sie hemmen auch die Wirkung von Kokain.

Dynorphinüberschuss wird als mögliche Ursache und Bedingung einer Depression angenommen. Buprenorphin (ein künstliches Opiat) ist aktivierend am Endorphinrezeptor und blockierend am Kapparezeptor für Dynorphine und wirkt so innerhalb von Stunden antidepressiv, hat allerdings auch Suchtpotenzial und ist in Deutschland nur über Betäubungsmittelrezept erhältlich.

SUCHEN und seine Bedeutung für psychiatrische Erkrankungen und deren Behandlung

Wie schon oben erwähnt, ist SUCHEN bei vielen psychiatrischen Erkrankungen beteiligt. Ein Zusammenbruch des Systems führt zu Parkinson und Depression. Kokain und Amphetamine erhöhen Dopamin im synaptischen Spalt. Eine Überstimulation des Systems kann zu „überdrehten“ Verhaltensweisen führen, wie z. B. dazu, die Handtasche immer wieder ein- und auszuräumen – als typische, tranceartige stereotype Verhaltenswiederholung.

Bei Suchterkrankungen ist das Verlangen nach der Suchtsubstanz – das sogenannte Craving – eindeutig durch die Aktivierung des SUCHENS bedingt. Dies kann vermehrt zu Suchtrückfällen und zur Einnahme anderer Substanzen führen. Der Entzug von Amphetaminen und anderen Dopamin aktivierenden Substanzen führt zu einer längeren Unteraktivierung von SUCHEN, mit mehr oder weniger starken depressiven Verstimmungen.

Schizophrenien mit Positivsymptomen, Manien und psychotische Wahnsymptome sind zum großen Teil durch eine Überaktivierung des SUCHENS bedingt. Auch kann es dann zu wahnhaft paranoiden Verknüpfungen von zufälligen Ereignissen und Verkennungen kommen und zu einem Verlangen nach unrealistischen Zielen und Sehnsüchten. Ein Patient in der Manie berichtet z. B., er habe nun alle Zusammenhänge in der Welt auf einmal verstanden und wolle dies endlich allen mitteilen.

Eine entscheidende Entdeckung in der medikamentösen Therapie in der Psychiatrie sind bis heute die sogenannten Neuroleptika, deren Wirkung im Wesentlichen auf einer Blockade der Dopamin-Rezeptoren im Gehirn beruht, allen voran des D2-Rezeptor-Subtyps, der für psychotische Symptome wichtig zu sein scheint. Diese Dopaminantagonisten ermöglichen eine Herunterregulierung des zentralen „Motors des Gehirns“, des SUCHEN-Aktionssystems, allerdings bei einigen Erkrankungen und Patienten mit exzessiv hohen Dosen dieser Psychopharmaka und vielen Nebenwirkungen. Auch bei Depressionen scheint die Symptomatik des Nachgrübelns auf einer Überaktivierung des Dopaminsystems zu beruhen, wobei Neuroleptika helfen können. Allerdings sollte die Dosis vorsichtig angepasst werden, da sonst eine verstärkte depressive Symptomatik durch die Unteraktivierung des SUCHENS ausgelöst werden kann.

EMDR und das Aktionssystem SUCHEN

Das Aktionssystem SUCHEN hat viele Eigenschaften, die an die Aussagen von Shapiro über ein System der adaptiven Informationsverarbeitung im AIP-Modell erinnern. Meine Hypothesen als EMDR-Kliniker dazu: Im EMDR-Verarbeitungsprozess nehmen wir an, dass die Entwicklungen im Kanal immer vom „Traumapol" zum „Ressourcenpol" verlaufen und wir diesem Prozess nur folgen und ihn begleiten, möglichst ohne viel einzugreifen.

In den jüngsten Forschungen zu Hirnarealen, die während der EMDR-Stimulation mit Augenbewegungen aktiviert werden (Pagani et al. 2013, S. 29 ff.), zeigte sich bei der ersten EMDR-Sitzung eine vermehrte Aktivierung im medialen frontalen Cortex. Dies entspricht dem oberen Ende des SUCHEN-Systems. Die tiefer liegenden Areale sind im EEG und in anderen Verfahren bisher nicht ausreichend darstellbar. Man kann aber davon ausgehen, dass die Augenbewegungen in Phase 4 das Aktionssystem SUCHEN am Anfang der Behandlung aktivieren, während bei der letzten Sitzung in dieser Studie nach der Verarbeitung eher laterale Anteile des frontalen und temporoparietalen Cortex aktiviert sind. Dies entspricht einer vermehrten Kontrolle limbischer Areale und einer Deaktivierung des SUCHENS im Sinne einer Beruhigung, wie sie typisch ist, wenn die Bedürfnisse erfolgreich befriedigt sind und somit die Handlung abgeschlossen ist.

Verkürzt würde dies bedeuten: Durch die bilaterale Stimulation im EMDR wird das Aktionssystem SUCHEN zunächst aktiviert und im Weiteren beruhigt.

Eine Spekulation wäre auch, dass die mediale frontale Aktivierung durch Augenbewegungen beim Fokussieren von angenehmen Ressourcenszenen das Erleben der positiven Körpererinnerungen und Emotionen im limbischen System kurz aktiviert, aber bei längerer (und schnellerer?) Stimulation eine Distanzierung hervorruft.

Es wäre also denkbar, dass die Augenbewegungen zunächst die Aktivierung des emotionalen Anteils der Erinnerung fördern, danach aber – im Sinne einer Verarbeitung – eine Distanzierung und Kontrolle der Gefühlsreaktionen ermöglichen. Eine kürzlich veröffentlichte Studie aus Ulm (Herkt et al. 2014) zeigte zumindest einen Hinweis darauf, dass beim Betrachten von Ekel auslösenden Bildern bei gesunden Probanden die emotionalen Reaktionen durch bilaterale auditive Stimulation verstärkt wurden, was sich sowohl subjektiv über Fragebogen als auch objektiv über eine verstärkte Aktivierung der Amygdala nachweisen ließ.

2.4 Das Defensivsystem FURCHT und WUT

Definition und Funktion des Defensivsystems

Die beiden Aktionssysteme FURCHT und WUT scheinen zum menschlichen Defensivsystem zu gehören (Hamm et al. 2006). Sie dienen der Bewältigung von Situationen, die mit Bedrohung von Leib und Leben einhergehen. Das Aktionsziel dieses Systems ist es, einen sicheren Ort zu finden, wo keine Bedrohung mehr ist und das Individuum beruhigt leben kann.

Das typische Gefühl bei Aktivierung des Systems FURCHT ist Angst vor einer Gefahr, die einen Vermeidungsimpuls mit Flucht auslöst. Oder sie führt zum Einfrieren und dazu, sich unter Angst nicht zu bewegen, bis die Gefahr vorbeigezogen ist. Todesangst und die Erwartung zu sterben ist bei einer Überaktivierung von FURCHT in lebensbedrohlichen Situationen ein Kern der traumatischen Erfahrung, die Grundlage einer PTBS ist. Es kommt dabei zu heftigen Vermeidungsreaktionen bezüglich der gefürchteten Situation und zu einem starken Fluchtimpuls, um der Gefahr zu entgehen und zu überleben. Gelingt dies nicht und wird der Körper von der Naturgewalt, dem Raubtier oder dem menschlichen Angreifer erfasst, kommt es zu einer Kampfreaktion mit Abwehr- und Schutzbewegungen und eventuell zu einer Aktivierung des Aktionssystems WUT, wenn das Opfer eine Chance zum Entkommen wahrnimmt. Gelingt die Befreiung, kommt es normalerweise wieder zur Flucht.

Fühlt sich das Opfer völlig chancenlos und ausgeliefert, wird es aufgeben und in Erwartung des Todes tritt ein Totstellreflex ein. Dieses Sich-Aufgeben wird bei Menschen teilweise auch als Einfrieren bezeichnet. Um aus diesem Einfrieren herauszukommen braucht es eine Flucht- und Kampfreaktion und es kommt oft zu einer Aktivierung des WUT-Systems (Levine 2012).

Zur Aktivierung von WUT kann es sowohl beim Gefühl der Überlegenheit als auch dem der Ausweglosigkeit kommen, denn Wut eröffnet eine Chance zur Flucht, wenn auch nur aus Verzweiflung. Hat sich die Person in Sicherheit gebracht, beginnt das Bindungssystem über die Aktionssysteme TRAUER/PANIK und FÜRSORGE in Aktion zu treten. Nach lebensbedrohlichen Ereignissen bleibt es für längere Zeit stärker aktiviert. Wahrscheinlich führt eine ebenfalls nach dem Trauma fortbestehende vermehrte Aktivierung des SUCHENS bei der normalen Verarbeitung einer traumatischen Erfahrung zu den intrusiven und konstriktiven Symptomen.

Anatomie und neuronale Verbindungen des Defensivsystems FURCHT und WUT

Eine Aktivierung des Systems FURCHT durch elektrische Stimulation kann auf einer zweigleisigen Bahn im limbischen System ausgelöst werden. Diese zieht von den zentralen Zonen der Amygdala über den anterioren und medialen Hypothalamus um den dritten Ventrikel herum zum periaquäduktalen Grau (PAG) im Mittelhirn. Die Aktivierung führt zu körperlichen und emotionalen Reaktionen über Sympathikus und Parasympathikus, wie schnellerer Herzschlag, Schwitzen, Zittern, Änderungen der Atmung, Schreckreaktion bis hin zum Freezing (= Einfrieren). Für dieses System gibt es wenige unkonditionierte Stimuli wie Schmerz, Lärm, Hitze, sich schnell bewegende Objekte, Raubtiere, Schlangen und Tiefe (offener Raum nach unten) oder Enge und auch eine Blockade der Atemwege. Alle externen Sinnesreize und Wahrnehmungen können über Konditionierung und andere Lernvorgänge zu Auslösern werden. Alle Tiere und auch Menschen lernen schnell und nachhaltig, in welchem Kontext der das System FURCHT aktivierende Stimulus aufgetreten ist, und suchen diese Umstände zu vermeiden.

Das WUT-System verläuft anatomisch entlang des FURCHT-Systems, von der medialen Amygdala über die kurvige Bahn der Stria terminalis und dann zum medialen Hypothalamus und zu spezifischen Arealen des PAG. Über die elektrische Stimulation an einem dieser Zentren kann WUT ausgelöst werden. Das WUT-System und das FURCHT-System sind hierarchisch organisiert. Wird das tiefste im Hirn liegende Zentrum, das PAG, zerstört, lässt sich WUT an den anderen Zentren nicht mehr auslösen. Wird der Hypothalamus ausgeschaltet, kann WUT über das PAG, nicht aber über die Amygdala ausgelöst werden. Bei Ausschalten der Amygdala kann Wut im PAG und im Hypothalamus ausgelöst werden. Dieses Überwiegen der phylogenetisch älteren und tiefer liegenden Kerngebiete ist auch beim System FURCHT gegeben. Auch ohne Beteiligung der Amygdala gibt es also Ängste, aber nicht ohne ein funktionsfähiges PAG.

Interaktionen zwischen FURCHT und WUT

WUT und FURCHT sind eng miteinander verzahnt, einerseits anatomisch, andererseits aber auch funktionell. Sie arbeiten oft wie ein Tandem und es ist nicht immer klar auszumachen, welches System gerade aktiver ist. Der normale Ablauf ist oben unter „Definition und Funktion des Defensivsystems“ beschrieben: Zunächst kommt es durch das FURCHT-System zu Flucht und Erstarrung, bei Körperkontakt, gefühlter Überlegenheit und / oder Aussichtslosigkeit mit Verzweiflung und Kampf über das System WUT folgen dann ein Einfrieren und ein Sich-Aufgeben in Erwartung des Todes. Ein in die Enge getriebenes Tier oder auch ein Mensch kann aus der Erstarrung der FURCHT heraus plötzlich angreifen, mit WUT als verzweifelte Reaktion, und um sich schlagen oder beißen, vor allem wenn man ihm zu nahe kommt. Dies kann auch im Rettungswagen passieren, wenn ein mehr oder weniger bewusstloser Patient wieder aufwacht (Levine 2012).

FURCHT und WUT und ihre Bedeutung für psychische Erkrankungen

FURCHT-Konditionierungen führen zu spezifischen Phobien, die Vermeidung nach sich ziehen. Diese können überlebensnotwendig sein, z. B. im Straßenverkehr, aber auch Krankheitswert haben, z. B.: überhaupt nicht mehr Auto fahren oder das Haus nicht mehr verlassen. Der Patient selbst erlebt die Phobie als belastend wegen der heftigen Aktivierung des Systems FURCHT.

Eine generelle Überaktivierung des FURCHT-Systems liegt sicher auch der generalisierten Angststörung zugrunde. Panikattacken im klassischen Sinne sind nicht durch das System FURCHT, sondern durch das System TRAUER / PANIK bedingt und gehören zum Bindungssystem (siehe 2.5). Allerdings gehen mit der Panikattacke primärprozesshafte körperliche Symptome einher, wie z. B. keine Luft zu bekommen oder Schmerzen in der Brust. Dieses Erleben führt dazu, dass es gefürchtet und vermieden wird. Auch die Posttraumatische Belastungsstörung ist sicher durch Reaktionen des FURCHT- und WUT-Systems mit bedingt. Allerdings ist auch sehr wahrscheinlich, dass das System SUCHEN mit seinen verzerrten Erwartungen (eine Katastrophe / der Tod steht unmittelbar bevor) die Symptomatik mit prägt, z. B. durch Flashbacks.

EMDR und das Defensivsystem FURCHT und WUT

Hier wieder meine Hypothesen als EMDR Kliniker: Der Ablauf der verschiedenen Phasen der Systeme FURCHT und WUT sind aus dem EMDR relativ vertraut. Die Patienten erleben diese Gefühle oft auch mit stärkeren körperlichen Reaktionen, und zwar in der oben beschriebenen Reihenfolge.

Ein Überfallener berichtet z. B., er habe zunächst versucht zu flüchten, dann zu kämpfen. Er wird niedergeschlagen und ist wehrlos, hat im Einfrieren das Gefühl, sich distanziert von oben zu sehen und nicht zu überleben. Dann hört er einen Passanten laut schreien und wehrt sich wieder und entkommt.

In der EMDR-Sitzung geht es im ersten Kanal um das Einfrieren mit Todesangst (FURCHT), das wieder stark erlebt wird. Es kommt zu einer Abnahme dieser Angst und Erleichterung. Spontan treten nun WUT und Aggression gegen den Täter auf, Erinnerungen an die Anzeige bei der Polizei und die Verhaftung. Nach dem Zurückgehen zum Knoten kommt ein Gefühl der TRAUER über das Geschehene auf und eine Erinnerung an die Unterstützung durch Freunde. Danach folgt eine nochmals mit Angst besetzte Erinnerung an die Gegenüberstellung mit dem Täter, die aus Zeitgründen in der Sitzung nicht mehr bearbeitet werden kann. Nach der Tresorübung und dem Aufsuchen eines Wohlfühlorts wird die Sitzung vorläufig beendet.

Dieser Ablauf ist typisch für die Aktionen und den Ablauf des Defensivsystems, welche wie üblich im EMDR nur begleitet werden. Da eine Aktivierung der Amygdala auch während der Augenbewegungen nachgewiesen werden konnte (Herkt et al. 2014), ist dieser Bereich sicher in die Verarbeitung mit einbezogen. Die starken Veränderungen während und nach den EMDR-Sitzungen scheinen mit den bisherigen Methoden eher im Bereich des Systems SUCHEN zu liegen. Tiefer liegende Strukturen des Defensivsystems sind in bildgebenden Verfahren noch nicht gut darstellbar.

Meines Erachtens ist die Erreichung des Aktionsziels für den Therapieerfolg notwendig. Das wären hier beim Defensivsystem das Überleben und die Wiederherstellung der äußeren Sicherheit und vor allem die Wahrnehmung, dass dies im Hier und Jetzt tatsächlich so ist. Das Aktionssystem SUCHEN wird so beruhigt, da es keine Lösungen mehr suchen muss, da ein Zustand der (Bedürfnis-)Befriedigung eingetreten ist. „Es war gefährlich, aber jetzt ist es vorbei und ich habe tatsächlich überlebt." Das kann jetzt gefühlt werden. Sicher spielt auch die Deaktivierung von FURCHT und WUT eine Rolle, welche genau, ist allerdings unklar. Die Wirksamkeit von EMDR bei PTBS ist durch diese Systeme jedenfalls sehr gut belegt.

Die Studien zu EMDR bei Angsterkrankungen haben bisher weniger gute Ergebnisse erbracht als die Studien zu PTBS. Möglicherweise ist das FURCHT-System aktiver und ungerichteter als bei der PTBS. Es könnte auch sein, dass bei Zukunftsängsten die Vermeidung der Gefühlszustände in der Konfrontation in sensu leichter ist als in vivo. Gleichzeitig ist die Eindeutigkeit des „Es ist vorbei" nicht so greifbar. Eine andere Hypothese wäre, dass diese Ängste über das System TRAUER/PANIK mit dem Bindungssystem verbunden und deshalb mehr Sitzungen zur Bearbeitung dieser Symptomatik notwendig sind. Einzelfallberichte über Panikstörungen und vor allem über generalisierte Angststörungen legen das zumindest nahe.

2.5 Das Bindungssystem mit den emotionalen Aktionssystemen LUST / SEXUALITÄT, FÜRSORGE und PANIK / TRAUER

Definition und Funktion des Bindungssystems

Die phylogenetische Entwicklung des Bindungssystems beginnt bei den Reptilien mit dem System LUST – SEXUALITÄT, welches der Fortpflanzung der Gene dient und durch die Mischung der Geschlechter einen Überlebensvorteil für die Art bringt. Brutpflege und Bindung an Partner gibt es bei Reptilien nicht. Alle Säugetiere hingegen haben die aus diesem Grundsystem entwickelten Systeme FÜRSORGE und TRAUER/PANIK für die Pflege des Nachwuchses, Bindung der Kinder an die Eltern und soziales Miteinander in der Gruppe, um durch Vernetzung ein besseres Überleben zu erreichen. Bei Menschen kann Sexualität durchaus romantisch als erotische Liebe nicht nur der Fortpflanzung dienen, sondern höhere Ziele haben.

In frühem Lebensalter bilden die beiden letztgenannten Systeme eindeutig in der Mutter-Kind-Bindung eine aufeinander bezogene Einheit. Der Bindungsschrei des Babys gleich nach der Geburt und in den ersten Lebensjahren kommt aus seinem angeborenen und dann früh geprägtem System PANIK/TRAUER: „Hilfe, ich bin mutterseelenalleine, verloren, einsam!“ Es aktiviert das FÜRSORGE-System der Eltern, vor allem das der Mutter. Das Aktionsziel dieser beiden aufeinander bezogenen Systeme ist die optimale Versorgung und der Schutz des Kindes sowie das Lernen neuer Fähigkeiten durch eine gegenseitige Beruhigung der Systeme. Dies fördert für die psychische Gesundheit so wichtige Emotionen wie Vertrauen, Geborgenheit und Kontaktfähigkeit und letztlich ein gemeinsames Glücksgefühl und positive Verbundenheit.

Im frühen Lebensalter ist bei Kindern PANIK sehr schnell aktivierbar, da sie äußerst hilfs- und förderungsbedürftig sind und dies direkt über den Bindungsschrei äußern. Werden diese Bedürfnisse nicht genügend befriedigt, kann es auch bei Kindern zu Trauerreaktionen bis hin zu Depressionen kommen.

In der Jugend und im jungen Erwachsenenalter sind SEXUALTÄT und romantische Liebe dominant, was im Falle einer Elternschaft mehr in FÜRSORGE übergeht. Letztere wird im Alter oft als wichtiger erlebt, in Form von Fürsorge für die Enkel, aber auch für den Partner und die Kinder. Auch die Selbstfürsorge wird dann wichtiger.

Die Aktivierung des Systems TRAUER ist die typische Reaktion eines Erwachsenen auf den Verlust von wichtigen Bezugspersonen oder anderen signifikanten Objekten oder Umständen. Häufig kommt es auch zu klinisch relevanten Panikattacken, da diese aus dem gleichen Aktionssystem stammen. Ursprünglich hieß das System nur PANIK, wurde später aber um den Zusatz TRAUER ergänzt.

Eine Mutter- bzw. Vaterschaft im Rahmen harmonischer und unterstützender Beziehungen gehört sicher zu den lohnenswertesten menschlichen Erfahrungen, mit einem Gefühl glücklicher Erfüllung. Die Schattenseite hiervon dürfte ein überforderter Elternteil sein, der nur mit Mühe und Stress den Alltag bewältigen kann und eventuell als Alleinerziehende/r wegen der Kinder noch eine konfliktreiche Beziehung zum Expartner ertragen muss.

Von Vater und Mutter bedingungslos akzeptiert und geliebt zu werden bietet dem Kind eine gute Grundlage für eine sichere Bindung an die Eltern, gibt ihm aber auch Sicherheit und Vertrauen ins Leben. Die Schattenseiten der Kindheit sind uns durch Psychotherapien mit früh traumatisierten Menschen nur zu gut bekannt. Doch ist auch die tragfähige therapeutische Beziehung eine Grundlage dafür, später Fortschritte zu machen und Vertrauen in sich und das Leben wiederzugewinnen.

Anatomie und Neurochemie des Bindungssystems

Die Neuroanatomie von LUST / SEXUALITÄT ist bei Männern und Frauen unterschiedlich. Beim Mann ist der anteriore Hypothalamus das Zentrum für Sexualität und Testosteron führt zur Ausschüttung von Vasopressin, das wesentlich zum männlichen Sexualverhalten beiträgt. Bei der Frau ist das Zentrum für die weibliche Sexualität der laterale Hypothalamus, die wesentlichen Hormone sind Östrogen und Progesteron. Diese beiden Hormone steuern die Aktivität von Oxytocin, welches wesentlich zur weiblichen Sexualität beiträgt und die Wirkung von Endorphinen verstärkt. Oxytocin fördert auch positive soziale Affekte, besonders Vertrauen und Zuversicht. Zudem fördert es eine gute Mutter-Kind-Bindung. Hier gehen die Wirkungen schon in die anderen Systeme der Bindung über.

Andere wesentliche Areale für die Sexualität sind Afferenzen (Input) von höheren frontalen und amygdaloiden Regionen und Efferenzen (Output) in das PAG. Im PAG werden letztendlich die Erfahrungen bewertet, was in der Zukunft zu Anziehung oder Aversion führt.

Die beiden anderen Systeme, PANIK / TRAUER und vor allem FÜRSORGE sind evolutionär aus LUST / SEXUALITÄT entstanden. Bei Reptilien und Vögeln finden sich Peptide, die Vorläufer von Oxytocin und Vasopressin sind. Vor allem Oxytocin hat große Auswirkungen auf das FÜRSORGE-Verhalten. Frauen produzieren davon mehr als Männer, weil Östrogen die Produktion von Oxytocin fördert und die Anzahl der Rezeptoren dafür kontrolliert. Auch Prolaktin hat positive Auswirkungen auf das fürsorgliche Verhalten, nicht nur auf den Milchfluss.

Die Schlüsselzentren für FÜRSORGE sind der anteriore Hypothalamus mit dem paraventrikulären Nucleus und das dorsale präoptische Areal für die Produktion von Oxytocin; außerdem der Bettkern (Nucleus), der Stria terminalis (BNST) und der ventromediale Hypothalamus. Der BNST ist auch an Angstkonditionierung und Auswirkungen der Stressachse über CRH beteiligt. Das System hat aber noch viele andere Verbindungen, z. B. auch über das tiefe Mittelhirn und Rückenmark zu den sensorischen Nerven der Brustwarzen. Ein weiterer wichtiger Zweig des Systems FÜRSORGE zieht direkt in das dopaminerge ventrale tegmentale Areal (VTA), also in den zentralen Kern des Systems SUCHEN. Darüber werden entscheidend die mütterlichen Reaktionen auf den Bindungsschrei des Kindes aktiviert, der aus dem System PANIK/ TRAUER stammt.

Insgesamt wirkt sich FÜRSORGE nicht nur auf die Bindung Mutter-Vater-Kind aus, sondern auf soziales Verhalten insgesamt. Empathie, Altruismus und Mitgefühl werden so erst möglich – was die Wichtigkeit der frühen Bindungen unterstreicht.

Das System PANIK / TRAUER überschneidet sich teilweise mit dem der FÜRSORGE. Folgende Strukturen sind (nach Damasio et al. 2000) daran beteiligt: das periaquäduktale Grau (PAG), der dorsomediale Thalamus, das anteriore Cingulum sowie Regionen der ältesten Teile des Cerebellums: ventrales Septum, dorsales präoptisches Areal und Bettkern der Stria terminalis (BNST). Im Tiermodell sind sie eindeutig identifizierbar, beim Mensch nur ungefähr. An allen diesen Orten im Gehirn lassen sich durch elektrische Impulse der Bindungsschrei und andere Reaktionen der Stressreaktion bei Trennung auslösen. Es kommt also zu einer Aktivierung des Bindungssystems.

Der BNST gehört auch zum TRAUER-System und ist reich an Oxytocin(-Rezeptoren). Dies erklärt plausibel, weshalb FÜRSORGE für ein anderes Kind oder Wesen den Schmerz der TRAUER nach dem Verlust eines Menschen lindert. Für andere zu sorgen beruhigt eigene Trennungsängste – ein typisches Phänomen aus der Therapie mit Angstpatientinnen. Es zeigt sich nämlich: Während sie kleine Kinder versorgen, habe sie wenige Symptome, sind aber sehr aktiv in ihrer Sorge um die Kinder.

Interessant ist auch, dass das neuronale Netzwerk PANIK / TRAUER weniger aktivierbar ist, wenn die Säugetiere und Menschen älter sind. Auch Männer haben ab der Pubertät und bis ins Alter – wahrscheinlich vor allem wegen des höheren Testosteronspiegels – einen verringerten Oxytocinspiegel. Deshalb ist die Reagibilität des Systems FÜRSORGE beginnend mit der Pubertät geringer, was sich leider auch in einem reduzierten Sozialverhalten zeigt.

Um den Trennungsstress und die schmerzliche Aktivierung von PANIK / TRAUER abzumildern, sind im Wesentlichen drei Neuropeptide im Gehirn wirksam. Dazu gehören (1) die endogenen Opioide. Sie sind die am besten wirksamen Substanzen und zu ihnen gehört **Endorphin** (über den Mu-Rezeptor), das extrem beruhigend auf das Bindungssystem wirkt. Das weiter oben erwähnte **Dynorphin** hingegen wirkt entgegengesetzt und erzeugt über den Kappa-Rezeptor sehr aversive, dissoziierte Gefühle mit Desorientiertheit und das Gefühl, verrückt zu werden und es nicht aushalten zu können. Interessant sind diese Beobachtungen, da sie sich in den Trennungsversuchen von Ainsworth (Ainsworth & Boston 1952) und den daraus ergebenden Bindungsstilen (z. B. Brisch 2010) widerspiegeln. Sicher gebundene Kinder beruhigen sich sofort, wenn die Bezugsperson wieder auftaucht (Endorphinwirkung), während desorganisiert gebundene Kinder bizarres, oft schwer beschreibbares Verhalten zeigen, was sehr an die oben beschriebenen Wirkungen von Dynorphin erinnert. Interessanterweise hilft Naltrexon oft schon in niedriger Dosis bei Patienten mit dissoziativen Störungen im Erwachsenenalter (Papke & Wöller 2014). Naltrexon blockiert alle Opioidrezeptoren des Gehirns, auch den Kappa-Rezeptor.

Die beiden anderen sehr wirksamen Neuropeptide zur Beruhigung der Stressreaktion auf Trennung sind **Oxytocin** und **Prolaktin**, die bereits oben als Aktivatoren von FÜRSORGE erwähnt sind.

Bindung an Menschen als „Suchtverhalten"

Panksepp hat mit seiner Forschungsgruppe schon 1980 die Ähnlichkeiten der Symptomatik des Bindungssystems an Bezugspersonen mit dem Suchtverhalten für Morphine herausgestellt. Die Droge löst zunächst angenehme Gefühle aus, ähnlich wie eine gute soziale Bindung, die Drogenwirkung ist aber direkter und stärker. Es kommt zu einer Toleranz für den Suchtstoff und nachfolgender Dosiserhöhung.

Bei länger dauernden sozialen Beziehungen kann es zu Entfremdung und mehr Abstand kommen. Der Trennungsstress verursacht ähnliche Symptome wie ein Morphinentzug. Beim Entzug sind es: psychischer Schmerz, Tränenfluss, Anorexie, Niedergeschlagenheit, Insomnie und Aggressivität; bei Trennung und Verlust: Einsamkeit, Trennungsschmerz, Weinen, Appetitverlust, Depression, Schlaflosigkeit und Irritabilität. Das natürliche Substrat dieses „Suchtsystems" ist die Bindung an neugeborene Säugetiere, also auch die Eltern-Kind-Bindung beim Menschen. Diese Bindung wird im Wesentlichen durch endogene Opioide und Oxytocin hergestellt (den höchsten Oxytocinspiegel haben Eltern in den ersten zwei Stunden nach der Geburt des Kindes), wobei Oxytocin die Wirkung der Endorphine potenziert.

Das Bindungsfenster beim Menschen ist länger geöffnet als nur einige Stunden. Der Mensch kann sogar fremde Kinder adoptieren, also eine Bindung auch viel später herstellen. Fluchttiere (z. B. Antilopen), die schon lauffähig geboren werden, haben dagegen für die überlebensnotwendige Bindung ein sehr enges Fenster von wenigen Stunden. Ein schönes Beispiel ist der Dokumentarfilm „Das weinende Kamel“, wo eine Kamelstute ihr Albinojunges nach einer überlang dauernden schmerzhaften Geburt nicht säugen lässt und es zurückstößt. Der Film zeigt in eindrücklicher Weise den Einfluss von Musik auf die Endorphin- und Oxytocinausschüttung im Gehirn. Nach dem Vorspielen mit einem traditionellen Obertoninstrument („Pferdekopfgeige“) und dem Vorsingen von Wiegenliedern über längere Zeit beginnt die Kamelstute tatsächlich zu weinen und lässt das Junge wieder säugen. Die für das Junge überlebensnotwendige Bindung ist hergestellt, das Bindungsfenster konnte durch die Musik nochmals geöffnet werden.

Das Bindungssystem und seine Bedeutung für psychische Erkrankungen

Neben dem dopaminergen System SUCHEN ist hauptsächlich das System PANIK/TRAUER an der Verursachung von psychischen Erkrankungen beteiligt. Depressionen z. B. entstehen ganz wesentlich durch einen Mangel an adäquatem Eingehen auf soziale Bedürfnisse, weniger durch reine Störungen des SUCHEN-Systems (wie etwa bei Parkinson). Der Trennungsstress sorgt für einen hohen Spiegel des Stresshormons CRH (Corticotropin-releasing Hormon). Bei dauerhafter Ausschüttung führt Letzteres sowohl zur Erschöpfung der biogenen Amine (Serotonin, Noradrenalin und Dopamin) als auch zu einem Abfall der endogenen Opioide; wahrscheinlich gewinnt Dynorphin mit seinen negativen Folgen an Übergewicht. Das Medikament Buprenorphin, ein synthetisches Opioid, wirkte in Versuchen auch bei Menschen (laut Panksepp) schnell und zuverlässig antidepressiv, da es Mu-Rezeptoren stimuliert und Euphorie hervorruft und Kappa-Rezeptoren blockiert, die Dysphorie und Missstimmung hervorrufen.

Weitere Störungen durch PANIK/TRAUER sind Panikattacken im Erwachsenenalter, soziale Phobien, verlängerte und/oder verstärkte Trauerreaktionen, Borderline-Persönlichkeitsstörungen sowie andere Persönlichkeitsstörungen, die maladaptive und antisoziale Bindungsstile fördern. Aber auch Trennungskrisen mit Suizidalität, komplexe Posttraumatische Belastungsstörungen, dissoziative Störungen und wahrscheinlich auch Störungen aus dem Autismusspektrum. In der Entwicklung von Neurosen, die meist psychotherapeutisch behandelt werden, sind konflikthafte Entwicklungen im Bindungssystem eine Mitursache, wenn nicht gar die Hauptursache.

Die phylogenetische Entwicklung des Bindungssystems aus dem System LUST/SEXUALITÄT heraus gibt interessanterweise der Libidotheorie Freuds in gewisser Weise recht. Und: Auch Suchterkrankungen werden anscheinend durch die Aktivierung des Bindungssystems mit verursacht und nicht nur durch Reaktionen aus dem System SUCHEN.

EMDR und das Bindungssystem

Wie schon in der Einführung erwähnt, scheint die Arbeit mit EMDR im Bindungssystem möglich zu sein, aber mit einer etwas anderen Dynamik und einem anderen Verlauf. Einzelne Studien wurden mit Erfolg durchgeführt: zu Trauer (Sprang 2001), zu Panik (Gavraux 2008), zu komplexer PTBS (van der Kolk 2007) und auch zur Trennungssituation (Seidler 2014). Die größte derzeit in mehreren Zentren in Europa laufende Studie ist die EDEN-Studie über die Behandlung von rezidivierenden depressiven Störungen mit EMDR. Nach den Zwischenergebnissen zu urteilen wird sie eine deutliche Wirksamkeit von EMDR bei dieser häufigen Erkrankung nachweisen können.

Auch die erfolgreiche EMDR-Behandlung von Craving nach Suchtmitteln, wie z. B. Alkohol, mit dem Ziel der Rückfallprophylaxe spricht ebenfalls, wie die obigen Ausführungen klarmachen, für die Wirksamkeit von EMDR in diesem System. Eine interessante Studie aus der Forensik über Sexualstraftäter an Kindern konnte zeigen, dass sich die fehlgeprägte sexuelle Erregung für Kinder deutlich verringern lässt. Voraussetzungen waren hier, dass sich die Täter an sexuellen Missbrauch in ihrer Kindheit erinnern konnten und motiviert waren, diesen eigenen Missbrauch in der Therapie behandeln zu lassen (Ricci 2006).

Trauerfälle scheinen eine spezielle Art von Ereignissen zu sein. Einerseits erfüllen sie teilweise das A-Kriterium für eine PTBS, andererseits sind sie eindeutig Ereignisse, die den Trennungsschmerz des Systems TRAUER aktivieren, wie der Name des Systems schon sagt. Allein das Sehen von toten Körpern und Leichenteilen kann die Reaktion auslösen. Die vorherige Beziehung zu dem verstorbenen Menschen ist natürlich wichtig, da enge, intensive Beziehungen zu aktuell lebenswichtigen Menschen – z. B. zu Kindern oder Lebenspartnern – eine sehr viel heftigere und längere Trauer auslösen als der zufällig miterlebte Tod einer fremden Person. Ein Phänomen, das bereits Freud beschrieben hat, ist die Identifikation mit der verstorbenen Person. Beim Unfalltod eigener Kinder beispielsweise kann sie zu heftigen Intrusionen führen, wie die Kinder vor dem Tod gelitten haben könnten. Diese Identifikation mit Opfern kann, wie z. B. nach dem Germanwings-Absturz 2015, zu FURCHT vor dem Fliegen führen oder auch zu Rachefantasien und Schadensersatzprozessen, an denen WUT beteiligt ist. Es kann also auch das Defensivsystem betroffen sein. Eine Voraussetzung für die Entwicklung einer PTBS scheint der plötzliche und / oder gewaltsame Tod von nahestehenden Menschen zu sein.

Die oben aufgeführten Studien zu EMDR im Bindungssystem arbeiten fast alle mit einer höheren Anzahl von EMDR-Sitzungen, nämlich mit fünf bis 18 pro Einzelfall. Das sind deutlich mehr als in Studien über die Behandlung von klassischer PTBS mit EMDR – normalerweise drei bis maximal sechs Sitzungen. Dies unterstreicht die

Hypothese, dass, um Erkrankungen aus dem Bindungssystem zu behandeln, EMDR zwar wirksam ist, aber strategisch anders eingesetzt werden sollte. Um erfolgreiche längerfristige Änderungen zu erzielen, scheinen mehr Sitzungen nötig zu sein.

Schon Francine Shapiro lehrte Anfang der 1990er-Jahre, man könne auch sogenannte „small t“ Traumata mit EMDR behandeln. Während den „big T“ Traumata, die zu einer klassischen PTBS führen, meist ein klar benennbares Ereignis zugrunde liege, gingen diese „small t“ meist auf mehrere auslösende Ereignisse zurück, die bis in die Kindheit reichen könnten. So wurden Strategien und Techniken wie die Affektbrücke und das Arbeiten mit Gruppen (Clustern) von Erinnerungen früh in das EMDR aufgenommen. Bis heute stellen diese Techniken erfolgreiche Strategien dar, auch wenn sie nur sehr dürftig in Studien belegt sind. Die EDEN-Studie (s. o.) ist die erste größere Studie, die diese Ansätze systematisch nützt. Das typische Vorgehen bei PTBS – mit dem schlimmsten Ereignis oder Detail zu beginnen – ist hingegen gut belegt.

Folgende EMDR-Vorgehensweisen haben sich bei Erinnerungen aus dem Bindungssystem klinisch bewährt:

Es ist von einer Gruppierung der Erinnerungen in sogenannten **Clustern** (= Gruppierungen) auszugehen. Es wird zuerst das lebensgeschichtlich früheste erinnerbare Ereignis bearbeitet, dann das schlimmste Ereignis und das zeitlich zuletzt erlebte Ereignis am Schluss („erstes – schlimmstes – letztes“). Dies ist affektlogisch sinnvoll, weil durch das erste Ereignis vor allem in der frühen Kindheit starke Konditionierungen (zwischen primärer und sekundärer Verarbeitungsebene) gesetzt werden, die nur längerfristig änderbar sind. Eine Technik, die sich bei der Suche nach den ersten Ereignissen bewährt hat, ist die **Affektbrücke** (im englischsprachigen Raum der sehr ähnliche **Floatback**). Durch diese Bearbeitung der frühsten Erinnerung wird die spätere Reaktion bei der schlimmsten Erinnerung oft erst verständlich und diese lässt sich dann unkomplizierter bearbeiten.

Im Bindungssystem kommt es häufiger zu einem **emotionalen Reprozessieren** (früher mit **Abreaktion** bezeichnet), mit heftigen Affektausbrüchen, die vor allem durch den psychischen Schmerz der Einsamkeit und Verlassenheit ausgelöst werden. Manche Therapeuten sind dadurch so überrascht, dass sie selbst im Extremfall eine „Phobie“ vor diesen Affekten des Patienten bekommen, die dann hoffentlich durch gute Supervision erfolgreich reduziert werden kann. **Die Technik des kognitiven Einwebens** bezieht sich zum großen Teil auf **Blockaden** bei der Arbeit im Bindungssystem.

Aus den Forschungen über das endogene Opiatsystem kann vereinfacht geschlossen werden, dass die emotionale Grundstimmung und der grundsätzliche Grad der subjektiven Belastung wahrscheinlich durch eine bestimmte Mischung von Endorphinen und Dynorphinen verursacht werden. Dabei scheint es, wie im **AIP-Modell** postuliert, eine natürliche Tendenz zur Besserung in der Verarbeitung zu geben (also vom Trauma zur Ressource). Diese Tendenz würde bedeuten, dass nach der Aktivierung der traumatischen Erinnerung in Phase 3 im EMDR eine Stressreaktion mit Dynorphin erzeugt wird und in Phase 4 Endorphine spontan aktiviert werden. Das ermöglicht Zugang zu Ressourcen, um damit die Ausschüttung von Dynorphin durch negative Erinnerungen zu balancieren. Sowohl gefühlsmäßig als auch in den Erinnerungen würde ein erträglicher oder sogar ein überwiegend positiver Zustand entstehen und mit diesem würden Affektsysteme in sinnvoller Weise verbunden werden, mit dem Gefühl der Bewältigung („Vertrauen Sie dem Prozess"). Das würde bedeuten: Mit der **Fokussierung** und der **bilateralen Aktivierung** wirkt der EMDR-Prozess bis in die primäre (emotionale Aktionssysteme) und die sekundäre Ebene der Hirnprozesse und machte somit die grundlegenden Konditionierungen für Änderungsprozesse in eine positive Richtung zugänglich.

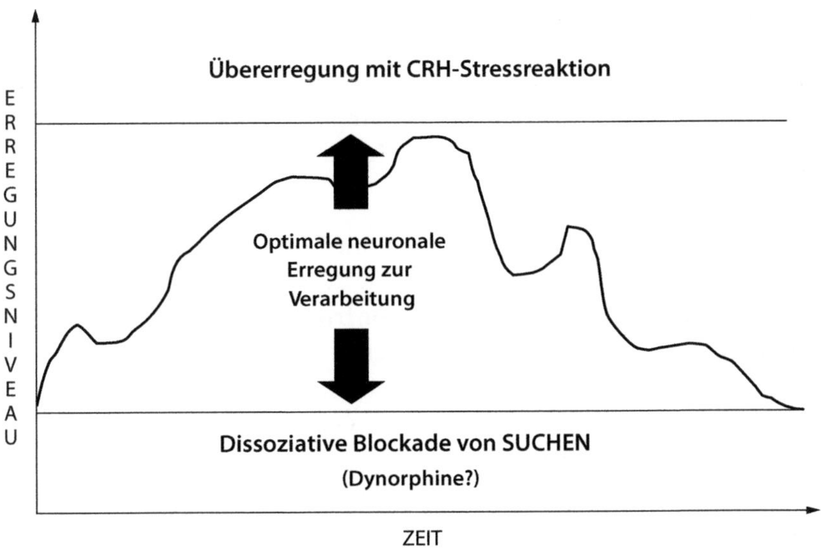

Abbildung 2: Übererregung und Blockade (verändert nach Ogden, Minton & Pain 2006)

Die **Endorphin-Dynorphin-Hypothese** wäre auch als Erklärung des therapeutischen Vorgehens mit EMDR bei dissoziativen Patienten eine Option. Im Fenster der Toleranz (nach Ogden, Minton & Pain 2006), mit Übererregung über dem optimalen Erregungsbereich und dissoziativem Abschalten der Verarbeitung unter diesem, sind dissoziative Patienten vor allem dafür prädestiniert, in den unteren Bereich zu rutschen. Der Bereich Übererregung (oben) könnte vor allem durch CRH-Stressreaktionen bedingt sein, mit einer Überaktivierung des Systems SUCHEN und damit mit einer Verstärkung der emotionalen Reaktionen. Dies lässt sich normalerweise gut mit **längeren Sets** bearbeiten, eventuell mit **kognitivem Einweben**. Kommt es aber trotz weiterer Stimulation zu einer stärkeren Ausschüttung von Dynorphinen und zu einer Verschiebung der Endorphin-Dynorphin-Balance hin zu Dynorphinen, würde dies eine Blockade des Systems SUCHEN bedeuten, und es kommt zu keinen weiteren therapeutischen Fortschritten. Diese dissoziative Blockade des Systems SUCHEN, dessen Aktivierung einer der zentralen Wirkmechanismen von EMDR sein könnte (Pagani et al. 2013), würde die Probleme in der Behandlung von dissoziativen Patienten mit EMDR teilweise erklären. Wie oben erwähnt, werden diese dissoziativen Reaktionen ursprünglich vor allem durch Trennungsstress und Alleine-gelassen-Werden ausgelöst und/oder durch widersinnige, schädliche und schmerzhafte Handlungen einer nahen Bezugsperson (wie z. B. sexuelle Gewalt durch den Vater, mit einem Lächeln und dem Satz: „Das tut dir doch gut"). Sie sind eine Flucht nach innen, weg von der unerträglichen Realität. Durch Dynorphin werden zwar die Schmerzen – genauso wie alle anderen Gefühle – blockiert (dissoziiert), aber es bleibt eine Spannung im Körper, die als aversiv und unangenehm erlebt wird und keinen Ausweg bietet. Diese Spannung könnte dann durch z. B. selbst herbeigeführte Verletzungen indirekt eine Belohnung hervorrufen, da über diese Verletzungen Endorphine aktiviert werden und sie damit als positiver Handlungsausweg konditioniert würden.

Die bisherigen Vorschläge für ein Arbeiten mit EMDR-Patienten mit dissoziativen Störungen haben strategisch als Vorgehen eine kurze (eventuell sogar nur sekundenlange) und auf jeden Fall partielle **Traumakonfrontation** mit viel **Ressourcenarbeit** kombiniert. Es wird gezielt und dosiert zwischen Trauma und Ressource gewechselt. **Bilaterale Stimulation** wird nur sehr kurz und teilweise auch nur für Verstärkung von Ressourcenzuständen eingesetzt. Dieses Vorgehen kann und muss flexibel an den Patienten und die jeweilige Situation angepasst werden. Die kurze Konfrontation hat den Sinn, nur eine geringe Dynorphinausschüttung zuzulassen. Die Stimulation der Ressource bringt möglicherweise eine Erhöhung des Endorphinspiegels mit sich und somit ein Balancieren der **Endorphin-Dynorphin-Relation**. Andere Vorschläge zur Erhöhung des Endorphinspiegels sind eine Fokussierung auf die **gute therapeutische Beziehung** im Hier und Jetzt, außerdem die Aktivierung des Systems SPIELEN (siehe 2.6) und das Spüren von neutralen oder angenehmen Körperempfindungen: z. B. Igelball oder ein Haustier streicheln; u. U. sogar körperliche Berührung.

Fast alle dieser genannten Aspekte sind in der EMDR-Technik **CIPOS** (Constant Installation of Present Orientation and Safety) enthalten. Eine andere Möglichkeit, die bei stärker dissoziativen Patienten schon in Einzelfällen angewandt wurde, ist der

Einsatz von **Naltrexon**, 30 Minuten vor der EMDR-Sitzung (Lanius 2005). Naltrexon blockiert alle Opiatrezeptoren im Gehirn, also auch den Kapparezeptor, und könnte so bei dissoziativen Patienten eine zu starke Wirkung von Dynorphin während der Durcharbeitung blockieren.

CIPOS kann natürlich auch bei Patienten eingesetzt werden, die eine **geringe Affekttoleranz** haben. Möglicherweise beruht die Angst vor zu viel negativen Gefühlen auf einem Mangel an Endorphinen, die Gefühle erträglich machen. Angenehmer Körperkontakt, z.B. durch Umarmung von Freunden oder Streicheln von Tieren, ist eine gute Quelle für Endorphinausschüttung im Gehirn. Bei Kindern ist Körperkontakt jedoch allenfalls durch die Hinzunahme sicherer Bindungspersonen in der Therapie nutzbar.

2.6 Das System SPIELEN

Definition und mögliche Funktionen von SPIELEN

SPIELEN als Verhalten zu definieren ist schwierig, nach Gordon Burghardt (zitiert nach Panksepp & Biven 2012, S. 352) gibt es fünf Kriterien:

1. Die Funktion des Spielens als soziales Lernen ist oft nicht klar erkennbar.
2. Spielen ist spontane Aktivität um ihrer selbst willen, weil Spielen Spaß macht.
3. Spielen ist eine übertriebene oder inkomplette Form erwachsener Aktivität.
4. Spielen enthält verschiedene variierte Abläufe, die sich wiederholen; ist wenig flexibles Verhalten.
5. Tiere müssen gut gesättigt, zufrieden und gesund sein, um zu spielen; alle Stressoren reduzieren das Spielen.

Eine Gesamtdefinition des Spielverhaltens nach Burkhardt (zitiert nach Panksepp & Biven 2012, S. 253 f.): „Spielen ist wiederholtes, inkomplett funktionales Verhalten, das sich von ernsthafteren Verhaltensweisen durch strukturell, kontextuell oder ontogenetisch unterscheidet, und welches freiwillig begonnen wird, wenn das Tier in einer entspannten oder wenig stressvollen Umgebung ist."

Nach dieser Definition werden beim Menschen Tanzen, Sport, Musik-Machen, aber auch Humor und Herumalbern, Sich-Balgen und anderes durch SPIELEN hervorgerufen. Auch die Ressourcenverstärkung mit EMDR hat etwas von Spielerei. Als Emotionen gehören zum SPIELEN Freude, Spaß, Albernheit, Ausgelassenheit, Lachen und andere positive Regungen. Gelegentlich kann auch ein Spielverderber zu negativen Reaktionen beitragen, dann ist das Spielen bald beendet. Allerdings kommt es wohl auf den Kontext an. Leistungssport und Profimusik sind sicher nicht immer spielerisch, aber ein „brillanter Musiker“ hat trotz hoher Leistung etwas Leichtes, Spielerisches, was der Zuschauer mit Freude erlebt.

Bei Tieren hat nach Panksepp SPIELEN mit sozialem Lernen und sozialer Interaktion zu tun. Explorierendes Spiel kann mit Vorbereitung auf erwachsene Fähigkeiten zu tun haben, Katzen spielen z. B. erst mit Wollknäulen, dann mit Mäusen als Beute. Bei Beutetieren besteht Spiel im Weglaufen und Hakenschlagen, also im Einüben der Flucht. Dieses Spiel miteinander, z. B. sich jagende Eichhörnchen, ist stärker als das Spiel mit einer Sache allein. SPIELEN scheint durch Nachahmung im Spiel alle möglichen erwachsenen Verhaltensressourcen zu trainieren, die später gebraucht werden, z. B. typisch Puppenspiele und Rollenspiele bei Kindern.

Jagdtiere, z. B. Hunde, balgen mehr spielerisch miteinander. Man unterscheidet dorsale Kontakte (von hinten aufsteigen), was den Beginn des Spieles und mit zunehmender Häufigkeit die Stärke des Spielbedürfnisses signalisiert, vom „Pinning“, dem Kontakt Bauch zu Bauch (der „Sieger“ oben, der „Verlierer“ unten), was Vollzug / Ende / Pause einer Spielrunde signalisiert. Dabei wird spielerisch deutlich, wer von beiden Tieren der Stärkere ist. Es gibt beim SPIELEN von Tieren auch die „Regel“, dass die Dominanz eines Stärkeren, der dann mehr „oben“ ist, ungefähr 70 % der Fälle nicht übersteigen darf. Der Stärkere muss den Schwächeren also zu 30 % gewinnen lassen, sonst nimmt gemeinsames Spielen schnell ab. Der Stärkere würde dann zum „Bully“ – und keiner will mit einem Bully spielen. So funktioniert spielerisches soziales Lernen auch bei Menschen, wenn eine vernünftige und warmherzige erwachsene Person das Spielen begleitet und über soziale „Spielregeln“ wacht.

Im Tierverhalten kann SPIELEN mit SUCHEN verwechselt werden, wobei die beiden Aktionssysteme, ähnlich wie FURCHT und WUT, miteinander verflochten sind. Auch Kämpfen kann wie SPIELEN wirken und Spiel kann auch in Kampf übergehen. Man denke nur an manches Kampfspiel im Fußball, das auch dem Zuschauer nicht so richtig Spaß macht. SPIELEN hat auch mit Freude und Lachen zu tun. Panksepp hat bei Ratten Ultraschalllaute mit 50 kHz Gezirpe gefunden, die als Lachen beim Spielen vielfach ausgestoßen werden.

Neuroanatomie und Neurobiochemie von SPIELEN

Entwicklungsgeschichtlich ist SPIELEN jung und bei Reptilien nicht vorhanden. Deshalb sollte man mit Krokodilen nicht spielen, sie verstehen im wahrsten Sinn des Wortes keinen Spaß. Lachen kann bei Ratten wie bei Menschen durch Kitzeln an bestimmten Körperstellen ausgelöst werden. Deshalb sind Berührung und Inputs zum Thalamus wichtige Quellen für Lachen und SPIELEN. Dies läuft über alte Mittellinienstrukturen des Thalamus, die nicht zum Neocortex, sondern in die unteren limbischen Hirnstrukturen ziehen. Diese Strukturen retikulärer Netze des Thalamus, vor allem der kleine Bereich parafaszikulärer Kerne, sind das einzige bisher bekannte Hirnareal, welches durch Ausschalten dieser Kerne ausschließlich das Aktionssystem SPIELEN schwächt. Die Kerngebiete, in denen das oben erwähnte „Lachen" von Ratten ausgelöst werden kann, befinden sich entlang des Systems SUCHEN. Das ventrale tegmentale Areal (VTA) löst dies am meisten aus, aber auch ventrales Pallidum, medialer präfrontaler Cortex und Nucleus accumbens und andere Bereiche. Bei Ratten kann aber der gesamte Neocortex entfernt werden (25 % des gesamten Rattengehirns) und sie spielen noch normal. Das bedeutet: SPIELEN nutzt die älteren Strukturen des SUCHENS, um sofort Belohnung und Freude auszulösen.

Niedrige Dosen von Endorphinen fördern SPIELEN, während hohe Dosen es abschwächen. Auch Dopamin, in kurzen Schüben gegeben, fördert SPIELEN, Dopaminantagonisten reduzieren es. Amphetamine hemmen jedoch durch eine Dauerausschüttung von Dopamin das Spielen. Testosteron hemmt SPIELEN, fördert aber Kämpfen. Endorphinausschüttung im präoptischen Areal fördert SPIELEN stark. Dort ist das Zentrum für sexuelles und mütterliches Verhalten. SPIELEN nutzt also auch die Aktionssysteme für Bindung, Sexualität und Sozialverhalten. Das bisher wenig erforschte endogene Cannabinoidsystem spielt anscheinend auch eine große Rolle für das SPIELEN und erzeugt bekanntermaßen auch Lachanfälle mit Kichern.

Der Spieltrieb, seine Entwicklung und seine Regulation

Das Bedürfnis zu SPIELEN, der Spieltrieb, ist anscheinend wie Hunger und Durst angeboren und auch die mit ihm verbundenen Reaktionen sind ähnlich. Wenn Ratten eine halbe Stunde gespielt haben, sind sie „satt" vom Spielen und die Spieltendenz geht deutlich zurück. Nach Spieldeprivation gibt es einen „Hunger nach Spielen" und die Tiere spielen anfangs sehr wild.

In der Entwicklung bei jungen Tieren und Menschen nimmt SPIELEN erst zu, dann mit der Hirnreifung und dem Alter wieder ab, da anscheinend mehr kortikale Strukturen die Spielnetzwerke hemmen. Bei Läsionen des Frontalhirns nimmt der Spieltrieb auch bei erwachsenen Tieren wieder zu. SPIELEN wird sofort gehemmt bei Umgebungsreizen, die negative Gefühlszustände auslösen, wie Hunger, Durst, Bedrohung (auch bei unangenehmen Gerüchen), Trauer, Trennungsstress und körperlichen Krankheiten. Wenn sich die Tiere wohlfühlen und gesund sind, spielen sie aber sofort wieder. Spielen ist also ein Zeichen von Sich-Wohlfühlen, auch bei Menschen.

Positive Auswirkungen von SPIELEN, auch epigenetisch

SPIELEN von Kindern fördert Freundschaft und Unabhängigkeit von den Eltern. Es kann den Selbstwert und das Selbstvertrauen stärken und Glücksgefühle und die Selbstbestimmung erhöhen. Aus Kindern werden so sozial kompetente, zufriedene und ausgeglichene Erwachsene. Kinder, die wenig spielen, wirken oft depressiv und sind auf andere Kinder neidisch. Das ist kein Wunder, denn spielende Kinder haben Spaß miteinander und lachen. Vielleicht erfinden einsame Kinder deshalb manchmal imaginäre Spielkameraden, um sich über die Einsamkeit hinwegzutrösten.

Das System SPIELEN hat großen Einfluss auf die Epigenetik des Gehirns. So ist nach 30 Minuten spielerischen Herumtollens bei Ratten die Genexpression des *brain-derived neurotropic factor* (BDNF) im Frontalkortex und in der Amygdala schon erhöht gegenüber nicht spielenden Ratten. Es kommt zu vielen Änderungen in den Genexpressionsprofilen; u. a. scheint SPIELEN auch den Wachstumsfaktor IGF-1 (insulin-like growth factor) zu erhöhen, der als positives hedonistisches Molekül im Gehirn bekannt ist. Die Erfahrungen über das SPIELEN scheinen langfristige Veränderungen in Formen der Genexpressionen zu verursachen, die zu neuen prosozialen Verhaltensweisen führen.

SPIELEN und seine Bedeutung für psychische Erkrankungen

Eine Überaktivierung des Systems SPIELEN, mit möglicherweise negativen sozialen Folgen, ist die Spielsucht mit ihren vielfältigen Auswirkungen. Eine dunkle Seite des Spielens ist, dass Kinder, wenn sie die falschen Vorbilder haben oder gar keine Kontrolle, auch Dominanzverhalten „lernen" können und andere quälen. Im kindlichen Spiel spiegeln sich auch Vorbilder und die Umgebung des Kindes. Panksepp selbst stellt die Hypothese auf, das Unterdrücken des SPIELENs rufe ADHS bei Kindern hervor. Von Natur aus oft lebhafte Kinder werden stark reglementiert, was den Spieltrieb aber noch verstärkt und zu einem „wilderen" Verhalten führt. Amphetamine reduzieren den Spieltrieb, aber auch das soziale Lernen. Panksepp plädiert deshalb sehr für mehr Bewegungsspiele mit Herumbalgen und spielerischen Kämpfen.

SPIELEN in der Psychotherapie

Kreatives Spielen wird im therapeutischen Kontext sicher noch zu wenig eingesetzt und hat ein deutlich höheres Wirkungspotenzial als bisher nachgewiesen. Viele sogenannte Kreativtherapien sind bisher wenig in Studien untersucht worden, werden aber zumindest in Kliniken breit angewandt. Auch Sport, Musiktherapie und konzentrative Bewegungstherapie gehören dazu. Vielleicht auch EMDR? Dazu mehr weiter unten.

Das Aktionssystem SPIELEN und der REM-Schlaf

Ähnlichkeiten von SPIELEN und Traumschlaf: Sowohl SPIELEN als auch Träumen sind auf die Verarbeitung von Erfahrungen ausgerichtete Hirnfunktionen. Beide helfen, die Informationen zu organisieren, damit sinnvolle affektive Reaktionen über die höheren Hirnzentren mit gesteuert werden können. Sowohl SPIELEN wie auch Träumen dienen dem Testen und Probehandeln von möglichen Reaktionen. Neurobiologisch, z. B. für Neurotransmitter, gibt es große Ähnlichkeiten zwischen REM-Schlaf und SPIELEN.

Unterschiede der Schlafzustände: Im Gehirn kennen wir bei Säugetieren und Menschen verschiedene Schlafzustände, die (auch beim Menschen) eine völlig verschiedene Bewusstheit haben. Diese sind der Tiefschlaf bzw. der Non-REM-Schlaf mit typischen langsamen EEG-Wellen. Beide sind normalerweise traumlos. Im Gegensatz dazu sind im REM-Schlaf mit seinen schnellen Augenbewegungen (Rapid Eye Movement) lebhafte Träume normal. Die großen Antischwerkraft-Muskelgruppen sind im REM-Schlaf relaxiert und atonisch. Es treten aber kleine Zuckungen auf, z. B. in den Augen (= REM), aber auch an der Nase, den Fingern, Zehen, am Mund, im Innenohr und anderswo.

Auch das System SUCHEN scheint sehr viel zum Träumen beizutragen und ein stark aktiviertes SUCHEN scheint die REM-Schlafproduktion zu erhöhen.

Die Gehirnzentren für verschiedene Schlafzustände und Wachbewusstsein: Die verschiedenen Schlafzustände des Gehirns werden über verschiedene zirkadiane Rhythmen durch Hirnzentren gesteuert. Das bekannteste ist der Nucleus suprachiasmaticus. Er reagiert auf Melatonin und liegt direkt an der Kreuzung der Sehbahnen; er ist für den Non-REM-Tiefschlaf verantwortlich. Er liegt relativ hoch im Gehirn, unter dem Frontalkortex.

Das Zentrum, von dem der REM-Schlaf initiiert wird, liegt tief im Hirnstamm. Die für den bewussten Wachzustand zuständige Formatio reticularis, die das Wachbewusstsein steuert, liegt zwar auch im Hirnstamm, aber *über* dem Zentrum für den REM-Schlaf. Dies bedeutet, dass in der Hirnevolution das Zentrum für REM-Schlaf phylogenetisch am ältesten ist, weil es am tiefsten liegt. Erst später sind in der Hirnevolution die bewusste Wachheit und noch später der Tiefschlaf entstanden. Diese Zentren sind sozusagen von ihrer Entwicklung auf den Kopf gestellt, was zunächst widersinnig erscheint.

Die Hypothese eines primären Bewusstseins nach Panksepp (2012, S. 347 ff.): Panksepp hat für dieses Phänomen eine interessante Hypothese aufgestellt. Er nimmt an, dass es in der Entwicklungsgeschichte als Erstes ein primärprozesshaftes traumartiges Bewusstsein mit emotionalen Inhalten gab, welches nur bei emotionaler Erregung Erinnerungen und eine Art Bewusstsein erzeugt hat. Dieses traumartige Bewusstsein ist von den höheren kognitiven Hirnarealen überwachsen worden, deren Dominanz des kognitiven Verarbeitens im Wachzustand, unter Einbeziehung der emotionalen Ebenen, sich in der Evolution als optimal für das Überleben gezeigt hat. Im REM-Schlaf scheint dieses Bewusstsein nach „Abschaltung" der höheren Hirnfunktionen noch aufzutreten und seine vorwiegend emotionalen Inhalte zu entfalten („Es kommt etwas hoch").

Diese Impulse der emotionalen Aktionssysteme sind zwar motorisch unterdrückt, aber noch erfahrbar und können wahrscheinlich so zur komplexeren Informationsverarbeitung im Gehirn dienen. Durch die Nähe zur Formatio reticularis können Träume auch als bildhafte Erinnerungen in den Neocortex gelangen, wie genau ist unklar. Das kognitive Gehirn kann dann im Wachzustand mit Erinnerungen aus dem REM-Schlaf optimale Lösungen aus beiden Systemen „durchspielen". Panksepp spricht deshalb davon, dass SPIELEN der Zugang zu diesem emotionalen Bewusstsein im Wachzustand ist.

EMDR, das System SPIELEN und der REM-Schlaf

EMDR als SPIELEN in der Therapie

Die Ausführungen über das System SPIELEN sind für die Anwendung von EMDR sehr interessant. EMDR entspricht zumeist den Kriterien von Burghardt über Spiel. Es ist sozusagen ein Durchspielen einer unangenehmen Situation im Hier und Jetzt. Die Haltung von „es nur zu spielen" schafft auch die nötige Distanz, um kreativ damit umgehen zu können. „Es ist nur Theater auf der Bühne; es ist nur ein Film und wir sitzen im Kino; wir sind nur im Zug und draußen fährt das Leben vorbei", sind häufig verwendete Metaphern für dieses Spielen.

Wirklich für SPIELEN offen ist die Phase 4 im EMDR. Dabei wird das spielerische Element vor allem durch die Haltung des Therapeuten vermittelt. Die Anweisungen am Anfang, „Lassen Sie alles geschehen, nehmen Sie wahr, beurteilen Sie nicht", leiten dies ein. Auch das empathische Begleiten und „Durchfüttern", wie die Amerikaner dies nennen („nuturing through"), helfen, beim emotionalen Reprozessieren dieses Durchspielen zu halten. Auch die Neugierde und Offenheit des Therapeuten für Überraschungen sind dabei wichtig. Wenn der Prozess gut läuft, sollte der Therapeut eher mitspielen statt führen; allenfalls über das Einwerfen von „Bällen" durch Fragen des kognitiven Einwebens kann er das „Spiel wieder ins Rollen" bringen.

Dies ist die kreative Seite im EMDR, im Gegensatz zur Struktur der Phase 3 mit den manualisierten Fragen. Deshalb kann man EMDR nur durch Anwenden lernen, nicht allein aus Büchern. Selbsterfahrung als Therapeut und Patient ist nach meiner Meinung in der EMDR-Ausbildung absolut unerlässlich. Nur durch Üben kann man sich ein Musikinstrument aneignen, nicht durch reines Beherrschen der Theorie.

Wahrscheinlich ist ein wichtiger, bisher wenig beachteter Faktor für eine erfolgreiche EMDR-Behandlung auch die Fähigkeit des Patienten, sich auf den Modus von SPIELEN einlassen zu können. Diese Fähigkeit ist, wie oben beschrieben, z. B. in einer depressiven Phase eingeschränkt.

SPIELEN und der freudige Ausdruck kreativer Lösungen

Die in 2.5 verwendete Endorphin-Dynorphin-Hypothese passt gut zum affektiven Ausdruck in Körperhaltung und Mimik. Normalerweise ist die Mimik am Anfang eines Kanals in Phase 4 des EMDR zumindest etwas angespannt und ernst. Über kurz oder lang kommt es im Verlauf eines Kanals normalerweise zu einem deutlichen Affektumschwung hin zum Positiven, was sich im Körperausdruck zeigt.

Als Supervisor oder Beobachter einer EMDR-Live-Sitzung, die einen typischen Verlauf nimmt, kann man diesen Umschwung in positive Gefühlszustände oft sehr gut wahrnehmen, ohne ein einziges Wort zu verstehen. Diese Fähigkeit ist gut anwendbar als Ausbilder, wenn im Praktikum drei Gruppen gleichzeitig supervidiert werden müssen oder wenn die Ausbildungsteilnehmer z. B. nur Chinesisch oder Arabisch sprechen. Der Supervisor kann nur verzögert durch Nachfrage und/oder Übersetzung den Inhalt der Sitzung erfahren. Das geübte Auge kann aber durchaus die affektiven Zustände in Echtzeit lesen, auch ohne die Inhalte zu verstehen, und, wenn nötig, über fünf Meter Abstand.

Forschungsergebnissen zufolge beeinflussen kleine Dosen von Endorphinen wellenartig diese positiven affektiven Zustände und äußern sich z. B. in einem entspannten Lächeln oder einer Änderung der Körperhaltung. Diese Phänomene sind aus dem Spielen bekannt, wo einer der sozialen Unterhaltungswerte allein im Zuschauen des Spiels besteht (z. B. bei einem Tennismatch). Eventuell sind kleine Dosen von Dynorphinen am Ausdruck von psychischem Schmerz und anderen negativen Gefühlen beteiligt, was auch für den Beobachter sichtbar und für den Therapeuten ein Zeichen ist, in diesen emotional aufwühlenden Zuständen präsenter und für den Patienten unterstützend wahrnehmbarer zu sein. Wahrscheinlich könnte das den Endorphinspiegel des Patienten erhöhen.

EMDR und positive längerfristige Wirkungen

Immer wieder hat sich aus Studien zur EMDR-Behandlung der eher zufällige Nachweis von positiven langfristigen Effekten ergeben, auch ohne weitere Behandlung nach Studienende. So ergab die Studie von van der Kolk und Kollegen zu EMDR aus dem Jahr 2007 bei komplexer PTBS eine deutliche Besserung der Symptomatik hin zur Symptomfreiheit bis zu sechs Monaten nach Ende der Therapiesitzungen. In der Gruppe der Patienten, die ein Trauma im Erwachsenenalter erlitten hatten, war ein Anstieg der Symptomfreiheit von 46,2 % auf 75 % sechs Monate nach Therapieende zu verzeichnen. Bei Patienten mit einem Kindheitstrauma stieg die Rate von symptomfreien Studienteilnehmern von 9,1 % auf das mehr als Dreifache, nämlich auf 33,3 % bei der Nachbefragung nach sechs Monaten (van der Kolk et al. 2007). Dieses Ergebnis deckt sich mit Einzelfallerfahrungen mit komplex traumatisierten Patienten nach etlichen EMDR-Sitzungen im Rahmen einer langfristigen Therapie und werden ebenfalls in Supervisionen von Kollegen berichtet.

Auch in der Studie von Sprang aus dem Jahr 2001 über Psychotherapie mit trauernden Menschen gab es in der mit EMDR behandelten Gruppe einen etwas größeren anhaltend positiven Effekt. In den Tests für Selbstwert und Selbstbewusstsein waren die Werte in der EMDR-Gruppe höher positiv als in der Restgruppe. Auch neun Monate nach Therapieende war die Rate an positiven Erinnerungen an den Verstorbenen (ein Zeichen von Tauerverarbeitung) im Gegensatz zur verhaltenstherapeutisch behandelten Gruppe deutlich höher. Die Hinweise auf Rückfallverhinderung bei rezidivierenden depressiven Störungen in der EDEN-Studie sind wahrscheinlich ein weiterer solcher Effekt.

Nach oben gemachten Ausführungen über EMDR und das Aktionssystem SPIELEN könnte eine mögliche Erklärung dieser Selbstheilungsvorgänge nach EMDR ein epigenetischer Effekt der Behandlung sein. Sie induziert einen längerfristigen Umbau neuronaler Netzwerke, hin zu einem funktionaleren prosozialen Verhalten. Inwieweit dieser Effekt generell nach Therapien auftritt oder nur verstärkt beim EMDR, wäre in Vergleichsstudien zu überprüfen. Die Ergebnisse machen auf jeden Fall Hoffnung für mögliche Änderungen, auch bei komplexeren psychischen Störungen.

EMDR, die REM-Schlaf-Hypothese und andere Bewusstseinszustände

Eine Erklärung für die Wirksamkeit von EMDR war von Anfang an die REM-Schlaf-Hypothese. Stickgold hat bereits 2002 ein neurobiologisches Modell der möglichen Gehirnprozesse im REM-Schlaf und im EMDR aufgestellt und immer wieder diskutiert. Nun ist durch die Panksepp-Hypothese, der REM-Schlaf habe Ähnlichkeiten mit dem Aktionssystem SPIELEN im Wachzustand, aus einer völlig anderen Richtung eine teilweise Bestätigung dieser Hypothese aufgetaucht.

Die Idee passt auch sehr gut zu der oben benannten Hypothese, EMDR würde in die untersten emotionalen neuronalen Kreisläufe eingreifen und Änderungen auf primärer und sekundärer Ebene der Informationsverarbeitung bewirken. Dadurch käme es zu einem direkteren Zugang zu diesem tiefen emotionalen Bewusstsein im Wachzustand. Daraus könnten sich die aus dem EMDR bekannten kreativen Lösungen erklären, die optimale Lösungen aus beiden Systemen als neue Bewältigungsstrategien hervorzubringen scheinen.

Eine schon lange existierende Therapiemethode, mit der EMDR von Anfang an verglichen wird, ist die Hypnose, die ja explizit dieses veränderte Bewusstsein therapeutisch nutzen will. Dass es Unterschiede zwischen EMDR und Hypnose gibt, wurde mehrfach nachgewiesen, aber die hier dargestellten Befunde machen deutlich, dass es wahrscheinlich verschiedene Zugänge zu diesem von Panksepp erneut postulierten primärprozesshaften traumartigen Bewusstsein gibt, einschließlich der kreativspielerischen Therapieformen.

SPIELEN und die Anwendung von EMDR

Das Aktionssystem SPIELEN findet in der Ressourcenverstärkung eine breit gefächerte Anwendung. Schon das Aufsuchen der Szenen ist oft sehr kreativ und kann Spaß machen. Die Diskussion, ob und wie weit Augenbewegungen und andere Stimuli in welcher Form, Dosis und Geschwindigkeit zur Verstärkung der Ressourcen förderlich sind, ist zurzeit in vollem Gange, zumindest auf europäischer Ebene. In den deutschsprachigen Ländern ist die Verstärkung von Ressourcenzuständen mit kurzen, langsamen bilateralen Stimuli klinisch sehr weitverbreitet, mit guten Rückmeldungen der anwendenden Kollegenschaft.

Eine kreative Variante des EMDR: Die Vier-Felder-Technik

Eine kreative Variante des EMDR, die sehr viel mit SPIELEN zu tun hat, ist die aus der Kindertherapie kommende Vier-Felder-Technik. Sie bietet eine zwar nicht untersuchte, aber klinisch überzeugend wirkende Methode, die in besonderen Fällen nicht nur bei Kindern sehr effektiv eingesetzt werden kann. Es gibt mehrere Varianten der Anwendung. Zwei bewährte aus dem Kollegenkreis des EMDR-Instituts werden in diesem Buch vorgestellt (siehe Kapitel 20 und 21). Es ist total faszinierend zu sehen, wie in dieser Technik durch das spielerische Element des Malens auch bei Erwachsenen eine große Bereicherung der Erkenntnisse und Lösungsmöglichkeiten stattfindet. Wahrscheinlich werden in den nächsten Jahren weitere Entwicklungen kommen, die oft aus der Kindertherapie in die Erwachsenentherapie übernommen werden, z. B. Geschichten erzählen und EMDR.

Diese kreativen Seiten des EMDR, die das Bewusstsein und die Handlungsmöglichkeiten zu erweitern scheinen, werden schon lange in der Welt des Coachings und der professionellen Beratung erfolgreich „verkauft", ohne je wissenschaftliche Nachweise zu erbringen. Solange Ideen das System SUCHEN genügend stimulieren, sind, um wirtschaftlich erfolgreich zu sein, keine Beweise nötig. EMDR stand deshalb anfänglich unter dem Verdacht, eine Modeerscheinung zu sein. Inzwischen ist es durch harte Forschungsdaten belegt, und in der Psychotherapie findet ein zunehmender Paradigmenwechsel statt, an dem auch EMDR beteiligt ist. Doch die Grenzen des Möglichen sind sicher noch nicht erreicht. Es bleibt also spannend, welche neuen Erkenntnisse und weiteren kreativen Möglichkeiten der EMDR-Methode sich in den kommenden Jahren entwickeln werden.

Literatur

Ainsworth, M. D. & Boston, M. (1952): Psychodiagnostic assessements of a child after prolonged separation in early childhood. *British Journal of Medical Psychology,* 25, S. 169–201.

Brisch, K. H. (Hrsg.) (2010): *Bindung und frühe Störungen der Entwicklung.* Stuttgart: Klett-Cotta.

Ciompi, L. (2000): *„Affektlogik". In: Wörterbuch der Psychotherapie.* Wien: Springer, S. 7–8.

Damasio, A. R.; Grabowski, T. J.; Bechara, A.; Damasio, H. & Ponto, L. L. B. et al. (2000): Subcortical and cortical brain activity during the feeling of self-generated emotions. *Nature Neuroscience,* 3, S. 1049–1056.

Gavraux, P & Bouchard, S. (2008): Preliminary Evidence for the Efficacy in treating Generalized Anxiety Disorders. *Journal of EMDR* 2, 26–40.

Hamm, A.; Weike, A.; Melzig, C. (2006): Wenn Furcht und Angst entgleisen – zur Pathologie des menschlichen Defensivsystems. *Psychologische Rundschau* 57 (3), S. 154–164.

Herkt, D.; Tuman, V.; Grön, G.; Kammer, T.; Hofmann, A. et al. (2014): Facillitating Access to Emotions: Neural Signature of EMDR Stimulation. *PLoS ONE* 9 (8), e106350.

Lanius, U. (2005): EMDR Processing with dissociative clients: adjunctive use of opioid antagonists. In: Shapiro, F. (Hrsg.) (2005): *EMDR Solutions: Pathways to Healing.* New York: W. W. Norton.

Lelord, F. (2004): *Hectors Reise oder die Suche nach dem Glück.* Aus dem Französischen von Ralf Pannowitsch. München: Piper.

Levine, P. A. (2012): *Sprache ohne Worte: Wie unser Körper Trauma verarbeitet und uns in die innere Balance zurückführt.* München: Kösel.

Northoff, G.; Wiebking, C.; Feinberg, T. & Panksepp, J. (2011): The resting-state hypothesis of a major depressive disorder. *Neuroscience and Behavioral Rev* 35, S. 1929–1945.

Ogden, P.; Minton, K. & Pain, C. (2006): Trauma and the body. A sensorimotor approach to psychotherapy. New York: W.W. Norton. *Deutsch: Trauma und Körper. Ein sensomotorisch orientierter psychotherapeutischer Ansatz.* Paderborn: Junfermann.

Pagani, M.; Högberg, G.; Fernandez, I., & Siracusano, A. (2013): Corelates of EMDR Therapy in Functional and Structural Neuroimaging: Critical Summary of Recent Findings. *Journal of EMDR Practice and Research,* Vol. 7 (1), S. 29–38.

Panksepp, J. & Biven, L. (2012): *The Archaeology of Mind: Neuroevolutionary Origins of Human Emotion.* New York: W. W. Norton.

Papke, W. & Wöller, W. (2014): Niedrig dosiertes Naltrexon in der Behandlung dissoziativer Symptome. *Nervenarzt* 86 (3), S. 346–351.

Ricci, R. J.; Clayton, C. A. & Shapiro, F. (2006): Some effects of EMDR on previously abused child molesters: theoretical reviews and preliminary findings. *The Journal of Forensic Psychiatry & Psychology* 17 (4), S. 538–562.

Rost, C. (2008, 2014): *Ressourcenaktivierung, Ressourcenarbeit mit EMDR: Vom Überleben zum Leben. Bewährte Techniken im Überblick.* Paderborn: Junfermann.

Seidler, G.H. (2014): *Traumatische Trennungen. Kann EMDR helfen?* EMDRIA Rundbrief Nr. 30, S. 58–63.

Shapiro, F. (1995, 2001): Eye Movement Desensitization and Reprocessing – Basic Principles, and Protocols and Procedures. New York: Guilford Press. *Deutsche Übersetzung: EMDR – Grundlagen und Praxis. Handbuch zur Behandlung traumatisierter Menschen* (1998, 2012). Paderborn: Junfermann.

Shapiro, F. (Hrsg.) (2005): *EMDR Solutions: Pathways to Healing.* New York: W.W. Norton.

Sprang, G. (2001): The Use of Eye Movement Desensitization and Reprocessing (EMDR) in the Treatment of Traumatic Stress and Complicated Mourning: Psychological and Behavioral OutcomesThe use of eye movement desensitization and reprocessing (EMDR) in the treatment of traumatic stress and complicated mourning: Psychological and behavioural outcomes. *Research on Social Work Practice,* Vol. 11 (3), S. 300–320.

Stickgold, R. (2002): EMDR: A Putative Neurobiological Mechanism of Action. *Journal of clinical Psychology* 58, S. 61–75.

van der Kolk, B. A.; Spinazzola, J.; Blaustein, M. E.; Hopper, J.W.; Hopper, E. K; Korn, D. L. & Simpson, W. B. (2007): A Randomized Clinical Trial of Eye Movement Desensitization and Reprocessing (EMDR), Fluoxetine, and Pill Placebo in the Treatment of Posttraumatic Stress Disorder. Treatment Effects and Long-Term Maintenance. *Journal of Clinical Psychiatry* 68:1.

Teil I

Die EMDR-Methode und ihre Struktur

3. Die acht Phasen der EMDR-Methode

Christine Rost

3.1 Ein kurzer historischer Abriss

1987 machte Francine Shapiro ihren – wie sich später zeigen sollte – folgenreichen Spaziergang im Park. Sie dachte dabei an ihre Krebserkrankung und stellte erstaunt fest, dass sich ihre Belastung reduziert hatte. Als kognitive Verhaltenstherapeutin wusste sie, dass dies ungewöhnlich war. Wenn wir an eine Belastung denken, fangen wir nämlich normalerweise an zu grübeln und die Belastung steigt dabei eher an. Sie wiederholte den Vorgang, beobachtete sich dabei und stellte fest, dass es spontan zu schnellen, saccadischen Augenbewegungen kam und die Belastung weiter abnahm.

Diesem Phänomen ging sie zunächst mit der Hilfe von Kollegen nach. Sie bat diese, ebenfalls an eine Belastung zu denken und gleichzeitig die Augen schnell auf der horizontalen Ebene hin und her zu bewegen. Dabei machte sie zwei Entdeckungen: Auch bei den Kollegen nahm die Belastung unter den schnellen bilateralen Augenbewegungen ab, es fiel ihnen aber schwer, die Augen über eine längere Zeit schnell hin und her zu bewegen. Daraus entwickelte sich die Aufforderung: „Folgen Sie mit den Augen meinen Fingern." Es ist leichter, eine geleitete Augenbewegung zu machen, als die Augen ohne Hilfe schnell hin und her zu bewegen.

Als Nächstes probierte sie diesen Ansatz mit Klientinnen aus, ebenfalls erfolgreich. Der erste Eindruck über die Wirkung war, dass es zu einer Desensibilisierung der hohen unverarbeiteten Affekte nach traumatischen Ereignissen kam, und Shapiro nannte die Methode daher EMD (Eye Movement Desensitization). 1987 veröffentlichte sie die erste Studie, an der 22 traumatisierte Menschen beteiligt waren, Vietnam-Veteranen und Vergewaltigungsopfer. Nach nur einer EMD-Sitzung zeigte sich bei ihnen eine deutliche Verbesserung der subjektiven Belastung. Im Vergleich zu einer Gruppe auf der Warteliste, die nur unterstützende Gespräche erhalten hatte, war die Verbesserung so signifikant, dass die Wartelisten-Kandidaten im Anschluss ebenfalls mit einer Sitzung EMD behandelt wurden.

In den folgenden Jahren wurde aber deutlich, dass während der schnellen Augenbewegungen mehr geschieht als nur eine Reduktion der Gefühle auf das für heute angemessene Maß. Wenn man den auftauchenden Assoziationen Raum gibt, kommt es gleichzeitig zu einer kognitiven Umstrukturierung des Selbstbildes, welches durch das belastende Erlebnis negativ geprägte wurde. Dadurch kam das R für Reprocessing in den Namen und EMD wurde zu EMDR. Zusätzlich entwickelte Shapiro das *Manual der Acht Phasen* und strukturierte damit nicht nur das EMDR-Ablaufschema, sondern die gesamte EMDR-Therapie. So entstand die EMDR-Methode.

Als Forscherin initiierte und unterstützte Shapiro von Anfang an Forschung zur Wirksamkeit und Wirkweise von EMDR. Bereits im Jahr 2000 gab es 17 randomisierte kontrollierte Studien, die die Wirksamkeit von EMDR in der Behandlung traumatisierter Menschen nachweisen konnten. Seit 2000 gibt es auch Forschung, die sich mit der Wirkung von EMDR bei Krankheitsbildern beschäftigt, die nicht zur PTBS zählen. Die gute Forschungslage führte auch dazu, dass EMDR in Deutschland 2006 vom wissenschaftlichen Beirat Psychotherapie als nachgewiesen hilfreich in der Behandlung von Traumafolgestörungen anerkannt wurde; von der WHO wird es seit 2013 als Therapieform nach Traumatisierungen empfohlen. Und schließlich: Am 16.10.2014 wurde EMDR vom GBA, dem Gemeinsamer Bundesausschuss der Kostenträger und Leistungsanbieter, als Kassenleistung im Rahmen von Psychotherapien in der Behandlung von PTBS anerkannt.

3.2 Phase 1: Am Beginn der EMDR-Behandlung

Die erste Phase der EMDR Behandlung unterscheidet sich nur wenig vom **Beginn** einer normalen Psychotherapie. Am Anfang geht es um die Frage, warum kommt der Mensch zum jetzigen Zeitpunkt in eine psychotherapeutische Behandlung, mit welchen Beschwerden und mit welchen Zielvorstellungen. Wir erleben inzwischen, dass manche Menschen direkt mit dem Wunsch nach einer EMDR-Behandlung zu uns kommen. Bei anderen ergibt sich die Überlegung, EMDR einzusetzen, im Verlauf der Erhebung der Anamnese, wenn deutlich wird, dass es unverarbeitete psychisch belastende Erlebnisse gibt. In beiden Fällen müssen aber wir als Therapeuten die Indikation zur EMDR-Behandlung stellen. Diese ergibt sich aus der Frage: Gibt es pathologische Erinnerungen, die im Zusammenhang mit dem jetzigen psychischen Krankheitsgeschehen stehen, und ist der Klient motiviert und stabil genug, sodass eine Konfrontation mit pathologischen Erinnerungen mit EMDR sinnvoll erscheint?

Eine **Indikation** für EMDR besteht also, wenn zum einen ein deutlicher Hinweis auf pathogene Erinnerungen als Ursache der psychischen Störung besteht. Dies gilt für die akute, die klassische und die chronische PTBS, für dissoziative Störungen, zum Teil aber auch für Anpassungsstörungen, pathologische Trauerreaktionen, Angsterkrankungen, Depressionen, psychosomatisch bedingte Schmerzstörungen und manche Suchterkrankungen. Eine weitere Bedingung ist die Psychotherapiefähigkeit der Betroffenen. EMDR stellt diese nicht her, sondern die Methode kann nur bei ausreichender Stabilität eingesetzt werden. Eine Grundvoraussetzung ist eine gute Aufklärung über die Methode und ein bewusstes Einwilligen in die Behandlung mit EMDR vonseiten des Klienten und eine gute Ausbildung in EMDR vonseiten des Therapeuten sowie Erfahrung in der Behandlung der entsprechenden Krankheitsbilder (wie z. B. dissoziative Störungen oder Suchterkrankungen).

Eine **Kontraindikation** für EMDR besteht bei nicht ausreichender Psychotherapiefähigkeit, mangelnder Ich-Stärke, floriden Psychosen, sekundärem Krankheitsgewinn und schweren körperlichen Erkrankungen, die die psychische und physische Belastbarkeit zu sehr einschränken. Wenn sich diese Parameter im Laufe einer Behandlung ausreichend ändern, kann bei entsprechender Erfahrung sowohl mit der Erkrankungsart (z. B. Suchterkrankungen oder Psychose) als auch mit EMDR ein Einsatz von EMDR in Erwägung gezogen werden.

An den Anfang der Therapie gehört auch, dass wir erklären, wie wir Therapie gestalten wollen. Wenn ein Trauma vorliegt, so sollten wir aufklären, welche Folgen dies haben kann, sowohl psychisch wie körperlich **(Psychoedukation)**, und welche Möglichkeiten wir in der Behandlung haben, bei der Verarbeitung der pathologischen Erinnerungen zu helfen. Hier kann EMDR dann auch zum ersten Mal kurz vorgestellt werden.

Am Anfang jeder psychotherapeutischen Behandlung steht der Aufbau einer tragfähigen **therapeutischen Beziehung**. Sie ist eine der wichtigsten Wirkfaktoren in der Behandlung, unabhängig von der Form der Psychotherapie und besonders beim Einsatz von EMDR sind wir auf sie angewiesen. Die Klientin muss Vertrauen zu uns aufbauen und das Gefühl entwickeln, dass wir bereit sind, sie auch bei schwierigen Themen zu unterstützen. Dies kann manchmal sehr schnell entstehen, aber gerade bei Menschen, die schon in der frühen Kindheit traumatisiert wurden oder in unsicheren Bindungen groß geworden sind, auch eine längere Zeit benötigen.

Anamnese: Zum Beginn einer jeden psychotherapeutischen Behandlung gehört die Erhebung der aktuellen Beschwerden, der biografischen Anamnese und der Krankheitsgeschichte. Je mehr traumatische Erlebnisse es gibt und je früher sie im Leben stattgefunden haben, umso vorsichtiger müssen wir diese Daten erheben, da die Fähigkeit, Gefühle zu regulieren, beeinträchtigt sein kann. Es kann sinnvoll sein, erst einmal nur die groben Fakten zu erheben und nicht auf die Erlebnisebene zu gehen. Wenn spontan keine traumatischen Erlebnisse genannt werden, können wir einfach am Ende der Anamnese nach den fünf bis zehn schwierigsten Lebensereignissen fragen. Was vorher nicht benannt wurde, jetzt aber oft noch berichtet wird, ist erstaunlich.

Um den Schweregrad einer psychischen Erkrankung einschätzen und eine **Diagnose** stellen zu können, kann der Einsatz von psychologischen Testuntersuchungen sinnvoll sein. Bei Traumatisierungen in der Kindheit sollte auf jeden Fall ein Screening auf Dissoziation erfolgen. Hierfür stehen für Erwachsene der FDS (Fragebogen für Dissoziative Symptome [Spitzer et al. 2014], Testzentrale) und der DES (Dissociative Experience Scale im EMDR-Einführungsmanual des EMDR-Instituts Deutschland) zur Verfügung. Für Kinder gibt es das Heidelberger Dissoziationsinventar (Brunner et al. 2008).

Wir sollten am Anfang einer Psychotherapie nicht nur auf die Beschwerden fokussieren, sondern auch nach Fähigkeiten, guten Beziehungserfahrungen und **Ressourcen** fragen. Beispielsweise könnten wir die Klientin nach den fünf bis zehn schönsten Erlebnissen fragen. Dies hilft ihr, sich als vollwertigen Menschen zu erleben, der in der Therapie auch mit seinen Stärken gesehen wird. Auf diese Weise erhält sie einen besseren Zugang zu ihrer Selbstwirksamkeit. Wenn wir diese guten Erlebnisse zusammen mit den belastenden in eine **Ressourcen- und Traumalandkarte** bzw. auf einer Lebenslinie eintragen, dann gibt uns das einen optischen Überblick, der die Zusammenhänge noch klarer macht. Das Verhältnis zwischen guten und belastenden Erlebnissen gibt einen groben Hinweis auf Stabilität bzw. Instabilität und zeigt uns, wie schnell wir voraussichtlich in Richtung Traumakonfrontation gehen können bzw. wie viel Zeit wir für den Aufbau von Ressourcen und Affekttoleranz benötigen werden. Je mehr Ressourcen und je weniger traumatische Erlebnisse, umso schneller werden wir voraussichtlich EMDR einsetzen können. Je mehr Trauma und je weniger Ressourcen, umso länger wird voraussichtlich die Phase 2 der Stabilisierung dauern.

3.3 Phase 2: Vorbereitung und Stabilisierung

Eine deutliche **Aufklärung über EMDR** mit den angestrebten Wirkungen (Integration des belastenden Ereignisses mit Reduktion der Affekte auf das für heute angemessene Maß) und möglichen Nebenwirkungen (Zunahme der Gefühlsstärke, Wiedererleben der belastenden Situation auch auf der körperlichen Ebene und Auftauchen von bisher verdrängten Erinnerungen) ist vor dem Einsatz absolut erforderlich. Ohne Aufklärung und Zustimmung des Klienten sollten wir niemals bilaterale Stimulation einsetzen, denn auch bei der Ressourcenaktivierung kann es zu einer Affektbrücke zu belastendem Material kommen.

Eine besondere Situation liegt vor, wenn wir mit Menschen arbeiten, die Opfer von Verbrechen wurden und bei denen noch eine **Gerichtsverhandlung** ansteht. Wir wissen nicht, ob nach einer EMDR-Behandlung die Erinnerung klarer ist (seltener der Fall) und jemand deshalb besser als Zeuge aussagen kann oder ob die Erinnerung nach der Behandlung verschwommener und unklarer wird (häufiger der Fall) und damit die Zeugenaussage schwieriger werden kann. Deshalb müssen wir über diesen Umstand deutlich aufklären. Außerdem kann die Verminderung der Belastung problematisch werden, da dies als Hinweis für eine geringe Betroffenheit gedeutet werden und zu Fehlbeurteilungen führen kann. Wir empfehlen meistens zu klären, ob es möglich ist, vor Beginn der Behandlung eine eidesstattliche Erklärung abzugeben, damit der Zustand vor Therapie dokumentiert wird. In Österreich ist eine Videodokumentation der Befragung möglich. Da es bis zur Gerichtsverhandlung meistens recht lange dauert, entscheiden sich viele Betroffene für die Behandlung mit EMDR, um an einer Verbesserung ihres Zustandes zu arbeiten.

Wenn wir EMDR erklären, können wir demonstrieren, wie die **bilaterale Stimulation** mit Augenbewegungen, Berührungen oder über das Gehör durchgeführt wird. Verwenden wir dafür Geräte, so werden auch diese vorgestellt. Wollen wir Ressourcen mit bilateralen Stimulationen aktivieren, so können wir demonstrieren, wie man sich selbst über Berührungen stimulieren kann, entweder abwechselnd auf der Brust (Schmetterlingsumarmung), an den Oberarmen, den Oberschenkeln oder durch abwechselnde Bewegung der Füße.

Da wir in der Konfrontation mit pathologischen Erinnerungen in Kontakt mit bisher nicht verarbeiteten Gefühlen kommen, müssen wir prüfen, wie gut unser Klient die eigenen Affekte regulieren kann. Wir überprüfen die **psychische Stabilität**. Dies können wir in der Therapie tun, wenn z. B. über das belastende Ereignis gesprochen und der Alltag geschildert wird. Wir erfahren dann, wie dort mit Belastungen umgegangen wird. Als basale Übungen, die helfen sollen, diese Stabilität zu verbessern, vermitteln wir meistens den „Sicheren Ort“ (bzw. „Wohlfühlort“), den „Tresor“ und häufig auch die „Lichtstromübung“.

Beim „Sicheren Ort“ geht es darum, eine Übung zur Selbstberuhigung zu vermitteln. Dies muss nicht durch genau diese Imagination erfolgen. Möglich sind auch andere Imaginationen, wie z. B. der „Baum“, der „Innere Garten“ u. Ä. Hat jemand Schwierigkeiten zu imaginieren, kann es ebenso gut eine „sichere Aktivität“ sein (Empfehlung von Michaela Huber). In dem Fall soll der Betroffene eine Aktivität (z. B. Autowaschen, Putzen, Joggen u. Ä.) durchführen, so lange, bis er sich beruhigt hat.

Beim „Tresor“ geht es um die Fähigkeit, sich von Belastungen zu distanzieren. Diese Übung ist besonders dann wichtig, wenn die Betroffenen unter Intrusionen leiden. Auch die Tresorübung kann wieder sehr unterschiedlich durchgeführt werden, angepasst an das jeweilige innere Erleben.

Die „Lichtstromübung“ dient der Auflösung von körperlichen Missempfindungen oder Schmerzen, die durch Körpererinnerungen entstehen.

Welche und wie viele Imaginationen wir vermitteln, hängt von der Symptomatik ab, unter der der Klient leidet. Es sollen so wenige wie möglich und so viele wie nötig sein. Vor der Therapie fühlen Betroffene sich häufig ihren Beschwerden ausgeliefert. Die Übungen sollen das Erleben der Selbstwirksamkeit stärken, d. h., die Klienten können erleben, dass man selbstständig in der Lage ist, die Übungen durchzuführen, und sich anschließend besser fühlt und die Belastungen mildern konnte.

Diese Übungen sind auch in der Phase der Konfrontation wichtig, denn meistens gelingt es nicht, in einer Sitzung ein Ereignis komplett durchzuarbeiten; häufig arbeiten wir mit Teilbearbeitungen bzw. fraktionierten Traumakonfrontationen. Gerade am Ende einer solchen Bearbeitung muss es möglich sein, sich vom restlichen Material wieder zu distanzieren, sich zu beruhigen und noch eventuell vorhandene körperliche Beschwerden aufzulösen.

In der Phase 2 haben wir auch einen Blick auf die **soziale und die körperliche Stabilität**. Je stabiler das soziale Umfeld (private Beziehungen, Arbeitsplatz etc.), umso leichter haben wir es in der Therapie. Je mehr Probleme in diesem Bereich bestehen, umso größer muss unser Augenmerk darauf sein. Die körperliche Stabilität kann ebenfalls Einfluss haben, ob es überhaupt möglich ist, die Betroffenen mit EMDR zu behandeln. Wenn somatische Erkrankungen vorliegen, die die physische Belastbarkeit deutlich einschränken, kann eine Rücksprache mit dem behandelnden Arzt / der behandelnden Ärztin sinnvoll und notwendig sein. Manchmal sollte dann eine Konfrontation mit EMDR nur durchgeführt werden, wenn eine gute medizinische Versorgung im Hintergrund gewährleistet ist (z. B. bei schweren Herzerkrankungen). Oder es kann sinnvoll sein, sich auf eine Teilentlastung mit CIPOS oder nur auf eine Ressourcenaktivierung, z. B. mit der Absorptionstechnik, zu beschränken. Bei substanzgebundenen Suchterkrankungen ist eine Entgiftung der Traumakonfrontation voranzustellen.

Vorsicht ist bei **Augenerkrankungen** geboten. Wenn es Netzhautablösungen oder einen Grünen Star (erhöhter Druck im Auge) in der Krankheitsgeschichte gibt, empfiehlt es sich, keine Augenbewegungen einzusetzen, sondern stattdessen mit Berührungen (Taps) oder über Geräusche zu arbeiten. Auch bei deutlichen Sehstörungen (Schielen, Gesichtsfeldausfall, extreme Sehminderung etc.) kann dies sinnvoll sein. Wenn Kontaktlinsen getragen werden, empfehlen wir, die harten Linsen bei der EMDR-Sitzung herauszunehmen, da es durch die schnellen Augenbewegungen zu Reizungen kommen kann. Weiche Kontaktlinsen verursachen dagegen in der Regel keine Probleme. Bei Brillen, die sowohl für Nah- und Fernsehen ausgelegt sind (Gleitsichtbrillen), empfehlen wir, die Brille abzunehmen. Der ständige Wechsel zwischen

Nah- und Fernsicht kann Schwindel auslösen. Vorsicht ist auch bei sehr hohen Dioptrinwerten geboten. Auf jeden Fall sollten Augenbewegungen dann gestoppt werden, wenn Augenbeschwerden oder Schmerzen auftreten. Mithilfe von Berührungen oder Geräuschen kann die EMDR-Sitzung trotzdem weitergeführt werden. Es ist aus diesem Grund wichtig, immer alle Stimulationsformen von vornherein vorzustellen.

Vorsicht ist auch bei bekannten **Krampfleiden** geboten. Auch hier sollte vor der EMDR-Behandlung geklärt werden, wie groß die Krampfanfälligkeit derzeit ist. Ist diese gering, so gibt es normalerweise keine Probleme. Bei deutlicher Krampfbereitschaft sollte die Möglichkeit der Auslösung eines Krampfanfalls unter EMDR angesprochen werden (extrem selten, aber möglich). Es empfiehlt sich dann, auch auf Augenbewegungen zu verzichten und stattdessen über Berührungen oder Geräusche zu stimulieren. Auf jeden Fall sollten Menschen mit Krampfleiden in der Vorgeschichte ihre Medikamente in der Therapie dabeihaben. Dies gilt ebenfalls für Menschen mit **Asthmaleiden**.

Je mehr traumatische Erlebnisse in der Vorgeschichte existieren, je früher sie stattgefunden haben und je weniger Ressourcen existieren, desto mehr Zeit werden wir für den **Aufbau von Ressourcen** benötigen. Mit langsamen bilateralen Stimulationen kann man dann bereits EMDR einführen, durch Verwendung von Ressourcenprotokollen wie die „Position of Power", die Verankerung des „Sicheren Ortes" oder des „Inneren Helfers" (Rost 2008, 2014 und Münker-Kramer & Rost, „Bewährte Techniken", in diesem Band, Kapitel 7). Wenn wir mit der Verstärkung und dem Aufbau von Ressourcen einführen, entsteht ein anderes Bild von EMDR. Es wird dann nicht nur mit der Verarbeitung von Belastungen assoziiert, sondern auch mit der Zunahme an Wohlbefinden. Gerade bei schwer traumatisierten Menschen erleichtert dies oft den Zugang zur Traumakonfrontation.

Bei komplex traumatisierten Menschen und geringer Affekttoleranz ist es oft sinnvoll, Zwischenschritte zwischen Stabilisierungsphase und Traumakonfrontation einzubauen. Eine Möglichkeit ist der Einsatz der Absorptionstechnik. Hier werden drei spezifische Ressourcen mit einer belastenden Situation verbunden. Alternativ können wir eine Reduktion der Belastung anstreben, indem wir die Klientin üben lassen, Kontakt zur belastenden Situation herzustellen und dann sich wieder davon zu distanzieren (CIPOS).

Gerade bei einer Psychotraumatherapie ist es wichtig, dass wir den Überblick über den Verlauf der Behandlung behalten und bewusst entscheiden, warum und an was genau wir arbeiten wollen **(Behandlungsplan)**. Wir setzen EMDR ein, um an konkreten Erfahrungen zu arbeiten (Ausnahmen sind Albträume und persistierende, belastende Fantasien), nicht aber in der Arbeit an diffusen Zuständen oder zur Aufdeckung von vermuteten Erlebnissen. Der Übergang zur Phase 3 erfolgt daher aufgrund einer gemeinsamen Entscheidung mit dem Klienten, wenn wir uns entschlossen haben, ein bestimmtes Ereignis mit EMDR zu bearbeiten, dem wir eine Bedeutung in der Krankheitsentwicklung zuschreiben.

3.4 Phase 3: Beobachtung und Wertung

Die Beobachtungsphase

Das EMDR-Ablaufschema umfasst die Phasen 3–7. Die Phase 3 der Bewertung stellt den Beginn der eigentlichen EMDR-Sitzung dar. Am Anfang werden **technische Details** geklärt. So wird die **Sitzposition** direkt am Anfang der Sitzung verändert. Beim Einsatz von Augenbewegungen sitzen wir seitlich versetzt der Klientin gegenüber. Die Position wird mit „Schiffe, die sich nachts begegnen" bezeichnet. Der Blick der Klientin kann so geradeaus gerichtet sein, ohne dass sie direkt ins Gesicht des Therapeuten schauen muss. So lässt sich verhindern, dass die Klientin über unsere Mimik vom eigenen Prozess abgelenkt wird.

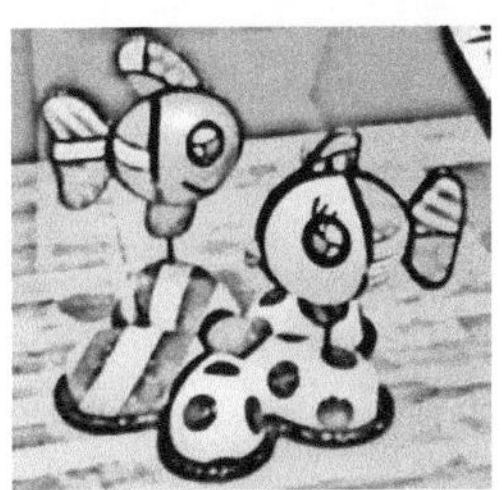

Beim Einsatz von Berührungen können wir entweder einander direkt gegenübersitzen und führen dann die Berührungen an den Händen (Handflächen oder Handrücken) durch, indem wir sie alternierend mit unseren Fingerspitzen berühren. Meist schließen die Klienten während der Stimulation mit Taps spontan die Augen. Wir können aber auch seitlich versetzt sitzen. Wenn wir Geräte (Lichtbalken, Tac- oder Audioscan) benutzen, dann können wir unsere normale Sitzposition (mit mehr Abstand und meistens leicht schräg versetzt) beibehalten.

Bei den **Augenbewegungen** müssen wir Abstand und Geschwindigkeit festlegen. Den Abstand bestimmen wir, indem wir die Hand in Höhe der Augen halten und sie langsam auf das Gesicht zubewegen, bis wir die Rückmeldung erhalten, dass jetzt die Hand zu nah ist. Dann entfernen wir sie langsam wieder, bis der Abstand als richtig empfunden wird. Anschließend wird die Geschwindigkeit festgelegt. Dafür wird die Hand auf der horizontalen Ebene vor den Augen über das gesamte Gesichtsfeld hin und her bewegt. Die Geschwindigkeit wird so lange gesteigert, bis die Rückmeldung erfolgt, dass die Bewegung zu schnell ist. Dann wird sie etwas reduziert, bis sie als akzeptabel empfunden wird. Folgender Hinweis an die Klientin ist wichtig: Die Geschwindigkeit sollte möglichst schnell sein, da bei großer Geschwindigkeit die Veränderungen umso schneller eintreten. Ideal wären saccadische Augenbewegungen (die Augen folgen den Fingern nur in einer Richtung und springen selbstständig zurück). Dies wird jedoch von vielen Klienten als zu schnell empfunden. Die maximal noch als möglich empfundene Geschwindigkeit sollte als individuelles Tempo festgelegt werden.

Die geführten Augenbewegungen erfolgen meisten in horizontaler Richtung, auf der Höhe der Augen. Es können aber auch diagonale Augenbewegungen durchgeführt werden. Dies verwenden wir normalerweise als eine der ersten Interventionen bei Blockaden; diese Richtung kann aber auch als Standardrichtung verwendet werden, wenn sie als angenehmer empfunden wird. Vertikale Augenbewegungen scheinen eher beruhigend zu wirken und wir können sie deswegen bei vegetativer Übererregung wie Übelkeit und Schwindel nutzen. Sie stimulieren nicht bilateral, sondern gleichzeitig beide Großhirnhemisphären. Dies wirkt zwar auch, ist aber langsamer als die bilaterale Stimulation.

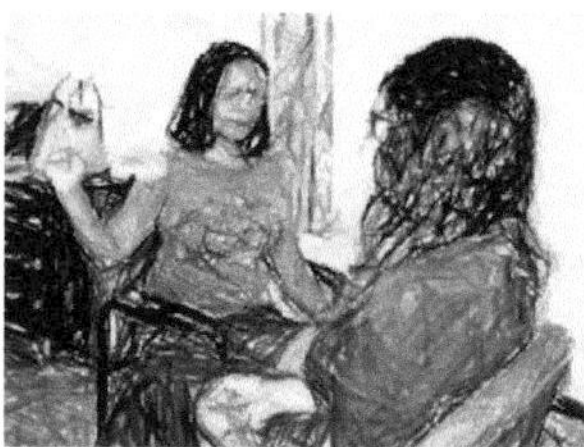

Die Hand kann beim Winken entweder so gehalten werden, dass alle Finger nach oben zeigen, oder es werden zwei Finger gestreckt gehalten und drei bleiben eingeschlagen. Auf keinen Fall darf nur ein gestreckter Finger nach oben gehalten werden, da dies negative Assoziationen wecken kann. Man kann auch einen Gegenstand verwenden wie z. B. einen Kuli oder bei Kindern Fingerpuppen. Auch bei der Berührung setzen wir – wegen des besseren Kontakts – eher mehrere Finger ein und nicht nur einen. Die Berührung erfolgt nur leicht, ohne dass klatschende Geräusche entstehen, da diese an Schläge erinnern könnten.

Die Einheit der **bilateralen Stimulation** bezeichnen wir als **Set**. Bei den Augenbewegungen sind es mindestens 25–30 Stimulationen, wobei rechts und links als eine Bewegung gezählt werden. Bei den Berührungen (Taps) und den Geräuschen sind es mindestens 40–50. Hier stimulieren wir etwas mehr, da die abwechselnden Berührungen oder Geräusche schneller erfolgen können, als einmal über das ganze Gesichtsfeld hin und her zu gehen. Und wir brauchen eine gewisse Zeit, bis es zu Veränderungen kommen kann.

Wenn wir mehr Erfahrung mit der EMDR-Methode haben, zählen wir die Stimulationen nicht mehr, sondern orientieren uns an den sicht- und spürbaren Reaktionen (Mimik, Reaktionen des Körpers und Gegenübertragung) des Klienten, da die Unterbrechung nie auf dem Höhepunkt einer Belastung erfolgen sollte, sondern erst dann, wenn sie wieder abnimmt. Während des Sets können und sollen wir ein- bis zweimal akustisch hörbar werden mit einem „Mhm“ oder „Ja“. Dies dient der Wahrnehmung, dass wir als Therapeut/in den Prozess bewusst begleiten, und hilft den Klienten, mit der Wahrnehmung in der Gegenwart zu halten. Diese Form der Aufmerksamkeit während des EMDR-Prozesses bezeichnen wir als **bifokale Aufmerksamkeit**. Ein Teil der Aufmerksamkeit bleibt in der Gegenwart (die Wahrnehmung, wo man sich real befindet und dass man jetzt sicher ist) und ein anderer Teil ist nach innen gerichtet und in Kontakt mit der Erinnerung und den jetzt auftretenden affektiven, kognitiven und somatischen Reaktionen.

Bei der **Pause** wird die Hand in der Mitte gestoppt und nach unten geführt, begleitet von der verbalen Aufforderung, auszublenden und/oder tief durchzuatmen. Es gibt eine kurze Pause von ca. drei Sekunden, gefolgt von der Frage: „Was ist jetzt da?" Wir klären die Klientin am Anfang der EMDR-Sitzung darüber auf, dass es reicht, kurz zu beschreiben, was während der Stimulation passiert ist, am besten in ein bis zwei Sätzen. Und wir weisen darauf hin, dass es möglich ist, dass sich nichts verändert und dass auch dies in Ordnung ist. Die Antwort der Klientin kommentieren wir nicht, wir wiederholen auch die Aussage nicht (keine Spiegelung) und geben keine Deutung, sondern starten den Prozess wieder, indem wir sagen: „Folgen Sie dem." Dann beginnen wir wieder mit der bilateralen Stimulation.

Wir weisen auch darauf hin, dass die Klientin den Prozess jederzeit unterbrechen kann, wenn sie dies wünscht. Dafür vereinbaren wir als **Stopp-Signal** ein Handzeichen (Handheben). Dies ist eindeutiger als eine verbale Aussage wie „Stopp", „Halt" oder „Ich will nicht", denn verbale Aussagen können sich auch auf den inneren Prozess beziehen. Grund für eine Unterbrechung kann sein, dass die Klientin sich vom auftauchenden Material oder der Affektstärke überlastet fühlt. Vielleicht will sie aber auch direkt eine Rückmeldung zu dem geben, was gerade aufgetaucht ist oder dass ein Störfaktor entstanden ist (wie Durst, Harndrang oder der Wunsch, ein Fenster zu öffnen). Wir reagieren sofort auf das Signal und unterbrechen den Prozess in gewohnter Weise („ausblenden, tief durchatmen") und fragen auch wie gewohnt, was jetzt da ist. Bei dem Bedürfnis, direkt etwas zu erzählen, können wir anschließend einfach weitermachen. Wenn es einen äußeren Grund für die Unterbrechung gibt, kann dem entsprochen und nach der Unterbrechung der Prozess wieder gestartet werden. Im Falle einer Überlastung jedoch besprechen wir nach der Rückmeldung, wie es weitergehen soll. Wir prüfen, ob es nach der Rückmeldung möglich ist, trotzdem weiterzuarbeiten, oder ob sich der Klient wünscht, dass die Bearbeitung für heute abgeschlossen wird. Im zweiten Fall gehen wir entsprechend den Anweisungen für den Abschluss einer Teilbearbeitung vor.

Den Abstand der Hand vom Gesicht sowie die Geschwindigkeit sollten wir zu Beginn jeder EMDR-Sitzung erneut prüfen. Auch sollten wir jedes Mal festlegen, mit welcher Art von Stimulation gearbeitet werden soll, und ebenso an das Stopp-Signal erinnern. Als Therapeuten haben wir so die Sicherheit, dass der Klient von uns durch den Prozess begleitet werden will, auch bei spürbaren Belastungen. Wir müssen dann nicht immer wieder fragen, ob er noch weitermachen will. Dies würde auch eher verunsichern und den Eindruck erwecken, dass es uns zu viel wird.

Wir können am Anfang noch mal daran erinnern, dass nur beobachtet werden soll, was spontan auftaucht, ohne dabei zu werten oder zu dirigieren. Auch auf die Wirkweise von EMDR können wir zu Beginn einer Sitzung noch einmal kurz eingehen sowie die spezifischen Instruktionen vorlesen. Bevor wir zur Wertungsphase übergehen, können wir auch an die Metaphern erinnern (Zug, Video etc.), die wir verwenden, um den EMDR-Prozess verständlicher zu machen.

Die Wertungsphase

Schilderung des Ereignisses: Am Beginn der EMDR-Sitzung soll die Klientin das zu bearbeitende Ereignis ausführlich schildern. Wir benötigen nicht alle Details, aber zumindest einen groben Überblick über das, was geschehen ist. Außerdem müssen wir wissen, wie alt der Klient war – besonders dann, wenn es sich um ein Ereignis aus der Kindheit handelt. Auch Informationen über das Ausmaß von eventuellen körperlichen Verletzungen sind interessant und ob diese vollständig ausgeheilt sind oder es noch immer spürbare Folgen wie Schmerzen oder Einschränkungen gibt. Wichtig in diesem Zusammenhang ist: Gibt es Erinnerungslücken bei dem Erlebnis? Werden Teile nicht berichtet, die bewusst sind?

Bei **Erinnerungslücken** (Teilamnesien) ist es wichtig, dass wir besprechen, dass durch EMDR Dissoziationen aufgelöst werden können und der bisher verdrängte Erinnerungsteil bewusst werden kann. Erst die bewusste Entscheidung, dass es in Ordnung ist, ggf. auch diese Teile zu erinnern, rechtfertigt den Einsatz von EMDR. EMDR ist ein unbewusster Prozess, bei dem wir nicht steuern können, wohin die Assoziationen gehen und welche Affektbrücken gebildet werden. Ist Wissen einmal aufgetaucht, können wir nicht mehr vergessen machen. Wir müssen neu aufgetauchtes Wissen nicht immer sofort bearbeiten, sondern können es auch z. B. durch die Tresorübung erst wieder distanzieren, aber wir können das Wissen nicht „löschen".

Kann oder will jemand gar nicht über ein Ereignis sprechen, sollten wir kein EMDR machen. Entweder besteht dann noch keine ausreichende Affekttoleranz für das Ereignis oder das Vertrauen zu uns ist noch nicht groß genug. Beide Situationen stellen eine Kontraindikation für den Einsatz von EMDR dar. Wenn nur Teile nicht berichtet werden, z. B. bei sexuellen Traumatisierungen, dann reicht es, wenn diese umschrieben oder angedeutet werden. Wir brauchen hier nicht alle Details, um den EMDR-Prozess in Gang zu setzen.

Schlimmster Moment: Wenn das Ereignis geschildert wurde, dann fragen wir, was an dem Ereignis aus heutiger Sicht den schlimmsten Moment darstellt. Dabei geht es um den Sinneseindruck, der spontan immer wieder auftaucht, wenn man sich an das Ereignis erinnert. In ca. 80 % der Fälle handelt es sich um ein Bild, in den restlichen 20 % tauchen andere Sinneseindrücke wie Geräusche, Gerüche usw. auf. Durch diese Frage kommt die Klientin noch tiefer in Kontakt mit der Erinnerung.

Negative Kognition: Das Erleben des schlimmsten Moments hat das Selbstbild negativ geprägt. Wir fragen jetzt nach den Worten, die heute mit diesem Erleben verbunden werden. Wir suchen dabei nach einer Selbstbeschreibung, die jetzt noch empfunden wird (die also aus der Vergangenheit „herüberklingt"), irrational geprägt und affektgeladen ist. Es soll eine Aussage in Ich-Form sein, die eine negative, irrationale Einstellung zu sich selbst beschreibt, wobei Letztere durch das Ereignis geprägt wurde. Ein kurzer „knackiger" Satz ist gefragt (z. B. „Ich mache alles falsch"), keine lange kognitive Beschreibung im Konjunktiv („Es könnte sein, dass ich manchmal vielleicht nicht alles richtig mache"). Eine Aussage im Dialekt berührt in der Regel mehr (z. B. „Ich bin ein Depp") als eine Aussage in Hochdeutsch. Wenn wir mit Migranten arbeiten, kann es sinnvoll sein, dass wir sie den Satz noch einmal in ihre Muttersprache übersetzen lassen, auch wenn wir mit ihnen auf Deutsch arbeiten. Die Muttersprache löst tiefere emotionale Zugänge aus, als eine später noch so gut erlernte Sprache.

Als Antwort bekommen wir meistens eine Beschreibung, was passiert ist (z. B. „Ich wurde abgelehnt") oder eine Aussage über die erlebten Gefühle („Ich hatte Angst"), aber keine Selbstaussage. An dieser Stelle dürfen wir spiegeln und wiederholen die Aussage („Sie sagen: Ich hatte Angst.") und fragen, was das über die Person des Klienten aussagt („Was sagt das über Sie aus?"). Wenn es schwierig ist, eine passende Kognition zu finden, können wir auch die Kognitionsliste aus dem EMDR-Manual verwenden und den Klienten die zutreffendste aussuchen lassen. Die Kognition sollte möglichst passend sein, da sie den Prozess bahnt und eingrenzt. Aber wir arbeiten an dieser Stelle nicht kognitiv-therapeutisch und dürfen mit Winicott, der den Begriff der „Mutter, die gut genug ist" geprägt hat, eine „Kognition, die gut genug ist", verwenden. Es geht gewissermaßen um die „Eingangstür" zum Erinnerungsnetzwerk (Knoten).

Die **positive Kognition** wird in Bezug auf das Ereignis und die negative Selbstbeschreibung gebildet. Sie soll die negative Aussage ersetzen und eine realistische Selbstaussage darüber sein, wie jemand heute über sich denken will, wenn er an das Ereignis zurückdenkt. Die positive Kognition ist ebenfalls Ich-bezogen. Sie sollte ein erwünschtes Therapieziel formulieren, dabei realistisch, schon ein wenig spürbar sowie generalisierbar sein. Sie soll nicht als Verneinung formuliert werden (z. B. „Ich bin nicht schuld"), keine absolute Aussage sein („Ich bin immer in Kontrolle"), nicht mit magischem Denken verbunden sein („Ich kann es verhindern") oder Wunschdenken ausdrücken („Ich wollte, es wäre nicht passiert"). Als Gegenteil der negativen Kognition kommt sie jedoch aus dem gleichen Themenbereich. Die Themen unterteilen wir in die Grundthemen Sicherheit / Überleben, Verantwortlichkeit / Schuld / Scham, Selbstwert und Wahlmöglichkeiten.

Ist die positive Kognition gefunden, wird sie auf ihre Stimmigkeit mit der **VoC-Skala** (Validity of Cognition) überprüft. Dafür fordern wir den Klienten auf, sich auf den schlimmsten Moment zu konzentrieren, meistens ein Bild, und gleichzeitig an die positive Kognition zu denken. Dann soll der Klient prüfen, wie stimmig sich dieser Satz anfühlt, wenn er gleichzeitig in Kontakt mit dem schlimmsten Moment der Erinnerung ist. Diese Stimmigkeit soll „im Bauch" geprüft werden. Entscheidend ist nicht, was er vom Kopf her für richtig hält, sondern wie richtig sich der Satz körperlich anfühlt. Die Skala reicht dabei von 1 (gar nicht stimmig) bis 7 (völlig stimmig).

Die Stimmigkeit sollte schon jetzt zumindest etwas über 1 liegen, weil dies bedeutet, dass es bereits Zugang zu der positiven Selbstaussage gibt und damit Zugang zu den Ressourcen. Auf der anderen Seite sollte die Wertung unter 7 liegen, denn volle Stimmigkeit würde bedeuten, dass das Ziel bereits erreicht wäre. Bei einem Wert von 7 ist es sinnvoll nachzufragen, ob auch der Bezug zur Erinnerung hergestellt war. Liegt der Wert bei 1, sollten wir versuchen, die positive Kognition so umformulieren zu lassen, dass sie bereits als etwas stimmig empfunden wird. Worte wie „heute" (z. B. „Ich bin *heute* sicher") oder „lernen" (z. B. „Ich kann *lernen,* mich zu schützen") können hier helfen.

Affektphase: Wenn wir mit der positiven Kognition die Zielrichtung unserer Arbeit festgelegt haben, gehen wir in Kontakt mit den **belastenden Gefühlen**. Wir fragen unseren Klienten, welche Gefühle heute auftauchen, wenn er in Kontakt mit dem schlimmsten Moment und der negativen Kognition geht. Dabei geht es um die Gefühle heute und nicht um die zum Zeitpunkt des Ereignisses. Wenn sehr unterschiedliche Gefühle, wie z. B. Angst und Trauer oder Hilflosigkeit und Wut, genannt werden, macht es Sinn zu fragen, welches Gefühl am intensivsten erlebt wird.

Direkt danach fragen wir, wie belastend dieses Gefühl sich jetzt auf einer zehnstufigen Skala anfühlt, wobei 0 neutral und 10 die maximal vorstellbare Gefühlsstärke darstellt. Diese **SUD-Skala** (Subjective Units of Disturbance – der Grad der subjektiven Belastung) wurde ursprünglich von Wollpe entwickelt und reichte von 0 bis 100. Shapiro reduzierte sie zur leichteren Handhabbarkeit auf 0 bis 10.

Gleich nach der Rückmeldung über den Grad der Belastung fragen wir, wo die Belastung im Körper gespürt wird. Das **Körperempfinden** soll dabei kurz beschrieben werden.

Damit ist die Phase 3 abgeschlossen und wir gehen direkt zur Phase 4 über. Wenn aus irgendeinem Grund nicht direkt prozessiert werden soll (z. B. weil das Herausarbeiten der Kognitionen sehr lange gedauert hat), muss Phase 3 mit der Erfragung des VoC beendet werden. Im Verlauf der gesamten Bewertungsphase besteht hier der größte Abstand zur Belastung. Gehen wir weiter bis zum Körperempfinden, ist der Klient voll im Kontakt mit der Erinnerung. Ein Beenden an dieser Stelle ist schwierig und führt in der Zeit bis zur nächsten Stunde meist zu einer erhöhten Belastung.

3.5 Phase 4: Das Prozessieren

Wir verwenden im EMDR zwei Begriffe, um den subkortikalen Prozess zu beschreiben: Knoten und Kanal.

Der Begriff **Knoten** wurde für den Ausgangspunkt für die Stimulation gewählt. Der Knoten stellt den Zugang zu der Summe der unverarbeiteten Elemente der Erinnerung dar. Der schlimmste Moment, die negative Selbstbeschreibung (negative Kognition – NK) und das Körperempfinden stellen anfangs die deutlichsten Repräsentanten der pathogenen Erinnerung dar. Mit dem Begriff Knoten wollen wir ausdrücken, dass es einen „Knotenpunkt" gibt, an dem sich die meisten Informationen befinden. Auch in einem Informationsnetz laufen an einem Knotenpunkt die meisten Informationen zusammen. Und von dort gehen auch die meisten Informationen aus. In einem physischen Netz verbinden sich in einem Knoten mindestens zwei Stränge. Auch hier ist also die höchste Dichte an Material.

Der Begriff **Kanal** wird für die Struktur verwendet, die durch die Stimulation des Knotens entsteht.

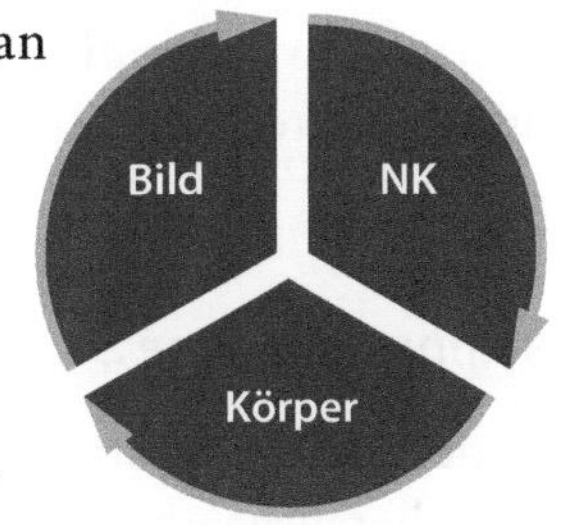

Der Kanal beginnt also am Knoten, wenn die Klientin an den schlimmsten Moment, die negative Kognition und das Körperempfinden denkt und dann bilaterale Stimulationen (z. B. Augenbewegungen = Abw.) durchgeführt werden. Kommt es unter der Stimulation zu Veränderungen, entsteht ein „Kanal". Wir verwenden diesen neutralen bzw. formalen Begriff, weil inhaltlich sehr unterschiedliche Veränderungen auftreten können.

Die **Veränderungen** können die **Ebene des Bildes** betreffen. Dieses kann schwächer werden und gefühlsmäßig weiter wegrücken oder es können mehr Details auftauchen. Das Bild kann sich weiterbewegen und das ganze Ereignis kann innerlich wie ein Film ablaufen. Es können auch Vernetzungen zu anderen Erlebnissen entstehen, die das gleiche Thema, Gefühl oder Körperempfinden haben. Das Bild kann unverändert bleiben oder auch ganz verschwinden.

Es kann zu **Veränderungen auf der Ebene der Gefühle** kommen. Sie können schwächer werden oder auch erst einmal stärker, bevor sie wieder nachlassen. Und es können andere, neue Gefühle auftauchen. So kann sich z. B. Angst in Wut und dann in Trauer wandeln.

Es können sich auch **Veränderungen auf der kognitiven Ebene** einstellen. Manchmal kommt es zu innerlichen Dialogen. Diese können wie ein Selbstgespräch ablaufen oder auch wie eine Auseinandersetzung mit dem Täter bzw. Kontrahenten. Auch der negative Satz kann sich verändern, klarer werden, sich auflösen und ins Positive wandeln.

Der Prozess kann **Veränderungen auf der Köperebene** bewirken. Gefühle lösen normalerweise immer ein Empfinden im Körper aus. Deswegen konzentrieren wir uns bei der Bildung des Knotens auch nicht gesondert auf das Gefühl, sondern gehen davon aus, dass bei der Wahrnehmung des Körperempfindens das Gefühl mit repräsentiert ist. Das anfangs wahrgenommene Körperempfinden kann sich verändern. Zunächst kann es intensiver werden, an andere Stellen im Körper wechseln und dann abnehmen – oder auch gleich.

Weil es so unterschiedliche Veränderungen geben kann, wählen wir als Oberbegriff nicht den der Assoziationskette, sondern verwenden den neutraleren Begriff des Kanals. Auf einem Kanal (einer Wasserstraße) können ganz unterschiedliche Dinge transportiert werden, z. B. Güter, Menschen oder Tiere. Egal was transportiert wird, es bleibt ein Kanal. Auch wenn neue Erinnerungen auftauchen, bleibt es ein Kanal, denn durch Stimulation beginnt der Kanal am Knoten und endet erst – wenn sich unter Stimulation mindestens zweimal nichts verändert hat – bei einem neutralen oder positiven Empfinden, was durch zweimalige neutrale oder positive Rückmeldungen durch den Klienten signalisiert wird.

Beginn der Phase 4

In der Wertungsphase von Phase 3 haben wir den wichtigsten Aspekt der Erinnerung herausgearbeitet (schlimmster Moment des Ereignisses) und dessen Auswirkungen im Heute gesucht (darauf bezogene negative Kognition, Gefühle und Körperempfinden). Diese Wahrnehmungen bilden den Fokus am Beginn der Phase 4 des EMDR-Ablaufschemas, den Knoten. Nachdem wir die Klientin aufgefordert haben, mit den genannten Aspekten in Kontakt zu gehen, lassen wir uns den Kontakt durch ein Nicken mit dem Kopf anzeigen. Dann beginnen wir mit der bilateralen Stimulation, entweder durch Augenbewegungen, akustische Reize oder alternierende Berührungen. Das erste Set beginnen wir etwas langsamer und steigern dann auf die vereinbarte Geschwindigkeit. Durch die schnellen Stimulationen versuchen wir das AIP (Adaptive Information Processing) zu aktivieren. Wir fordern die Klientin auf, zu beobachten, was sich unter der Stimulation spontan verändert. Wir wollen also einen **unbewussten Prozess** anregen. Es kann sein, dass nichts passiert, was auch in Ordnung ist. Es ist gut, dass wir nichts erzwingen können. Wenn aber Veränderungen auftreten, so erfolgen diese meist viel schneller, als wir es sonst aus therapeutischen Gesprächen kennen. Den auftretenden Veränderungen folgen wir und versuchen dabei, diesen Prozess so spontan wie möglich ablaufen zu lassen. Die am Knoten beginnende entstehende Struktur bezeichnen wir, wie oben gesagt, als Kanal. Egal welche Veränderungen entstehen, wir folgenden ihnen.

Damit unterscheidet sich das Prozessieren des EMDR-Prozesses von der Exposition (z. B. Prolonged Exposure von E. Foa), bei der die Betroffenen über eine lange Zeit im direkten Kontakt mit dem angstauslösenden Ereignis bzw. Umstand bleiben sollen. Dabei stellen sie sich vor, dass so erlebbar wird, dass das Ereignis zu bewältigen ist und die Gefühle trotz des Kontaktes zur auslösenden Situation weniger werden (Desensibilisierung, Habituation). Beim EMDR folgen wir dagegen den Veränderungen. Wir lassen auch positive Veränderungen zu und unterbrechen den Kontakt zum inneren Erleben immer wieder kurz, um nach den aufgetretenen Veränderungen zu fragen.

An dieser Stelle steuern wir nicht, sondern halten uns mit therapeutischen Interventionen zurück und erleben dadurch einen kreativen, verarbeitenden Prozess. Die Veränderungen können ganz unterschiedlich sein, mit mehr oder weniger Lebendigkeit, mit Fantasiebildern, einer Veränderung der Gedanken, neuen Einstellungen (assoziatives Prozessieren), Affektbrücken zu ähnlichen Erinnerungen (Erinnerungen mit der gleichen Kognition, dem gleichen Affekt oder Körperempfinden). Es können Veränderungen der Gefühle sein, aber auch Veränderungen der Körperempfindungen. Sowohl die Affektstärke wie die Körperempfindungen können sich verändern, zunächst einmal stärker werden (emotionales Prozessieren) und dann im Laufe des Prozesses abnehmen. Es kann aber auch einfach besser werden bzw. sich entspannen, was wir als „blandes" Prozessieren bezeichnen. Im Prozess werten wir nicht, was passiert, sondern gehen davon aus, dass das Unbewusste die Veränderungen produziert, die es zur Verarbeitung braucht.

Wenn wir in der Phase 4 des Prozessierens die Stimulation unterbrechen und nachfragen: „Was ist jetzt da?" und der Klient antwortet, dann stimulieren wir diese Antwort ohne Kommentar, starten das nächste Set der Stimulation mit: „Folgen Sie dem" Oder: „Nehmen Sie es wahr", ohne vorher zu spiegeln oder zu deuten. Dieses Vorgehen ist für viele Therapeuten anfangs sehr ungewohnt und es kann das Gefühl aufkommen, den Klienten mit dem Erleben alleine zu lassen. Es geht hier aber um einen unbewussten Prozess, den wir möglichst ohne äußere Beeinflussung laufen lassen wollen. Unsere Unterstützung drücken wir mit zwei bis drei akustischen Äußerungen während des Sets aus wie „mhm", „ ja", „ gut" etc. und geben damit zu erkennen, dass wir präsent sind. Die Stimulation wird so lange durchgeführt, bis keine Veränderungen mehr auftreten und keine Belastung mehr besteht. Jetzt sagen wir, der „Kanal" (bzw. die Assoziationskette) ist am Ende angelangt. Ein Kanal ist also zu Ende, wenn es bei einem entlasteten Zustand bzw. einem positiven Empfinden / einer positiven Aussage zweimal keine Veränderung mehr gegeben hat.

Zurück zum Knoten: Wenn noch genügend Zeit ist, um weiterzuarbeiten, gehen wir zurück zu der belastenden Situation (Knoten) und fragen, was jetzt hochkommt, wenn die Klientin daran denkt. Hier wird ganz offen gefragt, was spontan passiert, wenn die Betroffene an das Ereignis denkt. Die negative Kognition wird hier nicht mehr benannt, denn wir wollen wissen, wie sich der „Knoten" verändert hat. Die genannte Antwort stimulieren wir wieder. Wenn erneut Veränderungen auftreten, entsteht ein **neuer Kanal**. Wir arbeiten so lange, bis die Antwort neutral oder positiv ist und unter einer erneuten Stimulation unverändert bleibt.

Wir wissen nicht, wie viele Kanäle das Gehirn braucht, bis es ein belastendes Ereignis integrieren kann, sondern überprüfen dies über die Stimulation, indem wir immer wieder zurück zum Knoten gehen. Erst wenn es am Knoten (aufgerufen durch: „Denken Sie an das Ereignis") unter Stimulation zu keiner neuen Belastung kommt (zweimal stimuliert), bitten wir den Klienten anhand der **SUD-Skala** zu prüfen, wie hoch die Belastung jetzt noch ist. Auch die Aussage, die Belastung sei bei null, stimulieren wir vorsichtshalber noch einmal. Wenn die Belastung unter Stimulation bei null bleibt, ist die Phase 4 abgeschlossen.

Wenn die **Antwort über null** liegt, fragen wir, was es ausmacht, dass die Belastung z. B. noch bei 2 oder 3 liegt. Diese Antwort wird noch einmal stimuliert. Nur wenn unter Stimulation eine Restbelastung unverändert bleibt, gehen wir davon aus, dass diese „angemessen" ist. Eine angemessene Trauer, Wut oder Angst können wir nicht durch EMDR auflösen.

Wenn sich unter Stimulation doch noch etwas verändert, dann folgen wir dieser Veränderung wieder – denn es ist ein neuer Kanal entstanden. Ist dieser zu Ende, gehen wir wieder zurück zum Knoten und fragen erneut, was jetzt hochkommt, wenn die Klientin an das Ereignis denkt. Die Antwort wird wieder mindestens zweimal stimuliert. Wenn sich nichts verändert, fragen wir wieder nach dem SUD. Wir streben wirklich den Wert null an, in dem Sinne, dass ein Ereignis zwar früher schlimm gewesen sein kann, von heute aus betrachtet aber vorbei ist, der Vergangenheit angehört. Heute kann es der Klientin trotzdem gut gehen.

Umgang mit Blockaden

Bei einem gut laufenden Prozess, müssen wir als Therapeuten kaum intervenieren. Es kann aber auch manchmal zu sehr zäh verlaufenden oder stockenden Prozessen kommen. Wenn bei hoher Belastung über zwei Sets hinweg keine Veränderung auftritt, denn sprechen wir von einer **Blockade**. Wir haben dann verschiedene Möglichkeiten zu intervenieren.

Als **mechanische Veränderungen** können wir erst einmal das Set deutlich verlängern. Bei Augenbewegungen von 25 bis 30 auf 50 bis 60 oder mehr; bei Berührungen und Geräuschen von 40 bis 50 auf 80 bis 100. Konnte über das verlängerte Set der Prozess wieder in Gang gebracht werden, fahren wir mit Sets in normaler Länge fort.

Wird die Blockade nicht aufgelöst, dann können wir als nächste Intervention bei Augenbewegungen die Richtung ändern, von horizontal auf diagonal (muss angekündigt werden), und bei Berührungen können wir unregelmäßiger werden und die Fläche der Berührung vergrößern. Oder wir können die Art der Stimulation ändern, z. B. von Augenbewegungen auf Berührung wechseln oder umgekehrt. Auch aus diesem Grund sollten wir am Anfang der Phase 3 immer mindestens zwei Formen der Stimulation vorstellen.

Reicht dies nicht aus, um den Prozess wieder in Gang zu bringen, können wir als Nächstes nach **Veränderungen auf anderen Ebenen** suchen. Wenn uns der Klient sagt, dass z. B. das Bild unverändert belastend sei, dann können wir fragen, ob der Satz (NK), das Gefühl oder das Körperempfinden verändert sind. Stellt der Klient eine Veränderung fest, lassen wir darauf fokussieren und stimulieren erneut.

Ist der Satz unverändert belastend, können wir nach Veränderungen im Bild, im Gefühl oder im Körperempfinden fragen. Genauso können wir nach Veränderungen im Bild, im Satz oder im Körper fragen, wenn das Gefühl unverändert ist.

Bleiben die Empfindungen im Körper sehr belastend, können wir natürlich auch nach den anderen Ebenen fragen. Aber wir können auch die Empfindungen im Körper differenzieren lassen, indem wir fragen, wo der Klient am wenigsten und wo am meisten spürt. Wir fordern ihn auf, eine Hierarchie zu bilden. Eine Wertung durchzuführen bedeutet, man muss etwas Abstand zum inneren Erleben herstellen. Die Antwort wird wieder stimuliert. Meist kommt der Prozess dadurch wieder in Gang.

Reichen diese Interventionen nicht aus, ist es Zeit, das **kognitive Einweben** einzusetzen (siehe Kapitel 7, Münker-Kramer & Rost, „Bewährte Techniken in der EMDR-Methode").

Emotionales Prozessieren (Abreaktion)

Während des Prozessierens kann die Belastung deutlich ansteigen. Auf diesen Umstand müssen wir bereits in der Aufklärung über EMDR hinweisen. Deswegen achten wir auch in der Phase 2 auf die Fähigkeit, Affekte zu tolerieren und zu steuern. Da EMDR auch dissoziative Barrieren auflösen kann, kann auch die Affektstärke im EMDR zunehmen und es können bisher dissoziierte Teile des traumatischen Erlebens auftauchen.

Die Zunahme der emotionalen Belastung kann gering bis sehr stark sein. Dies zeigt sich manchmal nur über die Aussagen des Klienten. Es kann aber auch in der Mimik, in einem Tränendrang bis hin zu offenem Weinen, durch die Körperhaltung, die Atmung (flach, stockend) und letztlich in der Gegenübertragung zum Ausdruck kommen. Manchmal nehmen auch die körperlichen Symptome zu. Im Extremfall kann es zu einem Wiedererleben der ursprünglichen Beschwerden kommen.

In beiden Fällen sind wir als Therapeuten aufgefordert, unsere Klientin zu unterstützen, die Verankerung in der Gegenwart nicht zu verlieren und ihr zu helfen, dass die Belastung möglichst schnell geringer wird. Dazu verstärken wir unsere **verbale Unterstützung** während des Sets. Statt nur „mhm“ oder „gut“ zu sagen, können wir das Set begleiten mit Aussagen wie: „Es ist vorbei“, „Sie sind heute sicher“, „Lassen Sie es vorbeigehen“, „Nehmen Sie es nur wahr“, „Atmen Sie einfach weiter“ Oder: „Es ist heute in Ordnung, zu weinen.“ etc. Wir können auch an die Metaphern erinnern, die wir anfangs zur Erklärung von EMDR gebraucht haben: „Es ist wie im Zug: Lassen Sie einfach alles, was auftaucht, vorbeiziehen.“ „Es ist wie ein Film: Sie wissen, wie er anfängt und endet. Beobachten Sie nur, wie er weitergeht.“

Wenn wir auf diese Weise verbal unterstützen, nehmen wir keinen direkten Einfluss auf das innere Geschehen, sondern versuchen nur, das „Standbein“ in der Gegenwart zu stärken, damit es nicht zu einem überflutenden Wiedererleben kommt.

Wir können auch in der Pause durch **kognitives Einweben** intervenieren (z. B. „Was hätte Ihnen damals geholfen?“).

Eine andere Möglichkeit ist die **Stabilisierung über den Körper**. Bei einer sich steigernden emotionalen Belastung verändern sich meist die Atemfrequenz und die Körperhaltung. Bei einer schnellen, flachen Atmung fordern wir auf, langsam und ruhig zu atmen. Wenn die Körperhaltung instabiler, „kleiner“ wird, können wir die Klientin auffordern, sich wieder aufrecht hinzusetzen, die Füße stabil auf den Boden zu stellen und den Kopf gerade zu halten. In diesem „erwachsenen“ Habitus ist der Zugang zu den eigenen Stärken deutlich leichter als in einer in sich zusammengesunkenen Haltung. Wenn die Klientin sich als gefangen bzw. erstarrt erlebt, können wir in der Pause durch Aufstehen und Bewegung helfen, die gegenwärtige Kontrolle über den Körper zu spüren. Danach wird der Prozess fortgesetzt.

Beim emotionalen Prozessieren werden die **Sets** verlängert. Wir orientieren uns jetzt nicht mehr an einer bestimmten Anzahl, sondern unterbrechen den Prozess erst, wenn die Belastung abnimmt.

Die Pause wird dagegen kurz gehalten, da sich in diesem Zeitraum die Belastung kaum verändert; dies geschieht vor allem während des Prozessierens. Die Pause sollte verbal eingeleitet werden, mit der Aufforderung, auszublenden und tief durchzuatmen. Kann die Klientin nicht sprechen, weil die Belastung noch zu hoch ist, fragen wir, ob es in Ordnung ist weiterzumachen. Nickt sie, können wir mit der Stimulation fortfahren. Auf ein Stopp-Signal sollten wir immer sofort reagieren.

Aggressive Gefühle: Wenn Gefühle von Wut und Hass prozessiert werden, kann es sinnvoll sein, die Klientin in diesem Abschnitt die Stimulation selbst durchführen zu lassen, da es schwierig ist, diese Gefühle nur passiv auszuhalten. Ich fordere dann die Klientin auf, abwechselnd mit den Händen auf das Sofa (nicht auf die eigenen Beine) oder die Armlehnen zu schlagen (man kann auch eine Trommel nehmen) oder abwechseln mit den Füßen auf den Boden zu stampfen. Durch diese Bewegungen erlebt die Klientin sich als aktiv und nicht den Gefühlen ausgeliefert. Wenn der Affekt abklingt, frage ich, ob jetzt ich die Stimulationen wieder durchführen soll. Bisher wurde dies immer gewünscht.

Die Regulation eigener Gefühle

Das Begleiten intensiver Prozesse ist auch für uns Therapeuten emotional anstrengend. Deswegen ist es wichtig, dass wir unsere eigenen Gefühle regulieren können. Auch uns hilft eine stabile Körperhaltung. Wir sollten beim EMDR aufrecht, nicht nach vorn geneigt und auch nicht zu entspannt sitzen; andernfalls ist der Körper zu „offen“ und „aufnehmend“ für emotionale Übertragungen (Vorsicht: Spiegelneurone). Jedes Mal, wenn die Pause eingeleitet wird, können wir gemeinsam mit dem Klienten tief durchatmen und damit uns selbst auch beruhigen.

Wenn eigene Belastungen getriggert werden, sollten wir in der Lage sein, diese innerlich zu distanzieren, z. B. mit einer Tresorübung. Gehen uns Themen nach einer Traumakonfrontation länger nach, dann ist es sinnvoll, in einer Supervision zu prüfen, was zur Klientin gehört und was aus unserer eigenen Geschichte kommt. Ist Letzteres der Fall, kann es sinnvoll sein, diese Themen in einer Selbsterfahrung oder eigenen Therapie anzugehen.

3.6 Phase 5: Verankern der positiven Kognition

Zur Phase 5, dem Verankern, gehen wir nur über, wenn der SUD bei 0 liegt oder angemessen niedrig ist. Als Erstes prüfen wir, ob der positive Satz (PK), den der Klient in Phase 3 formuliert hat, noch stimmt. Während des Prozessierens in Phase 4 kann es zu Veränderungen gekommen sein. Wir fragen also, ob die positive Kognition noch stimmt oder ob es jetzt eine bessere gibt. Von dem jetzt als richtig empfundenen Satz lassen wir die Stimmigkeit auf der VoC-Skala einschätzen (1 = völlig falsch und 7 = völlig stimmig). Wir fragen den Klienten, wie stimmig sich dieser positive Satz jetzt anfühlt, wenn er gleichzeitig an die Reste der Erinnerung denkt. Wir erwarten, dass die Stimmigkeit angestiegen ist. Sie muss aber noch nicht bei 7 liegen, also komplett stimmig sein. Dann fragen wir, wo der Klient das im Körper spürt. Negative Sätze und Gefühle lösen unangenehme Körperempfindungen aus, positive Sätze und Gefühle angenehme.

Nun fordern wir den Klienten auf, an die Reste der Erinnerung, die positive Kognition und das gute Körpergefühl zu denken, und führen **langsame bilaterale Stimulationen** (BLS) durch (ungefähr halbe Geschwindigkeit im Vergleich zur schnellen Stimulation). Die langsame Stimulation in der Phase 5 ist eine deutsche Besonderheit. In den meisten anderen Ländern wird auch hier schnell stimuliert. Wir begründen die langsame Stimulation damit, dass wir oft mit komplex traumatisierten Menschen arbeiten und vermeiden wollen, dass es an dieser Stelle zu einer Affektbrücke in eine weitere traumatische Erinnerung kommt. Da die langsame Stimulation mehr Zeit braucht, führen wir nur 10 bis 15 BLS durch.

In der Pause fragen wir, wie stimmig sich die PK auf der VoC-Skala anfühlt. Die Sets werden wiederholt, bis es zu keiner Steigerung mehr kommt. Auch hier streben wir wieder an, dass die Stimmigkeit auf 7 (= völlig stimmig) steigt.

Bleibt der VoC-Wert unter 7, fragen wir, was es ausmacht, dass es beispielsweise nur eine 6 ist. Taucht dabei eine **blockierende Glaubensüberzeugung** auf, wie z. B. „Es darf mir nicht gut gehen", muss an diesem Thema weiter gearbeitet werden. Ob dies noch in derselben Sitzung erfolgen kann oder erst in der nächsten, hängt zum einen davon ab, wie viel Zeit noch übrig ist, und zum anderen davon, wie viel Energie der Klient noch hat. Wenn es möglich ist, wird die Antwort schnell stimuliert und wir folgen wieder der Veränderung. Wird in der Antwort dagegen nur Skepsis deutlich, ein Erstaunen, wie schnell es gut geworden ist, dann können wir dies stehen lassen. Der VoC wird noch einmal in der Phase 8 überprüft und dann sehen wir, wie stabil die Stimmigkeit jetzt ist.

3.7 Phase 6: Der Körpertest

In dieser Phase triggern wir noch einmal die belastende Situation. Dies tun wir aber nur, wenn der SUD bei 0 liegt bzw. angemessen niedrig ist (unter schneller Stimulation unverändert) und der VoC 6 bis 7 erreicht hat. Wir wollen wissen, ob die Erinnerung nun tatsächlich integriert ist und damit ihre Belastung verloren hat. Bessel van der Kolk hat den Satz geprägt: „The body keeps the score." Er meint damit, dass der Körper wie ein Indikator für unverarbeitete Belastungen reagiert. Dies nutzen wir im Körpertest.

Wir fordern die Klientin auf, an die Erinnerung zu denken, wie sie sie am Ende von Phase 4 erlebt hat (Reste der Erinnerung), sich gleichzeitig die positive Kognition zuzusprechen und dann mit der Wahrnehmung langsam durch den Körper zu gehen. Was sie wahrnimmt, soll sie uns berichten.

Tauchen noch **Missempfindungen** auf, lassen wir darauf fokussieren und führen so lange Sets schneller bilateraler Stimulation durch, bis sich dieses Körpergefühl ganz aufgelöst hat.

Werden nur **angenehme Empfindungen** berichtet, lassen wir gemeinsam mit der PK auf diese fokussieren und verstärken die Empfindungen mit zehn bis fünfzehn langsamen Stimulationen. Hier wiederholen wir die Stimulation, bis keine Verbesserung mehr eintritt. Dieses Vorgehen ist wie eine Erlaubnis zum Wohlfühlen.

Sollten beim Körpertest Müdigkeit oder Erschöpfung wahrgenommen werden, führen wir an dieser Stelle keine weitere Stimulation durch.

Bei Menschen, die **komplex traumatisiert** sind, wird der Körpertest erst durchgeführt, wenn alle Erinnerungen einer Gruppe eines gemeinsamen Themas durchgearbeitet sind, da es sonst an dieser Stelle zu einer Affektbrücke in die nächste Belastung kommen kann. An seiner Stelle kann eine einfache Körperwahrnehmung durchgeführt werden, um zu prüfen, ob am Ende der EMDR-Sitzung der Körper entspannt ist.

3.8 Phase 7: Der Abschluss

Am Ende der Bearbeitung brauchen wir Zeit, um das Erlebte gemeinsam reflektieren zu können. Wir fragen die Klientin, was für sie heute wichtig gewesen ist. Wir können auch unsere eigenen Eindrücke benennen, was uns aufgefallen ist, oder auch Fragen zu Aussagen stellen, die wir nicht klar einordnen konnten (z. B. Fantasie oder Erinnerung?).

Am Ende weisen wir immer noch einmal darauf hin, dass der Prozess auch nach der EMDR-Sitzung noch weiterwirken kann. Die Klientin könnte noch häufiger daran denken müssen, das Thema kann in Träumen auftauchen oder es kann zu Assoziationen oder neuen Erinnerungen kommen. Wir fordern sie deswegen dazu auf, aufmerksam wahrzunehmen, was geschieht, und dies eventuell in einem Tagebuch zu notieren, um in der nächsten Stunde darüber zu sprechen. Zu guter Letzt besprechen wir Möglichkeiten, wie sich die Klientin bei uns melden kann, wenn dies nötig ist.

Abschluss einer kompletten Sitzung

Bei einer kompletten EMDR-Sitzung wird die Belastung so weit aufgelöst ist, wie es für heute angemessen ist. Deshalb brauchen wir normalerweise keine weiteren stabilisierenden Übungen. Es reicht, gemeinsam zu reflektieren und auf die Möglichkeit des Nachprozessierens hinzuweisen. Wir können darüber sprechen, wie die Klientin sich nach der EMDR-Sitzung gut selbst versorgen kann. Wir erinnern daran, dass es nicht nötig ist, sich zwischen den Sitzungen immer wieder mit dem Thema zu konfrontieren (keine Hausaufgabe). Sie soll nur beobachten, ob ihre Gedanken spontan zum Thema wandern und ob es zu neuen Erkenntnissen und Erinnerungen kommt. Falls dies geschieht, kann sie das ins Tagebuch schreiben. In der nächsten Stunde wird das besprochen.

Wenn die Klientin am Ende erschöpft ist, kann es sinnvoll sein, noch mal eine entspannende Imagination anzuleiten, z. B. den Sicheren Ort. Arbeiten wir ambulant, ist es wichtig zu prüfen, ob die Klientin in der Lage ist, direkt nach der Sitzung Auto zu fahren oder ob sie erst noch eine Pause braucht.

Abschluss einer Teilbearbeitung

Es ist normal, dass wir es meist nicht schaffen, eine sehr belastende Situation in einer EMDR-Sitzung durchzuarbeiten. Normalerweise brauchen wir dafür zwei bis drei Sitzungen. Deswegen ist die Teilbearbeitung eher der Normalfall. Bei einer Teilbearbeitung stoppen wir das Prozessieren in der Phase 4, lassen Phase 5 (Verankern) und 6 (Körpertest) aus und gehen dann direkt zum Abschluss (Phase 7) über.

Der beste Zeitpunkt, eine unvollständige EMDR-Sitzung vorzeitig zu beenden, ist **am Ende eines Kanals**. Hier ist der Klient relativ entspannt und wenig belastet. Deswegen wird auch in den Arbeitsblättern zum EMDR-Ablaufschema an dieser Stelle (Ende des Kanals) darauf hingewiesen, dass wir nur zum Knoten zurückgehen sollten, wenn noch genug Zeit zum Weiterarbeiten ist. Erscheint es uns sinnvoll, die Sitzung für heute abzuschließen, sprechen wir dies an. Wir können sagen, wie viel Zeit wir noch haben, und den Klienten fragen, ob es in Ordnung ist, die EMDR-Sitzung für heute zu beenden. Die Entscheidung wird also gemeinsam getroffen.

Wenn **kein Ende des Kanals in Sicht** ist, aber die Zeit zu Ende geht, halten wir im Prozess nach einer weniger belastenden Antwort Ausschau. Nach dem Hinweis auf die Zeit fragen wir dann, ob es in Ordnung wäre, die Sitzung an dieser Stelle zu beenden. Meistens stimmt der Klient zu. Sollte er jedoch noch etwas weitermachen wollen, können wir uns darauf einlassen. Die meisten Klienten haben ein gutes Gespür dafür, ob gerade etwas in Richtung Entlastung geht oder ob sich im Hintergrund eine weitere Belastung ankündigt.

Bestehen noch **Kopfschmerzen**, die während des EMDR Prozesses aufgetreten sind, können wir versuchen, diese mit Augenbewegungen, die in Form einer liegenden Acht durchgeführt werden, aufzulösen. Meistens gelingt dies.

Nachprozessieren: Auch beim Abschluss einer Teilbelastung weisen wir darauf hin, dass es sein kann, dass der Prozess innerlich weitergeht. Bei einer Teilbearbeitung ist das sogar häufiger der Fall als bei abgeschlossenen Prozessen.

Das **gemeinsame Reflektieren** über den Prozess hilft, Abstand zum inneren Erleben herzustellen. Dabei fokussieren wir auf positive Entwicklungen, beispielsweise mit den Fragen „Was haben Sie heute gelernt?" Oder: „Was ist Ihnen heute wichtig geworden?" Auch wir können zurückmelden, was uns positiv aufgefallen ist oder besonders berührt hat.

Distanzierung von Restbelastungen: Im Anschluss fragen wir, ob es jetzt noch Belastungen gibt, und gehen dafür die verschiedenen Ebenen durch. Wenn noch innere belastende, bildliche Eindrücke präsent sind, sollten diese in den „Tresor" gepackt, also deutlich distanziert werden.

Gibt es noch körperliche Missempfindungen, so kann es sinnvoll sein, die „Lichtstrahlübung" durchzuführen. Bei einem Gefühl von allgemeiner Belastung oder Erschöpfung kann eine entspannende Übung wie der „Sicher Ort" o. Ä. sinnvoll sein.

Ziel: Unser Anspruch ist es auf jeden Fall, dass der Klient auch nach einer Teilbearbeitung unsere Therapiestunde stabil verlässt. Eine Teilbearbeitung oder auch eine vollständige Bearbeitung kann gelegentlich anstrengender werden als gedacht. Wenn aber die Klientin nach einer EMDR-Sitzung regelmäßig völlig erschöpft oder destabilisiert, dann stimmt etwas nicht. Dann besteht zumindest für dieses Thema keine ausreichende Affekttoleranz oder es wurde zu lange gearbeitet und die Belastbarkeit überschritten. Wichtig ist, dass wir als Therapeuten wahrnehmen, wie die Traumakonfrontation verkraftet wurde, und dann entsprechend reagieren.

Nur weil die Möglichkeit besteht, auch bei einer Teilbearbeitung einen relativ entspannten Zustand am Ende der Sitzung zu erreichen, können wir auch im ambulanten Bereich Traumakonfrontationen durchführen. Wenn die Affekttoleranz gering ist oder große Belastungen im Alltag bestehen (z. B. durch die Arbeit und / oder den Haushalt mit Kindern), kann es auf der anderen Seite sinnvoller sein, die Traumakonfrontation im stationären Rahmen durchzuführen, wo es mehr äußere Unterstützung gibt und die Anforderungen an die Funktionalität der Klientin geringer sind. Eine eindeutige Indikation für das jeweilige Vorgehen ist hier notwendig.

3.9 Phase 8: Die Nachbefragung

Überprüfung der Ergebnisse: Wir überprüfen immer unsere erreichten Ergebnisse, sowohl nach einer Teil- als auch nach einer vollständigen Bearbeitung.

Nach einer **kompletten Bearbeitung** fragen wir zuerst, wie die Klientin die Zeit nach der letzten EMDR-Sitzung erlebt hat, ob ihr etwas aufgefallen ist, wie z. B. Träume, neue Erinnerungen oder auch Rückmeldungen aus dem Umfeld, und ob sie etwas ins Tagebuch geschrieben hat. Für eine nochmalige SUD-Überprüfung fordern wir sie auf, noch einmal an die Situation zu denken, die zuletzt bearbeitet wurde, und jetzt die Belastung einzuschätzen. Wir lassen sie dann den positiven Satz dazu denken und die Stimmigkeit auf der VoC-Skala einschätzen.

Ist der SUD gleich geblieben oder bei Restbelastungen weiter abgesunken und ist der VoC gleich geblieben oder sogar noch weiter angestiegen, dann ist diese Erinnerung vollständig durchgearbeitet. Wir können jetzt überlegen, wie wir im Rahmen der Therapieplanung weiter vorgehen (z. B. Triggerbearbeitung oder Zukunftsprojektion).

Wenn wir die Überprüfung nach einer **Teilbearbeitung** durchführen, fragen wir nur nach dem SUD-Wert, nachdem wir die Rückmeldung erhalten haben, wie es in der Zwischenzeit gegangen ist und was wahrgenommen wurde. Sowohl die Rückmeldung über das Befinden als auch die Höhe der Belastung fließen in die Entscheidung ein, wie wir weiter vorgehen.

Wird über eine sehr deutliche und länger anhaltende **Erschöpfung** oder über gerade im Alltag stattfindende größere Belastungen berichtet, kann es sinnvoll sein, zunächst zur Phase 2 der Stabilisierung zurückzugehen. Wir sind nicht unter Druck, in jeder Stunde konfrontativ arbeiten zu müssen, sondern passen unser Vorgehen an die äußeren und inneren Bedingungen an.

War die **Belastung erträglich oder ist sogar besser** geworden und zeigt sich jetzt aber bei der Konfrontation noch deutlich spürbar eine Restbelastung, dann sollten wir die Bearbeitung mit EMDR fortsetzen. Wir gehen dazu wieder in die Phase 3 des Ablaufschemas – die Wertung. Das Ereignis muss nicht erneut erzählt werden, aber wir prüfen, was der Klient heute als Schlimmstes empfindet, fragen, ob die Sätze (NK und PK) noch stimmen oder ob sie neu formuliert werden müssen. Wie hoch ist heute der VoC? Welche Gefühle tauchen auf? Wie groß ist die Belastung jetzt (SUD) und wo ist sie im Körper spürbar? Damit haben wir wieder herausgearbeitet, wie der Knoten heute aussieht, und können zur Phase 4 des Prozessierens übergehen.

Besteht **keine Belastung mehr**, überprüfen wir dies noch zweimal mit schnellen Stimulationen. Bleibt es bei null, dann ist die Bearbeitung tatsächlich abgeschlossen und wir können jetzt zu den folgenden Phasen übergehen: Phase 5 (Verankern), Phase 6 (Körpertest) und Phase 7 (Abschluss). Im Anschluss überlegen wir dann das weitere Vorgehen im Rahmen der gesamten Therapieplanung.

Literatur

Brunner, R. M. et al. (2008): Heidelberger Dissoziationsinventar (HDI). ↗ http://www.testzentrale.de/programm/heidelberger-dissoziationsinventar.html?catId=18

Hofmann, A. (1999, 2014): *EMDR – Praxishandbuch zur Behandlung traumatisierter Menschen.* Stuttgart: Thieme.

Shapiro, F. (1995, 2001): Eye Movement Desensitization and Reprocessing – Basic Principles, Protocols and Procedures. New York: Guilford Press. *Deutsche Übersetzung: EMDR – Grundlagen und Praxis. Handbuch zur Behandlung traumatisierter Menschen* (1998, 2012). Paderborn: Junfermann.

Spitzer, C. et al. (2014): Fragebogen zu Dissoziativen Symptomen. Bern: Verlag Hans Huber

4. Die drei Stränge im EMDR-Standardprotokoll

Christine Rost

4.1 Einführung

Das EMDR-Standardprotokoll zeigt unsere Herangehensweise an eine Behandlung und damit auch die einzelnen Schritte und deren Reihenfolge beim Einsatz von EMDR. Hierbei spielt unser Verständnis, wie eine Erkrankung entstanden ist (Störungsmodell) eine wichtige Rolle.

Um Störungen zu beseitigen, setzen wir auf drei Ebenen an: in der Vergangenheit, der Gegenwart und der Zukunft.

Bei den Traumafolgestörungen gehen wir davon aus, dass ein unverarbeitetes **Erlebnis in der Vergangenheit**, eine pathogene Erinnerung, die Ursache für die Entstehung der psychischen Erkrankung ist. Deswegen ist es sinnvoll, zuerst die Ereignisse in der Vergangenheit zu bearbeiten, bevor man die Trigger in der Gegenwart angeht. Zum Schluss wird überprüft, ob es noch Ängste bzw. Vermeidungsverhalten im Hinblick auf zukünftige Ereignisse gibt.

Wenn wir zuerst eine **Triggersituation** bearbeiten, dann lösen wir wohl vielleicht diese eine Situation auf. Die Ursache für die **Reaktion in der Gegenwart** (z. B. Angst, wenn sich jemand verspätet oder wenn laut geschrien wird) wird so jedoch nicht aufgelöst, und es wird erneut zu unangemessenen Reaktionen in der Gegenwart kommen, weil es ein Reservoir an unverarbeiteten Gefühlen gibt (Quellenphänomen). Doch auch nachdem das auslösende Ereignis bearbeitet wurde, lösen sich leider nicht alle Trigger einfach auf. Manche Symptome verselbstständigen sich (Konditionierung). Deswegen überprüfen wir, welche Trigger in der Gegenwart noch bearbeitet werden müssen, wenn wir die Ereignisse aus der Vergangenheit bearbeitet haben.

Genauso ist es mit der **Zukunft**. Manchmal lösen sich alle Hemmungen und Ängste auf, wenn die Situationen aus Vergangenheit und Gegenwart bearbeitet wurden. Der Klient kann jetzt ungehindert all das wieder tun, was auch vor dem Trauma möglich war; u. U. hat er jetzt sogar Mut, Dinge zu tun, die vorher undenkbar waren. Hat der Klient also positive Vorstellungen, wie er in Zukunft an Situationen herangehen kann (z. B. Autofahren, Zahnarztbesuch usw.), können diese mit der positiven Zukunftsprojektion verstärkt werden. Ist das eher nicht der Fall und hat er noch Katastrophengedanken, arbeiten wir daran mit der Zukunftsprojektion für Herausforderungen.

4.2 Die drei Stränge des EMDR-Standardprotokolls

Im Amerikanischen wird das EMDR-Standardprotokoll „three Pronged protocol" genannt – wortwörtlich übersetzt: „dreizinkiges Protokoll".
In diesem Protokoll arbeiten wir mit drei Strängen:

Die Vergangenheit

Wenn es nicht nur ein traumatisches Ereignis gibt, sondern mehrere, prüfen wir, ob diese alle das gleiche Thema haben, wie z.B. Gefahr, Verlust, Beschämung, Ablehnung, sexuelle Traumatisierung usw., oder ob es unterschiedliche Themen gibt. Die traumatischen Ereignisse werden dann in **Gruppen** („Cluster") zusammengefasst. Im EMDR müssen wir glücklicherweise nicht jede einzelne Situation in einer solchen Gruppe bearbeiten, sondern wir arbeiten an den wichtigsten. Diese sind:

- Das Ereignis, das **am weitesten zurückliegt**. Meistens ist dieses das am stärksten prägende Ereignis („Touchstone Memory").
- Danach fokussieren wir auf das **schlimmste Erlebnis**.
- Zum Schluss bearbeiten wir das **zuletzt erlebte** oder **noch bedeutsame Ereignis**.

Die Gegenwart

Wenn die Ereignisse einer Gruppe traumatischer Ereignisse durchgearbeitet wurden, überprüfen wir die Trigger und vermeidendes Verhalten in der Gegenwart. Es kann sein, dass sich ein Teil bereits aufgelöst hat.

Spontane Auflösung

Eine Klientin berichtete, dass sie nach erfolgreicher Bearbeitung eines Überfalls aus der Vergangenheit feststellte, dass sie jetzt wieder in Cafés gehen und auch wieder öffentliche Verkehrsmittel benutzen konnte. Hier hatte sich die Generalisierung der Angst, die nach dem Überfall entstanden war, nach der erfolgreichen EMDR-Behandlung des Überfalls wieder aufgelöst.

Weiterbestehende Symptome

Es kann aber auch sein, dass die Probleme in der Gegenwart weiterbestehen.

Nach erfolgreicher Behandlung eines Angriffs berichtete ein Klient, dass er trotzdem nicht in der Lage war, den Ort der Tat zu betreten, sondern eine Panikattacke erlitt, als er den Ort aufsuchen wollte.

Überprüfung der Trigger: Wir prüfen also, in welchen Situationen auch jetzt noch Probleme bestehen, und legen mit den Klienten fest, woran wir weiter arbeiten wollen. Manchmal kann man mehrere Auslöser in eine EMDR-Sitzung zusammenfassen, z. B. die Statur eines Menschen, Kleidung, Farbe usw. Manchmal müssen wir die Auslöser einzeln prozessieren.

Trigger im Körper: Es kann auch körperliche Reaktionen geben, die durch das Erleben eines traumatischen Ereignisses als gefährlich eingestuft werden und zu einem Trigger werden, z. B. Herzklopfen, Hitze- und Kälteempfindungen, Berührungen oder Körperhaltungen usw. Auch diese inneren Trigger können wir durcharbeiten, und zwar mit dem normalen EMDR-Ablaufschema.

Die Zukunft: zwei Möglichkeiten

In der englischsprachigen Literatur ist von „Future Template“ die Rede. Mit „Future Template“ wurde zuerst die Arbeit an einer *gewünschten Zukunftsvorstellung* bezeichnet, aber auch die Arbeit an Herausforderungen. Shapiro hatte die Zukunftsperspektive zunächst explizit überhaupt nicht niedergeschrieben, weder in der einen noch in der anderen Form. Luber aber holte dies in den „Scripted Protocols“ (2009 und 2014) bewusst nach und kommentiert dort: „... a step that she implies but did not officially mention in her books“ (2014, S. 171).

Zumindest in allen Formen der Akutprotokolle finden sich inzwischen „Future Templates“: „Image of coping effectively with / or goal in future“ (Luber 2014, S. 189).

Wenn die auslösenden Ereignisse in der Vergangenheit und die dadurch entstandenen Auslöser in der Gegenwart bearbeitet wurden, überprüfen wir mit der Klientin, ob sie jetzt wieder in der Lage ist, das zu tun, was durch das traumatische Erleben schwierig oder unmöglich geworden war. Je nach Situation setzen wir dann die Zukunftsprojektionen ein, die sinnvoll sind.

a) Zukunftsprojektion bei Katastrophengedanken bzw. für herausfordernde Situationen

Hier muss das normale EMDR-Ablaufschema etwas verändert werden, da wir nicht an bereits stattgefundenen Ereignissen arbeiten, sondern an Vorstellungen oder Fantasien, die die Zukunft betreffen.

Veränderungen in Phase 3: Statt uns das Ereignis erzählen zu lassen, fordern wir die Klientin auf, in die **Vorstellung** zu gehen, um die es bei der Bearbeitung gehen soll, z. B. wieder Auto zu fahren, dem Täter bei der Gerichtsverhandlung zu begegnen, wieder arbeiten zu gehen (nach einem Überfall am Arbeitsplatz) usw. Die Fantasien sollen möglichst konkret beschrieben werden.

Dann fragen wir, welcher Teil der Fantasie am schlimmsten ist **(Bild)**.

Der restliche Teil von Phase 3 läuft wie gewohnt ab: Wir fragen, wie die Klientin über sich denkt, wenn sie sich die schlimmste Fantasie vorstellt (negative Kognition – **NK**). Dann arbeiten wir heraus, wie sie gerne über sich denken möchte, wenn sie an den schlimmsten Aspekt der Fantasie denkt (positive Kognition – **PK**) und wie stimmig sich dieser Satz jetzt bereits auf der **VoC-Skala** anfühlt (1 = völlig falsch, 7 = völlig richtig), wenn die Klientin gleichzeitig an die schlimmste Fantasie denkt. Anschließend fragen wir, welche **Gefühle** jetzt aufkommen, wenn die Klientin an den schlimmsten Moment und die negative Kognition denkt, wie hoch die Belastung dann auf der **SUD-Skala** ist (0 = neutral, 10 = das Schlimmste, was man sich vorstellen kann) und wo im **Körper** sie das empfindet.

Veränderungen in Phase 4: Zu Beginn von Phase 4 fordern wir die Klientin auf, an die schlimmste Fantasie, den negativen Satz und das Körperempfinden zu denken **(Knoten)**. Der erste Kanal wird wie üblich durchgearbeitet. Das Ende des Kanals ist dann erreicht, wenn es bei einer neutralen oder positiven Antwort zweimal keine Veränderung gibt.

Wenn wir nun **zurück zum Knoten** gehen, können wir die Klientin **nicht** auffordern, zum Ausgangsereignis zurückzugehen, da wir ja kein Ereignis haben. Wir fordern sie auch **nicht** auf, zur schlimmsten Fantasie zurückzugehen, denn diese soll sich ja verändern und in eine realistischere Vorstellung verwandeln. **Stattdessen** fordern wir auf, nochmals in die **ursprüngliche Vorstellung zu gehen**, z. B.: „Ich fahre Auto und nähere mich wieder der Kreuzung." Dann fragen wir, welche **Fantasie** jetzt hochkommt. Diese wird wieder stimuliert und wir prüfen mit bilateraler Stimulation, ob sich ein neuer Kanal öffnet.

Diesen Vorgang **(Zurückgehen zum Knoten)** wiederholen wir, bis eine Fantasie entsteht, die sich unter zweimaliger Stimulation nicht mehr verändert. Erst dann fragen wir, wie hoch jetzt die Belastung ist **(SUD)**. Eine Besonderheit bei der Zukunftsprojektion für Katastrophengedanken bzw. herausfordernde Situationen ist, dass der SUD meistens nicht auf null zurückgeht. Dies ist verständlich, denn es steht ja noch etwas an, das schwierig oder sogar gefährlich sein kann.

Ob die **Restbelastung** angemessen oder doch noch zu hoch ist, entscheiden wir wieder nicht kognitiv (Finden wir diese Belastung passend?), sondern wir überprüfen dies erneut mit Stimulation. Wir fragen: „Was macht es aus, dass es noch eine vier ist?“ Die Antwort wird wieder stimuliert. Kommt es wieder zu einer Veränderung, dann folgen wir dieser und ein neuer Kanal ist entstanden. Das heißt dann auch, dass wir wieder zurück zum Knoten gehen und prüfen, wie die Fantasie jetzt aussieht. Dann stimulieren wir die Antwort und erfragen erst den SUD, wenn die Antwort unter zweimaliger Stimulation unverändert geblieben ist.

Erst wenn die Restbelastung unter schneller bilateraler Stimulation gleich geblieben ist, können wir davon ausgehen, dass es sich um eine angemessene, realistische Belastung handelt. Normalerweise liegt der SUD-Wert zwischen 0 bis maximal 3.

In der **Phase 5, der Verankerung,** wird nun die positive Kognition überprüft. Die jetzt stimmige Selbstbeschreibung (PK) wird mit der am Ende entstanden Vorstellung verbunden und zusammen mit dem positiven Körperempfinden mit langsamen bilateralen Stimulationen verankert. Dies wird so lange wiederholt, bis der VoC nicht mehr ansteigt. Wenn der VoC-Wert unter 7 liegt, fragen wir wieder, was es ausmacht, dass es z. B. eine 6 ist. Diese Antwort wird wieder stimuliert. Erst wenn eine Antwort sich unter BLS nicht mehr verändert, gehen wir davon aus, dass dies eine realistische Einschätzung der Situation ist.

In **Phase 6, dem Körpertest,** wird wieder auf die zuletzt entstandene Fantasie zusammen mit der PK fokussiert und geprüft, wie der Körper reagiert. Wir streben an, dass der Körper entspannt bleibt. Sollten noch Missempfindungen auftreten, wird schnell stimuliert, bis diese sich wieder auflösen. Gute Empfindungen können zusammen mit der PK mit langsamer Stimulation verstärkt werden, bis keine Steigerung mehr eintritt.

In **Phase 7, dem Abschluss,** haben wir die Besonderheit, dass wir nicht nur auf die Möglichkeit des Nachprozessierens hinweisen, sondern auch besprechen, dass der Klient sich mit der bearbeiteten Vorstellung konfrontieren soll, also z. B. den bisher vermiedenen Ort aufsuchen, Auto fahren usw. (Hausaufgabe). Letztlich überprüfen wir das Ergebnis an der Realität. Es geht ja nicht darum, schöne Fantasien zu haben, sondern um die Umsetzung von angestrebten Vorstellungen.

In **Phase 8 der Überprüfung,** wird deswegen auch nicht nur allgemein gefragt, was in der Zwischenzeit geschehen ist (Gedanken, Träume, neue Erinnerungen, Alltag), sondern ob die vereinbarte Handlung durchgeführt werden konnte.

Positives Beispiel

Ein Klient berichtete in der folgenden Stunde, dass er im Straßenverkehr einen „Beinah-Unfall“ erlebt habe, bei dem er aber rechtzeitig bremsen konnte. Er erzählte, dass er diesmal keinen Tunnelblick hatte, sondern wahrnehmen konnte, wie betroffen andere Verkehrsteilnehmer auf den Vorfall reagierten. Er sei zwar erschrocken gewesen, habe sich aber schnell wieder beruhigen können und sei weiter fahrtauglich gewesen.

Beispiel für ungenügende Bearbeitung

Mit einer Klientin mit Spritzenphobie hatte ich eine Zukunftsprojektion mit EMDR durchgeführt, und zwar über die Vorstellung, dass sie sich von ihrem Hausarzt Blut abnehmen lässt. Die EMDR-Sitzung war gut verlaufen, mit nur geringer Restbelastung am Ende. Wir hatten vereinbart, dass sie einen Termin zur Blutentnahme mit dem Hausarzt vereinbaren sollte. In der nächsten Stunde berichtete sie dann, dass sie bereits auf dem Heimweg eine Panikattacke hatte. Dies machte deutlich, dass sie mit der Aufgabe noch völlig überfordert war. Sie hatte die Hausaufgabe deshalb auch nicht durchgeführt.

Konsequenz: Den Vorgang des Blutabnehmens gliederte ich mit ihr in **Teilschritte. Jeder Schritt wurde mit der Zukunftsprojektion bearbeitet** und dann real erprobt. Der erste Schritt bestand darin, zuzuschauen, wie jemandem Blut abgenommen wird (Freundin). Der nächste Schritt war, zum Arzt zu gehen, den Arm stauen zu lassen, zu sagen, sie wolle nicht, und wieder zu gehen. Dieses Vorgehen praktizierte sie mit ihrem Arzt nach der Durcharbeitung mehrfach, bis sie sicher war, dass sie als Erwachsene gehört und ernst genommen wurde. Im nächsten Schritt ließ sie sich im Beisein einer Vertrauensperson Blut abnehmen und danach in einem weiteren Schritt alleine. Auch dies wiederholte die Klientin mehrfach, um sicher sein zu können, dass ihre Ängste sich aufgelöst hatten. Damit konnten wir die Behandlung erfolgreich beenden.

Hinweis: Lassen sich Ängste nicht auflösen, dann sollten wir mit dem Klienten überprüfen, ob es nicht tatsächlich reale Belastungen gibt, auf welche die Reaktion des Klienten auch angemessen ist. So werden sich z. B. Gefühle von Bedrohung nicht auflösen, wenn es tatsächlich Bedrohungen gibt (Rache, organisiertes Verbrechen usw.). Und bei schlechter Vorbereitung vor einer Prüfung kann man mit EMDR die Ängste auch nicht auflösen.

b) Die positive Form der Zukunftsprojektion

Wenn nach der Bearbeitung von Belastungen in der Vergangenheit und Gegenwart keine Hemmnisse mehr bestehen, können wir eine positive Vorstellung zunächst entwickeln und anschließend verankern.

Positiver Zukunftsfilm: Wir fordern den Klienten auf, sich vorzustellen, wie er in der Zukunft effektiv mit dem Problem umgehen wird. Dies soll Schritt für Schritt erfolgen, mit einem Anfang, einer Mitte und einem Ende. Es wird geprüft, ob dazu die positive Kognition aus den früheren Bearbeitungen passt (z. B. „Ich schaffe das") oder ob eine neue formuliert werden muss. Wir besprechen mit dem Klienten, welche Gefühle das Geschehen begleiten sollen, wie z. B. Ruhe, Stärke, Klarheit, Kompetenz u. Ä.

Dann fordern wir den Klienten auf, sich vorzustellen (möglich mit geschlossenen Augen), wie er mit allen Herausforderungen umgehen wird, denen er begegnet könnte. Dabei soll er wahrnehmen, wie der Körper auf diese Imagination reagiert.

Wenn Missempfindungen auftauchen oder die Vorstellung nicht weitergeführt werden kann (Blockade), soll uns der Klient darüber informieren. Diese Wahrnehmungen bearbeiten wir wieder mit schnellen bilateralen Stimulationen, bis sich die Belastung aufgelöst hat.

Danach lassen wir den Klienten den Film noch einmal imaginieren. Wenn der Durchlauf ohne Belastung möglich ist, wird dieser noch einmal durchgeführt, zusammen mit der PK und **langsamer** bilateraler Stimulation.

4.3 Schlussfolgerung

Ohne den Blick in die Zukunft ist die EMD-Behandlung nicht vollständig. In der Zukunftsprojektion werden Vorstellungen entwickelt, wie man in Zukunft mit einer herausfordernden Situation umgehen kann, und dabei wird geprüft, ob dies belastungsfrei möglich ist. Dies scheint auch eine **protektive Wirkung** vor erneuter Traumatisierung zu haben (siehe Kapitel 11, EMDR-Protokolle nach kurz zurückliegenden Traumatisierungen). Die Zukunftsprojektion verstärkt also die Resilienz. Dies scheint aber nur für Situationen zu gelten, die das gleiche Muster aufweisen wie das frühere Erlebnis und in denen das komplette Standardprotokoll angewendet wurde (Rost et al. 2009).

Einsatz der Zukunftsprojektion als eigenständiges Protokoll

Wir können beide Versionen der Zukunftsprojektion auch als eigenständiges Protokoll einsetzen, wenn der Klient ausreichend stabil ist und in naher Zukunft eine belastende Situation ansteht, wie z. B. die Entlassung aus einer stationären Behandlung mit Wiedereinstieg in die Arbeit, eine Gerichtsverhandlung, eine Prüfung (ohne Vorgeschichte von Scheitern in früheren Prüfungen), ein Vortrag, ein schwieriges Gespräch usw.

Die Zukunftsprojektion ist nicht nur bei Traumafolgestörungen einsetzbar, sondern auch mit neurotischen Klienten. Wenn wir allerdings noch nicht an Erlebnissen aus der Vergangenheit gearbeitet haben, die vielleicht mit dem Thema verbunden sind, müssen wir darauf gefasst sein, dass während des Prozessierens frühere Erinnerungen auftauchen. Der Klient sollte deshalb vorher über diese Möglichkeit aufgeklärt werden. Auch in diesem Fall ist EMDR nur einsetzbar, wenn dafür prinzipiell eine Bereitschaft besteht.

Literatur

Hofmann, A. (1999, 2014): *EMDR – Praxishandbuch zur Behandlung traumatisierter Menschen.* Stuttgart: Thieme.

Kvale, G.; Berggren, U. & Milgrom. P. (2004): Dental Fear in Adults: a Meta-analysis of Behavioral Interventions. *Community Dentistry and Oral Epidemiology,* Vol. 32 (4), S. 250–265.

Luber, M. (Hrsg.) (2009, 2014): *Eye Movement Desensitization and Reprocessing (EMDR) Scripted Protocols: Basics and Special Situations.* New York: Springer.

Rost, C.; Hofmann, A. & Wheeler C. (2009): EMDR Treatment of Workplace Trauma: a Case Study. *Journal of EMDR Practice and Research,* Vol. 3 (2), S. 80–90.

Shapiro, F. (1995, 2001): Eye Movement Desensitization and Reprocessing – Basic Principles, Protocols and Procedures. New York: Guilford Press. *Deutsche Übersetzung: EMDR – Grundlagen und Praxis. Handbuch zur Behandlung traumatisierter Menschen* (1998, 2012). Paderborn: Junfermann.

5. Das umgedrehte Standardprotokoll

Christine Rost

5.1 Warum in umgekehrter Reihenfolge arbeiten?

Das umgedrehte Standardprotokoll wurde von Arne Hofmann in der Arbeit mit komplex traumatisierten Menschen entwickelt. Die Reihenfolge der Bearbeitung wird umgedreht: Wir beginnen in der Zukunft, gehen zur Gegenwart über und wenden uns erst dann den Ereignissen der Vergangenheit zu.

Das Protokoll ist aus der Erfahrung heraus entstanden, dass Menschen mit sequenziellen Traumatisierungen häufig im Alltag sehr instabil sind. Das zeigt sich auch in der Therapie, denn es ist anfangs kein stringentes Arbeiten an den Auslösern der psychischen Erkrankung möglich. Immer wieder stehen Krisen im Vordergrund und die Affekttoleranz ist meist deutlich vermindert.

Zu Beginn der Therapie stehen deshalb der Aufbau einer tragfähigen therapeutischen Beziehung an und eine längere Stabilisierungsphase. In dieser werden Techniken zur Selbstberuhigung, zur Distanzierung von Intrusionen, zur Regulation von Affekten und für eine verbesserte Selbstfürsorge vermittelt sowie Ressourcen aktiviert und entwickelt. Diese Vorarbeit ist ausgesprochen wichtig, denn belastende Erfahrungen aus der Vergangenheit lassen sich nur verarbeiten, wenn die Gegenwart stabil ist.

Lassen sich imaginative Stabilisierungsübungen erfolgreich anwenden, kann im nächsten Schritt auch EMDR für die Aktivierung von Ressourcen eingesetzt werden (siehe Kapitel 8, Stabilisierung in Phase 2; und Rost 2008, 2014).

5.2 Vier Tests

Hofmann (1991, 2014) hat vier Tests formuliert, die einzuschätzen helfen, wann wir von der reinen Stabilisierung in Richtung Konfrontation gehen können:

1. **Alltagstest:** Wie gut kann die Klientin inzwischen mit normalen alltäglichen Belastungen umgehen?
2. **Sicherer-Ort-Test:** Wie gut kann sich die Klientin inzwischen selbst beruhigen, wenn es zu normalen Belastungen kommt? Hier können ganz verschiedene Techniken (Imagination, aktives Handeln, Entspannungsübungen etc.) eingesetzt werden.

3. **Stimulationstest:** Ist es möglich, Ressourcen mit bilateraler Stimulation zu verstärken?
4. **Anamnesetest:** Kann die Klientin inzwischen über eine belastende Situation reden, ohne in Über- oder Untererregung zu rutschen?

Diese Tests sind klinische Beobachtungen, die uns helfen, die psychische Belastbarkeit einzuschätzen. Die darin feststellbaren Entwicklungen beeinflussen sich gegenseitig. So wird z. B. der Alltag stabiler, wenn die Fähigkeit zur Selbstberuhigung zunimmt und mehr Ressourcen vorhanden sind.

Wie diese Tests die Behandlungsplanung beeinflussen können, zeigt die folgende Abbildung:

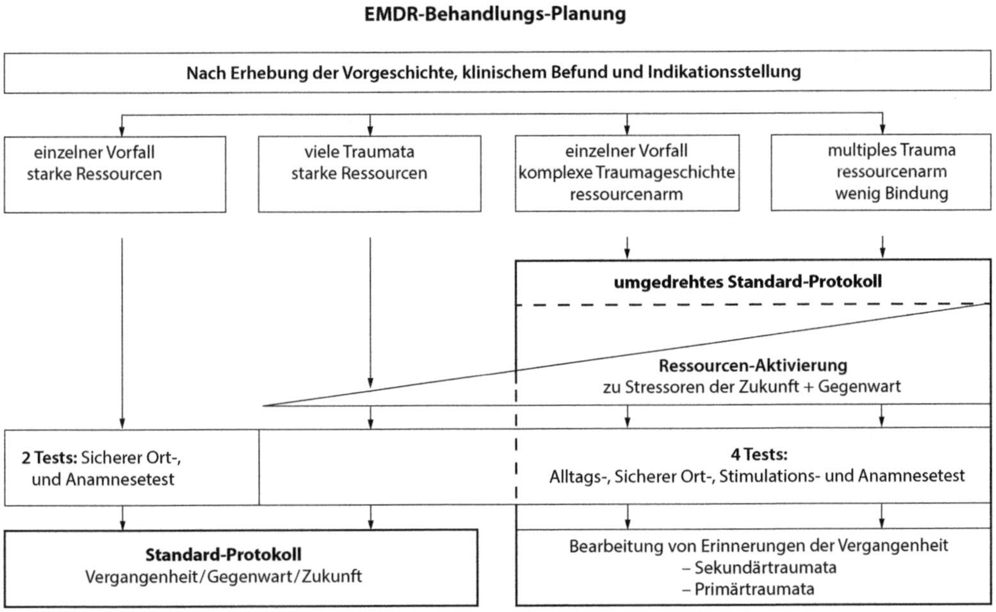

EMDR-Behandlungs-Planung

Nach Erhebung der Vorgeschichte, klinischem Befund und Indikationsstellung

einzelner Vorfall
starke Ressourcen

viele Traumata
starke Ressourcen

einzelner Vorfall
komplexe Traumageschichte
ressourcenarm

multiples Trauma
ressourcenarm
wenig Bindung

umgedrehtes Standard-Protokoll

Ressourcen-Aktivierung
zu Stressoren der Zukunft + Gegenwart

2 Tests: Sicherer Ort-, und Anamnesetest

4 Tests:
Alltags-, Sicherer Ort-, Stimulations- und Anamnesetest

Standard-Protokoll
Vergangenheit/Gegenwart/Zukunft

Bearbeitung von Erinnerungen der Vergangenheit
– Sekundärtraumata
– Primärtraumata

Abbildung 5.1: EMDR-Behandlungsplanung (Hofmann 1999, 2014)

5.3 Beginn: Arbeit an zukünftigen Belastungen

Konnte eine ausreichende Affekttoleranz in der Stabilisierungsphase entwickelt werden, suchen wir im nächsten Schritt nach kurz bevorstehenden Belastungen, die den Alltag destabilisieren. Wir beginnen also mit der konfrontativen Arbeit mit kurz bevorstehenden Situationen – in der **nahen Zukunft**. Dafür kann als Erstes die **Absorptionstechnik** eingesetzt werden (Kapitel 7, Bewährte Techniken im EMDR). Hier werden drei Fähigkeiten mit einer Belastung verbunden. Danach oder auch gleich kann die **Zukunftsprojektion für Herausforderungen** (Kapitel 4, Die drei Stränge im EMDR-Standardprotokoll) eingesetzt werden. Sollten Affektbrücken in die Vergangenheit auftauchen, werden sie unterbrochen.

Sowohl mit der Absorptionstechnik als mit der Zukunftsprojektion erwarten wir zwar eine deutliche Reduktion der Belastung (SUD), jedoch nicht, dass sie gleich auf 0 sinkt. Der Erfolg lässt sich aber recht schnell feststellen, da das Ereignis – eine herausfordernde berufliche oder private Situation – ja kurz bevorsteht. Wenn die Arbeit erfolgreich war, wird der Alltag dadurch etwas entlastet.

5.4 Arbeit an Triggern in der Gegenwart

Der nächste Schritt betrifft häufig wiederkehrende Trigger in der **Gegenwart**. Hier kann entweder direkt das **normale EMDR-Ablaufschema** eingesetzt oder auch erst mit CIPOS eine Teilentlastung durchgeführt werden, wenn der SUD sehr hoch oder die Affekttoleranz niedrig ist (z. B. heftige emotionale Reaktionen auf Zuspätkommen oder weinende Kinder etc.). Wenn die auslösenden Ereignisse in der Vergangenheit bekannt sind, ist es sinnvoll, vor der Bearbeitung eine Distanzierungsübung durchzuführen (Tresorübung). Während der EMDR-Arbeit auftauchende Affektbrücken in die Vergangenheit werden unterbrochen. Auch dieser Schritt in der Behandlung soll zu mehr Alltagsstabilität und zur Förderung von Kompetenz führen.

5.5 Arbeit an Traumata aus der Vergangenheit

Sind die inneren und äußeren Bedingungen gegeben, um zur Bearbeitung von traumatischen Erlebnissen aus der Vergangenheit überzugehen, gehen wir nicht gleich in die Kindheit zurück, sondern bearbeiten **erst Ereignisse aus der Erwachsenenzeit (sekundäre Traumata)**. Dies hat den Sinn, den Erwachsenen in seiner Kompetenz zu stärken, Zuversicht zu entwickeln, sodass Belastungen verarbeitet und integriert werden können. Die Klienten können so die positive Erfahrung machen, dass Gefühle von früher heute aushaltbar sind und sich konstruktiv verändern können. Damit wächst der Mut, an immer frühere und schwierigere Ereignisse heranzugehen.

Gelingt dies, können auch **Traumata aus der Kindheit (primäre Traumata)** bearbeitet werden. Aber auch hier arbeiten wir uns vorsichtig heran und beginnen z. B. erst mit Situationen, in denen körperliche Gewalt herrschte, fokussieren als Nächstes auf sexuelle Gewalterfahrungen und gehen erst am Schluss zu Szenen schwerer Vernachlässigung über. Auch bei der Arbeit an Traumata aus der Vergangenheit können wir ein gestuftes Herangehen einsetzen, um die Arbeit möglichst schonend zu gestalten. Wir können dazu Rettungsgeschichten für das Kind, CIPOS, Stabilisierung in der Phase 3 oder die Vier-Felder-Technik einsetzen. Ziel ist immer, dass die bifokale Aufmerksamkeit erhalten bleibt, d. h., die Gegenwartsorientierung bleibt auch in der Traumakonfrontation erhalten und es kommt nicht zu einem ungeschützten Wiedererleben. Nur so kann die Konfrontation als heilsam erlebt werden.

Das umgedrehte Standardprotokoll wird in unsere Behandlungsplanung integriert. Am Ende einer Traumatherapie steht nicht die Traumakonfrontation, sondern die Integrationsphase, in der Trauer über das Schlimme, was geschehen ist, eine Rolle spielen kann. Es kann aber auch gewürdigt werden, was trotzdem möglich war und was nach der Therapie-Arbeit in der Zukunft möglich sein wird.

Literatur

Hofmann, A. (1999, 2014): *EMDR – Praxishandbuch zur Behandlung traumatisierter Menschen.* Stuttgart: Thieme.

Rost, C. (2008, 2014): *Ressourcenarbeit mit EMDR: Vom Überleben zum Leben. Bewährte Techniken im Überblick.* Paderborn: Junfermann.

6. Behandlungsplanung zwischen Struktur und Kreativität

Raimund Dörr und Hanne Hummel

„Kann man mit diesem Patienten schon EMDR machen?"
„Im Rahmen einer längeren [...] Therapie bearbeiteten wir einige Traumata mit der EMDR-Technik."
„Heute machen wir EMDR ..."
(häufig gehörte Aussagen von Therapeutinnen und Therapeuten)

6.1 Einführung

EMDR ist weltweit zur Behandlung von PTBS (WHO 2013) anerkannt. Während die Methode in Deutschland oft im Rahmen der sogenannten Richtlinientherapien eingesetzt wird, können wir in der Schweiz eine Therapie auch vollständig nach der EMDR-Methode konzipieren und durchführen, wenn eine entsprechende Indikation besteht.

Nachdem EMDR in seinen ersten Anfängen als Technik zur Behandlung von PTBS verstanden wurde, hat es sich in den letzten Jahren zu einer Psychotherapiemethode entwickelt, die in der Behandlung vieler psychischer Störungen effektiv und effizient eingesetzt werden kann (Lamprecht 2006.; Hofmann 2014). EMDR umfasst mittlerweile verschiedene Protokolle (Beschreibungen von generellen Vorgehensweisen) und im Rahmen der Protokolle verschiedene Techniken (Beschreibungen spezieller Verfahrensabläufe).

Eine Therapie mit der EMDR-Methode umfasst verschiedene Aspekte. Wie bei jeder Psychotherapie ist die Qualität der therapeutischen Beziehung für den Therapieerfolg bedeutsam. Und wie bei jeder Arbeit mit belastenden Erlebnissen ist eine ausreichende körperliche, soziale und psychische Stabilität des Patienten eine wichtige Voraussetzung für die Arbeit (Sack 2010; Hofmann 1999).

Bei einer Psychotherapie mit EMDR ist das strukturierte Vorgeben eine wichtige Voraussetzung für den therapeutischen Erfolg (Maxfield & Hyer 2002). Dieses strukturierte Vorgehen und die Einhaltung der Ablaufschritte bei der Reprozessierung belastender Erinnerungen scheinen uns eine größere Bedeutung für den Erfolg zu haben als die „Technik“ oder die Vorgehensweise in anderen Therapien. Unstrukturiertes oder nicht ausreichend strukturiertes Vorgehen verhindert, dass die Patientinnen und Patienten ihre belastenden Lebenserfahrungen erfolgreich reprozessieren und damit nachhaltig verarbeiten können. Zudem erhöht es die Gefahr von Retraumatisierungen.

Nun stellt sich die Frage, ob klare Strukturvorgaben nicht gerade das Gegenteil von Kreativität bedeuten, ob diese Kreativität nicht vielmehr geradezu ausschließen. Wir sind überzeugt, dass dies nicht so ist: Innerhalb der sinnvollen Strukturvorgaben erleben wir in EMDR-Therapien einen großen Raum für Kreativität. Das trifft für die Patientenseite zu: Auf vielfältige Weise prozessieren sie anders, als wir es vorher erwarteten. Sie stellen Verknüpfungen zwischen Erinnerungen her, die uns in einer gesprächsorientierten, dialogischen Therapie nie in den Sinn gekommen wären. Das gilt aber auch für die Therapeutenseite: Wo wir auch neue und vielleicht ungewohnte Wege gehen, wenn es das Reprozessieren begünstigt oder unterstützt. Darauf werden wir noch zurückkommen.

6.1.1 EMDR-Behandlungen umfassen mehr als das Reprozessieren von Erinnerungen

Psychotherapien nach der EMDR-Methode bestehen nicht nur aus Reprozessierungssitzungen, also Sitzungen mit der Anwendung bilateraler Stimulation zur Bearbeitung einer belastenden Erinnerung. Weil diese Sitzungen nur einen Teil der Therapie mit der EMDR-Methode ausmachen, sprechen wir auch nicht davon, „EMDR durchzuführen“, wenn wir die Reprozessierungssitzungen meinen.

Eine Therapie nach der EMDR-Methode beginnt in der ersten Stunde, nachdem die Entscheidung für den Einsatz von EMDR getroffen wurde, oft also bereits in der ersten Therapiestunde. Zu den Reprozessierungssitzungen bzw. zu Sitzungen, in denen ein Teil der Behandlungszeit für das Reprozessieren von belastenden Erinnerungen aufgewendet wird, kommen wir erst im weiteren Verlauf der Therapie.

Nach der EMDR-Methode zu arbeiten bedeutet also auch, die Behandlung nach dem AIP-Modell (Shapiro 2013; Hofmann 2014) zu konzipieren, dem der EMDR-Methode zugrunde liegenden Modell. Nach diesem Modell gelten nicht adäquat verarbeitete Erinnerungen an belastende Lebensereignisse als Ursache für psychische Belastungen und die Symptomatik, die ein Patient entwickelt hat. Diese Konzeption der Behandlung, die Behandlungsplanung, ist ein Schlüssel zum Erfolg beim Einsatz von EMDR. Es ist zunächst notwendig, die nicht adäquat verarbeiteten Erinnerungen zu finden und zu evaluieren und schließlich ein Konzept zu entwickeln, in welcher Reihenfolge sie bearbeitet werden können und sollen. Hierbei bedarf es einer umsichtigen Planung des Vorgehens – so schonend und so effizient wie möglich. Denn: Eine gute Vorbereitung erleichtert und beschleunigt den Verlauf der späteren Reprozessierungssitzungen.

6.1.2 Jede EMDR-Behandlung, jede Psychotherapie ist einzigartig

Jeder Mensch, der zu einer Psychotherapie kommt – auch zu einer Psychotherapie mit der EMDR-Methode –, hat eine einzigartige Lebensgeschichte. Er hat in seinem Leben hoffentlich Schönes erlebt und verfügt über einige oder viele Ressourcen. Er hat aber ebenso belastende Lebensereignisse in seiner Biografie meistern müssen, und wahrscheinlich auch Traumata erlebt. Einige dieser belastenden Lebensereignisse konnte er selbst verarbeiten, wie vielleicht sogar einige Traumatisierungen. Er kann sie inzwischen als Teil seiner Lebensgeschichte verstehen, er konnte aus ihnen lernen und er kann sich differenziert, aber ohne emotionale Belastung, an diese Erfahrungen und ihre Bedeutung erinnern. In der Gegenwart belasten sie ihn nicht mehr sonderlich, sie sind zur biografischen Erinnerung geworden.

Andere Erlebnisse und Erfahrungen konnte er nicht verarbeiten. Sie konnten nicht adäquat verarbeitet werden und sind anders, nämlich inadäquat und damit dysfunktional gespeichert. Schon die Erinnerung daran verursacht im Hier und Jetzt deutlich spürbare emotionale oder körperliche Belastungen und wird möglicherweise deshalb vermieden. Manche Erinnerungen an belastende Erfahrungen sind zudem dem Alltagsbewusstsein nicht direkt zugänglich. Auf den ersten Blick sehen wir dann nur die Symptomatik, die sehr beeindruckend, belastend, bedrohlich, beängstigend und verwirrend sein kann.

Möglicherweise hat ein Mensch sehr viele belastende Lebensereignisse und viele Traumata erleben müssen, vielleicht aber auch nur ein einziges. Vielleicht erlebte er viel emotionale Unterstützung in seiner Kindheit und seinem Leben, vielleicht litt er aber auch während seines gesamten Lebens unter Vernachlässigung oder Gewaltübergriffen durch andere.

Nun kommen Menschen nicht wegen Erinnerungen zu uns in die Praxen oder Kliniken, sondern weil sie unter bestimmten Belastungen leiden und bestimmte Symptome zeigen. Wir diagnostizieren dann zum Beispiel eine Depression, eine Angststörung, Suchtverhalten, eine PTBS, eine komplexe PTBS, eine dissoziative Störung, eine Schmerzstörung oder anderes, was in den Diagnosemanualen aufgeführt ist. Diese Diagnosen geben uns hilfreiche Hinweise für die Behandlung.

Die Symptome, die der Patient schildert, lassen sich jedoch plötzlich verstehen, wenn wir die den belastenden Erinnerungen zugrunde liegenden Erlebnisse und Erfahrungen kennen und verstanden haben. Wenn wir die Lebensgeschichte des Patienten erfassen und die belastenden Erinnerungen gemeinsam mit ihm mit EMDR bearbeiten können; wenn es ihm gelingt, sie – mit unserer Hilfe – zu reprozessieren, werden diese Erinnerungen sich verändern. Sie werden in der Gegenwart nicht mehr belastend sein, und die Symptome, unter denen der Patient leidet, werden sich auflösen. Damit wird auch die diagnostizierte „Störung“ verschwinden.

Wie gelangen wir nun aber zu den diesen Störungen zugrunde liegenden Erinnerungen und wie können wir den Patientinnen und Patienten möglichst schonend helfen, diese zu reprozessieren? Dafür müssen wir deren einzigartige Geschichte kennenlernen und verstehen. Und um das Reprozessieren optimal vorzubereiten und zu unterstützen, haben wir eine allgemeine Struktur des Vorgehens.

6.1.3 Metaphern

Zur Beschreibung der Prozesse, die wir initiieren wollen, benutzen wir (neurobiologisch orientierte) Metaphern. Wir gehen davon aus, dass Erinnerungen in „Netzwerken“ gespeichert sind und dass diese „Erinnerungsnetzwerke“ assoziativ verknüpft sind. Genau wie wir dann Netzwerke von belastenden Erinnerungen beschreiben können, können wir auch „Ressourcennetzwerke“ postulieren, in denen Erinnerungen an positive Erlebnisse und an Fähigkeiten und Kompetenzen gespeichert sind.

Zur Vorbereitung von Verarbeitungssitzungen (Reprozessierungssitzungen) brauchen wir einen guten Überblick über die Netzwerke, in denen belastende, also dysfunktional gespeicherte, inadäquat verarbeitete Erinnerungen enthalten sind, sowie über diese Ressourcennetzwerke. Es kann verschiedenartige assoziative Verbindungen zwischen Erinnerungen innerhalb eines Netzwerks geben, aber auch zu Erinnerungen in andern Netzwerken.

Die Ressourcennetzwerke zu kennen ist wichtig, um mit Belastungen während des Reprozessierens umgehen zu können, wenn die Netzwerke mit den belastenden Erinnerungen aktiviert sind. Je mehr Verbindungen zwischen Ressourcennetzwerken und Netzwerken mit belastenden dysfunktional gespeicherten Erinnerungen bestehen, umso leichter und schonender lassen sich die belastenden Erinnerungen prozessieren.

Wenn es wenige solche Verbindungen gibt, ist eine unserer ersten Aufgaben in der Therapie, diese zu entwickeln. Das nennen wir Stabilisierung, und wir können dazu unter anderem EMDR-Ressourcentechniken, wie die Absorptionstechnik (Hofmann 2014a) oder CIPOS (Rost 2014a), benutzen.

6.1.4 Behandlungsplanung zwischen Struktur und Kreativität

Die grundlegende Vorgehensweise in der Behandlungsplanung, also der Planung von Therapien mit EMDR, besteht aus einzelnen, aufeinander bezogenen Vorgehensschritten. Diese geben eine Struktur vor, sowohl für Behandlungen mit EMDR im Rahmen der deutschen Richtlinienverfahren als auch für eigenständige EMDR-Behandlungen.

Wir schätzen das strukturierte Vorgehen im EMDR sehr. Es ist zu bedenken, dass die EMDR-Protokolle und auch die Techniken, wie beispielsweise die Schritte des Ablaufschemas, mit dem wir die Bearbeitung einer belastenden Erinnerung strukturieren, aber auch andere Routinen und Techniken des EMDR nach ihrer Entwicklung weiter optimiert wurden und weiterhin werden .

Diese Vorgehensweisen sind also erprobt, sie einzuhalten ist sinnvoll. Dennoch kann auf dieser Grundlage Kreativität hilfreich sein - wie sollte sonst auch Weiterentwicklung möglich sein?

Ziel in der EMDR-Therapie ist, dass die psychische Störung aufgelöst wird und der Patient symptomfrei wird. Das bedeutet, den Patienten bei der Verarbeitung belastender Erinnerungen, die für die Symptome ursächlich sind – also beim Reprozessieren dieser Erinnerungen – optimal zu unterstützen. Das heißt letzten Endes, dabei hilfreich zu sein, das Reprozessieren in Gang zu setzen und aufrechtzuerhalten, es nicht zu behindern oder zu stören, aber bei Störungen – wie bei Blockaden oder wenn das Reprozessieren sich im Kreis zu drehen scheint – unterstützend einzugreifen. Sinnvoll ist, sich strukturiert an die Protokolle und das Ablaufschema zu halten, aber kreativ unterstützend klinisch sinnvolle Abweichungen zu machen, wenn diese dem Patienten helfen, weniger oder kürzer zu leiden.

In Abschnitt 6.3 zeigen wir einige Vorgehensweisen, die wir in unserer Praxis (und in Schilderungen unserer Supervisand/inn/en) immer wieder erleben. Wir zeigen dabei auf, inwieweit und wann (nach klinischer Entscheidung) Abweichungen sinnvoll sein können.[1]

---

1 Die hier vorgestellten Vorgehensweisen ersetzen keine fachkompetente Supervision für den Einzelfall.

6.2 Allgemeine Vorgehensschritte in der Behandlungsplanung

Wir können grundsätzlich zwei Arten von Behandlungsplanung unterscheiden: jene zu Beginn der Behandlung und die begleitende weitere Behandlungsplanung während der Therapie selbst. Letztere wird notwendig, wenn neue Erinnerungen auftauchen oder neue Zusammenhänge deutlich werden und ein besseres Verständnis der Belastungen erlauben. Auch wenn es zu unerwarteten Verläufen kommt oder wenn behandlungsextern auftretende Probleme die Behandlung erschweren, muss dem in der weiteren Planung Rechnung getragen werden.

6.2.1 *Erster Kontakt, erste Kontakte*

Bei einem Patienten mit einer klassischen Posttraumatischen Belastungsstörung mag eine erste Sitzung ausreichen, um die Therapie-Modalitäten zu besprechen, um Absprachen zu den Therapiezielen zu treffen und gegebenenfalls um bereits erste Psychoedukation zur Vorgehensweise zu geben, die basale Stabilität zu überprüfen und das EMDR-Modell zu erklären. Bei Patienten mit komplexeren Belastungsbildern oder anderen Störungen wird dies mehrere Sitzungen umfassen. Auch die Entwicklung einer tragfähigen therapeutischen Beziehung braucht in diesen Fällen selbstverständlich länger.

6.2.2 *Anamnese und erste Diagnostik/Belastungen und Ressourcen*

Wir führen die Anamnese so schonend wie möglich durch und benutzen Tests und Screening-Instrumente, um zusätzliche Informationen zu erhalten.

Bereits hier – wie auch in der gesamten Behandlungsplanung – arbeiten wir zweigleisig. Einerseits müssen wir die symptomverursachenden Erinnerungen und Gedächtnissysteme (Traumagedächtnis, Gedächtnis belastender Lebensereignisse wie Bindungstraumata, Schmerz- und Suchtgedächtnis) erfassen, andererseits gleichzeitig die jeweiligen Ressourcen des Patienten.

Auch wenn Patientinnen und Patienten wegen einer einzigen traumatischen Erfahrung, beispielsweise wegen eines Verkehrsunfalls, kommen, ist eine umfassende Trauma- und Belastungsanamnese unbedingt notwendig. Selbst wenn der Zusammenhang zwischen einem Ereignis und der Symptomatik sehr klar zu sein scheint, wissen wir nicht, ob der Betroffene noch unter weiteren Traumatisierungen oder belastenden Erinnerungen leidet, welche die Symptomatik mitverursachen oder verstärken. Das Reprozessieren der scheinbar „einfachen“ PTBS könnte sich erheblich verkomplizieren. Während der Reprozessierung könnten beispielsweise über Affektbrücken amnestische Barrieren durchbrochen werden und plötzlich – für uns und die Patientin unerwartet – belastende Erinnerungen die Patientin überfluten und destabilisieren. Wenn wir wissen, dass so etwas möglich sein könnte, können wir die Patientin darauf vorbereiten und sind auch selbst vorbereitet.

Im Rahmen der Anamnese können wir feststellen, ob ein traumatisches Ereignis wirklich singulär ist oder ob es in eine Kette von ähnlichen Erfahrungen gehört.

Beispiel 1: Eine Patientin aus stabilen Lebensverhältnissen und mit einer unproblematischen Kindheit wird als Bankangestellte bei einem Raubüberfall mit einem Messer bedroht.

Beispiel 2: Eine Patientin mit einer Geschichte von körperlicher Gewalt in der Kindheit wird bei einem Überfall bedroht und niedergeschlagen.

Bei wirklich singulären Ereignissen werden die nächsten Schritte der Behandlungsplanung schneller absolviert und wir gelangen auch schneller zum Reprozessieren der belastenden Erinnerung.

Unsere Fragen in dieser Phase der Behandlungsplanung sind:

- Welche Symptome schildert die Patientin, worunter leidet sie?
- Welche belastenden Lebensereignisse oder Traumatisierungen schildert die Patientin?
- Gibt es negative Überzeugungssysteme?
- Gibt es einen direkt nachvollziehbaren Zusammenhang zwischen diesen Lebensereignissen und den Symptomen, Belastungen und negativen Überzeugungssystemen oder brauchen wir noch mehr Informationen?
- Sieht die Patientin selbst solche Zusammenhänge?
- Gibt es Symptome, die (noch) nicht aus der Lebensgeschichte verstehbar sind?
- Kann die Patientin von diesen belastenden Lebensereignissen oder Traumatisierungen berichten? Ist dies emotional sehr belastend oder sogar fast unmöglich?

In dieser Phase der Behandlungsplanung ist es ausreichend, wenn die Patientin uns in Stichworten angeben kann, was geschehen ist. Keinesfalls ist es sinnvoll, bereits hier nach Details der Ereignisse zu fragen, weil dies die Patientin / den Patienten auch nach der Stunde destabilisieren könnte.

Von Beginn an betonen wir die Kontrolle des Prozesses durch die Patientin. Sie entscheidet, was sie berichten will und kann und was (noch) nicht. Wir sagen das allerdings nicht nur, wir verhalten uns auch entsprechend. Auch in dieser Phase orientiert sich das Vorgehen am Konzept des „Window of Tolerance" (Ogden & Minton 2000). Sowohl Hyperarousal als auch Hypoarousal müssen vermieden werden, da die Patientin sonst möglicherweise retraumatisiert werden oder in einen Problemtrancezustand (Freezing/Numbing) geraten könnte. In beiden Zuständen ist eine Verarbeitung einer belastenden Erinnerung nicht möglich.

Besonders mit Patientinnen und Patienten, denen es schwerfällt, von den für sie zu stark belastenden Erinnerungen zu sprechen, können wir mit der Metapher der Traumalandkarte arbeiten. Wir benutzen die Metapher von einer Landschaft und „erstellen" gemeinsam eine Landkarte der Traumata. Dazu „fliegen" wir zunächst mit großer Distanz über das Gebiet der Belastungen oder schauen uns dieses von einem „Berg aus der Ferne" aus an. Wir erstellen eine erste Karte aus größerer Distanz, sehen Traumata oder belastende Ereignisse (als Orte), sehen Zusammenhänge, Verbindungen zwischen diesen (als Straßen und Wege), sehen Gebiete, die wir nicht kennen, und Gegenden, die uns gefährlich erscheinen; all das aber zunächst aus der sicheren Distanz. Im späteren Verlauf der Anamnese können wir den Maßstab vergrößern, wir sehen dann mehr Details, haben aber eben bereits einen Überblick, der Sicherheit geben kann (Dörr 2014).

Diese Arbeit kann imaginativ stattfinden, manchmal entsteht dabei auch ein „Gekritzel" aus Strichen und Kreisen, das vielleicht nur Patientin und Therapeutin verstehen. Das ist ausreichend. Patientinnen oder Therapeutinnen, die entsprechend begabt sind, können jedoch auch differenziertere Zeichnungen entwickeln und diese dann weiter modifizieren.

Bei traumatischen Erinnerungen können wir den Begriff „Traumalandkarte" benutzen und bei nicht traumatischen belastenden Erinnerungen von „Landkarte belastender Lebensereignisse" sprechen.

In dieser Phase der Behandlungsplanung nutzen wir außerdem Tests und Screening-Instrumente: Zur Diagnostik dissoziativer Phänomene beispielsweise verwenden wir den DES II, der in den Manualen des EMDR-Instituts abgedruckt ist (EMDR-Institut Deutschland 2014), den FDS (Freyberger et al. 1999) oder den SDQ 20 (Nijenhuis et al. 1996). Wir nutzen die Impact of Event Scale (IES) (EMDR-Institut Deutschland 2014), oder die Impact of Event Scale – revidierte Form (Maercker & Schützwohl 1998), um die Belastung durch ein bestimmtes Lebensereignis zu erfassen.

Wir überprüfen gegebenenfalls mit dem Interview zur komplexen Posttraumatischen Belastungsstörung IK-PTBS (Sack & Hofmann 2001) das Vorliegen einer komplexen Posttraumatischen Belastungsstörung und nach einer akuten Traumatisierung können wir mit dem Trauma Screening Fragebogen (TSF) (Hofmann et al. 2014) überprüfen, ob ohne entsprechende Behandlung die Ausbildung einer Posttraumatischen Belastungsstörung zu erwarten ist.

Sinnvoll ist auch die Verwendung von Symptomchecklisten wie SCL-90-R (Franke 2002) oder ähnlichen Instrumenten, um einen weiteren Überblick zu bekommen. Bei Verdacht auf bzw. beim Vorliegen bestimmter Störungen sind störungsspezifische Tests sinnvoll, um genauere Informationen zu erhalten, beispielsweise BDI (Hautzinger et al. 1995) bei Depressionen, STAI (Laux et al. 1981) bei Angststörungen.

Durch diese Tests und Screening-Instrumente erhalten wir weitere Informationen und später können wir auch den Therapiefortschritt überprüfen und dokumentieren. Die Ergebnisse besprechen wir selbstverständlich mit den Patientinnen und Patienten und diskutieren mit ihnen auch die Konsequenzen der Ergebnisse.

In dieser Phase der Behandlungsplanung hat die Psychoedukation einen wichtigen Stellenwert: Sie kann Angst nehmen. Das Verständnis der Symptome als Folge von Erfahrungen kann erste Entlastung bringen. Viele Patientinnen erleben es bereits als hilfreich und entlastend, die Zusammenhänge zwischen den Symptomen, den Belastungen und der eigenen Lebensgeschichte sehen zu können. Für manche ist dies das erste Mal, dass ein Überblick entsteht, dass und wie Gefühle, Belastungen und Erfahrungen zusammenhängen.

Zu dieser Phase der Anamnese und ersten Diagnostik gehört auch eine Einschätzung der körperlichen und psychischen Stabilität der Patientin, ihres Umgangs mit Alltagsbelastungen sowie der Stabilität ihres sozialen Umfelds.

Hofmann (2014) beschreibt vier Kriterien zur Einschätzung, ob ein Patient stabil genug für Traumabearbeitung mit Reprozessierungssitzungen ist:

1. Im **„Alltags-Test“** wird überprüft, ob eine Toleranz gegenüber normalen Alltagsbelastungen besteht oder ob der Patient von einer Krise in die nächste gerät.
2. Im **„Sicherer-Ort-Test“** wird die Fähigkeit überprüft, eine Ressource zu aktivieren und damit eine positive Körperwahrnehmung zu halten.
3. Im **„Stimulations-Test“** geht es um die Fähigkeit, die bilaterale Stimulation einer Ressource zu tolerieren, ohne dass belastendes Material auftaucht, und im
4. **„Anamnese-Test“** geht es um die Fähigkeit, eine belastende Erinnerung (zumindest teilweise) innerhalb des Window of Tolerance zu berichten.

Erst wenn alle vier Kriterien positiv erfüllt sind, sollte mit der Traumaverarbeitung mit bilateraler Stimulation begonnen werden.

In dieser ersten Phase der Trauma- und Belastungsanamnese und -Diagnostik ergibt sich, nach welchem EMDR-Protokoll gearbeitet werden soll oder kann. Bei weniger komplexen Traumafolgestörungen, wie beispielsweise bei PTBS oder Anpassungsstörungen, orientiert sich das weitere Vorgehen am Standardprotokoll (Vergangenheit – Gegenwart – Zukunft). Dabei werden nach der Behandlungsplanungsphase zunächst die inadäquat verarbeiteten Erinnerungen der Vergangenheit prozessiert, danach die Trigger in der Gegenwart und zuletzt die Zukunftsängste (Zukunftsprojektion).

Je nach Störungsbild und Stabilität des Patienten – besonders bei komplex traumatisierten Menschen – kann es aber auch sinnvoll sein, nach dem umgedrehten Standardprotokoll (Hofmann 2014) vorzugehen, um dem Patienten zunächst dabei zu helfen, mit den Anforderungen der Gegenwart und der näheren Zukunft besser zurechtzukommen, und erst dann die Belastungen aus der Vergangenheit in den Fokus zu nehmen.

Bei Patientinnen und Patienten mit Suchterkrankungen, dissoziativen Störungen, Depressionen, Schmerzzuständen oder chronischen Schmerzstörungen gilt es, in der weiteren Behandlungsplanung und während der Reprozessierungsphase bestimmte Vorgehensweisen (spezifische Protokolle) und Modifikationen des Ablaufschemas (zur Verarbeitung von Erinnerungen) zu beachten.

6.2.3 Detailliertere Erfassung der Erinnerungen an belastende Erfahrungen

Obwohl viele Patientinnen und Patienten berichten, dass bereits die Entdeckung von Zusammenhängen während der Evaluation belastender Erinnerungen stabilisierend und Sicherheit schaffend ist, sollte nicht vergessen werden, dass die nun folgende genauere Erfassung belastender Erinnerungen für psychisch weniger stabile Patienten zu einem zu frühen Zeitpunkt auch zu belastend sein kann.

a) Vorgehen bei stabilen Patientinnen und Patienten

Diese können durchaus mehrfach traumatisiert sein oder eine dissoziative Symptomatik vorweisen.

Wenn der Patient nach den dargestellten Kriterien im Alltag und psychisch ausreichend stabil ist und ein ausreichend stabiles soziales Umfeld hat, erfassen wir als Nächstes die speziell belastenden Erinnerungen und jene, die die Symptomatik erklären, detaillierter. Zudem erfassen wir die Erinnerungen an Erfahrungen genauer, die möglichen negativen Überzeugungssystemen des Patienten zugrunde liegen. Bei solchen negativen Überzeugungssystemen stellt sich die Frage, welche Erinnerungen diese Überzeugungen belegen (die Beleg- oder Beweiserinnerungen) und welche Erinnerungen an frühere oder frühe Erfahrungen die Grundlage für die Überzeugungen legten (die sogenannten Wurzel- oder Schlüsselerinnerungen).

Beispiel: Ein depressiver Patient, der sich wertlos fühlt und von sich denkt, er sei ein wertloser Mensch. Eine Belegerinnerung könnte sein, dass er vor einem halben Jahr in einer Auseinandersetzung von Kolleginnen kritisiert wurde, die Schlüsselerinnerungen (Arbeit mit der Affektbrücke) könnten aus der Beziehung zu autoritären und abwertenden Eltern in der Kindheit stammen.

Wichtig ist hier, die Erinnerungen an Erfahrungen und ihre Auswirkungen im Hier und Jetzt zu erfassen und keine Interpretationen vorzunehmen. Dies gelingt uns, wenn wir nachfragen, wie belastend eine Erinnerung sich jetzt anfühlt. Wenn eine Erinnerung heute keine Belastung mehr mit sich bringt, ist sie mit hoher Wahrscheinlichkeit verarbeitet.

Beispiel: Ein depressiver Patient, der sich als Kind bei einem Fahrradunfall den Arm gebrochen hat, berichtet, wie schmerzhaft dies war, und gibt an, dass ihn dies heute nicht mehr belastet. Er bewertet deshalb die Belastung auf einer Belastungsskala von 0 bis 10 (10 = die schlimmste vorstellbare Belastung, 0 = keine Belastung) heute mit 0. Die Erinnerung an ein Ereignis im Alter von sechs Jahren, als er vor Publikum ein Gedicht aufsagen sollte, auf der Bühne aber den Text nicht mehr wusste, bewertet er auf der gleichen Belastungsskala heute mit 7. Dabei spürt er noch heute Peinlichkeit und Scham.

Die Erinnerung an den Fahrradunfall wäre in diesem Fall adäquat verarbeitet, die Erinnerung an den missglückten Auftritt nicht. Es würde deshalb Sinn machen, diese Erinnerung später in der Therapie zu reprozessieren.

Manche Patientinnen und Patienten können sich zunächst jedoch nicht an zugrunde liegende Ereignisse erinnern. Hier kann die Arbeit mit der Affektbrücke helfen, mit der überprüft werden kann, ob frühere Erinnerungen mit einer bestimmten negativen Aussage über sich selbst und mit dem dazugehörigen belastenden Körperempfinden auftauchen, wenn der Patient sein Leben durchgeht (EMDR-Institut Deutschland 2014).

Die Erfahrung zeigt, dass manche Patientinnen und Patienten eine Verknüpfung zwischen belastenden Lebensereignissen und Symptomen zunächst nicht herstellen oder herstellen können. Menschen, die unter Panikattacken leiden, fragen wir beispielsweise deshalb nach traumatisierenden oder belastenden Ereignissen im Jahr der ersten Panikattacke oder in den zwei Jahren vor diesem Ereignis (EMDR-Institut Deutschland 2014a). Oft kann durch die Bearbeitung der immer noch belastenden Erinnerungen an diese Ereignisse bereits eine Verminderung der Panikattacken erreicht werden.

Im Lauf der detaillierteren Erfassung belastender Lebensereignisse können neue belastende Erinnerungen auftauchen. Dies ist ein normaler Vorgang während der Behandlungsplanung, die wir immer als andauernden Prozess verstehen. Diese Erinnerungen können wir zunächst in einer einfachen Liste erfassen. Oft ist es aber bereits möglich, ähnliche Erinnerungen an belastende Lebensereignisse in Gruppen (Cluster) zusammenzufassen. Wir können manchmal – bei entsprechender Stabilität der Patientin – bereits in dieser Phase der detaillierteren Erfassung der Erinnerungen die Belastung durch diese erheben.

b) Vorgehen bei (noch) nicht ausreichend stabilen Patientinnen und Patienten

Wenn der Patient über sehr wenige Ressourcen verfügt oder sehr instabil ist, bietet sich zunächst die Arbeit im Ressourcenbereich an.

Wenn jemand fast keine Ressourcen zu haben scheint oder keine Ressourcen angeben kann, ist zunächst eine genaue Evaluation des Alltags mit dem Patienten wichtig: Wie hat er es geschafft, bis heute zu überleben? Welche Fähigkeiten haben ihm dabei genützt? Oft finden sich so Ressourcen, die noch nicht als solche wahrgenommen wurden. Diese gilt es zunächst zu fördern. POP (Position of Power, Rost 2014b) und das RDI-Protokoll (Ressource Developement and Installation, Korn & Leeds 2002) sind Möglichkeiten, wenn die Absorptionstechnik (Hofmann 2014a) nicht erste Wahl ist.

Wenn die Patientin ihren Alltag nicht sehr gut meistern kann, macht es Sinn, mit dem umgedrehten Standardprotokoll zu arbeiten und im nächsten Schritt zunächst mit Ressourcentechniken wie der Absorptionstechnik die in den kommenden Wochen anstehenden Belastungen zu bearbeiten.

Danach können Trigger für belastende Erinnerungen in der Gegenwart entweder mit CIPOS (Rost 2014b) oder – wenn die Patientin gut auf CIPOS anspricht – mithilfe des Ablaufschemas (mit Unterbrechung der Affektbrücken) bearbeitet werden.

Erst wenn der Alltag in der Gegenwart und der nahen Zukunft einigermaßen stabil gemeistert werden kann, können die Erinnerungen der Vergangenheit genauer evaluiert und dann später als Fokus für Behandlungssitzungen mit CIPOS und dem Ablaufschema ausgewählt werden. Selbstverständlich werden die früheren Erinnerungen auch erst dann detailliert erfasst und evaluiert, wenn die Patientin entsprechend stabil ist. Das bedeutet, dass wir bei den nächsten beschriebenen Schritten ebenfalls sehr behutsam vorgehen.

Oft reicht es zunächst aus, nicht die einzelnen Erinnerungen zu erfassen und zu bewerten, sondern belastende Erinnerungen unter einem Überbegriff zusammenzufassen („die Sache mit XY", „mein Opa", „die Schulzeit" etc.), vorausgesetzt, die Patientin / der Patient und auch wir wissen, was im Großen und Ganzen damit gemeint ist. Erst im Verlauf der weiteren therapeutischen Arbeit werden einzelne Erinnerungen und Details dann deutlicher benennbar und fassbarer. Die Erinnerungen können dann aber auch besser ausgehalten und schließlich reprozessiert werden.

6.2.4 Evaluation der belastenden Erinnerungen

In einem nächsten Schritt werden die belastenden Erinnerungen mit der SUD-Skala evaluiert: Wie belastend fühlt die Erinnerung sich heute an, wenn der Patient daran denkt („Auf einer Skala von 0–10, wo 0 keine Belastung oder neutral und 10 für Sie die maximal vorstellbare Belastung darstellt, wie belastend fühlt es sich jetzt an?")? Dies wird für alle belastenden Erinnerungen im Zusammenhang mit der Symptomatik durchgeführt.

SUD steht für: Subjective Units of Disturbance. Das heißt, die Bewertung ist subjektiv. Es kann sein, dass Erinnerungen, die wir zunächst eher als nicht sehr belastend einschätzen würden, für den Patienten hoch belastend sind. Andere Erinnerungen hingegen, die wir eher als hoch belastend einschätzen würden, werden auf Patientenseite als nicht besonders hoch bewertet.

Wir akzeptieren die Einschätzung des Patienten. Sie vermittelt uns weitere Erkenntnisse und ein besseres Verständnis der Symptomatik. Aus diesem Grund fragen wir die Patientinnen so viel: Sie wissen am besten, wie belastend die Erinnerung an ein Ereignis für sie ist. Diesen Punkt greifen wir hier auf, weil uns in Supervisionen immer wieder auffällt, dass es für viele Kolleginnen und Kollegen zu Beginn der Arbeit mit EMDR ungewohnt und schwierig ist, immer wieder die Patienten zu fragen. EMDR ist eine sehr partnerschaftliche Therapie. Zwar sind wir – hoffentlich – die Experten für den therapeutischen Prozess, aber die Patienten allein wissen, was sie erlebt haben und ob und wie es sie belastet.

Es ist wichtig, diese Erinnerungen und den zugehörigen SUD-Wert zu notieren. Außerdem kann es sinnvoll sein, eine Liste bzw. Listen dieser Erinnerungen anzulegen. In diesem Schritt identifizieren und erfassen wir Erinnerungsnetzwerke, die mit den beschriebenen Symptomen zusammenhängen. Wir verfolgen assoziative Zusammenhänge im Erinnerungssystem. Wir fragen uns, welche Erinnerungssysteme betroffen sind: Ist es das Traumagedächtnis (Kampf-Flucht-System)? Ist es das Gedächtnissystem der sogenannten Bindungstraumata, das Schmerzgedächtnis mit den Erinnerungen an zentralen Schmerz? Oder spielt das Suchtgedächtnis (Craving / Suchtdruck) eine wichtige Rolle? Oftmals können wir hier schon Erinnerungen, die für die Patientin zusammenhängen, gruppieren, wenn wir die Patientin entsprechend fragen, obwohl dies eigentlich erst der nächste Schritt wäre.

Interessant ist oftmals auch die Frage, welche früher belastenden Lebenserfahrungen heute nicht mehr belastend sind oder ob belastende Lebenserfahrungen früher belastender waren. Wir wissen, dass es objektiv nicht möglich ist, die Belastung einer Erinnerung zu einem früheren Zeitpunkt mit der SUD-Skala erfassen zu wollen, u.a. deshalb nicht, weil Erinnerungen an Erinnerungen sich verändern – wie jede andere Erinnerung auch.

Die Wahrnehmung, dass – von heute aus betrachtet – ein Erlebnis früher subjektiv gesehen belastender war, kann der Patientin helfen zu verstehen, was Verarbeitung bedeutet;. kann helfen, ein Konzept davon zu entwickeln, dass und wie Verarbeitung funktioniert. Insofern ist es legitim, dass wir auch nach einem SUD-Wert zu einem früheren Zeitpunkt fragen.

Gleichzeitig mit der Evaluation der Erinnerungen identifizieren und erfassen wir auch die Ressourcen(-Netzwerke), die den Umgang mit den belastenden Symptomen erleichtern bzw. insgesamt stabilisieren: Was (und vielleicht auch wer) hat geholfen, mit den belastenden Erfahrungen fertig zu werden? Was (bzw. wer) hat geholfen, die Belastungen zu überstehen oder vielleicht auch zu überleben?

Mit der Bewertung der heutigen Belastung durch diese Erinnerungen (SUD-Wert) oder LOU-Wert (Level of Urge) bei Suchtproblematik, LOP-Wert (Level of Pain) bei Schmerzproblematik etc.) erfassen wir auch die negativen Gedanken, die mit diesen Erinnerungen verknüpft sind. Diese führen uns später zu den Negativen Kognitionen. Auch hier gilt, dass die Patienten sich vielleicht noch nicht an alle belastenden Ereignisse erinnern (dissoziative Amnesie, Schutz vor Überlastung), daher muss die Liste möglicherweise später noch einmal angepasst werden.

6.2.5 Clusterbildung und Bewertung der Cluster

Wenn wir die Liste der belastenden Erinnerungen erstellt haben, versuchen wir gemeinsam mit den Patienten die Erinnerungen in Gruppen, also in Clustern, zu ordnen. Diese Ordnung kann nach den dazugehörigen Affekten erfolgen, nach den negativen Gedanken, nach beteiligten Personen oder sie kann biografisch-chronologisch erfolgen. Entscheidend ist, dass es für die Patienten Sinn ergibt – und selbstverständlich auch für uns, denn auch wir müssen die Zusammenstellung nachvollziehen können.

Dann stellen sich weitere Fragen: Sind die verschiedenen Erinnerungscluster durch Affektbrücken verbunden? Gibt es Zusammenhänge zwischen ihnen? Gibt es eine Hierarchie der Cluster oder sind diese klar voneinander abgegrenzt?

Auch hier gilt wieder, dass wir sorgfältig und sorgsam vorgehen und immer wieder die Stabilität der Patientin einschätzen: Erlebt die Patientin die Therapie als positiv oder als nur belastend? Was geschieht während unserer Arbeit draußen im wirklichen Leben? Erlebt und sieht die Patientin schon kleinere Fortschritte durch die gemeinsame therapeutische Arbeit oder wird ihr Alltag für sie schwieriger und schwerer zu meistern, weil „alles zu viel wird"?

Stellt sich heraus, dass die Arbeit in der Therapie belastender ist, als sie sein darf, müssen wir langsamer vorangehen, mehr auf die Stabilisierung achten und uns an das Window of Tolerance erinnern.

6.2.6 Mit welchen Erinnerungen oder Erinnerungsclustern beginnen?

Wenn der Patient stabil genug ist, kommen wir zum nächsten Schritt in der Behandlungsplanung. Wieder gemeinsam mit dem Patienten überlegen wir, mit der Bearbeitung welchen Clusters begonnen werden soll. Welches Cluster enthält die belastendsten, die am meisten symptomverursachenden Erinnerungen? Kann mit diesem Erinnerungscluster jetzt gearbeitet werden oder gibt es andere sinnvollere Vorgehensweisen? Und wenn ja, warum ist das so? Möglicherweise ist das belastendste Cluster einfach noch zu belastend, sodass es Sinn macht, zunächst ein anderes Erinnerungscluster zu bearbeiten, um damit die Gesamtbelastung ein Stück zu senken. Möglicherweise steht eine Prüfung an oder ein Arbeitsplatzwechsel. Vielleicht lässt auch eine absehbare andere Belastung es sinnvoll erscheinen, mit der Bearbeitung bestimmter Themen zunächst abzuwarten.

Vielleicht gibt es eine belastende Erinnerung, die nicht zu den „schlimmen" Clustern gehört. Das könnte z. B. ein leicht belastender Fahrradunfall sein, der nichts mit dem Cluster „sexuelle Ausbeutung" und dem Cluster „Entwertung" zu tun hat. Dann kann es sinnvoll sein, mit der Reprozessierung der Erinnerung an den Fahrradunfall zu beginnen, damit die Patientin erleben kann, wie sich Reprozessieren „anfühlt" und was dabei geschieht. Sie kann zudem die Erfahrung machen, dass es wirklich funktioniert.

Ein Orientierungsrahmen für die Abfolge der Clusterbearbeitung bei belastenden Erinnerungen aus der Kindheit könnte auch folgender sein: zuerst Cluster mit Erinnerungen an körperliche Gewalt, dann jene an sexuelle Gewalt und Übergriffe und dann erst Erinnerungen an frühe Vernachlässigung zu bearbeiten.

Weshalb? Bei körperlicher Gewalt gibt es zumeist einen eindeutigen Täter. Im Bereich sexuelle Ausbeutung hingegen gibt es oft mehr Irritationen, beispielsweise weil der Täter dem Opfer eine Mitschuld unterstellt hat. Vernachlässigung schließlich bewirkt einen sehr tief greifenden Schmerz. Wenn die Patientin ihre Einsamkeit als Kind reprozessieren will, ist es gut, wenn sie zunächst den Schmerz durch Schläge (körperliche Gewalt) verarbeitet hat. Andernfalls könnte die Erinnerung daran noch zu jener an die Einsamkeit hinzukommen.

Je nach Situation der Patientin kann jedoch auch eine andere Vorgehensweise sinnvoll sein. Auch dies sollte aber unbedingt mit ihr besprochen werden. Kontrolle zu haben bedeutet, auch zu wissen, was mit einem geschieht, und stets einbezogen zu sein.

Auch hier gilt wieder: EMDR ist eine sehr partnerschaftliche Psychotherapiemethode, und dieses partnerschaftliche Vorgehen gibt Sicherheit.

6.2.7 Reprozessierung

Erst nach all den zuvor beschriebenen Schritten kommen wir zum Reprozessieren der belastenden Erinnerungen, also zur Durchführung von Reprozessierungssitzungen mit bilateraler Stimulation. Unsere Aufgabe bei der Unterstützung der Verarbeitung belastender Erinnerungen lässt sich gut in eine Metapher fassen: Wir helfen, den Strom der Verarbeitung in Fluss zu bringen, und räumen vielleicht Hindernisse aus dem Weg – wenn es welche gibt. aber der Strom fließt dann letztlich von allein.

a) Reprozessierung mit zunächst instabilen Patientinnen und Patienten

Bei Patientinnen mit einem anfangs sehr instabilen Alltag, mit denen wir mit dem umgedrehten Standardprotokoll arbeiten, können wir in den folgenden Wochen anstehende Belastungen mithilfe von Ressourcentechniken (z. B. Absorptionstechnik) bearbeiten. So lässt sich erreichen, dass der Alltag in der Gegenwart und der nahen Zukunft einigermaßen stabil gemeistert werden kann. Danach können wir u. U. Trigger *für belastende Erinnerungen in der Gegenwart* bearbeiten, entweder mit CIPOS oder auch, wenn die Patientin gut auf CIPOS anspricht, mithilfe des Ablaufschemas (mit Unterbrechung der Affektbrücken).

Dann können die *Erinnerungen der Vergangenheit* schrittweise und behutsam genauer evaluiert und als Fokus für Behandlungssitzungen mit CIPOS und dem Ablaufschema ausgewählt werden.

Dabei hat es sich als sinnvoll erwiesen, zunächst mit sekundärem Material zu beginnen, mit Erinnerungen an Ereignisse und Erfahrungen, die noch nicht so lange zurückliegen. Oft haben sie die starke Symptomatik hervorgerufen. Erst danach wird das primäre Material (Erinnerungen an Vorkommnisse in der Kindheit, frühe Traumata und Belastungen) zunächst mit CIPOS bearbeitet und noch später erfolgen Reprozessierungssitzungen mit bilateraler Stimulation nach dem Ablaufschema.

b) Reprozessieren mit im Alltag stabilen Patientinnen und Patienten

Gemeinsam mit der Patientin haben wir beschlossen, mit welchem Erinnerungscluster wir beginnen wollen. In diesem Cluster finden sich belastende und etwas weniger belastende Erinnerungen. Biografisch betrachtet gibt es eine früheste und eine letzte zum Cluster gehörende Erinnerung sowie einige weitere dazwischen liegende, darunter die belastendste.

Wie jetzt beginnen? Chronologisch? Oder mit der belastendsten Erinnerung? Es kommt darauf an. Grundsätzlich beginnen wir mit der ältesten Erinnerung im Cluster, weil diese ja die Grundlage ist, mit der die späteren Erinnerungen verknüpft sind. Die ältesten Erinnerungen bilden die Grundlage der entsprechenden Erfahrung.

Wenn die Erinnerungen sehr ähnlich sind, wenn es beispielsweise um drei Autounfälle geht, wird die Patientin beim Reprozessieren wahrscheinlich assoziativ bald bei der schlimmsten Erinnerung angelangt sein. Deshalb ist es in einem solchen Fall oft sinnvoll, gleich mit dieser zu beginnen. Wenn die Erinnerungen verschiedene Inhalte haben, macht es dagegen Sinn, mit der ersten zu beginnen.

Bei einem Cluster von Erinnerungen an sexuelle Gewalt ist bei der Erinnerung an den ersten Übergriff oft die Veränderung in der vorher als sicher und vielleicht scheinbar liebevoll erlebten Beziehung zu einer Erfahrung voller Schrecken, Entsetzen und Irritation belastend, während weitere Übergriffe aus anderen Gründen angstbesetzt, beschämend oder sonst sehr schlimm waren. Auch dies besprechen wir mit den Patientinnen und Patienten.

Möglicherweise ist eine Erinnerung, die bearbeitet werden sollte, für die Patientin zu angstbesetzt, als dass sie glaubt, sie jemals bearbeiten zu können; vielleicht ist auch der SUD-Wert sehr hoch. In jedem Fall wollen wir versuchen, die Reprozessierung weniger belastend zu gestalten.

Gibt es durch eine Erinnerung eine hohe Belastung und nur eine schwache Verbindungen zu Ressourcen(-Netzwerken), kann es sinnvoll sein, zunächst mit CIPOS zu arbeiten. Wenn nötig, kann zur belastenden Erinnerung zunächst auch mithilfe der Absorptionstechnik erarbeitet werden, welche Fähigkeiten der Patient bräuchte, um sich an die Erinnerung zu wagen. Mit langsamer bilateraler Stimulation können wir Situationen verankern, in denen der Patient diese Fähigkeiten schon hatte. Dies senkt erfahrungsgemäß die Angst vor der anschließenden Bearbeitung der Erinnerung.

Es kann auch sinnvoll sein, *alle* Erinnerungen eines Clusters vor den jeweiligen Reprozessierungssitzungen zunächst mit CIPOS zu bearbeiten. Die Belastung lässt sich so bei allen Erinnerungen bereits senken, denn der Patient kann realisieren, dass die Ereignisse, auf die sich die Erinnerungen beziehen, vorbei sind. Hier und jetzt herrscht (mehr) Sicherheit in seinem Leben als zum damaligen Zeitpunkt.

Bei stabileren Patientinnen und Patienten können sogar in einer Sitzung mehrere oder alle Erinnerungen eines Clusters zunächst mit CIPOS bearbeitet werden. Dies führt in der Regel bereits zu einer signifikanten Senkung der Gesamtbelastung durch dieses Cluster.

Ebenso kann bei Flashbacks mit CIPOS oft eine erste Entlastung erreicht werden. Auch hier ist Kreativität gefragt, und klinische Einschätzung.

Dann folgen für die Erinnerungen des ersten Clusters die Erinnerungsverarbeitungssitzungen nach dem Ablaufschema.

6.2.8 Zwei Beispiele einer Behandlungsplanung bei Akuttraumatisierung

Aus dem Vorhergehenden sollte hervorgegangen sein: Die konkrete Behandlungsplanung hängt sehr stark von der individuellen Geschichte des Patienten ab, von seiner speziellen Situation und weiteren speziellen Gegebenheiten. Hier ist der Raum für kreatives Vorgehen innerhalb des Rahmens vorgegebener Abläufe. Zwei Beispiele mit unterschiedlichem Vorgehen bei Akuttraumatisierungen nach der Evaluation der speziellen Umstände sollen dies zeigen.

Fallbeispiel 1

Ein Betriebsleiter macht in der Mittagspause einen Rundgang durch die Firma. Im Innenhof sieht er plötzlich eine Gestalt liegen. Er begreift nicht sofort, bemerkt irgendwann das Blut, erschrickt zutiefst und rennt schreiend davon.

Eine Frau war zuvor in das Gebäude geschlichen und hatte sich vom obersten Stockwerk aus dem Fenster gestürzt.

Nach diesem Vorfall leidet der Betriebsleiter unter den bekannten Symptomen einer PTBS. Der vor dem Vorfall ausgeglichene Mann ist jetzt nur noch ein Nervenbündel; seine Familie beginnt, unter ihm zu leiden. Er ist sich selbst fremd, sorgt sich, er könne verrückt werden. Wo früher Selbstwertgefühl war, machen sich jetzt negative Gedanken und Bewertungen seiner eigenen Person breit (kognitive Verzerrungen). Als sich nach drei Wochen die Symptome nicht bessern, überweist ihn sein Hausarzt an eine Psychotherapeutin mit EMDR-Ausbildung.

Die Anamnese ergab, dass es sich um ein Monotrauma handelte, der Patient also vorher nicht durch Traumatisierungen geschädigt war. Weil er sich allerdings in der Situation selbst und auch danach so unerwartet hilflos erlebt (hat), fragte die Therapeutin nach, woher er diese Hilflosigkeit noch kennen könnte (Affektbrücke). Er erinnerte sich an eine Situation, als sein Großvater starb. Nun wird untersucht, welche Bilder, Gefühle, Gedanken, Körperempfindungen mit welcher Intensität im Zusammenhang mit den beiden belastenden Ereignissen aufgetreten sind. Mit einer Imaginationsübung und mithilfe einer Atemübung lernt der Patient, wie er sich selbst beruhigen kann.

In der ersten Sitzung findet also die Anamnese statt, eine erste Traumalandkarte wird erstellt und es erfolgen Behandlungsplanung und Stabilisierung.

In der zweiten Sitzung wird die frühere Belastung – seine Hilflosigkeit beim Tod des Großvaters – mit dem EMDR-Ablaufschema reprozessiert, in der dritten das aktuelle Trauma, der Leichenfund. Da es keine weiteren Hotspots gibt, die Erinnerung also bereits generalisiert ist, kann das normale Ablaufschema angewendet werden (und nicht die Bearbeitung nach dem Akutprotokoll).

Schon während des Reprozessierens lässt die körperliche Verspannung des Patienten nach und seine Schuldgefühle verschwinden. Er kann jetzt an die tote Frau denken, ohne von Gefühlen und Gedanken überflutet zu werden. Er kann auch wieder schlafen und braucht keine Medikamente mehr.

Im Nachgespräch wird der Therapieerfolg noch einmal mithilfe von Tests überprüft: Das Trauma ist vollständig verarbeitet.

In vier Sitzungen mit EMDR konnte also eine drei Wochen zuvor erlebte Traumatisierung verarbeitet und die Entstehung einer Posttraumatischen Belastungsstörung verhindert werden. Wäre in der Anamnese nicht nach der früheren dysfunktional gespeicherten Erinnerung gesucht worden, hätte es beim Reprozessieren des aktuellen Materials voraussichtlich Blockaden gegeben und der Verarbeitungsprozess wäre nicht so ungestört und schnell verlaufen.

Fazit: Eine gründliche Anamnese und Behandlungsplanung erleichtern die Verarbeitung und verkürzen das Leiden der Patientinnen und Patienten.

Fallbeispiel 2

Eine Psychiatriepflegerin kommt eine Woche nach einer Traumatisierung am Arbeitsplatz in Therapie: Bei der Medikamentenausgabe hatte ein Patient ihr mit aller Kraft in den Unterleib getreten, sodass sie schwer zu Boden stürzte.

Sie leidet unter zahlreichen Stresssymptomen (chronische Übererregung, Schlafstörungen, Angstzustände, Vermeidungsverhalten und Intrusionen, Flashbacks vom Moment des Angefallen-Werdens), sodass sie krankgeschrieben ist und große Bedenken hat, jemals wieder in ihrem Beruf arbeiten zu können.

In der Anamnese zeigt sich, dass durch die aktuelle Traumatisierung zwei alte Erinnerungen (an eine Selbstverletzung eines anderen Patienten und an eine Szene sexuellen Missbrauchs in der Kindheit, im Alter von sechs Jahren) wieder aktiv geworden sind. An beide Ereignisse hat sie viele Jahre nicht mehr gedacht; jetzt sind sie aber wieder mit deutlicher Belastung verbunden.

Da die Patientin ansonsten sehr stabil lebt, ein unterstützendes und liebevolles soziales Umfeld hat und bis zu diesem Ereignis ihren Beruf sehr gerne und erfolgreich ausgeübt hat und am Arbeitsplatz sehr geschätzt wird, reichen zur Stabilisierung die Sichere-Ort-Übung, die Tresorübung (Huber 2003) und die Herzkohärenzübung

(Servan-Schreiber 2004). Auch im Kontakt mit dem belastenden Material kann sie die Ressourcen gut halten. Für Anamnese, Stabilisierung und Behandlungsplanung reicht deshalb eine Sitzung von 90 Minuten.

Nach der Behandlungsplanung wird zunächst die Bearbeitung der Akuttraumatisierung nach dem Akutprotokoll durchgeführt. Anschließend werden die beiden Erinnerungen reprozessiert, die durch das Akuttrauma reaktiviert worden sind: der einmalige sexuelle Missbrauch als sechsjähriges Kind und die Selbstverletzung eines anderen Patienten vor ihren Augen.

Die gesamte Therapie dauert zehn Sitzungen à 90 Minuten, die innerhalb von zwei Wochen durchgeführt werden. Eine Sitzung dient – wie bereits gesagt – der Behandlungsplanung, gefolgt von neun Reprozessierungssitzungen. Die Nachbefragungen – erstmals nach zwei Wochen und dann nach sechs Monaten – zeigen, dass die Patientin alles vollständig verarbeitet hat. Sie ist vollkommen symptomfrei und unbeschwert und hat wieder viel Freude an ihrem Beruf.

An beiden Beispielen zeigt sich auch, dass „gründlich“ nicht unbedingt bedeutet, es müssten viele Stunden für Anamnese und Behandlungsplanung aufgewendet werden. Es bedeutet vielmehr, genau hinzusehen und nicht allein an der Oberfläche der scheinbaren Belastungen zu bleiben.

6.2.9 *Abläufe und Verläufe beim Reprozessieren*

Wir beginnen mit dem Reprozessieren der ersten ausgewählten Erinnerung aus dem ausgewählten Cluster und führen dies fort, bis die Belastung verschwunden und die positive Kognition stimmig ist (SUD bei 0 und VoC bei 7).

Das kann u. U. in einer Sitzung erfolgen, oft benötigen wir aber auch mehrere. Dann findet in der ersten Sitzung eine Teilbearbeitung der Erinnerung statt, in der zweiten eine weitere Teilbearbeitung usw. – bis die Erinnerung komplett verarbeitet ist. Dann erfolgt die Bearbeitung der nächsten Erinnerung, vielleicht auch wieder in Form von Teilbearbeitungen, ebenfalls bis zur kompletten Verarbeitung. In gleicher Weise wird mit den anderen Erinnerungen des Clusters verfahren; dann folgen die Triggerbearbeitung und schließlich die Zukunftsprojektion.

Da es Generalisierungseffekte gibt, müssen wir oft nicht alle Erinnerungen eines Clusters bearbeiten. Häufig genügt es, einige beispielhafte Erinnerungen zu prozessieren (die erste, die schlimmste und die letzte).

Manchmal erreichen wir keinen Rückgang der Belastung auf 0, da die Erinnerung über Affektbrücken mit anderen Erinnerungen verknüpft ist. Erst wenn auch diese durchprozessiert sind, sinkt die Belastung auf 0.

Wenn so das erste Cluster durchgearbeitet ist, bearbeiten wir die nächsten Erinnerungscluster.

6.2.10 Behandlungsplanung während der Reprozessierungsphase

Durch Generalisierungseffekte kommt es beim Durcharbeiten der einzelnen Cluster manchmal vor, dass einige Erinnerungen weniger belastend sind, als dies in der Behandlungsplanungsphase zu Beginn der Therapie eingeschätzt wurde. Auch wenn uns das natürlich freut, sollten wir dennoch die Restbelastung der Erinnerungen prozessieren. Vielleicht ist es dann aber sinnvoll, die Planung zu ändern und die Cluster in einer etwas anderen Reihenfolge zu bearbeiten.

Möglicherweise tauchen im Prozess neue Erinnerungen auf oder es werden Zusammenhänge deutlich, die es dem Patienten sinnvoll erscheinen lassen, die belastenden Erinnerungen neu zu ordnen. Dann unterstützen wir diesen Prozess, indem wir auch hier die Behandlungsplanung anpassen. Gleiches gilt bei unerwarteten Verläufen oder immer dann, wenn behandlungsextern auftretende Probleme die Behandlung erschweren.

Wenn nach den Reprozessierungssitzungen der SUD-Wert nicht auf 0 geht, heißt das nicht, dass EMDR die falsche Methode ist. Vermutlich wurde in der Behandlungsplanung noch nicht alles Bedeutsame erfasst und berücksichtigt. Die Frage lautet dann: Was blockiert noch die Verarbeitung, was verhindert die Entlastung?

6.2.11 Triggerbearbeitung und Zukunftsprojektion

Gemäß EMDR-Standardprotokoll folgen auf die Bearbeitung der belastenden Erinnerungen an Ereignisse aus der Vergangenheit die Bearbeitung von Triggern in der Gegenwart und dann die Zukunftsprojektion. Bei der Bearbeitung von Triggern werden Reize in der Gegenwart bearbeitet, die noch mit den früher belastenden Erinnerungen assoziiert sind. Diese Trigger können selbst dann noch Belastungsreaktionen auslösen, wenn die zugrunde liegende Erinnerung bearbeitet und reprozessiert ist. Sie können also eigenständige kleine belastende Erinnerungsnetzwerke bilden.

Beispiel 1: Nach einem Verkehrsunfall, der erfolgreich reprozessiert wurde, löst das Signal von Rettungsfahrzeugen bei der Patientin weiterhin körperliche Reaktionen mit Herzklopfen und Aufregung aus.

Beispiel 2: Ein Patient hat seine belastenden Erinnerungen an ein Bloßgestellt-Werden vor der Schulklasse durch einen bösartigen Lehrer erfolgreich reprozessiert. Dennoch: Wenn sich Blicke anderer Menschen auf ihn richten, treten nach wie vor körperliche Symptome auf und er spürt eine Belastung – auch wenn diese Menschen freundlich schauen.

In der Regel können diese Trigger leicht bearbeitet und aufgelöst werden, da die zugehörigen Erinnerungen ja nach der Reprozessierung in der Gegenwart nicht mehr emotional belastend sind. Manchmal können in einer Therapiesitzung mehrere Trigger bearbeitet werden. Andererseits kann es auch sein, dass vereinzelte Trigger erst nicht erfasst werden können, da und solange es keine Situationen gibt, in denen sie aktiviert werden. Dies bedeutet, dass wir die Trigger sorgfältig erheben müssen und die Patientinnen und Patienten auch darauf aufmerksam machen sollten, dass möglicherweise noch weitere Triggerreize auftreten können, die dann aber ebenfalls bearbeitbar sind.

Wann sollten wir bei Patientinnen und Patienten mit komplexeren Traumafolgestörungen die Trigger bearbeiten? Es nach der Bearbeitung jeder einzelnen Erinnerung zu versuchen ergibt keinen Sinn. Möglicherweise ist es sinnvoll, nach der Bearbeitung eines Clusters die noch in der Gegenwart vorhandenen Trigger zu bearbeiten. Es kann aber auch sein, dass erst ein großer Teil der belastenden Erinnerungen aus der Vergangenheit (also mehrere Cluster) reprozessiert werden muss, bevor in einem nächsten Schritt die möglicherweise noch vorhandenen Trigger bearbeitet werden können.

Komplizierter wird es bei Patientinnen mit komplexen Traumafolgestörungen, wenn wir mit dem umgedrehten Standardprotokoll arbeiten. Bevorstehende belastende Ereignisse, wie Prüfungen, Arztbesuche etc., verbinden wir zunächst mit Ressourcen, mithilfe der Absorptionstechnik oder CIPOS. Dann reprozessieren wir Erinnerungen an aktuell belastende Erfahrungen mit Unterbrechung der Affektbrücken und erst danach reprozessieren wir die Erinnerungen an belastende Erfahrungen in der Vergangenheit. Anschließend prüfen wir, ob noch weitere Trigger zu bearbeiten sind.

Im Anschluss an diese Triggerbearbeitung arbeiten wir mit dysfunktionalen belastenden Vorstellungen, die die Zukunft betreffen und mit den früheren belastenden Erinnerungen zusammenhängen (Zukunftsprojektion).

6.3 Spezielle Verläufe beim Reprozessieren

6.3.1 *Von nichts kommt nichts*

Im Zusammenhang mit der Symptomatik berichtet ein Patient vielleicht nur wenige Erinnerungen an belastende Situationen, die gut prozessiert werden können, und dennoch bleibt eine Restbelastung. Bei der Evaluation dieser Restbelastung ist es wichtig, genau zu klären, weshalb der SUD-Wert beispielsweise noch bei 1 liegt (woran diese Empfindung erinnert etc.). Wir hangeln uns dann gewissermaßen assoziativ an den Strukturen der Erinnerungsnetzwerke entlang. Weiter und weiter tasten wir uns vor und plötzlich werden Zusammenhänge deutlich.

Ein anderes Beispiel: Ein Patient berichtet glaubhaft über eine eigentlich unauffällige Kindheit, auch habe er nur wenige belastende Ereignisse und keinerlei Traumata erlebt. Aber da ist diese Symptomatik: vielleicht ein Mangel an Selbstwertgefühl, Angst davor, Entscheidungen zu treffen, oder eine leichte Depressivität.

Es gibt das scheinbar Normale, das nicht normal ist. Zustände, Stimmungen innerhalb einer Familie, die knapp unter einer Schmerzgrenze liegen, die nicht bewusst wahrgenommen werden, nicht eigentlich schmerzen. So, wie wenn es nur ein wenig zu kühl ist: Wir frieren noch nicht, aber wir fühlen uns auch nicht richtig wohl.

Es gibt Zustände, die immer so sind, sodass ein Kind sie als gegeben wahrnimmt. Eine Stimmung, die wie eine Glocke über allem hängt. Es ist immer so, und das Kind weiß nicht – woher auch? –, dass es in anderen Familien ganz anders zugeht.

Diese Zustände und Stimmungen machen ihm dann Angst vor Entscheidungen, die gefährlich wirken, weil sie vielleicht Veränderungen auslösen könnten. Vielleicht wächst ein Kind auch in einer Atmosphäre auf, die es normal erscheinen lässt, sich ein wenig wertloser als andere zu fühlen oder weniger Mut zu haben, um etwas im Leben zu wagen, etwas zu versuchen, Neues zu tun etc.

Wenn der Patient solche Zusammenhänge begreift und die Erinnerungen an die Kindheits-Atmosphäre prozessiert hat, ist plötzlich im Leben eine ganz neue Freiheit möglich. Oft sind diese Erinnerungen nicht mit einer hohen Belastung verbunden, der SUD-Wert liegt vielleicht bei 3. Aber die Erinnerung fühlt sich beim Prozessieren bald als „irgendwie nicht stimmig“ an. Der Patient spürt und begreift, dass es nicht stimmt, dass er beispielsweise wertloser sein soll als andere Menschen. Wieso auch? Und damit beginnt der Prozess der Auflösung der alten dysfunktionalen Vorstellung.

6.3.2 *Das lange Prozessieren einer einzigen, sehr belastenden Erinnerung*

Manche Patientinnen und Patienten reprozessieren auch anhand einer einzigen Erinnerung ein ganzes Cluster. Dafür benötigen sie viele Reprozessierungssitzungen.

Die Behandlungsplanung erscheint uns als abgeschlossen. Gemeinsam mit der Patientin haben wir die belastenden Erinnerungen in Clustern zusammengefasst. Wir haben geklärt, mit welcher Erinnerung wir zu reprozessieren beginnen wollen: Es ist eine in der Gegenwart noch sehr belastende Erinnerung aus einem zentralen Cluster, vielleicht die belastendste, und wir beginnen zu reprozessieren:

Nach der ersten Stunde scheint eine Entlastung wahrnehmbar, bei der Überprüfung des SUD-Wertes zu Beginn der nächsten Stunde ist dieser jedoch wieder so hoch wie zu Beginn der vorherigen Sitzung. In der nächsten und auch den darauf folgenden Stunden wiederholt sich dieses Muster. Der SUD-Wert bleibt hoch, aber die Patientin möchte unbedingt weiter reprozessieren und „kommt gern".

Was tun wir? Wir bleiben an der Reprozessierung der Erinnerung, fragen aber, ob sich draußen im Leben, außerhalb der Therapie, etwas verändert. Und genau da geschehen oft erstaunliche Dinge. Die Patientin verhält sich im Alltag sicherer, ist weniger belastet, klärt problematische Beziehungen, entwickelt Selbstbewusstsein und schildert, dass sie zufriedener lebe.

Wir führen also weiter Reprozessierungssitzungen durch, vielleicht auch über viele Sitzungen (so viele, wie eben nötig sind), und irgendwann wird die Erinnerung, an der wir so lange arbeiteten, auch weniger belastend, bis schließlich der SUD-Wert bei 0 liegt.

Offensichtlich hat die Patientin während des Prozessierens der einen Erinnerung viele andere Aspekte und Belastungen mitprozessiert. Viele unserer Supervisandinnen und Supervisanden kennen solche Verläufe. Und dennoch irritiert diese ganz spezielle Art des Prozessierens häufig. Hören wir jedoch auf die Frage, ob sich draußen im Leben etwas positiv verändert habe, von der Patientin ein Ja, sehen wir keinen Grund, nicht so vorzugehen.

6.3.4 *Wir beginnen mit einer weniger belastenden Erinnerung und gelangen über sie in die Tiefe*

Patientinnen, die unter einer stärkeren dissoziativen Problematik leiden, zeigen hin und wieder ein spezifisches Einstiegsmuster in das Reprozessieren emotional sehr belastender Erinnerungen.

Wir haben wieder die Behandlungsplanung abgeschlossen und auch einen Überblick über die Cluster mit den belastenden Erinnerungen. Die Patientin möchte mit einer relativ wenig belastenden Erinnerung beginnen, die das Cluster eher allegorisch zu repräsentieren scheint oder einen eher nebensächlich erscheinenden Aspekt des Clusters repräsentiert.

Nach Beginn der bilateralen Stimulation geht die Patientin recht bald dazu über, oft mit starken Emotionen, die belastendsten Aspekte des Erinnerungsclusters zu prozessieren, und erlebt dabei Entlastung. Das Angebot in der nächsten Stunde, nun direkt auf diese belastendsten Aspekte zu fokussieren, kann sie jedoch nicht annehmen: Es „funktioniert" nicht, sie kommt nicht in emotionalen Kontakt mit dem Material. Also beginnen wir wieder mit der relativ wenig belastenden Erinnerung vom letzten Mal und fokussieren auf diese. Die Patientin wechselt bald nach dem Beginn der bilateralen Stimulation wieder zu den Aspekten, die sie zu Beginn nicht direkt fokussieren konnte. Es kommt zu einer weiteren Entlastung.

Wir besprechen diesen Ablauf der Sitzungen mit der Patientin und kommen überein, dass dies eine gute Strategie für sie ist, da es ihr so leichter fällt, ins Reprozessieren einzusteigen. Als wir in der nächsten Sitzung wieder mit der speziellen Anfangserinnerung beginnen, funktioniert diese Strategie weiterhin. Nach einigen gleich verlaufenden Sitzungen ist die Erinnerung schließlich reprozessiert.

Mit der gleichen Methode können wir weitere Erinnerungen bzw. weitere Cluster reprozessieren. Über eher weniger belastend scheinende Beispielerinnerungen haben wir so einen Zugang zum Reprozessieren einiger hoch belastender Erinnerungscluster gefunden.

Für diesen speziellen Zugang erschien uns die Metapher von einem Bergwerk stimmig zu sein. Wir müssen (mit der Starterinnerung) erst in den Stollen hinunterfahren. Wenn wir dann beim „Material" angelangt sind, können wir an diesem arbeiten (es verarbeiten).

6.3.5 *Das Abtragen der Belastungsgipfel*

Das Ziel des Reprozessierens einer Erinnerung ist, die mit dem SUD-Wert gemessene Belastung auf null zu bringen. Ebenso soll die positive Selbstaussage (was der Patient gern anstelle der negativen Aussage über sich denken würde) völlig stimmig sein, auch wenn er an die „Reste" der Erinnerung denkt. Der VoC-Wert (die Stimmigkeit der positiven Kognition) soll dann 7 sein. „SUD null und VOC sieben" ist das „technische" Ziel des Reprozessierens. Es macht Sinn, dieses Ziel zu erreichen, denn erst dann können wir sicher sein, dass eine Erinnerung wirklich adäquat verarbeitet ist. Und erst dann gehen wir weiter zur nächsten Erinnerung und beginnen, diese zu reprozessieren.

Aber so machen wir es nicht immer. „Null und sieben“ bleibt das Ziel, aber wir können verschiedene Wege gehen, um dieses Ziel zu erreichen. Oft können wir in einem Cluster von Erinnerungen wirklich eine Erinnerung nach der anderen bearbeiten, manchmal drängen sich aber andere belastende Erinnerungen in den Vordergrund, bevor der SUD-Wert bei der Bewertung einer Erinnerung bei null ist. In einem solchen Fall hat der Patient Schwierigkeiten, auf die bisher bearbeitete Erinnerung zu fokussieren, weil die Belastung der jetzt im Vordergrund der Wahrnehmung stehenden Erinnerung höher ist. Sie scheint ihm drängender und belastender.

Unter solchen Umständen kann es sinnvoll sein, die akut stärker belastende Erinnerung des Clusters zu bearbeiten. Im Zuge der Bearbeitung weiterer Erinnerungen kann erneut das gleiche Phänomen auftreten, und auch dann kann es sinnvoll sein, weitere Erinnerungen eines Clusters vorerst nur teilweise zu bearbeiten. Im Lauf der Zeit wird sich ein Generalisierungseffekt einstellen, die Belastung der Erinnerungen im Cluster wird sinken. Das nach wie vor gültige Ziel „null und sieben“ überprüfen wir, wenn das Cluster durchgearbeitet scheint. Zeigen sich dann noch Restbelastungen bei einzelnen Erinnerungen, bearbeiten wir sie anschließend. Oft lösen sich die Restbelastungen einzelner Erinnerungen auch mit der Verarbeitung anderer Erinnerungen mit auf.

Auch hier gibt es ein stimmiges Bild: Wenn wir Belastungsgipfel abtragen, sinkt die Gesamtbelastung durch die Erfahrungen aus der Vergangenheit Stück für Stück. Wo vorher ein Gebirge mit schroffen unzugänglichen Belastungsgipfeln war, breitet sich nun eine friedvolle Ebene aus – bis zum Horizont.

6.3.6 Prozessieren beim Reden

Wir kennen den Prozess des Reprozessierens. Wir bemerken, wenn ein Patient zu reprozessieren beginnt, wenn er „im Prozess ist“, und auch der Patient selbst nimmt bald wahr, wie es sich anfühlt, zu reprozessieren.

Wenn wir in der netzwerkorientierten Anamnese beispielsweise der Frage nachgehen, wie was zusammenhängt, oder auch später in der Therapie, während wir mit den Patientinnen belastende Erfahrungen betrachten und validieren, kommt es hin und wieder spontan assoziativ und differenzierend zur Verarbeitung von Aspekten belastender Erinnerungen im Sinn eines Reprozessierens. Manchmal bewegen sich hierbei auch unwillkürlich die Augen bilateral hin und her, manchmal kurz, manchmal auch etwas länger.

Wir sehen, dass spontan und ohne weitere bilaterale Unterstützung reprozessiert wird. Wir nehmen Veränderung wahr in Richtung Entlastung sowie Differenzierung und Distanzierung. Das freut uns dann einfach.

Schlussbemerkung

Wir hoffen, es wurde deutlich, dass EMDR eine Therapiemethode mit einem strukturierten Vorgehen ist, dass es aber im Rahmen dieser (sinnvollen) Struktur viel Raum für Kreativität und klinische Entscheidungen gibt. Das gilt besonders dann, wenn wir EMDR als partnerschaftliche Therapiemethode verstehen. Fragen wir im Rahmen der Möglichkeiten immer wieder die Patientinnen und Patienten, was sie brauchen und was gut für sie wäre, und planen wir mit ihnen gemeinsam die nächsten Schritte, um sie dann zu gehen, wird aus einer scheinbar festgelegten Vorgehensweise ein lebendiger therapeutischer Prozess.

Literatur

Dörr, R. (2014): Orientierung und Überblick gewinnen. Die Entwicklung einer Traumalandkarte. In: Priebe, K. & Dyer, A. (Hrsg.): *Metaphern. Geschichten und Symbole in der Traumatherapie.* Göttingen, Bern, Wien: Hogrefe.

EMDR-Institut Deutschland (2014): *Einführungsseminar in der EMDR-Methode. Manual.* Aktuelle Version: 09/2014. Bergisch Gladbach.

EMDR-Institut Deutschland (2014a): *Fortgeschrittenenseminar in der EMDR-Methode. Manual.* Aktuelle Version: 09/2014. Bergisch Gladbach.

Franke, G. H. (2002): *SCL-90-R. Symptom-Checkliste von L. R. Derogatis.* 2. vollständig überarbeitete und neu normierte Auflage. Göttingen: Beltz.

Freyberger, H. J.; Spitzer, C. & Stieglitz, R. D. (1999): *Fragebogen zu Dissoziativen Symptomen (FDS).* Bern: Huber.

Hautzinger, M.; Bailer, M.; Worall, H. & Keller, F. (1995): *Beck-Depressions-Inventar (BDI).* Bern: Huber.

Hofmann, A. (1999): *EMDR. Therapie psychotraumatischer Belastungssymptome.* Stuttgart, New York: Thieme.

Hofmann, A. (2014): *EMDR. Praxishandbuch zur Behandlung traumatisierter Menschen.* 5. vollständig überarbeitete und erweiterte Auflage. Stuttgart, New York: Thieme.

Hofmann, A. (2014a): Absorptionstechnik. In: Rost, C. (Hrsg.), *Ressourcenarbeit mit EMDR. Bewährte Techniken im Überblick.* Erweiterte Neuauflage. Paderborn: Junfermann.

Hofmann, A.; Seidler, G.; Micka, R. & Hueg, A. (2014): Trauma Screening Fragebogen TSF – nach dem TSQ (Trauma Screening Questionnaire). In: *EMDR-Institut Deutschland, Fortgeschrittenenseminar in der EMDR-Methode. Manual.* Aktuelle Version: 09/2014. Bergisch Gladbach.

Huber, M. (2003): *Wege der Traumabehandlung. Trauma und Traumabehandlung Teil 2.* Paderborn: Junfermann.

Korn, D. L. & Leeds, A. M. (2002): Das klassische EMDR-Protokoll zur Evaluierung und Aktivierung von Ressourcen nach Korn und Leeds 2002. In: *EMDR-Institut Deutschland, Fortgeschrittenenseminar in der EMDR-Methode. Manual.* Aktuelle Version: 09/2014. Bergisch Gladbach. Original: Korn, D. L. & Leeds, A. M. (2002): „Preliminary evidence of efficacy for EMDR resource developement and installation in the stabilisation phase of treatment of complex posttraumatic disorder." *Journal of Clinical Psychology* 58 (12), S. 1465–1487.

Lamprecht, F. (Hrsg.) (2006): *Praxisbuch EMDR. Modifizierungen für spezielle Anwendungsgebiete.* Stuttgart: Klett-Cotta.

Laux, L.; Glanzmann, P.; Schaffner, P. & Spielberger, C. D. (1981): *State-Trait-Angstinventar (STAI).* Weinheim: Beltz.

Maercker, A. & Schützwohl, M. (1998): Erfassung von psychischen Belastungsfolgen. Die Impact of Event Skala-revidierte Version. *Diagnostica,* Vol.44, S. 130–141.

Maxfield, L. & Hyer. L. (2002): The Relationship between Efficacy and Methodology in Studies Investigating EMDR Treatment of PTSD. *Journal of Clinical Psychology,* Vol. 58 (1), S. 23–41.

Nijenhuis, E. R. S.; Spinhoven, P.; Van Dyck, R., Van der Hart, O. & Vanderlinden, J. (1996): *The Development and the Psychometric Characteristics of the Somatoform Dissociation Questionnaire* (SDQ-20).

Ogden, P. & Minton, K. (2000): Sensorimotor Psychotherapy: One Method for Processing Traumatic Memory. *Traumatology,* 6 (3), Artikel 3. (↗ http://www.sensorimotorpsychotherapy.org/articles.html, Download: 25.03.2015).

Rost, C. (Hrsg.) (2014): *Ressourcenarbeit mit EMDR. Bewährte Techniken im Überblick.* Erweiterte Neuauflage. Paderborn: Junfermann.

Rost, C. (2014a): CIPOS – Constant Installation of Positive Orientation and Safety. In: Rost, C. (Hrsg.): *Ressourcenarbeit mit EMDR. Vom Überleben zum Leben. Bewährte Techniken im Überblick.* Erweiterte Neuauflage. Paderborn: Junfermann.

Rost, C. (2014b): Position of Power. In: Rost, C. (Hrsg.): *Ressourcenarbeit mit EMDR. Bewährte Techniken im Überblick.* Erweiterte Neuauflage. Paderborn: Junfermann.

Sack, M. (2010): *Schonende Traumatherapie. Ressourcenorientierte Behandlung von Traumafolgestörungen.* Stuttgart: Schattauer.

Sack, M. & Hofmann, A. (2001): IK-PTBS. Interview zur komplexen Posttraumatischen Belastungsstörung.; dt. Übersetzung und Bearbeitung: Sack M, Hofmann A. ↗ http://www.martinsack.de/_downloads/Interview_zur_komplexen_PTBS.pdf (Download: 23.02.2015).

Servan-Schreiber, D. (2004): *Die neue Medizin der Emotionen.* München: Goldmann.

Shapiro, F. (2012): *EMDR – Grundlagen und Praxis. Handbuch zur Behandlung traumatisierter Menschen.* 2. überarbeitete Auflage. Paderborn: Junfermann.

World Health Organization (WHO) (2013): *WHO Guidelines for the Management of Conditions Specifically Related to Stress.* Geneva: World Health Organization.

7. Bewährte Techniken im EMDR

Eva Münker-Kramer und Christine Rost

Bei einem klar begrenzten Traumanetzwerk und guter Vorbereitung in Phase eins und zwei ist es für die Patienten der beste „Service“, das EMDR-Standardprotokoll und das sogenannte Ablaufschema in der klassischen Form zu verwenden. Spezifische Techniken – *„procedures, protocols and techniques“*, (Luber 2009) und *„Ressourcenarbeit mit EMDR: Vom Überleben zum Leben“* (Rost 2014) – können ggf. unterstützend hinzugezogen werden. In allen Phasen des EMDR können jedoch Herausforderungen auftreten, die einer besonderen Vorbereitung oder Handhabung bedürfen. Hierzu benötigen wir erweiterte und spezielle Techniken.

Um diese Techniken, ihren theoretischen Hintergrund und ihren konkreten praktischen Einsatzbereich soll es in diesem Kapitel gehen.

7.1 Position of Power

Diese Technik wurde von A. J. Popky 1993 in der Behandlung von Suchtpatienten entwickelt. Es ging ihm darum, die Betroffenen in Kontakt mit Erlebnissen zu bringen, in denen sie positive Zustände ohne die Einnahme von Substanzen erfahren hatten. Wenn wir im EMDR mit der Positon of Power arbeiten, versuchen wir eine Erfahrung zu finden, die auch in der Gegenwart noch ein – körperlich spürbares – positives Gefühl auslöst. Meistens suchen wir einen Zustand bzw. eine Fähigkeit, die sich für die Bewältigung von Schwierigkeiten in der Gegenwart nutzen lässt.

Wir können diese Technik aber auch einsetzen, um positive Erfahrungen zu würdigen, die in der Therapie geschildert werden. Bei der Position of Power fragen wir am Ende der Schilderung des Erlebnisses, welcher Moment jetzt noch das beste Gefühl auslöst und ob dieses auch im Körper empfunden wird. Es kann sich dabei um ein Erfolgserlebnis handeln, eine gute Beziehungserfahrung, eine entspannte Situation oder Ähnliches. Wichtig ist, dass hier und jetzt noch etwas von den positiven Gefühlen spürbar wird. Erst damit werden sie zu einer Ressource.

Nun lassen wir die Klientin in Kontakt mit dem heute für sie schönsten Moment gehen und dem positiven Empfinden und fordern sie auf, langsame bilaterale Stimulationen (z. B. Schmetterlingsumarmung) durchzuführen. Da die Empfindungen hier weniger intensiv sind als bei Belastungen, ist es meist leichter, sich mit geschlossenen

Augen auf sie zu konzentrieren. Außerdem erleben die Klienten die Selbststimulation auch als Selbstwirksamkeit.

Es können aber auch Augenbewegungen eingesetzt werden. Die Dosis der Stimulation sollte zunächst gering sein (5–8) und kann bei weiteren Sets etwas gesteigert werden (8–12). Auch sollte die Geschwindigkeit deutlich langsamer sein als beim konfrontativen Arbeiten. Nach unserer Erfahrung steigt der Impuls in Richtung assoziative Vernetzung mit der Geschwindigkeit und der Länge der Sets an, und damit auch die Gefahr, über Affektbrücken in Traumanetzwerken zu landen. Bei der Aktivierung von Ressourcen wollen wir aber in rein positiven Empfindungen und Erfahrungen bleiben.

In der Pause fragen wir, was jetzt da ist. Ist die Empfindung unverändert geblieben (vielleicht reichte die Dosis nicht für eine Veränderung?) oder ist sie intensiver geworden, wird erneut stimuliert. Dies wird so lange wiederholt, bis keine Veränderung mehr eintritt. Dann kann man am Ende das Empfinden noch mit einem Wort(z. B. Stärke, Ruhe, Gelassenheit usw.) oder einer positiven Kognition verbinden, welche stellvertretend für das positive Empfinden steht, und noch ein Set zum Verankern durchführen lassen.

Sollte etwas Negatives während der Stimulation auftauchen, etwa ein körperliches Missempfinden, ein unangenehmes Gefühl oder eine belastende Erinnerung, wird die Übung abgebrochen. Wir können es mit einem anderen guten Erlebnis erneut versuchen. Manchmal ist nämlich die erste Wahl nicht die beste, weil sie z. B. ambivalent besetzt ist. Kommt es aber immer wieder zum Auftauchen von negativem Material, zeigt sich damit eine mangelnde Stabilität. Belastungen sitzen dann „zu dicht unter der Oberfläche“ und lassen sich bei der Ressourcenaktivierung nicht getrennt halten. Damit wäre der Stimulationstest negativ (siehe Kapitel 4 zum umgedrehten Standardprotokoll) und eine konfrontative Arbeit mit EMDR in diesem Stadium noch nicht möglich.

Weil auch bei der Ressourcenaktivierung mit EMDR eine Aktivierung von belastender Erfahrung erfolgen kann, müssen vor jedem Einsatz von bilateralen Stimulationen (BLS) die erhofften Wirkungen und die möglichen Nebenwirkungen der EMDR-Methode erklärt werden und es muss ein Einverständnis für den Einsatz vonseiten der Klienten eingeholt werden.

Konnte aber die Position of Power erfolgreich durchgeführt werden, können wir der Klientin erlauben, diese Ressource selbstständig bei Bedarf mit einem langsamen Set BLS zu aktivieren – wann immer sie in Kontakt mit ihrer Fähigkeit gehen will.

7.2 Die Absorptionstechnik

Die Absorptionstechnik hat zum Ziel, Belastung für den Patienten zu reduzieren oder – wie das Wort an sich sagt – sie zu absorbieren. Dies kann in verschiedenen Phasen der Arbeit mit EMDR stattfinden sowie unabhängig vom EMDR-Standardablauf. Vor der Beschreibung der genauen Durchführung einige Erklärungen:

In der Phase 1 des EMDR-Standardprotokolls erarbeitet man gemeinsam mit den Patienten neben der allgemeinen auch die sogenannte traumaspezifische Anamnese. Belastende Erfahrungen werden je nach „Traumatyp" grob erfasst, sprich, je nach Stabilität der Patienten. Um einen Überblick über die Belastungen und ihre Vehemenz zu erhalten, wird bereits an dieser Stelle der Versuch unternommen, den Grad der physiologisch-emotionellen Belastung mittels des SUD numerisch zu erfassen. In der seriösen Arbeit mit EMDR ist das ein sehr wichtiger Eckpunkt.

Quasi als „Nebeneffekt" wird oft automatisch die Affektstabilität oder auch traumaspezifisch die Triggerbarkeit offensichtlich: Kann jemand – zwar berührt, aber nicht überflutet – den SUD-Wert für sich definieren? Oder wird schon diese Bewertung aus der Beobachterposition heraus zum Trigger und die Person völlig überflutet? Sollte Letzteres der Fall sein, ist dies ein Hinweis, dass reines Prozessieren bei dieser Belastung noch zu früh wäre oder aus anderen Gründen (noch) nicht angebracht ist. Hier muss weiter stabilisiert werden, was u. a. mithilfe der sogenannten Absorptionstechnik geschehen kann.

Beispiel 1: Eine Patientin ist erst kurz in Traumatherapie und will an Prüfungsängsten arbeiten. Diese haben ihren Hintergrund möglicherweise in alten Erinnerungen, aber die nächste Prüfung steht kurz bevor. Die Arbeit mit dem Standard-Ablaufschema könnte wegen der knappen Zeit zu heikel sein. Eine geeignete Zwischenlösung wäre in diesem Fall die Absorptionstechnik. Sie ist geeignet, um Belastungen zu reduzieren und passende Kompetenzen zu aktivieren, ohne eine reine Konfrontationstechnik zu sein. Auch ohne Traumabearbeitung mit EMDR kommt die Patientin in Kontakt mit dem Wirkelement der bilateralen Stimulation.

Es gibt zwei Indikationen für die Absorptionstechnik:

1. die gezielte Aktivierung von spezifisch benötigten Ressourcennetzwerken im Kontrast zu einer ebenso spezifischen Belastung, ohne dass man direkt plant, diese Belastung mittels EMDR zu prozessieren;
2. die gezielte Aktivierung von spezifisch benötigten Ressourcennetzwerken, mit dem Ziel, eine bestimmte Belastung, die man bald zu prozessieren plant, vorab zu reduzieren (gemessen am SUD).

Die Absorptionstechnik geht auf Ressourcenprotokolle (Luber 2009) und vor allem auf die sogenannte Wedge Technique zurück (Hofmann 2014, 2015).

Ablauf: Als Basis für die weitere Arbeit bewertet die Patientin eine Herausforderung bzw. eine belastende Situation mit dem SUD. Dann geht sie in Kontakt mit drei für die Bewältigung benötigten Fähigkeiten und dazugehörigen real erlebten und bewältigten Situationen. Sie schätzt subjektiv ein, welche Wichtigkeit welche Fähigkeit momentan für eine gute Bewältigung der Belastung hat; entsprechend werden sie gereiht (1–3).

Sodann wird für eine Fähigkeit nach der anderen erfragt, ob es in den letzten beiden Jahren oder ggf. auch davor eine reale Situation gegeben hat, in der diese Fähigkeit vorhanden und greifbar war. Diese wird auf der Repräsentationsebene „repräsentative Bild" und „Körperkorrelat" aktiviert, mittels langsamer BLS stimuliert und in zwei bis drei kurzen Sets (7–12 BLS) verankert. In dieser Erweiterung kann man auch ein Symbol für die Situation mit verankern. Ähnlich wie bei der Arbeit mit Ereignissen aus der individuellen Ressourcenliste kann die Patientin bei Bedarf Zugang zur ihrer Fähigkeit erhalten. (z. B. für die Betroffenen bei belastenden Situationen unmittelbar zur Stärkung).

Wurden diese Schritte für alle drei genannten Fähigkeiten vollzogen, erfolgt eine Neubewertung der eingeschätzten Belastung in Kontakt mit der herausfordernden Situation. Erfahrungsgemäß geht der SUD deutlich (drei bis vier Punkte) herunter.

Es folgen zwei konkrete Beispiele für die o. g. Einsatzbereiche:

Beispiel 1: Eine komplex traumatisierte Patientin mit Bindungstraumatisierung, die in längerfristiger Behandlung war und bei der Traumakonfrontation mittels EMDR (noch) kein Thema war, suchte kurz vor Weihnachten eine Erleichterung und Stabilisierung für einen unvermeidlichen Besuch im Elternhaus.

Beispiel 2: Eine neue Patientin, bei der EMDR indiziert war und sicher in absehbarer Zeit möglich sein würde, aber noch nie zur Anwendung gekommen war, hatte in zwei Wochen eine Prüfung. Sie litt unter massiver Prüfungsangst. Hier war die Absorptionstechnik die Methode der Wahl – schonend, dennoch die Belastung absorbierend und reale, eigene passende Fähigkeiten (auch körperlich) einwebend.

7.3 CIPOS

CIPOS – Constant Installation of Positive Orientation and Savety – wurde von Jim Knipe (2001) entwickelt für die Arbeitet mit schwer traumatisierten Klienten. Diesen fällt es oft schwer, sich auf eine Traumakonfrontation einzulassen, aus Angst, darin „wie in einem schwarzen Loch“ zu verschwinden und nicht mehr aufzutauchen. Bei der CIPOS-Technik geht es um die Erfahrung, dass es möglich ist, den Kontakt zur belastenden Situation herzustellen und dann davon Abstand zu nehmen und sich wieder wohlzufühlen. Dies wird regelrecht geübt und deswegen wird auch mehrfach konfrontiert und reorientiert. Es ist erstaunlich, wie deutlich die Belastung alleine durch diese Erfahrung abnehmen kann.

Auch hier werden vor Beginn der Behandlung wieder EMDR als Methode und der Sinn der CIPOS-Technik erklärt, um ein Einverständnis für den Einsatz zu bekommen.

Beim CIPOS muss das Ereignis noch nicht in allen Details geschildert werden. Vorerst reichen auch Überschriften wie „der Unfall“, „der Überfall“ usw. Dann wird die Belastung auf der SUD-Skala erfragt.

Der Klient wird als Nächstes gefragt, wie lange er bereit ist, an das belastende Ereignis zu denken. Als Zeitraum schlägt der Therapeut drei bis zehn Sekunden vor. Es geht nicht darum, das Aushalten der Belastung zu trainieren, sondern ausreichend in Kontakt mit ihr zu kommen und dann zu üben, wieder Abstand zu ihr herzustellen. Wenn der Klient einen Zeitraum ausgewählt hat, bittet der Therapeut ihn, in Kontakt zu gehen und zu nicken, wenn der Kontakt hergestellt ist. Dann fängt der Therapeut an, laut rückwärts zu zählen, bis er bei 0 angekommen ist (z. B. 5 – 4 – 3 – 2 – 1 – 0), und fordert den Klienten auf, tief durchzuatmen und auszublenden. Das Rückwärtszählen bietet den Vorteil, dass immer die gleiche Zahl das Ende der Konfrontation anzeigt. Das laute Mitzählen hilft, den Kontakt zur Gegenwart zu halten (bifokale Aufmerksamkeit). Die Aufforderung am Ende, sich im Raum umzusehen und Gegenstände oder Farben bewusst wahrzunehmen, kann die Reorientierung in die Gegenwart verstärken.

Wie in Phase 4 des EMDR-Ablaufschemas fragt der Therapeut jetzt, wie der Kontakt erlebt wurde. Weiter fragt er, ob der Kontakt aufgegeben werden konnte oder inwieweit er noch besteht. Dass zu einer Belastung nicht sofort wieder Abstand hergestellt werden kann, ist normal. Wie viel der Patient noch spürt, kann der Therapeut sich in Prozent angeben oder über die „Back of the Head Scale“ von Jim Knipe zeigen lassen. Die Hand hinter dem Kopf steht hier für 100 % Kontakt zur Belastung und die Hand vor der Stirn für gar keinen Kontakt.

Wenn noch ein deutlicher Kontakt zur Belastung besteht, leitet der Therapeut Übungen zur Reorientierung an. Dies können kognitive Übungen sein, wie Rückwärtsrechnen (1000 minus 7, minus 7, minus 7 usw.) oder Rückwärtssprechen (Tag – Gat, Blume – Emulb, Affe – Effa usw.) oder Hauptstädte auszählen usw. Oder es können Körperübungen sein, die Konzentration erfordern, wie einen Ball werfen, Einbeinstand, auf den Zehenspitzen oder Hacken gehen usw. Die Übungen werden so lange durchgeführt, bis der Klient wieder vollständig in der Gegenwart ist. Es können auch mehrere Übungen hintereinander durchgeführt oder kombiniert werden, wie z. B. Einbeinstand und Rechnen.

Dann fragt der Therapeut, wie sich der Klient jetzt fühlt. Fühlt er sich gut, wird dieses Empfinden mit einem Set langsamer BLS verstärkt. Dies kann durch Selbststimulation (z. B. Schmetterlingsumarmung) erfolgen oder Augenbewegungen. Im Anschluss fragt der Therapeut, wie es jetzt ist. Wenn die Antwort anzeigt, dass sich der Klient wieder gut fühlt, ist der erste Durchgang erfolgreich abgeschlossen.

Dieses Vorgehen wird noch zweimal wiederholt.

Beim dritten Durchgang fragt der Therapeut am Ende des Kontaktes mit der Erinnerung zudem, wie hoch jetzt noch die Belastung auf der SUD-Skala war. Entweder kann dann die Wahrnehmung der Gegenwart wieder mit einem Set langsamer BLS verstärkt werden oder es kann eine Ressource aktiviert werden. Diese sollte eine gegenteilige Erfahrung zum Thema repräsentieren, z. B. statt Hilflosigkeit – Handlungsfähigkeit, statt Gefährdung – Sicherheit usw. Das Erleben wird mit einem Set langsamer BLS aktiviert und hilft, mit einer gegenteiligen Erfahrung zu enden und nicht nur mit einem neutralen Empfinden. Die Ressource kann übrigens bereits vor CIPOS erarbeitet werden oder auch erst nach dem dritten Durchgang.

Bei CIPOS erleben wir meistens, dass die Belastung über die drei Durchgänge langsam abnimmt und es immer leichter fällt, den Kontakt zur belastenden Erinnerung wieder aufzugeben. Es kann aber auch erst einmal zu einem Anstieg der Belastung kommen. Das geschieht, wenn durch die Übung dissoziative Barrieren aufgelöst werden und der Klient tiefer in Kontakt mit der Belastung kommt. Wenn es trotzdem möglich ist, durch die anschließenden Übungen der Reorientierung wieder ganz in die Gegenwart zu kommen, war die Übung trotzdem erfolgreich.

Kommt es bei CIPOS zu einer Über- oder Untererregung oder zu eindeutig dissoziativen Zuständen, wird daran deutlich, dass die Belastung die Affekttoleranz des Klienten überschreitet (Window of Tolerance). Dann sollte nur reorientiert (siehe Übungen weiter oben) und anschließend der Verlauf nachbesprochen werden, ohne erneut in eine Konfrontation zu gehen. Eine traumakonfrontative Arbeit mit EMDR ist zu diesem Zeitpunkt dann noch nicht möglich, sondern es muss noch weiter stabilisierend gearbeitet werden.

Eine **Indikation für CIPOS** besteht bei hohen SUD-Werten (ab 8), bei eingeschränkter Affekttoleranz, Einschränkung der körperlichen Belastbarkeit oder Unsicherheit, ob die Zeit ausreicht, eine komplette Aufarbeitung durchführen zu können (kurze Behandlungszeit). Normalerweise schließt sich an CIPOS im weiteren Verlauf der Therapie eine Bearbeitung mit dem EMDR-Ablaufschema an, um die belastende Situation komplett zu bearbeiten. In begründeten Ausnahmefällen (z. B. hohe Dissoziationsfähigkeit, eingeschränkte affektive oder körperliche Belastbarkeit usw.) können wir CIPOS alleine einsetzen, um eine Teilentlastung zu erreichen.

Eine **Kontraindikation** besteht, wenn das Trauma noch fortbesteht. Dann nämlich gibt es keine sichere Gegenwart, in die man wechseln kann, oder noch keine ausreichende Affekttoleranz. CIPOS steht als Technik im Übergang von der Stabilisierung zum konfrontativen Arbeiten und setzt deshalb eine gewisse Stabilität voraus.

7.4 Einweben

Wie bereits mehrfach erläutert, können wir uns beim EMDR, bei richtiger passender Indikation und sorgfältiger Vorbereitung, grundsätzlich auf das autonome Prozessieren im inneren Prozess des Patienten verlassen. Ja, wir werden sogar angehalten, uns möglichst aus dem Prozess herauszuhalten und ihn nicht mit Einwürfen zu stören. In Phase 4 (Desensibilisierung und Reprozessieren) gelingt dies bei genügend stabilen Patienten *trotz* des Kontaktes mit Belastungsnetzwerken. Der Weg in die passenden Ressourcennetzwerke vollzieht sich autonom, wir erleben dies manchmal auf recht faszinierende Weise in sogenannten Spontanimaginationen, wenn überraschend und autonom passende symbolische oder bildliche und hilfreiche Ressourcen auftauchen. Entlastendes Material zur Neubewertung, zur physiologischen Entlastung, für den Perspektivenwechsel, für das Erkennen der richtigen Zeitwahrnehmung („dort und damals", „hier und jetzt" …) wird so verfügbar, ohne dass wir therapeutisch eingreifen müssen.

Anders ist die Situation häufig bei komplexer traumatisierten Menschen, wo der autonome Prozess diesen Kontakt nicht schafft. Dies bedeutet, dass Unterstützung von außen notwendig ist, um genau das zu leisten, was bei stabileren Klienten die Spontanimagination bietet. Hier findet sich die Indikation für aktives Einweben: Darunter ist das Einspeisen passenden entlastenden Materials durch den Therapeuten von außen zu verstehen, während der Phase 4. Das Ziel ist, den offensichtlich ins Stocken geratenen Prozess wieder in Fluss zu bringen. Klinisch zeigt sich das Steckenbleiben oftmals als sogenannte Blockade: Der Assoziationsprozess des Patienten „stagniert“ oder „kreiselt“ in negativem Material, ohne sich weiterzuentwickeln, und es entsteht Leidensdruck. Lassen sich mittels der aus dem Einführungskurs bekannten „technischen Veränderungen“ (Setverlängerung, Richtungswechsel, Wechsel des Modus der BLS, Wechsel des Repräsentationssystems u. Ä.) keine Erleichterung und kein Abbau der Blockade erreichen, kann man sich des Einwebens bedienen. Der Prozess kann wieder in Gang gebracht bzw. unterstützt werden, indem man Wege zwischen Belastungs- und Ressourcennetzwerken ebnet. Die Barriere zwischen beiden wirkt quasi wie ein Dickicht. Mithilfe des Einwebens versucht man nun, zumindest einen „Trampelpfad“ herzustellen oder auch verschüttete Hinweisschilder wieder aufzubauen oder hinzustellen. Und um diese Wege zu ebnen oder den Patienten anzuregen, das bestehende Material anders zu bewerten, muss Material von außen „hineingeworfen“ werden.

Neben dem Auflösen einer Blockade kann Einweben auch zum Verkürzen von Kanälen führen. Letzteres ist besonders hilfreich bei Zeitmangel in der Sitzung oder auch bei komplexer Traumatisierten, wo aufgrund der komplexen Belastungsnetzwerke die autonome Verarbeitung „lange Wege“ (vgl. Metapher „Dickicht“) nimmt.

Konkret gibt es hierfür verschiedene Möglichkeiten. Welche/n dieser Wege man anbietet, hängt von der Vorgeschichte des Patienten ab und vom dem Therapeuten bekannten spezifischen Ressourcenmaterial, aber auch vom klinischen Eindruck, dem Punkt der Blockade, der angestrebten positiven Kognition u. Ä. Es ist eine Art Versuch und Irrtum; der innere Prozess des Patienten erlaubt dem Therapeuten hier durchaus mehrere Anläufe und Versuche.

Einweben findet in den Pausen zwischen den Sets statt, nicht im Set selbst. Man gibt den gezielten Hinweis und kann die Patientin dann auffordern, die Frage oder diesen Hinweis einfach mitzunehmen und zu sehen, was kommt. Somit wird in den Prozess eingewoben, ohne in Analysen oder Diskussionen zu gehen, die den Prozess unterbrechen würden. Man steigt ins nächste Set ein und diese *Frage kann Erkenntnisse* beschleunigen und helfen, irrationale und blockierende Bewertungen zu relativieren.

Metaphorisch ist das vergleichbar mit einem durch viele Äste gestauten Fluss, der nicht weiterfließt. Manchmal reicht es, einen blockierenden Ast herauszunehmen, damit das Wasser wieder fließt.

Man kann also zu vielen „normalen“ therapeutischen auch durchaus kreativen Interventionen zurückkehren und sie in den EMDR-Prozess „hineinwerfen“ bzw. „einweben“ – nicht weniger, aber auch nicht mehr. Der EMDR-Prozess soll dennoch weitergehen, es soll kein Wechsel in die eigene „orthodoxe“ therapeutische Arbeit erfolgen.

Wie geschieht Einweben inhaltlich konkret?

- Aus der Vorarbeit *bekannte Ressourcen,* die exakt als Gegenmittel zu dem Thema passen, in dem der Patient in der Blockade hängt, kann man in den Unterbrechungen zwischen den Sets kurz ansprechen, z. B. über die verankerten Symbole oder die Nennung des Ereignisses selbst.
- Es kann aber auch allgemeiner, abstrakter vonstattengehen. Man kann z. B. *Fragen stellen,* die die Art der Blockade betreffen, wenn man keine passenden eigenen Ressourcen der Patientin zur Verfügung hat. Nehmen wir an, eine Blockade liegt im Bereich irrationaler Schuld: Bei einer vergewaltigten Frau blockiert z. B. der Prozess an der Stelle, wo sie sich selbst vorwirft, sie hätte sich besser wehren sollen. Hier kann man die Frage stellen: „Wie stark war er, wie stark waren Sie?"
- Wenn man keine konkrete Idee hat, was hilfreich sein könnte, kann man offene Fragen nach inneren Helfern stellen, wie z. B.: „Was könnte jetzt helfen?", „Wer könnte jetzt helfen?" Bei früheren Belastungen, in denen der Patient stecken bleibt, kann so diese Hilfsfigur das jüngere Ich „bergen". Vorarbeit auf der inneren Bühne beispielsweise trägt hier oft Früchte
- Man kann auch – was als technische Möglichkeit zur Auflösung von Blockaden schon bekannt ist – die Repräsentationsebene gezielt wechseln. Beim Kreiseln in einer Körperempfindung kann man z. B. die Frage stellen: „Wenn dieser Kloß im Hals jetzt Worte hätte, welche wären das?" Oder: „Gibt es dazu ein Gefühl?"
- Man kann auch bei heftigen Körpersensationen fragen: „Was würde der Körper jetzt gerne tun?" und dies zur Anregung für eine Imagination nutzen: „Stellen Sie sich vor, dies zu tun, und folgen Sie dem Finger."

Viele Facetten – Warum gibt es eine Blockade? Wann und wo gibt es welche Möglichkeiten des Einwebens? – müssen im EMDR klinisch bewertet und gehandhabt werden. Ganz wesentlich kommt es hier auf das Gespür und die Übung der Therapeutinnen und Therapeuten an, um zu erkennen: Wo ist es wirklich wichtig? Wie lässt sich so viel wie nötig / so wenig wie möglich in den autonomen Prozess (AIP) eingreifen (um die „Suppe nicht zu versalzen")? Um dieses klinische Gespür zu entwickeln und diese klinischen Entscheidungen zu treffen, steht nach der theoretischen Ausbildung die Supervision zur Verfügung, um diese Punkte wirklich differenziert erörtern zu können.

7.5 Affektbrücke

Eine Affektbrücke ist grundsätzlich ein physiologisch-emotionaler Zusammenhang mit anderen Erinnerungen, oft in einem Cluster. Es gibt sie „natürlich“, d. h., sie tritt willkürlich auf. Man kann sie aber auch gezielt aktiveren, im Sinne der Anwendung einer Technik. Die Affektbrücke als Technik geht auf Watkins (1971) zurück. Es gibt zwei Hauptindikationen:

1. Ein Patient leidet unter dysfunktionalem Erleben und Verhalten im Hier und Jetzt, kennt jedoch die Hintergründe nicht. Er möchte aber mehr über die Hintergründe erfahren bzw. für die Behandlungsplanung wäre dieses Wissen sinnvoll. Doch auch in gemeinsamer Hypothesenentwicklung kommen Patient und Therapeutin nicht darauf. Mithilfe der Affektbrücke kann man in diesem Fall zu einem klinisch zu definierenden Zeitpunkt mit Einverständnis des Patienten versuchen, den Hintergrund dieses Erlebens zu finden.
2. Die Hintergründe sind bekannt, vor dem Reprozessieren möchte man jedoch die alte und die aktuelle Belastung nebeneinander vorliegen haben, um aus bestimmten behandlungsplanerischen Überlegungen heraus zu bewerten und zu entscheiden, womit man beginnen sollte.

Wie im normalen Ablaufschema aus der Phase 3 bekannt, wird die belastende Situation genau bewertet (schlimmster Moment, negative Kognition, positive Kognition, VoC, Gefühl, SUD, Körperempfindung). Dann bittet man den Patienten Bild, negative Kognition und Körperempfindung aktiv ins Bewusstsein zu bringen. Man triggert den Patienten also über diese Repräsentationsebenen. Sobald er signalisiert, dass er in Kontakt ist, ersucht man ihn, unter Ausblendung des aktuellen repräsentativen Bildes, lediglich auf die negative Kognition und die Körperempfindung zu fokussieren, in der Zeit zurückzudriften und nachzuspüren, ob er die Worte und / oder die Körperempfindung irgendwo aus der Vergangenheit kennt. Man bittet ihn, sich zu melden, wenn ein altes Bild / eine alte Situation auftaucht. Diese/s wird dann mit dem SUD bewertet. Wenn der Patient bereit ist, wird auch dieses Ereignis entlang den Kriterien der Phase 3 bewertet.

Nun hat man quasi beide über eine Affektbrücke verbundenen Situationen „zur Verfügung“ und bewertet. Gemeinsam mit dem Patienten kann man jetzt entscheiden, welche warum primär bearbeitet werden soll. Dies hängt von der Stabilität, dem Thema, der aktuellen Problematik, dem Setting, also von mehreren klinischen und praktischen Faktoren ab. Vor allem bei Indikation Nr. 1 (siehe oben) ist nicht zu unterschätzen, dass der Patient nun weiß, womit die aktuelle Symptomatik zu tun haben könnte. Bei stabilen Patienten mit umgrenzten Belastungsnetzwerken ist das schon sehr viel und kann psychoedukativ und in gemeinsamer Reflexion weiter kognitiv bearbeitet werden.

Wenn man sich für die klassische Arbeit mit dem EMDR-Ablaufschema für eine der beiden Situationen aktiv entscheidet, wird die andere Erinnerung angemessen distanziert und / oder verpackt. Der Patient wird darauf hingewiesen, dass sich möglicherweise die nun verpackte Situation in der Phase 4 im Reprozessieren autonom aktivieren kann, dann aber auch wieder distanziert werden kann, wenn man nur auf der Gegenwartsebene arbeiten wollte. Dieser Hinweis erhöht die subjektive Sicherheit und das Vertrauen in den Therapeuten und die Methode – schließlich weiß er nun, dass es kommen kann. Die Bearbeitung des Themas kann durch das bessere Verständnis, warum heute etwas schwierig ist, auch leichter werden.

Je nach Fokus und klinischer Notwendigkeit kann die Affektbrücke in allen Phasen der EMDR-Therapie eingesetzt werden, z. B.:

- in Phase 1, der Anamnese, zur differenzierten Klärung der Hintergründe der Symptomatik;
- in der Phase der Stabilisierung im Sinne der Distanzierung (des stärker belastenden oder auch im Gegenteil weniger relevanten Teils der beiden Erinnerungen);
- in Phase 3, wenn im Zuge komplizierter Arbeit mit den Kognitionen Verwirrungen deutlich wird, um was es geht, und die Affektbrückentechnik zur Klärung und Refokussierung beitragen kann;
- in Phase 4, wenn die Prozesse über die Vorarbeit dann „besser" laufen und eine Blockade aufgelöst werden kann;
- in Phase 7 und auch in Phase 8, wenn es um die weitere Vorgangsweise geht und die Entscheidung fallen muss, wie und mit was man weiterarbeiten wird.

7.6 Affektscan

Der Affektscan wurde 1995 von Francine Shapiro entwickelt, unabhängig und ohne die hypnotische Komponente von der Technik des Wiedererlebens von Watkins (1971). Die Technik wird verwendet im Rahmen der Phase 1 und 2 der EMDR-Methode, wenn es darum geht, die Zusammenhänge zwischen Symptomen in der Gegenwart und den auslösenden belastenden Erfahrungen in der Vergangenheit aufzudecken und zu verstehen.

Zuerst werden die Probleme in der Gegenwart im Detail besprochen. Dabei wird genau nach den Symptomen gefragt: Welche Gefühle, Körperempfindungen und belastendende Gedanken werden jetzt wahrgenommen? Und es wird gefragt, in welchen Situationen diese Symptome auftreten, ob Auslöser und Verstärker für diese Beschwerden bekannt sind und ob klar ist, welche frühere Erfahrungen damit in Zusammenhang stehen.

Wenn diese Zusammenhänge nicht klar sind, kann mit dem Affektscan nach ihnen gesucht werden. Die Therapeutin fordert dann die Klientin auf, an die jetzige belastende Situation zu denken und dabei besonders auf die Gefühle und Körperempfinden zu fokussieren und sich dann zu fragen, woher sie diese Empfindungen von früher kennt.

Diese Frage stellt keine hypnotische Rückführung dar und bedarf keiner besonderen Vorbereitung, sollte aber mit Bedacht gestellt werden. Da sie in Kontakt zu früheren, auch verdrängten bzw. dissoziierten Belastungen führen kann, sollte die Klientin ausreichend stabil dafür sein. Hier muss noch nicht die negative Kognition für das Empfinden klar sein, sondern die Trigger sind nur der belastende Affekt und das unangenehme Körperempfinden.

Wenn bei der Frage, woher die Klientin dieses Empfinden von früher kennt, eine frühere Erfahrung auftaucht, so lässt die Therapeutin sich diese schildern. Tauchen mehrere auf, kann sie fragen, welche die früheste bzw. die belastendste ist, und diese dann schildern lassen. Dazu kann dann auch der SUD erfragt werden. Wenn mit der Erfahrung eine deutliche Belastung verbunden war, kann sie anschließend durch die Tresorübung wieder distanziert werden.

An den Affektscan schließt sich nicht sofort eine Bearbeitung mit dem EMDR-Ablaufschema an. Ersterer dient vielmehr der Einordnung und dem Verständnis für die psychodynamische Entwicklung der Erkrankung bzw. der Beschwerden. Die gefundenen prägenden Erfahrungen können dann aber mit auf der Traumalandkarte erfasst und in der Therapieplanung berücksichtigt werden.

Häufig wird die Frage gestellt, warum wir nicht einfach Symptome der Gegenwart mit EMDR behandeln. Wenn es relevante Verbindungen zu früheren, prägenden Erlebnissen gibt, dann würden Affektbrücken in die Vergangenheit doch spontan auftauchen. Aber gerade wenn wir nur an „Symptomen“ mit EMDR arbeiten, ohne eine Vorstellung zu haben, wodurch diese entstanden sind, müssen wir damit rechnen, dass sich unter der bilateralen Stimulation dissoziative Barrieren auflösen können. Für die Klienten besteht dann eine größere Gefahr, durch verdrängtes oder dissoziiertes Material überflutet zu werden als bei einem bewussten Einlassen auf die Bearbeitung einer bestimmten Situation. Dieses strukturierte Vorgehen mit dem Affektscan gibt den Klienten ein größeres Gefühl von Mitbestimmung und Selbstwirksamkeit und ist dadurch in sich schon heilsam und vermindert die Gefahr von Überforderung.

Literatur

HOFMANN, A. (2014): *EMDR – Praxishandbuch zur Behandlung traumatisierter Menschen.* Stuttgart: Thieme,

KNIPE, J. (2001): *EMDRIA-Conference, Seminar über EMDR und Komplexe Traumata.* Austin, USA.

KNIPE, J. (2001): Back of the Head Scale (BHS) & The Method of Constant Installation of Present Orientation and Safety (CIPOS). In: Luber, M. (Hrsg.): *Eye Movement Desensitization and Reprocessing (EMDR) Scripted Protocols: Special Populations.* New York: Springer.

LUBER, M. (Hrsg.) (2009): *Eye Movement Desensitization and Reprocessing (EMDR) Scripted Protocols: Special Populations.* New York: Springer.

ROST, C. (2008, 2014): *Ressourcenarbeit mit EMDR: Vom Überleben zum Leben. Bewährte Techniken im Überblick.* Paderborn: Junfermann.

SHAPIRO, F. (1995, 2001). Eye Movement Desensitization and Reprocessing: Basic Principles, Protocols and Procedures. New York: Guilford Press. *Deutsche Übersetzung: EMDR – Grundlagen und Praxis. Handbuch zur Behandlung traumatisierter Menschen* (1998, 2012). Paderborn: Junfermann.

WATKINS, J. G. (1971): The affect bridge: a hypoanalytic technique. *International Journal of Clinical Psychology* 19, S. 21–27.

8. Stabilisierung in der Phase 2

Christine Rost

In der Phase 2 der EMDR-Therapie arbeiten wir gezielt auf eine Verbesserung der Affekttoleranz der Klienten hin. Die drei hier vorgestellten Techniken stehen stellvertretend für viele mögliche Übungen. Die Lobe-Übung soll die Toleranz für positive Gefühle verbessern, die Vier-Elemente-Übung kombiniert drei Körperübungen und eine imaginative Übung und dient der Selbstberuhigung. Die Lichtstrom-Technik kann gezielt bei körperlichen Rückerinnerungen angewendet werden.

8.1 Aufbau positiver Affekttoleranz durch die Lobe-Übung

Eingeschränkte Affekttoleranz: Bei schweren und besonders wiederholten Traumatisierungen werden die entstehenden Affekte während des Traumas meist abgespalten und anschließend unterdrückt. Dies hat zur Folge, dass viele traumatisierte Menschen insgesamt eher nicht lernen, mit Gefühlen adäquat umzugehen. Dies betrifft sowohl positive als auch negative Gefühle. Manchmal entsteht eine regelrechte Phobie vor den eigenen Gefühlen.

Am Beginn einer Traumatherapie geht es deswegen oft darum, Gefühle überhaupt wahrzunehmen, sie identifizieren zu können (nicht alles ist z. B. Angst), die Bereitschaft zu entwickeln, sie auszuhalten (Welchen Sinn haben Gefühle?) und zu lernen, wie man Gefühle regulieren kann.

Aufbau der Affekttoleranz: Wenn wir in der Therapie mit den Klienten an der Identifikation und Regulation von Gefühlen arbeiten, so wollen wir dies nicht nur theoretisch z. B. in der Psychoedukation tun, sondern auch direkt im Erleben. Erleichternd ist dabei, dass wir dies nicht nur an belastenden, sondern ebenso an angenehmen Gefühlen üben können. Doch auch angenehme Gefühle können gerade für schwer traumatisierte Menschen problematisch sein, da sie Schwierigkeiten mit deren Intensität haben. Wenn wir die Affekttoleranz für positive Gefühle steigern können (Toleranz für mehr Intensität), erleben wir oft einen Transfer für negative Gefühle.

Die Lobe-Übung

Andrew Leeds (2009), ein EMDR-Trainer in den USA, hat dafür eine spezielle Übung entwickelt, in der der Klient den Therapeuten loben soll und umgekehrt. Zuerst wird das Lob abgelehnt und dann doch angenommen. Der Therapeut fragt den Klienten, was das Ablehnen oder Annehmen des Lobs auslöst. Spannend ist dabei, dass wir über diese Übung auch viele Informationen über die therapeutische Beziehung, das Bindungsverhalten, Vertrauen versus Misstrauen sowie das Selbstbild des Klienten erhalten. Und in der Eigenwahrnehmung ist es ebenfalls spannend wahrzunehmen, was ein Lob und dessen Ablehnung oder Annahme bei uns auslöst. Diese Selbstwahrnehmung wird im therapeutischen Prozess aber nicht an- bzw. ausgesprochen.

Die Durchführung der Lobe-Übung: Zu Beginn werden der Ablauf und der Sinn der Übung besprochen. Als Beispiel für die Schwierigkeit, die Gefühle wahrzunehmen und auszuhalten, kann der Vergleich herangezogen werden, dass man nach längerem Hungern nur langsam die Nahrungsaufnahme steigern kann, weil sich der Magen sonst schnell überfüllt anfühlt. Ein weiterer Vergleich könnte sein, dass Muskelkater entsteht, wenn man nach längerer Krankheit wieder versucht, die Muskeln zu trainieren. Als Lob sollen realistische Einschätzungen verwendet werden.

1. Der Klient lobt den Therapeuten: Der Therapeut lehnt das Lob ab. Anschließend fragt er den Klienten, was das Ablehnen des Lobes bei ihm ausgelöst hat.
2. Der Klient lobt den Therapeuten erneut (es kann das gleiche Lob oder ein anderes sein): Diesmal nimmt der Therapeut das Lob an. Anschließend fragt er den Klienten, was die Annahme des Lobes an Gefühlen auslöst.
3. Jetzt lobt der Therapeut den Klienten: Der Klient lehnt das Lob ab. Der Therapeut fragt, wie es sich anfühlt, das Lob abzulehnen.
4. Der Therapeut lobt den Klienten erneut (gleiches Lob oder ein anderes) und der Klient nimmt diesmal das Lob an. Der Therapeut fragt den Klient, wie es sich anfühlt, das Lob angenommen zu haben.

Nachbesprechung: Nun wird die Übung nachbesprochen. Die meisten Klienten melden zurück, dass sie das Ablehnen als unangenehm erlebt haben, egal ob das eigene Lob vom anderen abgelehnt wurde oder sie selbst ein Lob ablehnten. Die Beziehungsebene wird durch das Ablehnen deutlich gestört, während sie durch das Annehmen eines echten Lobes gefördert wird.

Kombination mit langsamer bilateraler Stimulation: Wenn das Annehmen des Lobes deutlich positive Empfindungen auslöst, dann *kann* ein Set langsamer bilateraler Stimulation zur Verstärkung durchgeführt werden. Dies ist nicht zwingend, wurde aber stimuliert, so sollte immer nach der Veränderung gefragt werden.

Hausaufgabe: Am Ende wird als Hausaufgabe der achtsame Umgang mit Lob besprochen. Der Klient soll im Alltag aufmerksam wahrnehmen, ob er gelobt wird. Wenn es ein angemessenes realistisches Lob ist, dann soll er es annehmen und darauf achten, wie dies die Beziehung beeinflusst und welche Gefühle entstehen.

8.2 Vier-Elemente-Technik nach Elan Shapiro

Die Vier-Elemente-Technik kombiniert vier Stabilisierungsübungen hintereinander. Elan Shapiro hat diese Technik über zehn Jahre mit eigenen Klienten und auch mit Kollegen erprobt und als hilfreich für die Stabilisierung erlebt. In dieser Kombination kommt es zu einer Vertiefung der Entspannung und einer stärkeren Lebendigkeit in der Imagination im Vergleich zu den Resultaten bei einzeln durchgeführten Übungen.

Am Beginn wird der Stresslevel auf der SUD-Skala überprüft, wobei 0 entspannt, keine Belastung bedeutet und 10 die schlimmste vorstellbare Belastung darstellt.

Das Element Erde: Sicherheit im Jetzt

Das Element **Erde** ist eine Grounding-Übung. Sie kann sowohl im Stehen wie im Sitzen durchgeführt werden. Die Klientin soll sich eine bis zwei Minuten Zeit nehmen und in Verbindung zur Erde / zum Boden gehen. Über die Füße soll die Verbindung zur Erde / Boden hergestellt werden mit der Vorstellung, die Erde / der Boden trägt sie. Beim Sitzen könnten zusätzlich die Kontaktpunkte zur Oberfläche des Sitzes bzw. der Rückenlehne wahrgenommen werden, ebenfalls mit dem Fokus: „Ich werde gehalten, gestützt." Die Klientin gibt Rückmeldung, wie sie die Übung erlebt. Dann wird sie aufgefordert, die Aufmerksamkeit nach außen zu bringen und drei Dinge zu benennen, die sie in der Umgebung wahrnimmt, z. B. was sie sieht oder hört.

Die nächste Übung wird erst angeleitet, wenn ein gutes Gefühl entstanden ist.

Das Element Luft: Atmung, um sich zu zentrieren und in Balance zu kommen

Das Element **Luft** wird durch eine Atemübung repräsentiert. Bei Anspannung und Angstzuständen verändert sich der Atemrhythmus, indem er meist schneller und flacher wird. Durch einen ruhigen, etwas tieferen Atemrhythmus melden wir dem Gehirn auf physiologischer Ebene zurück, das alles in Ordnung ist.

Der Therapeut fordert die Klientin auf, das Gefühl von Sicherheit im Jetzt wahrzunehmen, was mit dem Empfinden, dass die Füße auf dem Boden ruhen, verbunden ist. Dann soll sie drei bis vier tiefe, langsame Atemzüge nehmen. Der Atem soll bis in den Bauch fließen, damit Raum für frische Luft in der Lunge entsteht. Damit wird die Vorstellung verbunden, dass mit jedem Atemzug der Stresspegel geringer wird und das Gefühl einer Verbindung zum eigenen Zentrum zunimmt (Zentrierung).

Da die Veränderung selbst induziert wurde, wird das Bewusstsein für Selbstwirksamkeit verstärkt. Auch hier soll die Klientin zurückmelden, wie sich ihre Wahrnehmung ihres Zustandes verändert (Gefühle wie Körperempfinden), und der Therapeut leitet erst zur nächsten Übung über, wenn ein ruhiger Atemrhythmus erreicht und als positiv erlebt wurde.

Das Element Wasser: Sinnbild für Ruhe und Kontrolle

Das Element **Wasser** wird durch den Speichel repräsentiert. Unter hohem Stress und bei Angstzuständen wird der Mund trocken („Es verschlägt mir die Sprache") und die Verdauung wird ruhig gestellt. Wird die Verdauung wieder angeregt, wird auch der Parasympathikus wieder aktiviert und eine Entspannungsreaktion eingeleitet.

Der Therapeut fordert die Klientin auf, in Verbindung mit dem Gefühl von Sicherheit im Jetzt und der Zentrierung zu gehen, tief ein- und auszuatmen und dann wahrzunehmen, wie sich der Mund anfühlt; wie viel Speichel da ist, um dann bewusst die Produktion von Speichel anzuregen. Dies kann man erreichen, indem man die Zunge bewegt („Bewegen Sie die Zunge, als ob Sie mit der Zunge die Zähne putzen wollen") oder indem man imaginiert, in eine Zitrone zu beißen.

Auch diese Übung dient zum einen der Wahrnehmung der Selbstwirksamkeit („Ich kann Einfluss nehmen"), zum anderen meldet auch hier der Körper auf der physiologischen Ebene dem Gehirn, dass keine Gefahr besteht. Auch bei dieser Übung soll die Klientin berichten, wie sie sich innerlich erlebt und was die Übung auslöst. Nur bei positivem Empfinden wird zur nächsten Übung übergegangen.

Das Element Feuer: den Weg zur Imagination erleuchten

Das Element **Feuer** wird durch eine Imaginationsübung repräsentiert. Hieran kann sich der Sichere Ort bzw. Wohlfühlort oder die Erinnerung an ein schönes Erleben anschließen, wenn von der Erinnerung heute noch positive Empfindungen ausgehen. Dabei soll auf die einzelnen Sinneswahrnehmungen fokussiert werden und dann der Veränderung im Körper und im Gefühl nachgespürt werden.

Der Therapeut fordert wieder auf, zuerst durch die drei ersten Übungen zu gehen, das Gefühl von Sicherheit im Jetzt, die Zentrierung durch die ruhige, tiefe Atmung und schließlich das Gefühl von Kontrolle und Ruhe (Balance) durch die Feuchtigkeit im Mund wahrzunehmen. Erst dann soll die Klientin in die Vorstellung zum „Sicheren Ort“ oder in eine andere beruhigende Vorstellung eintauchen. Auch hier lässt der Therapeut sich Rückmeldung geben, was sich dadurch verändert. Wenn sich dadurch die Entspannung und das Wohlgefühl verstärken, kann diese Wahrnehmung noch einmal mit einem Set langsamer, bilateraler Stimulationen (z.B. Schmetterlingsumarmung) verstärkt werden. Dabei soll die Wahrnehmung besonders auf das gute Gefühl im Körper gerichtet werden. Am Ende wird noch einmal nach den Stresslevel auf der SUD-Skala gefragt, um die Zunahme der Entspannung festzustellen.

Konnte die Vier-Elemente-Technik einmal erfolgreich durchlaufen werden, soll sie künftig regelmäßig im Alltag durchgeführt werden. E. Shapiro schlägt dazu vor, einen Erinnerungsmarker einzusetzen. Dies kann ein Armband sein oder ein Marker an der Uhr, am Handy oder am PC. Nach Möglichkeit soll immer dann, wenn der Marker wahrgenommen wird, die Übung durchgeführt werden, mindestens aber ein- bis zweimal am Tag. Ziel ist die Reduktion des alltäglichen Stresses sowie die Zunahme der Fähigkeit, sich selbst zu beruhigen, damit diese Fähigkeit zur Verfügung steht, wenn es zu einer Triggerung im traumatischen Bereich kommt.

8.3 Die Lichtstrom-Übung

Diese Übung lehren wir in den EMDR-Ausbildungen, da sie eingesetzt wird, wenn wir die EMDR-Sitzung mit einer Teilbearbeitung abschließen. Dann sind häufig noch Missempfindungen im Körper spürbar, die noch aufgelöst werden sollen, bevor die Klientin nach Hause geht. Diese Übung brauchen wir aber auch schon in der Phase 2, wenn die Klientin unter körperlichen Beschwerden leidet, die durch Rückerinnerungen an traumatische Erlebnisse verursacht werden. Die Übung wurde von F. Shapiro (1999, S. 239 ff.; 2012, S. 310 f.) bereits in ihrem Buch über EMDR beschrieben.

Wenn körperliche Missempfindungen erlebt werden, von denen der Therapeut vermutet, dass sie mit unverarbeiteten traumatischen Erlebnissen (pathogenen Erinnerungen) verbunden sind, dann kann er die Klientin auffordern, die Augen zu schließen und mit ihrer Wahrnehmung durch den ganzen Körper zu gehen. Dabei soll sie berichten, wo sie unangenehme Empfindungen wahrnimmt. Diese soll sie nun beschreiben, indem sie ihnen eine **Form**, eine **Farbe**, eine **Konsistenz** und eine **Bewegung** zuschreibt. Sollte ein **Temperaturunterschied** zur Umgebung wahrgenommen werden, soll auch dies benannt werden.

Missempfindungen werden normalerweise verdrängt. Verändern kann man aber nur Dinge, die man bewusst wahrnimmt. Deswegen lässt man die Beschreibung der Missempfindungen so detailliiert wie möglich durchführen, damit sie dem Bewusstsein zugänglich werden.

Nun fragt der Therapeut, welche **Farbe** mit Heilung verbunden wird. Dann fordert er die Klientin auf, sich vorzustellen, dass **Licht dieser Farbe vom Himmel** (oder aus dem Kosmos) kommt und durch den Kopf und den Köper fließt; dass neues Licht nachströmt, durch den gesamten Körper, und dabei jede Zelle des Körpers durchfließt und über die Füße den Körper wieder verlässt.

Wenn diese Vorstellung gelingt, fragt der Therapeut, was mit der vorher wahrgenommenen Form passiert, wenn sie in Berührung mit dem heilsamen Licht kommt. Hier lässt er völlig offen, was passieren kann. Wenn es positive Veränderungen gibt, dann fordert er die Klientin wieder auf, sich darauf zu konzentrieren, dass das Licht den Körper über die Füße verlässt und neues heilsames Licht nachfließt. Wenn die Übung abgeschlossen wird, weist der Therapeut darauf hin, dass die Klientin jederzeit wieder in Kontakt mit dem heilsamen Licht kommen kann.

Auswirkungen: Diese Übung kann aktuelle körperliche Beschwerden nur im geringen Umfang verbessern, da sie ein aktuelles körperliches Geschehen nur auf der Ebene der Anspannung beeinflussen kann. Als Therapeuten brauchen wir also keine Angst zu haben, dass wir dadurch eine akute Erkrankung verdrängen könnten. Im Gegenteil können bisher verdrängte Schmerzen durch die Übung manchmal stärker werden, da sie bewusster wahrgenommen werden. Handelt es sich jedoch um „Erinnerungsschmerzen", kann diese Übung zu einer deutlichen Verbesserung führen oder die Beschwerden sogar ganz auflösen.

Wenn eine ausreichende Stabilität in der Phase 2 erreicht wurde, dann ist es möglich, jetzt zur Konfrontation mit EMDR überzugehen.

Literatur

Leeds, A. (2009): *Seminar – Attachment Theory and Case Formulation in the EMDR Approach to Psychotherapy.* Amsterdam: EMDREA Konferenz.

Hofmann, A. (1999, 2014): *EMDR Praxishandbuch zur Behandlung traumatisierter Menschen,* S. 69 f. Stuttgart: Thieme.

Shapiro, E. (2007): 4 Elements Exercise. Journal of EMDR Practice and Research, Vol. 1 (2).

Shapiro, E. (2014): Chapter 8: Four Elements Exercise for Stress Management, S. 133–138. In: Luber, M. (Hrsg.): *Implementing EMDR Early Mental Health Interventions for Man-Made and Natural Distaters.* New York: Springer.

Shapiro, F. (2012): *EMDR – Grundlagen und Praxis (Lichtstromtechnik,* S. 310 f.). Paderborn: Junfermann.

9. Gezielte individuelle Ressourcenaktivierung auf allen Repräsentationsebenen

Eva Münker-Kramer

In der traumaspezifischen Anamnese bei EMDR ist es inzwischen gängige Praxis, gezielt in der Biografie gemeinsam mit dem Patienten Ressourcen und Belastungen zu eruieren. Dies kann – je überschaubarer die potenziellen Traumatisierungen sind – recht systematisch mittels Listen und darauf folgenden Visualisierungen geschehen. Es werden also bestimmte Instrumente benutzt, wie die sogenannte Belastungsliste sowie die daraus erarbeitete Belastungslandkarte. Das Gleiche gilt für Ressourcen.

Dieses Vorgehen grundsätzlicher gezielter Ressourcenverdeutlichung und -Aktivierung zum einen, zum anderen aber sein Wert und seine spezifische Bedeutung in der Vorbereitung von Traumakonfrontation mittels EMDR sollen in diesem Kapitel näher beschrieben werden. Dabei soll es einerseits um eine solche Aktivierung an sich gehen und andererseits darum, wie sie als exaktes spezifisches Gegenmittel zu den zu bearbeitenden belastenden Erfahrungen wirken kann. Die Darstellung der Belastungen in diesem Kapitel soll nur illustrierenden Charakter haben.

Ein wichtiges Grundprinzip in Traumatherapie und EMDR ist ja, dass in Anamnese und Stabilisierungsphase Überflutung und Triggerung unbedingt vermieden werden. Daher ist es eine wichtige klinische Entscheidung und Kompetenz, die Arbeit mit diesen Themen in einem auf die jeweilige Patientin abgestimmten Ausmaß zu gestalten. So kann dann die Beschäftigung bei der einen Patientin ein guter Beitrag zu Psychoedukation sein und die Visualisierung viel Klarheit und Distanz bringen, während bei der anderen Patientin schnell Überforderung und gegebenenfalls Überflutung oder auch Dissoziation in Gang kommen. Dementsprechend ist auch die Platzierung einer gezielten Ressourcenaktivierung von Beginn an wesentlich.

9.1 Die Erfassung von Belastungen und von Ressourcen im Überblick

Um gezielt eine Traumabearbeitung vorzubereiten, ist aus den gängigen Lehrbüchern und EMDR-Seminaren bekannt, dass je nach Traumatyp entweder umgrenzte Belastungen gezielt exploriert oder vorsichtig in so abstrakt wie notwendigen Überschriften überblicksartig eruiert werden. Man versucht so, sich gemeinsam ein Verständnis dafür zu verschaffen, was womit zusammenhängt (ggf. Cluster), und auch darüber, welche Verbindung zu den aktuellen Symptomen oder zum dysfunktionalen Erleben und Verhalten besteht. Betroffene von Typ-I-Traumatisierungen sind hierzu oft ganz gut in der Lage. Sie haben meistens ausreichende Kompetenzen und Ressourcennetzwerke und grundsätzliche Überzeugungen zur Selbstwirksamkeit, um sich mit kurzfristiger Unterstützung oder auch von selbst wieder von dem hervorgeholten Material distanzieren zu können. Darüber hinaus wird dies ja auch gezielt geübt, je komplexer die Belastung ist.

Wenn man nun die Belastungen und Ressourcen gezielt erfasst und visualisiert, stellt man bei diesen Patienten häufig fest, dass ihnen die so bewirkte Distanzierung, die über die Visualisierung und Systematisierung entsteht, guttut. Sie entwickeln das Gefühl, dass diese Versachlichung, die ja mit Psychoedukation einhergeht, sogar teilweise zu entlastenden Erkenntnissen und Hypothesen führt. Detaillierte Ausführungen dazu finden sich auch bei Münker-Kramer in der ausführlichen Darstellung der Arbeit mit Belastungs- und Ressourcenerfassung im Kontext der therapeutischen Arbeit mit den acht Phasen des EMDR (Münker-Kramer 2015). Als Nebeneffekt ergibt sich hier außerdem eine diagnostische Erfassung der Stabilität in Kontakt mit den belastenden Ereignissen. Von dieser klinischen Einschätzung der Stabilität der Patientinnen hängt ab, wie detailliert man an dieser Stelle schon in die Feststellung der Details geht.

Wichtig ist eine grobe Einschätzung des im EMDR gebräuchlichen SUD-Wertes, um die Punkte in die sogenannte Landkarte übertragen zu können und die Belastungen so zu visualisieren – auch im Kontext der damals vorhandenen passenden oder generellen Ressourcen. Von einer genauen Erfassung der anderen Repräsentationsebenen (Gefühl, Gedanken, Körperempfindung) sollte man an dieser Stelle in der Anamnese noch Abstand nehmen – ganz anders als bei der Feststellung der Ressourcen (s. u.).

Ein Beispiel für eine solche Visualisierung soll in Abb. 1 dargestellt werden.

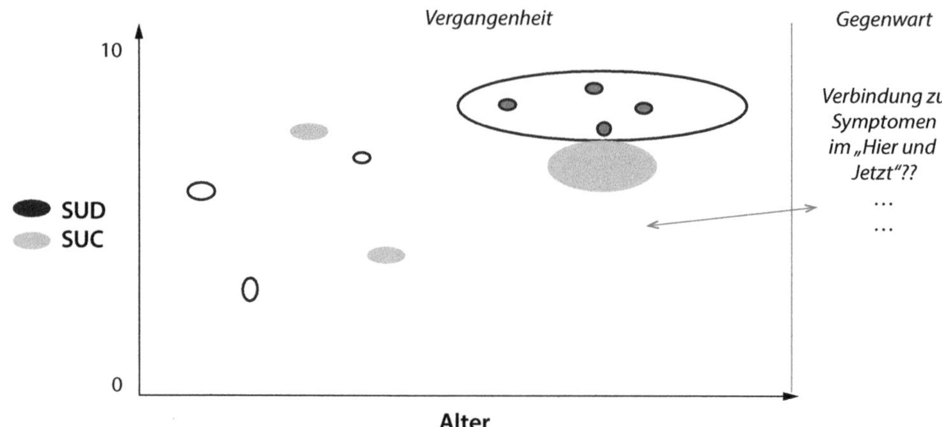

Abbildung 1: Visualisierung eines Belastungsüberblicks mit gleichzeitiger Platzierung der Ressourcen als Hinweis für den Hintergrund der aktuellen Symptomatik

Bei diesem imaginären Bespielpatienten sind in der Vergangenheit einige Einzelbelastungen sichtbar sowie ein größeres Cluster mit mehreren Einzelerlebnissen, das sich über einige Lebensjahre zieht. Cluster können sich zu Themen wie z. B. Ausgeliefertsein, Alleinsein, Demütigung, aber auch zwischen einzelnen Unfällen bilden. Die sorgfältige Clustererkennung und -bildung ist neben dieser hilfreichen Visualisierung auch behandlungsplanerisch eine wichtige Voraussetzung für die spätere präzise Entscheidung für die repräsentative Erinnerung aus einem Themengebiet. Abgesehen von den ersten Lebensjahren werden in unserem Beispiel in Abb. 1 Ressourcen in der Nähe der Belastungen sichtbar. Die Anmerkung im Überblick auf der rechten Seite, die die Gegenwart symbolisiert, soll die Notwendigkeit illustrieren, gemeinsam mit dem Patienten im Zuge dieser Erfassungen sich auch immer wieder Gedanken und Hypothesen über die Zusammenhänge mit den aktuellen Symptomen und Beschwerden im Hier- und Jetzt zu machen.

Je nach Traumatyp ist jedoch grundsätzlich auch hier wieder die klinische Entscheidung zu treffen, welche Reihenfolge der Anamnese am schonendsten oder gewinnbringendsten für den Patienten ist. Wie so oft in dieser scheinbar so einfachen, technischen Methode kommt es auch hier auf klinisches Geschick und Verständnis an.

9.2 Erfassung von reinen Ressourcen im Zuge der Anamnese

Neben den Resilienzfaktoren im „Hier und Jetzt", die als Ressourcen im Zuge traumaspezifischer Anamnesen zu erfassen sind, finden wir in Abbildung 1 auch Ressourcen, die im Laufe der gesamten Biografie feststellbar sind. Auch diese kann man systematisch und konkret erfassen und, wenn nötig, gezielt aktivieren. Das hat einige Vorteile:

1. Die Patientinnen können selbst bei Bedarf die Ressource im Alltag anhand eines Symbols (siehe 9.2.2) schnell und weitgehend unbeobachtet aktivieren.
2. Wir können als Therapeutinnen beispielsweise bei Blockaden in Phase 4 im Sinne des Einwebens diese Ressourcen über das Symbol gezielt und schnell als Gegenmittel einbringen.
3. Wir können die Ressource vor der „dazu passenden" Traumakonfrontation aktivieren oder auch zum Abschluss vollständiger oder vorläufig abgeschlossener Sitzungen.
4. „Einfach so, weil es guttut", kann die Ressource in der Therapiestunde aktiviert werden (gezielt oder auch spontan ausgelöst), um das Ressourcennetzwerk „zu füttern".

Diese Überlegungen sollen im Folgenden näher erläutert werden, genauso wie das konkrete Vorgehen, das sich sehr gut zur Vorbereitung der Konfrontation mit belastendem Material eignet, darüber hinaus aber auch unabhängig von Traumaarbeit ganz allgemein in der Arbeit mit positiven Lebensereignissen in der Selbsterfahrung und für die Auseinandersetzung mit anderen Thematiken.

Die Liste in Abbildung 2 bietet eine Variante für eine solche systematische Erarbeitung. Sie stammt vom Hannoveraner Psychotraumatologen Lutz Besser (2004) und wurde von der Autorin leicht adaptiert. Eine vergleichbare, aber etwas anders angeordnete Liste findet sich bei Elan Shapiro (2009). Für den Bezug zur Ressource verwendet er ein Maß, das er LoC (level of connection) nennt. Die Werte reichen von 1–5, wobei 1 (no connection) für keine Verbindung und 5 (most connection) für größtmögliche Verbindung stehen.

Ressourcenerhebung

Erlebnisse von Zufriedenheit, Stolz, Glück …

Name: **Datum**

Erlebnis, Ereignis	Alter	SUC (= Grad der Freude) 0–10		Was denke ich über mich selbst angesichts des Erlebnisses?	Welches Gefühl ist damit verbunden?	Wo spüre ich das im Körper?	Was profitiere ich heute noch davon?	Symbol?
		damals	heute					

Abbildung 2: Beispiel für eine systematische Erfassung von Ressourcen über die Biografie hinweg (nach Lutz Besser, modifiziert von Münker-Kramer), erinnerbare Momente von Zufriedenheit, Stolz, Glück, Genussfähigkeit etc.

9.2.1 Warum wird so genau erfasst?

Wir erklären den Patienten, dass wir uns neben der geplanten Arbeit mit den belastenden Erfahrungen gemeinsam mit ihnen ein Bild davon machen möchten, was wann vorkam, was womit zusammenhängen könnte und wofür etwas hilfreich gewesen sein könnte. Diese Ereignisse kann man einerseits im Gespräch thematisieren und somit deklariert oder subliminal verstärken („Können Sie mir die Situation genauer schildern?“, „Gibt es eine bestimmte Erinnerung dazu, über die Sie mir etwas erzählen können?“), man kann sie aber auch systematisch erfragen.

Menschen mit überschaubaren (oft Typ-I-)Traumatisierungen finden häufig und schnell etliche Ressourcen, die einen Grundstock für das gezielte und manchmal sogar autonome Aktivieren von Positivnetzwerken bilden. In Phase 4 tauchen sie dann beispielsweise als das faszinierende Phänomen der *Spontanimagination* auf; mit EMDR arbeitende Kliniker kennen das. Es *ist die* spontane autonome innere Aktivierung dieser vorher etablierten Ressourcen oder deren Symbolisierung an genau der richtigen Stelle.

Bei Menschen mit komplexeren Traumatisierungen dagegen ist manchmal ein ausführlicherer gemeinsamer Suchprozess nötig. Teilweise muss sogar geklärt werden, was Ressourcen überhaupt sein könnten. Aber gerade bei diesen Patientinnen ist genau diese Arbeit der Aktivierung der Ressourcen auf allen Repräsentationsebenen – äußeres Bild, Gedanken, Gefühle und Körper (s. u.) – besonders wichtig und nahezu unverzichtbar. Man kann an dieser Stelle, auch anhand der konkreten Themen wie Eingebunden-Sein (Feiern, Gruppenerlebnisse, Kolleginnen ...), Bindungserlebnisse (Familie, Freunde ...), Natur- und Erfolgserlebnisse, Erfahrungen von Genussfähigkeit u. Ä. m. schon antizipieren, wo „Gegenmittel“ für die Belastungsbereiche liegen, die man ja zumindest überblicksartig bereits kennt. Bei Blockaden in Phase 4 können sie dann sehr hilfreich zum aktiven Einweben sein.

In der Zusammenschau von Belastungen und Ressourcen, auch auf der Landkarte visualisiert, merkt man dann, wo es Belastungsbereiche ohne greifbaren Gegenpol – mental, physiologisch, emotional – gibt. Das sind – metaphorisch gesprochen – *emotional-physiologische „Wüsten“*. Man sieht also ziemlich genau, wo bei einer Traumakonfrontation eine gezielte Ressourcenmobilisierung notwendig sein wird. Aus diesen Gründen ist die Liste in Abbildung 2 so detailliert. Die einzelnen Details sollen im Folgenden näher erläutert werden.

9.2.2 *Was wird wie erfasst?*

Grundsätzlich fragen wir *nach Erlebnissen* oder auch nur nach *Momenten von Zufriedenheit, Stolz, Glück, Erfolg, Genussfähigkeit u. Ä.*

In Spalte 1 wird das Erlebnis mit einem Stichwort erfasst, in Spalte 2 wird festgehalten, in welchem Alter es stattgefunden hat (das kann auch eine Spanne „von ... bis" sein). In Spalte 3 wird die sogenannte SUC (subjective unit of comfort) erfasst. Der Wert 0 steht für „gar nicht spürbar", 10 für „maximal spürbar. (Die SUC ist der Gegenpol zur SUD, subjective unit of discomfort.) Es wird also der Grad der Freude, des Glücks, des Stolzes ... festgehalten, den man – mit der Erinnerung in Kontakt gehend – damals empfunden hat und den man heute empfindet, wenn man „hinspürt". Wenn Patientinnen mit dem ersten Aspekt („damals") Schwierigkeiten haben, ist es hilfreich, sie zu bitten, mit den entsprechenden (Ego-)States in Kontakt zu gehen: „Können Sie mir sagen, wie viel Freude *die 15-Jährige da empfindet, als sie den Sportpreis erhält? ... die 22-Jährige bei der Hochzeit; die 40-Jährige bei der Ansprache zum ihrem 40. Geburtstag im Kreis von Freuden; die 26-Jährige beim Sonnenaufgang am Nordrand des Grand Canyon ...*?" Die Instruktion für das „heutige" Gefühl kann z. B. lauten: „Wenn Sie von heute aus dorthin spüren, wie ist der Grad der Freude heute zwischen 0 (= gar keine Freude) und 10 (= maximal vorstellbare Freude)?"

In Spalte 4 „Was denke ich über mich selbst angesichts des Erlebnisses?" wird die Repräsentationsebene „positive Selbstbewertung anhand des Erlebnisses" erfragt – oft der schwierigste Teil. Wir sind in unserer Kultur sehr geprägt von Sätzen wie: „Eigenlob stinkt!, Bescheidenheit ist eine Zier!" und haben wenig Übung damit, einfach auch einmal positiv über uns zu denken. Dies gilt besonders für (Bindungs-)Traumatisierte, und jemand, der sehr schlimme Dinge erlebt hat, ist oft und gut darin, Schlechtes über sich zu sagen, weil es ihm gesagt wurde oder Erlebnisse ihn selbst dazu bringen. Wenn so jemand positive Selbstbewertungen abgeben soll, bedeutet das ein hartes Stück therapeutischer Arbeit. Wir bitten um die maximal erträgliche positive Selbstbewertung. In Österreich benutzen wir manchmal, wenn Humor möglich ist, die den Ausdruck „maximal präpotente Selbstbewertung" – in Deutschland wäre das so etwas wie „maximal selbstüberzeugte, maximal arrogante Selbstbewertung". Hier geht es um Sätze wie „Ich bin gut!, Ich bin super!" (bei Leistungen), „Ich bin liebenswert., Ich bin wertvoll!" (bei Erlebnissen von positiver Bindung u. Ä.) und: „Ich bin genussfähig!" (beim Erleben und Genießen-Können von Natur u. Ä.).

Nun ist die Patientin gut vorbereitet für die nächste Frage in Spalte 5: „Welches Gefühl geht jetzt damit einher, wenn Sie so in Kontakt mit dem damaligen Erlebnis sind, welches Gefühl können Sie jetzt spüren?" Es wird also das heutige, aktuell aktivierbare Gefühl erfasst, das mit dem Kontakt an das Erlebnis einhergeht. Wenn die Patientinnen antworten, zeigen sich häufig auch äußerliche Signale: Strahlen der Augen, Bewegung, Lächeln u. Ä.

Ganz analog zur Arbeit mit den verschiedenen Repräsentationsebenen bei belastenden Erinnerungen und daher so potent als Gegenmittel ist die folgende Frage in der sechsten Spalte: Wo im Körper ist es spürbar, wenn man mit dem Bild vom Ereignis, dem Gedanken über sich selbst und dem Gefühl in Kontakt geht? *„Mit der Erfassung dieses Körperkorrelats hat man also die tiefste Ebene von Erinnerungen erfasst, und dies ist auch der Kern der Ressource“* (Ebner & Rost 2014, S. 11): „Der Kern einer positiven Ressource ist die Körperempfindung.“ Analog zu der Tatsache, dass der Körper am längsten die Spuren traumatischer Ereignisse speichert („The body keeps the score“ – van der Kolk), gilt dies zum Glück auch für positive Erlebnisse. Damit ist auch auf dieser Repräsentationsebene ein exaktes Gegengewicht sozusagen „metabolisiert“.

In Spalte 7 wird erfasst, welchen Gewinn die Patientin heute noch daraus ziehen kann, dass sie dieses spezielle Erlebnis hatte. Dies können Antworten sein wie: „Ich weiß, dass ich in einer Gruppe gut angenommen werde. Ich kann fokussieren, wenn es darauf ankommt. Ich kann Schönes wahrnehmen und genießen. Ich weiß, wie sich Freude an Bewegung anfühlt …“

In der letzten Spalte schließlich soll ein Symbol benannt werden, das für das Erlebnis und alle Repräsentationsebenen steht. Dies eignet sich gut, wie oben erwähnt, z.B. zum Einweben genau dieser Erinnerung, wenn dies bei Blockaden in Phase 4 notwendig wird.

9.2.3 Welchen Vorteil hat es, reale Erlebnisse zu erfassen?

Im Gegensatz zu manchen imaginativen Techniken, die auch zum notwendigen Repertoire einer Traumatherapeutin gehören – sicherer Ort, innerer Behälter usw. – haben diese Ressourcen, so sie denn einmal gefunden sind, einen Vorteil: Sie sind mitunter gezielter einsetzbar („spezifische Ressource“). Es werden positive reale Affektbrücken aus der eigenen Biografie im Hier und Jetzt aktiviert und diese sind häufig potenter, denn sie sind „nicht zu leugnen“ im Sinne von: „Ja, das ist ja ganz nett, sich das vorzustellen, aber das hat ja mit mir nichts zu tun.“ Manchmal sind Patienten auch mit imaginativen Techniken überfordert. Gerade Einsatzkräfte mit Monotrauma zeigen mitunter Skepsis diesen „Psychotechniken“ gegenüber. Eigene wirklich erlebte Dinge werden u. U. leichter „akzeptiert“ als rein imaginative.

Quasi nebenbei wird auch das Selbstwirksamkeitserleben der Patientinnen gestärkt: Es sind *ihre* Erlebnisse, die hier nützlich und gefragt sind. Auch wenn es nur ganz kurze Momente und „Auszeiten“ von der Belastung oder der Hölle waren, so sind sie doch die persönlichen Momente der Patientinnen. Sie werden sich im besten Falle bewusst, dass damit etwas präsent und abrufbar ist, das ihnen im Hier und Jetzt, wenn sie von Symptomen und Belastungen überwältigt werden, einige Momente Entlastung oder Distanz oder einfach ein Gegenmittel bieten kann.

Und es handelt sich um real Erlebtes, wohingegen bei imaginativen Techniken das „Argument“ vieler komplexer Traumatisierter häufig ist: „Die anderen, denen es nicht so schlecht geht, können das vielleicht. Ich aber nicht, ich kann mir das nicht vorstellen.“ Bei real erlebten Dingen kann man nicht sagen: „Das bin ich nicht, das habe ich nicht erlebt.“ Wer vorher bei der Erfassung des Ereignisses grundsätzlich die Wahrheit gesagt hat, dessen Repräsentationsebenen können auch nicht völlig aus der Luft gegriffen sein. Wenn die therapeutische Beziehung passt, kann man das durchaus so kommentieren und festigen: „Also, ich gehe mal davon aus, dass Sie das Ereignis nicht erfunden haben. Das sah vorhin zumindest nicht so aus, daher können wir doch auch davon ausgehen, dass die verschiedenen Bewertungen von sich auf den verschiedenen Ebenen stimmen, die wir nun besprochen haben.“ Oder auch klassisch: „Wenn Ihnen X (eine von der Patientin akzeptierte Person, die man aus der Anamnese kennt) dieses Erlebnis erzählen würde, könnten Sie sich vorstellen, dass Sie so oder so über X denken würden? Können Sie sich das auch für sich selbst zugestehen?“ Damit kann eine Erkenntnis wie: „Auch das bin ich, auch das gehört zu mir!“ gefestigt werden, die für die Arbeit an dem belastenden Material eminent wichtig ist – kognitiv und emotionell in der Reflexion. Speziell aber auch für die Prozesse in Phase 4 des EMDR-Protokolls, da sich hier – im Sinne des AIP-Modells – der innere Prozess leichter Zugang zu Ressourcen bahnt. Das AIP-Modell geht ja davon aus, dass EMDR die inneren Prozesse (wieder) aktiviert – und dabei hilft die hier beschriebene konkrete Aktivierung eigener Ressourcennetzwerke.

Mit dieser gezielten Thematisierung von Ressourcen kann die Anamnese gut abgeschlossen werden.

9.3 Die Anwendung der individuellen gezielten Ressourcenaktivierung in der Stabilisierungsphase und ihre Wirkung für die Traumakonfrontation mit EMDR

In der Stabilisierungsphase und hier in der gezielten Behandlungsplanung entlang dem erarbeiteten Überblick (s.o.) bietet es sich an, ganz bewusst genau *die* Ressourcen über alle Repräsentationsebenen hinweg mittels bilateraler Stimulation zu aktivieren, die ein „Gegenmittel" zu den erlebten und zur Bearbeitung in Phase 4 vorgesehenen Belastungen darstellen. Hiermit wird ein physiologisch-emotionales Gegengewicht erzeugt, das sich unterstützend für den Verlauf des autonomen Verarbeitens in der Phase 4 von EMDR auswirken kann (dazu später mehr).

Zur Illustration sei das Bild einer Waage bemüht (Abbildung 3), um den Sinn dieser Arbeitsphase zu erläutern. Wir möchten die Patientin individuell dort abholen, wo sie steht (Anamnese). In der Stabilisierungsphase und dann im Zuge der Arbeit an belastenden Erinnerungen in Phase 4 packen wir immer in beide Schalen der Waage etwas hinein und bilden uns so immer wieder gemeinsam einen Eindruck zum Status quo. Damit stellen wir auch eine greifbare Metapher für die jeweilige Belastbarkeit her, um ggf. längere Stabilisierungsphasen zu planen und zu begründen.

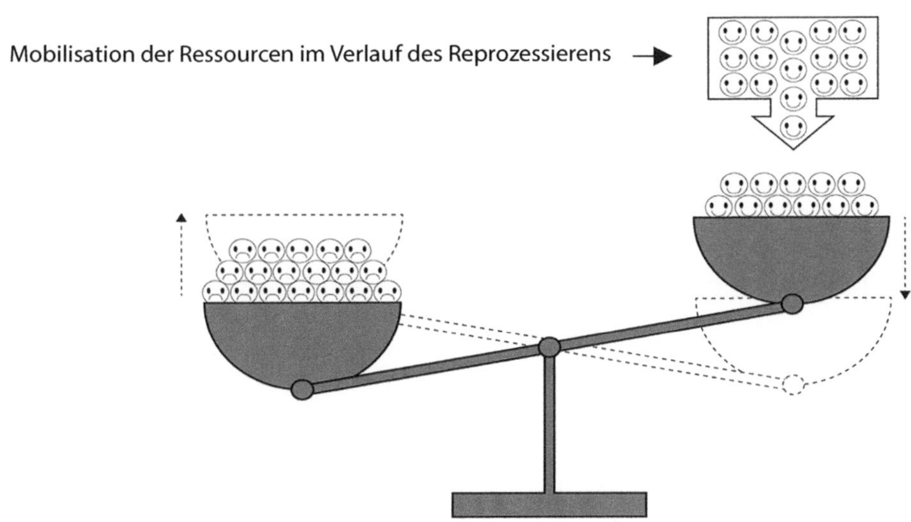

Abbildung 3: Waage als Metapher für den im Zuge der Stabilisierungsphase (Phase 2) notwendigen Aufbau von Ressourcennetzwerken sowie für die autonome Umschichtung im Zuge der Reprozessierungsphase (Phase 4)

Die Stabilisierungsphase dient ja dazu, den Weg und Kontakt zwischen beiden Netzwerken, die durch die traumatische Erfahrung je nach Typ (I, II) unterschiedlich stark verschüttet sind, wieder zu ebnen, freizuschaufeln, auszubauen. Erste *Trampelpfade* vom Belastungsnetzwerk hin zu Ressourcen, erste Erfahrungen, wie sich etwas anders anfühlen kann, werden spürbar. Dies ist auch in dem späteren autonomen Prozess in der Phase 4 des EMDR Anhaltspunkt für Entlastung, Neubewertung und Neukonsolidierung. Symbolisch ist es in Abbildung 4 festgehalten.

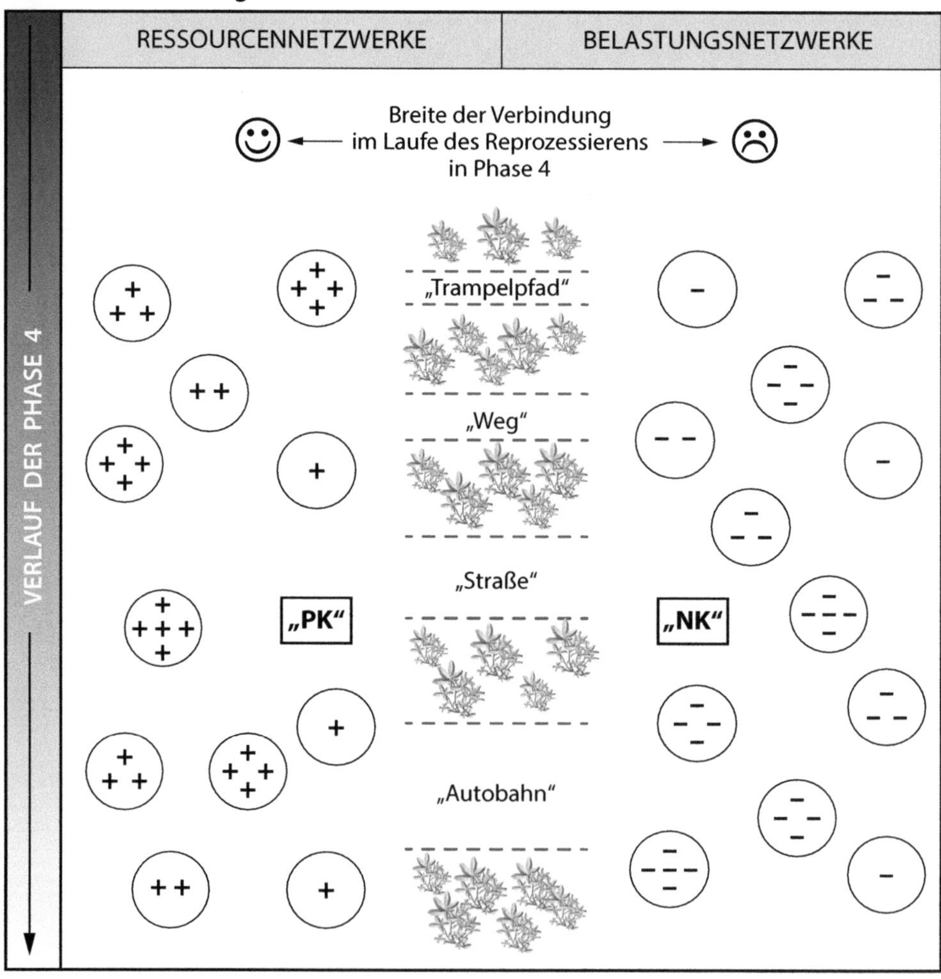

Abbildung 4: Entwicklung der Verbindungen zwischen Belastungsnetzwerken (repräsentiert durch die NK) und Ressourcennetzwerken (repräsentiert durch die PK)

Beispiel 1, Teil 1:

Betrachten wir den folgenden Inhalt einer Zeile der Ressourcenliste eines Patienten (m, 39 Jahre, Führungskraft in einem Lehrbetrieb), der unter Versagensangst aufgrund einer längeren beruflichen Mobbingsituation leidet. Er hat außerdem das Gefühl, nicht mehr er selbst zu sein und keine Kontrolle mehr zu haben (Selbstwirksamkeit), nichts mehr wert zu sein (Selbstwertgefühl) und demzufolge auch nicht mehr vor Menschen hintreten zu können. Dies ist beruflich sehr gefährdend, da genau dies in seiner Position laufend notwendig ist. Auf der Ressourcenliste findet sich u. a. folgendes Erlebnis, das sich als „Gegenmittel" zu dieser aktuellen dysfunktionalen Selbstüberzeugung und zu den Symptomen eignet:

Repräsentatives Bild des Ereignisses, schönster Moment: Gewinn (1. Platz) bei einem Gesangswettbewerb in der Volksschule im Alter von neun Jahren: Von der Jury wird der Sieg vor Publikum verkündet, seine Freunde und Eltern springen auf ihn zu und umarmen ihn und klopfen ihm auf die Schulter. Der *SUC für damals* ist 9; wenn der Patient *heute* damit in Kontakt geht, ist der SUC 5. Die mit dem Erlebnis verbundenen, *heute spürbaren Gefühle* sind: vor Stolz fast zu platzen sowie maßlose Freude.

Anmerkung: Beim Erarbeiten des o. G. sehe ich den Patienten das allererste Mal seit Therapiebeginn überhaupt lächeln und erlebe ihn positiv affiziert.

Der Gedanke über sich selbst im Hier und Jetzt angesichts des Ereignisses ist: „Ich bin super!" Ihn zu finden ist nur möglich nach längerer therapeutischer „Schwerarbeit" und dann mithilfe des Perspektivenwechsels „Wenn das ihr Sohn wäre, was würden Sie über ihn sagen?"

Die korrespondierende und jetzt spürbare Körperempfindung des Patienten ist: „Wärme in der Brust und Kraft und Weite in den Schultern."

Heute noch profitiert der Patient von dem Erlebnis, indem er weiß, dass er prinzipiell etwas leisten kann, und weiß, wie es ist, von anderen angesehen und wirklich eingebettet zu sein.

Als **Symbol** hatte er sich ein Notenblatt ausgesucht.

Man kann sich nun gut vorstellen, dass dieses reale Erlebnis von vor 30 Jahren eine geeignete Vorarbeit ist, wenn irgendwann im Laufe der Therapie an eine Konfrontation mit einer repräsentativen Erinnerung aus dem Mobbingerleben gedacht ist.

Verankerung der positiven Ressource in Phase 2 mittels bilateraler Stimulation

Aus den Erfahrungen der guten Wirkung und „Metabolisierung" der Verankerung der positiven Kognition in Phase 5 des EMDR oder mit der Position of Power weiß man, dass BLS kombiniert mit gleichzeitiger Kontaktnahme mit spezifischen Aspekten der Erinnerung diese festigt. Dieses Prinzip kann man auch schon in der Stabilisierungsphase anwenden. Im hier beschriebenen Vorgehen werden jedoch explizit wirklich alle Repräsentationsebenen (äußeres Repräsentanz-Bild, Gedanken, Gefühle, Körperempfindung) aktiviert, analog zum Vorgehen bei der Traumakonfrontation.

Beispiel 1, Teil 2

Im konkreten Beispiel würde dies bedeuteten, dass man den Patienten konkret bittet: „Nehmen Sie doch bitte jetzt Kontakt mit der Situation auf, als Ihr Sieg verkündet wird, und versuchen Sie, das Gefühl von unbändigem Stolz und maßloser Freude zu spüren. Kommen Sie damit in Kontakt? Und nun nehmen Sie den Satz ‚Ich bin super' dazu und schließlich das Empfinden von Wärme in der Brust und von Kraft und Weite in den Schultern. Sind Sie damit in Kontakt? Geben Sie mir kurz ein Zeichen, wenn Sie in Kontakt sind … Und nun folgen sie meinem Finger" (oder andere BLS).

Sodann wird dies mit zwei bis drei langsamen Sets von 7–12 BLS verstärkt. Die Patienten werden von Beginn an eingeladen, die BLS mittels Butterfly-Umarmung, Tapping auf dem eigenen Knie o. Ä. zu übernehmen, um sie im Alltag schnell selbst abrufbar zu haben. Eine Variante der Autorin ist noch, die Patientinnen zu fragen, ob sie auch das zuvor erarbeitete Symbol (in unserem Beispiel das Notenblatt) hinzunehmen möchten. Dies bietet sich meist für den letzten Durchgang an, um von den Instruktionen her nicht zu überfordern.

Wie bei den anderen Techniken werden hier Affektbrücken zu negativem Material explizit unterbrochen, ggf. „aufgehoben": „Ich halte es fest, aber heute bleiben wir einfach mal bei dem Positiven, das erlauben wir uns einmal." Wenn nötig, wird das auftauchende negative Material verpackt.

Somit ist die ganz persönliche Ressource nun auf allen Ebenen *positiv getriggert* und darüber hinaus mit einem Symbol verankerbar und im neuronalen Netzwerk *verfügbar.*

Beispiel 2:

Eine Patientin mit schwerer emotionaler Vernachlässigung und vielen Demütigungserlebnissen in der Kindheit und später in Schule und Arbeit hat auf ihrer Ressourcenliste folgendes Erlebnis notiert: Im Hier und Jetzt hatte sie für einige Kolleginnen aus einer Selbsthilfegruppe eine Wanderung in der Wachau (Landschaft an der Donau) organisiert und gut vorbereitet. Als Dankeschön hatten die anderen ihr einige Wochen später ein Frühstück geschenkt, mit den Worten: „Wir haben uns so gefreut, dass du uns dieses schöne Gemeinschaftserlebnis ermöglicht hast und möchten uns dafür bei dir mit einer weiteren gemeinsamen Aktivität bedanken!"

Sie wählt die *Szene* aus, wo sie die Gutscheinkarte mit dem Geschenk und diesen Worten auspackt und die Freundinnen sie umarmen. Das Gefühl ist Freude, *Eingebunden-Sein* und *Rührung.* Die Gedanken über sich selbst – sie findet mehrere – sind: „Ich bin liebenswert!, Ich bin beachtenswert (lächelnd fügt sie hinzu „im doppelten Sinne")!" Und: „Ich bin verbunden." Im Körper spürt sie es als *Wärme im Herz* (und lacht und sagt: „Da wird mir warm ums Herz!"). Als Symbol nimmt sie einen *gedeckten Frühstückstisch.*

Wir verankern dies mit BLS in der Stabilisierungsphase. Nach langer therapeutischer Vorbereitung im Sinne der Behandlungsplanung mit EMDR planen wir letztlich auch eine Konfrontation mittels des EMDR-Standard-Ablaufschemas. Hier beginnen wir mit der Szene, wo ihr damaliger Mann ihr sehr demütigend eröffnet hatte, sich scheiden lassen zu wollen, weil mit ihr nichts anzufangen sei. Die oben verankerte Realressource kann zum Einweben benutzt werden, als sie eine Blockade an der Stelle hat, wo sie um den Gedanken kreiselt: „Ich bin das Letzte, nicht liebenswert und niemand kann sich auch nur ansatzweise für mich interessieren oder irgendetwas an mir wertvoll finden."

Mit der frühzeitigen Aktivierung der „passenden" realen Ressource wird sozusagen eine „Metabolisierung" (stofflich-erlebnisbezogene Auflösung) der belastenden Erfahrung ermöglicht und die gezielte „Wiederverbindung" des durch die Erfahrung isolierten „Belastungsnetzwerkes" mit dem „Ressourcennetzwerk" (Münker-Kramer 2015) vorbereitet und unterstützt. Dies wird in Abbildung 4 zur Verbreiterung der Verbindungen zwischen Ressourcen- und Belastungsnetzwerken visualisiert.

Die konkrete Verankerung selbst erlebter Momente von Zufriedenheit, Bindung, Stolz, Glück u. Ä. hat mehrere sehr gute und in dieser Phase der Therapie mit EMDR sehr wichtige und hilfreiche Effekte:

- Die Verankerung mit BLS aktiviert den Parasympathikus, damit wird Entspannung klassisch konditioniert.

- Es kann beobachtet werden, wie die Patientin in Kontakt mit positivem eigenem Material auf BLS reagiert (siehe „Stimulationstest", Hofmann 2014).
- Die Patientin lernt die Logik des In-Kontakt-Gehens mit Material auf allen Repräsentationsebenen (in diesem Fall mit positivem Material). Somit hat sie das Prinzip schon einmal in einem guten Rahmen und in gutem Zustand erlebt, das dann auch in der Konfrontation mit negativem Material zum Tragen kommt.
- Man kann sehen, ob die Patientin schafft, die Ebenen (Außenbild, Gefühl, Gedanke, Körper) zu differenzieren oder ob man hieran ggf. noch arbeiten muss. Quasi nebenbei kann man diagnostisch feststellen, ob es für das Hirn der Patientin möglich ist, im Positivmaterial (Netzwerk) zu bleiben – ein wesentliches weiteres Mindeststablilitätskriterium für die Frage, ob die Patientin stabil genug für Traumakonfrontation mit EMDR ist (Hofmann 2014).
- Das gezielte Aktivieren eines Ressourcennetzwerkes mit BLS, das ein Gegenmittel zum Belastungsnetzwerk mit dem gleichen Thema ist, fördert die autonome Verbindung in der Phase 4 des EMDR. Entlastende Neuverbindungen und Neubewertungen ergeben sich also leichter.
- Eine derartige Verankerung der Positivressource schließt auch den Körper mit ein, und dies ist sehr wertvoll und machtvoll, da der Kern der Ressource der Körper ist.

Metaphorisch gesprochen zündet man kleine Kerzen an oder etabliert kleine Oasen. Kleine Trampelpfade zu besseren Gegenden, auf die dann – im Sinne des AIP-Modells – ein besserer Zugriff möglich ist. Diese Erfahrung ist per se sehr wichtig und besonders relevant, wenn Traumapatientinnen sich – wie bei EMDR – in direkten Kontakt mit den Belastungen begeben werden (Münker-Kramer 2015). Je nach Schwerpunkt dessen, was in den Sitzungen Thema war und bis zu welchem Punkt die Durcharbeitung gekommen ist, können diese Aktivierungen in Phase 4 gezielt zu Beginn oder zum Ende der Sitzung verwendet werden. All das ist hilfreich, um den Patientinnen die Erfahrung von Selbstwirksamkeitserleben zu ermöglichen, sich auch in dieser Behandlungsphase aktiv in einen anderen Zustand bringen zu können, Selbstberuhigung zu praktizieren, die Affekttoleranz zu erhöhen und die aktiven Traumasymptome zu lindern und zu distanzieren..

Diese ausführliche Arbeit mit ihrer aufwendigen Installierung von Ressourcen kann deshalb sehr sachlich auch als eine Art *Umwegrentabilität* bezeichnet werden. Mithilfe dieser Vorarbeit können Ressourcen gezielt aktiviert werden, um den Prozess – wenn nötig – positiv zu unterstützen und die Belastung für die Patientinnen zu reduzieren.

Abschließend seien darüber hinaus der Wert und die Anwendbarkeit der beschriebenen Vorgangsweise für die eigene Selbstfürsorge und Ressourcenaktivierung erwähnt. So, wie wir andere ressourcenaktivierende EMDR-Techniken, die wir Patienten vermitteln, auch selbst anwenden können, funktioniert das sehr gut bei diesem Vorgehen. Die Verwendung von CDs mit bilateralen Naturgeräuschen oder bilateraler Musik sowie die Geräte helfen dabei, auch für uns selbst solche inhaltlich auf allen Repräsentationsebenen aktivierten Ressourcen mittels BLS zu installieren, wo und wofür immer wir sie uns „gönnen" möchten.

Literatur

Besser, L. U. (2004-2006): Kursunterlagen Curriculum Traumazentrierte Psychotherapie in Wien, Zentrum für Angewandte Psychotraumatologie.

Ebner, F. & Rost, C. (2014): Ressourcenaktivierung mit EMDR. In: Rost, C. (2014) (Hrsg.): *Ressourcenarbeit mit EMDR: Vom Überleben zum Leben. Bewährte Techniken im Überblick.* Paderborn: Junfermann.

Hofmann, A. (2014): *EMDR – Praxishandbuch zur Behandlung traumatisierter Menschen.* Stuttgart: Thieme.

Luber, M. (Hrsg.) (2009): *Eye Movement Desensitization and Reprocessing (EMDR) Scripted Protocols: Basics and Special Situations.* New York: Springer.

Münker-Kramer, E. (2015): *Traumaspezifische Psychotherapie mit EMDR.* München, Basel: Ernst Reinhardt Verlag.

Rost, C. (2014) (Hrsg.): *Ressourcenarbeit mit EMDR: Vom Überleben zum Leben. Bewährte Techniken im Überblick.* Paderborn: Junfermann.

Shapiro, E. (2009): The Ressource Map. In: Luber, M. (Hrsg.): *Eye Movement Desensitization and Reprocessing (EMDR) Scripted Protocols: Basics and Special Situations,* S. 101–104. New York: Springer.

10. Stabilisierung in der Phase 3

Christine Rost

Bei klassischer PTBS ist in Phase 3 meistens keine Stabilisierung mehr nötig: diese wurde bereits ausreichend in Phase 2 durchgeführt. Es kann aber sinnvoll erscheinen, die Klientin vor dem Beginn der Traumakonfrontation mit EMDR noch einmal in Verbindung mit ihrer Fähigkeit zur Selbstberuhigung zu bringen. Dafür wurde in Phase 2 die Imagination des „Sicheren Ortes“ oder eine andere entsprechende Übung erlernt.

In Phase 3 kann sich jedoch zeigen, dass die Belastung größer ist als erwartet – und dann macht es Sinn, den Zugang zu Ressourcen und zur Selbstwirksamkeit erneut zu aktivieren. Dies kann an unterschiedlichen Stellen geschehen, z. B. direkt am Anfang, nach der Erhebung von VoC und SUD oder bei der Frage, wo die Belastung im Körper gespürt wird. Die verschiedenen Möglichkeiten werden kurz im Einzelnen vorgestellt.

10.1 Am Beginn von Phase 3: Stabilisierung durch Einsatz des Sicheren Ortes

Bei der Übung des Sicheren Ortes wird nach einer Vorstellung gefragt, in der die Klientin sich sicher, ruhig und wohlfühlt. Manchmal kann es sinnvoll sein, das Wort „sicher“ zu vermeiden, weil bereits dieses Wort zum Trigger für traumatische Erinnerungen werden kann. Dann kann man den Begriff „Wohlfühlort“ (im Englischen „calm place“) verwenden.

Wir fragen nach einer Vorstellung, in der sich die Klientin wohl- und geborgen fühlt. Dies kann ein realer Ort oder eine imaginierte Vorstellung sein. Optimalerweise sollte sie sich an diesem Ort alleine gut fühlen können. Ist dies nicht möglich, weil es die Präsenz einer anderen Person braucht, sollte diese hilfreiche Person nicht jemand aus der aktuellen Lebenssituation sein, wie der Partner oder die Partnerin. Es sollte entweder jemand aus der Vergangenheit sein (z. B. Oma oder Opa) oder eine Fantasiefigur (z. B. Fee, Engel, Drache usw.). Es kann auch ein Tier sein (z. B. ein Hund). Wir überprüfen immer, ob die gewünschte Vorstellung „funktioniert“, d. h., ob sie wirklich zu einer Beruhigung und Entspannung oder vielleicht eher zu einer Verschlechterung führt. Wenn Letzteres passiert, wechseln wir in eine andere Vorstellung. Hat keine Vorstellung oder Handlung („Sichere Aktivität“) den gewünschten

Effekt und werden jedes Mal Belastungen getriggert, ist eine Traumakonfrontation zu diesem Zeitpunkt noch nicht ratsam.

Wenn eine tragfähige Vorstellung auftaucht, lassen wir die Klientin die einzelnen Sinnesqualitäten wahrnehmen. Wir fragen, was sie an diesem Ort sieht, hört, riecht und spürt. Gibt es einen Impuls, dort etwas zu tun? Und wenn ja: welchen? Gegen Ende der Imagination fragen wir, wie sich jetzt der Körper anfühlt. Hat die Imagination zu einer Zunahme des Wohlbefindens und der Entspannung geführt, können wir fragen, ob die Klientin dieses Empfinden noch einmal mit einem Set langsamer bilateraler Stimulation (z. B. mit der Schmetterlingsumarmung) verstärken will.

Am Anfang einer EMDR-Sitzung können wir die Klientin noch einmal auffordern, innerlich an ihren „Sicheren Ort" zu gehen und zu spüren, dass es jederzeit möglich ist, sich dort zu beruhigen und zu stabilisieren.

10.2 Am Beginn von Phase 3: Stabilisierung durch Einsatz der Position of Power

Wenn wir mit einer hohen Belastung rechnen und Sorge haben, ob diese gut verkraftet wird, dann kann es sinnvoll sein, direkt am Anfang der Phase 3 eine spezifische Ressource zu aktivieren. Diese sollte das genaue Gegenteil vom Thema der Belastung sein:

- Belastung – Ressource
- Gefahr – Sicherheit
- Schuld – Gefühl, richtig gehandelt zu haben
- Ablehnung von Verantwortung – Übernahme von Verantwortung
- Scham – Stolz, Zufriedenheit
- versagen – erfolgreich sein
- Gefühl von Wertlosigkeit – Gefühl von Wertschätzung
- Gefühl von Ablehnung – Gefühl von Annahme
- Alleinsein – Gemeinschaft
- einsam – verbunden
- Unsicherheit – Selbstbewusstsein
- Gefühl von Hässlichkeit – Gefühl von Attraktivität
- lieblos – liebevoll
- hilflos – handlungsfähig
- ausgeliefert – Wahlmöglichkeiten
- beengt – frei, Weite
- gelähmt – beweglich
- erstarrt – wehrhaft

Die Liste könnte noch weitergeführt werden. Wichtig ist hier, strategisch zu denken. Menschen mit geringer Traumabelastung und vielen Ressourcen kommen spontan mit ihren Fähigkeiten und guten Erfahrungen in Verbindung. Schwer traumatisierte Menschen haben dagegen oft weniger Ressourcen entwickeln können und ein geringeres Maß an Unterstützung erfahren. Sie profitieren davon, wenn die spezifischen, d.h. die für die belastende Situation hilfreichen, Erfahrungen aktiviert werden. Dies kann über die Technik der Position of Power (siehe Kapitel 7 „Bewährte Techniken im EMDR") erfolgen. Wenn z.B. an einer Erinnerung aus der Kindheit gearbeitet werden soll, wo die Klientin sich als hilflos erlebte, kann es hilfreich sein, die positive Erfahrung zu aktivieren, heute anderen helfen zu können. Falls die Sitzung mit einer Teilbearbeitung abgeschlossen wird, kann man die Position of Power am Ende noch einmal aktivieren, um mit einem Gefühl der Selbstwirksamkeit abzuschließen. Wie eine Halt gebende Klammer kann die Ressource dann um die Traumakonfrontation gesetzt werden.

10.3 In der Mitte von Phase 3: Stabilisierung durch Einsatz der Position of Power

Während der Phase 3 kommt es manchmal zu einer größeren Belastung als erwartet, besonders in der Bearbeitung von Kindheitserinnerungen. Möglicherweise steigt der Klient tiefer als erwartet in die frühere Erfahrung ein und der Zugang zu den Fähigkeiten im Heute ist plötzlich vermindert. Dies zeigt sich an einem sehr niedrigen VoC und einer hohen Belastung.

Beispiel:

Es soll an einer Erfahrung aus der Kindheit gearbeitet werden. Als Kind im Krankenhaus fühlte sich der Klient ausgeliefert und einsam und die negative Kognition lautet: „Ich bin ausgeliefert." Bei der positiven Kognition „Ich kann mich schützen" wird ein VoC von 1 angegeben. Auch die Veränderung des Satzes in „Ich kann mich heute schützen" bringt keine Verbesserung; der Klient wirkt weiterhin verunsichert.

An dieser Stelle kann gefragt werden: „Wo haben Sie schon einmal real erlebt, dass Sie sich schützen können?" Erinnert sich der Klient an eine Situation, lassen wir uns diese im Detail erzählen und fragen dann: „Welcher Moment dieser Erinnerung ist der schönste (kraftvollste)?" Wir lassen den Klienten auf diesen Moment fokussieren und fragen, welche Gefühle das jetzt auslöst und ob er diese im Körper wahrnehmen kann. Löst die Erinnerung heute noch gute Gefühle aus und beeinflusst sie das Körperempfinden positiv, führen wir ein Set langsamer bilateraler Stimulation (z.B. Schmetterlingsumarmung) durch. Wir setzen dies fort, bis es keine Steigerung mehr gibt.

Dann überprüfen wir erneut den VoC und fragen den Klienten noch einmal: „Wie richtig fühlt sich der positive Satz jetzt an, wenn Sie gleichzeitig an den schlimmsten Moment der belastenden Erinnerung denken?" Meistens kommt es zu einem deutlichen Anstieg der Stimmigkeit, da durch die Ressourcenaktivierung der Zugang zu den Fähigkeiten in der Gegenwart aktiviert wird. Jetzt können wir im normalen Ablauf weitergehen.

Der Klient, der sich als Kind einsam im Krankenhaus gefühlt hatte, erinnert sich auf die Frage, wo er sich schon einmal hat schützen können, an eine Situation als Erwachsener im Krankenhaus. Er kann den schönsten Moment beschreiben und fühlt sich dabei stärker und ruhiger. Dieses Empfinden nimmt unter langsamer Stimulation noch zu. Bei der anschließenden Überprüfung ist der VoC-Wert deutlich angestiegen. Die weitere Bearbeitung verläuft ohne Probleme.

10.4 Gegen Ende von Phase 3: Stabilisierung durch CIPOS

Möglicherweise ist der SUD am Ende von Phase 3 deutlich höher als erwartet (z. B. 8–10) oder es besteht im Verlauf von Phase 3 eine starke emotionale Belastung, mit Tendenz zur Übererregung. Dann kann es Sinn machen, nicht direkt in die Phase 4 des Prozessierens einzusteigen, sondern mit dem Klienten erst einmal zu prüfen, ob er tatsächlich wieder Abstand zur Erinnerung herstellen kann. Wurde CIPOS (siehe Kapitel 7 „Bewährte Techniken im EMDR") noch nicht eingesetzt, kann man auch an dieser Stelle die Übung und ihren Sinn kurz erklären und sie anschließend durchführen.

Gelingt es, mit CIPOS die Belastung deutlich zu reduzieren, kann man anschließend entscheiden, ob die Zeit reicht, jetzt noch zur Phase 4 des Prozessierens überzugehen. Meistens läuft der Prozess dann ohne Probleme, denn der Klient hat erlebt, dass es möglich ist, trotz der Konfrontation schnell wieder Abstand und Wohlbefinden herzustellen. Sollte die Zeit dennoch zu weit fortgeschritten sein, kann die Konfrontation auf die nächste Stunde verschoben werden.

10.5 Am Ende von Phase 3: Stabilisierung über die Körperressource

Die hier beschriebene Variante stammt von David Grand (2011, 2014), der ihren Einsatz ab einem SUD von 7 und bei starken körperlichen Missempfindungen empfiehlt. Er fragt dann die Klientin, wo im Körper sie sich am meisten entspannt, ruhig oder am besten gegründet (verankert) fühlt. Hier wird also die Aufmerksamkeit weg von der Belastung hin zu positiven Körperempfindungen geführt.

Wenn es gelingt, trotz der Belastung etwas Positives im Körper wahrzunehmen, dann fragen wir die Klientin, woran sie dieses positive Empfinden im Körper erinnert. Wird dadurch eine positive Assoziation ausgelöst, lassen wir auf die positive Vorstellung und das gute Körpergefühl fokussieren und machen ein Set langsame BLS. Dann fragen wir, was jetzt da ist. Verstärkt sich das gute Gefühl und / oder nehmen positive Assoziationen zu, wiederholen wir die langsame bilaterale Stimulation so lange, bis keine Verbesserung mehr stattfindet (meistens zwei bis vier Sets).

Anschließend steigen wir wieder in Phase 3 ein, erfragen noch einmal den SUD und wo die Belastung im Körper gespürt wird. Ist die Belastung ausreichend abgesunken bzw. sind die körperlichen Missempfindungen erträglich, gehen wir zur Phase 4 des Prozessierens über. Ist die Belastung nur wenig gesunken, kann das Procedere wiederholt werden. Alternativ könnte auch CIPOS durchgeführt werden. Zum Prozessieren sollten wir in jedem Fall erst dann übergehen, wenn die Belastung erträglich erscheint.

Auch wenn beim Erfragen des Körperempfindens deutlich wird, dass der Körper dissoziiert wird, kann es hilfreich sein, die Körperressource einzusetzen. Die Aktivierung von guten körperlichen Empfindungen und den damit verbunden Erfahrungen kann helfen, die traumatischen im Körper gespeicherten Empfindungen zu integrieren.

Fazit

Normalerweise können wir die Phase 3 problemlos durchführen. Nimmt aber (an unterschiedlichen Stellen dieser Phase) plötzlich die Belastung unerwartet zu bzw. die Kompetenz der Klientin deutlich ab, haben wir mehrere Möglichkeiten zu intervenieren. Das Ziel muss immer sein, die Belastung im Rahmen des Fensters der Toleranz und die Unterbrechung möglichst kurz zu halten.

Literatur

Grand, D. (2011): *EMDR – ein Durchbruch in der Psychotherapie.* Bielefeld: Pendragon.

Teil II

Einsatz von EMDR bei bestimmten Symptomatiken und Patientengruppen

11. EMDR – nach kurz zurückliegenden Traumatisierungen: EEI – Early EMDR Intervention

Christine Rost & Eva Münker-Kramer

11.1 Einführung

11.1.1 Die fragmentierte Speicherung von Erinnerungen

Bereits 1995 machte Francine Shapiro die Beobachtung, dass es nicht ausreicht, das normale EMDR-Ablaufschema in der Behandlung von erst kurz zurückliegenden Traumatisierungen (recent events) einzusetzen. Nachdem sie mit einem Klienten, der ein Erdbeben erlebt hatte, im EMDR auf den schlimmsten Moment fokussiert hatte, stellte sie fest, dass nicht alle belastenden Eindrücke durchgearbeitet waren. Zwar war die Belastung in der EMDR-Sitzung auf null zurückgegangen. Kurze Zeit später jedoch kam der Klient zurück, weil neue Beschwerden aufgetreten waren. Bei der Überprüfung stellte sich heraus, dass der bearbeitete Aspekt weiter ohne Belastung war, jetzt aber ein anderer Aspekt des traumatischen Erlebens eine deutliche Belastung hervorrief.

Dieses Phänomen der noch **fragmentierten Speicherung** eines erst kürzlich zurückliegenden Ereignisses hat sich seitdem bestätigt: Nach dem Ereignis gibt es einen längeren Zeitraum, in dem die Erinnerung noch nicht konsolidiert ist. Dann ist es nicht möglich, auf das im EMDR übliche „repräsentative Ereignis" zu fokussieren.

Über die genaue Dauer dieses „Zeitraumes" sind sich auch die gängigen Diagnosemanuale nicht ganz einig. Auf Basis unserer klinischen Erfahrung mit dieser Zielgruppe werden wir daher in diesem Beitrag eine pragmatische Vorgangsweise darstellen, durchaus im Kontext verschiedener anderer Sichtweisen.

Ein weiterer Erklärungsversuch für die Notwendigkeit eines eigenen Vorgehens bei kurz zurückliegenden Erfahrungen ist, dass durch die mangelnde „Repräsentanz" durch den schlimmsten Teil der Erinnerung die Generalisierung der Entlastung (noch) nicht funktioniert, weil die Entlastung eben nur für diese eine Belastungsspitze („Hotspot") reprozessiert wird. Dies bemerkte Shapiro im Zuge der Arbeit mit Erdbebenopfern im San-Francisco-Bay-Gebiet 1989, und aus dieser Erfahrung heraus hat sie das **Recent Event Protocol** entwickelt, das wir im Deutschen als **EMDR-Akut-Protokoll** bezeichnen.

11.1.2 Schwierigkeiten von Forschung im Bereich der Notfallpsychologie und Akutintervention

Da aber der Zeitpunkt der Behandlung und die damit verbundenen Bedingungen (sowohl äußere, das Setting betreffende, als auch innere, die Entwicklung der Symptomatik betreffende) sehr unterschiedlich sind, haben sich darüber hinaus eine ganze Reihe weiterer EMDR-Protokolle und Modifikationen im grundsätzlichen Ablaufschema entwickelt, die nach einer kurz zurückliegenden Traumatisierung eingesetzt werden. Leider sind die meisten dieser Protokolle bisher noch nicht ausreichend mit kontrollierten, randomisierten Studien überprüft. Dies ist zum Teil natürlich in der Natur der Sache begründet: Einsatz nach Katastrophen, Behandlung in Einzelpraxen, mangelnde Daten über Betroffene.

In diesem Zusammenhang wurde von Brewin et al. (2010) ein interessanter Ansatz erarbeitet, konkrete Daten zu bekommen. Als es im Juli 2005 zu den Attentaten in der Londoner U-Bahn kam (775 Verwundete und 52 Tote), konnte man – als Lektion aus den Anschlägen in Oklahoma 1995 und am World Trade Center 2001 – auf ein klinisch fundiertes Programm unmittelbar nach dem Ereignis zurückgreifen (Trauma Response Program – TRP, von Juli 2005 bis Juli 2007). Es umfasste ein gründliches Screening und klinisch psychologische Sitzungen nach vom NICE empfohlenen Standards (TF-CBT und EMDR) für diejenigen, die sich nicht „spontan" erholten. Von Rubin et al. (2007, S. 350 ff.) wurde zudem sieben Monate später das Vorhandensein posttraumatischer Reaktionen erhoben. Daraus ergab sich, dass ein Großteil des posttraumatischen Stresses reduziert war. Aber immerhin 61 % der Betroffenen berichteten, dass ihr Weltverständnis verändert sei. Wir haben es hier also mit einer Folge im Bereich des Kognitiven („Weltbilderschütterung") zu tun.

Brewin et. al analysierten die Daten aus dem Attentat in London im Jahr 2007. 910 Personen waren für das Programm empfohlen worden, 596 wurden gescreent, und von diesen wiederum wurden 217 in das vorgeschlagene Programm involviert und 189 absolvierten es. Die herkömmlichen Empfehlungswege für Betroffene, sich bei ihrem Hausarzt zu melden, erwiesen sich aufgrund der großen Zahl von Hilfebedürftigen als nicht ausreichend und sinnvoll. Deshalb wurde Hilfe aktiv angeboten, aufgrund von Krankenhausdaten sowie Angaben von Polizei und Erstanlaufstellen. Über diesen neuen Zugangsweg ließen sich viele erreichen, deren Folgeprobleme ansonsten unerkannt und unbehandelt geblieben wären.

Auch wenn Forschung im Bereich der Notfallpsychologie methodisch und ethisch nach wie vor grundsätzlich kompliziert ist (siehe Lasogga & Gasch 2010), wird bei der Vorstellung der von uns ausgewählten Protokolle auf einschlägige Studien hingewiesen – so sie vorhanden sind.

11.1.3 Ist frühe Intervention sinnvoll?

Die Überprüfung der verschiedenen Protokolle und Änderungen des Ablaufschemas, auch mit ihrer unterschiedlichen Indikation, ist durchaus wichtig, da z. B. die WHO (2013) Kognitive Verhaltenstherapie und EMDR ab der vierten Woche nach einem traumatischen Ereignis empfiehlt (Stärke der Empfehlung: Standard, Qualität der Evidenz: moderat), wenn eine PTBS entstanden ist. Auf der anderen Seite gibt es aber bisher keine Empfehlung für den Einsatz von EMDR innerhalb der ersten vier Wochen nach einem traumatischen Ereignis, bei einer akuten Belastungsstörung. Der Grund: Die Studienlage reicht dafür nicht aus.

Die ersten vier Wochen sind allerdings ohnehin ein strittiger und kritischer Zeitraum, da in dieser Phase die Reaktionen der Betroffenen in vielen Fällen noch als „nachvollziehbare Reaktionen nach außergewöhnlichen Ereignissen“ betrachtet werden können und sollten, um hier Pathologisierung zu vermeiden (Lasogga & Münker-Kramer 2009). Im DSM-IV gab es dafür den Begriff *Posttraumatische Belastungsreaktion*, der Obiges semantisch und klinisch sehr gut beschrieben hat. Rein akademisch ist es hier wichtig, grundsätzlich mit einer salutogenetischen Haltung heranzugehen und begrifflich klar zu bleiben, ganz abgesehen davon, dass jemand die Hilfe bekommen soll, die er braucht – egal, wie man das, worunter er leidet, dann nennt.

Auch die Frage, ob und wann zu intervenieren ist, wird unterschiedlich gesehen. Salomon (2008) bringt ein, dass Personen, die im Schock sind, (noch) keinen Zugriff auf Gefühle haben. Aufgrund dieses u. U. schutzgebenden Zustandes sollte nur mit Vorsicht interveniert werden. Van der Kolk (1996) argumentiert neurobiologisch: Wenn jemand im Schock ist und somit der Cortex „abgeschaltet“ ist und somit kein Reprozessieren stattfinden kann, sollte Beruhigung im Vordergrund stehen. Dem AIP-Modell folgend muss auch argumentiert werden, dass eine möglicherweise stattfindende Spontanerholung nicht unterbrochen werden sollte durch zu frühe Interventionen in diesen natürlichen Prozess hinein.

Es ergeben sich also vielfältige Fragen. Auf der anderen Seite gibt es Evidenz zur Wirksamkeit von Akut-Protokollen und zu ihrer Nützlichkeit: Leidensdruck wird reduziert. Im Vordergrund stehen somit letztlich die differenzierten Indikationen.

11.2 Traumatypen, Selbstheilung, Risiken und Resilienz

11.2.1 Traumatpyen: Wo sind EMDR-Akut-Anwendungen opportun?

Um die Auswirkungen traumatischen Stresses klinisch gut zu beantworten, ist die Systematik der Psychiaterin Lenore Terr grundsätzlich hilfreich. Sie unterscheidet zwischen sogenannten Typ-I-Traumata – Folgen eines oder mehrerer unterschiedlicher unerwarteter Einzelereignisse wie z. B. Vergewaltigung, Überfall, Unfall, Naturkatastrophen, Unglücksfälle – und Typ-II-Traumata als Folgen mehrmaliger, sich wiederholender oder auch andauernder / kumulativer Traumata. Dazu können z. B. gehören: andauernde sexuelle und / oder psychische Gewalt, Folter, länger dauernde Entführung (Herman 2003, S. 167).

Diese Belastungen sind in der Arbeit mit akut und Typ-I-Traumatisierten indirekt dann relevant, wenn sie im Hintergrund einer aktuellen Traumatisierung als Risikofaktor (s. u.) „lauern". Tauchen sie im Zuge der Anamnese oder in der konkreten Arbeit aufgrund von klinischen Auffälligkeiten auf, müssen wir klinisch einige Aspekte beachten, um dennoch für die akute Belastung maximal hilfreich mit unserer Intervention sein zu können. Es geht einerseits darum, wie hoch die grundsätzliche psychische Belastung und somit Fragilität der Person durch die Vortraumatisierung ist. Andererseits geht es auch darum, ob die aktuellen Erfahrungen im gleichen Netzwerk wie die alten Belastungen sind. Trifft beispielsweise eine aktuelle Vergewaltigung auf eine frühere sexuelle Traumatisierung oder auf einen Autounfall? Auch wenn Erlebniskomponenten ähnlich sein können, kann man in letzterem Fall bei grundsätzlich ausreichender Stabilität mit dem aktuellen Ereignis arbeiten und hier Leidensdruck lindern. Diese Entscheidungen bedürfen jedoch immer sorgfältiger klinischer Abwägung.

Unser Fokus bei der Arbeit mit Akuttrauma sind allerdings vorrangig Typ-I-Traumata, die sich weiter in Mono- und Multitrauma unterteilen lassen. Bei beiden Ausprägungen steht die „Stressregulationsstörung" im Erleben und Verhalten genauso wie in Betreuung und Behandlung im Vordergrund. Psychoedukation und Stress-Coping sind damit wesentliche Teile im Umgang mit dem Trauma.

Im Sinne der Betroffenen ist es sehr wichtig, im Setting, im Angebot und in der Kooperation der Versorgenden diese Hilfe jeweils an der Bedürftigkeit zu orientieren. Bei Folgestörungen von potenzieller psychischer Traumatisierung geht es um Wiederermächtigung nach Außenursachen; jegliche Art vorschneller Pathologisierung soll vermieden werden.

EMDR bzw. Vorgehensweisen, die dem AIP-Modell folgen und bilaterale Stimulation nutzen, sind in diesem Feld primär keine Heilbehandlung. Sie sind vielmehr wunderbare Möglichkeiten, Risikofaktoren und Belastung zu vermeiden und zu vermindern bzw. Resilienz zu erhöhen. Dies zeigen z. B. Studien von Maslovaric et al. (2007) oder Rost (2009). Im Zuge der später noch genauer konkretisierten Ansätze wie ERP (Emergency Response Protokoll) (siehe Quinn 2009, S. 271 ff.) oder Notfall-EMDR wird dies auch thematisiert.

11.2.2 Selbstheilungstendenz nach traumatischen Ereignissen

Der Aspekt der Selbstheilungstendenz, der auch laut AIP-Modell wesentlich ist, wird in den Indikationen der Akutprotokolle, die im vorliegenden Beitrag vorgestellt werden, berücksichtigt. Dazu gibt es wichtige Fakten:

Nicht jedes potenziell traumatisierende Ereignis führt zur Traumatisierung. Diese semantische Unterscheidung ist auch klinisch wichtig. Es bedeutet praktisch, dass nicht jeder, der ein traumatisches Ereignis erlebt, hinterher eine psychische Störung entwickelt Das Risiko für eine Traumafolgestörung steigt mit der Schwere des traumatischen Ereignisses und mit bestimmten, auch situativen Risikofaktoren. Eine Studie, die neben Typ-I-Ereignissen auch Typ-II-Erfahrungen in die epidemiologische Forschung einbezieht, ergibt Folgendes: Die höchste Inzidenz für chronische Traumafolgestörungen besteht für Vergewaltigungen und sexuelle Gewalt in der Kindheit, gefolgt von Kriegstraumatisierungen (Kessler et al. 1999).

Die höchste Belastung besteht direkt nach einem traumatischen Ereignis und lässt dann relativ schnell nach, um sich dann nach vier bis sechs Monaten auf ein Plateau einzuspielen. In der diesbezüglich wegweisenden Studie von Rothbaum et al. (1992) zeigt sich dieser Verlauf wie folgend:

1. Woche: Ca. 90 % der Betroffenen haben Symptome der akuten Stressreaktion.

4. Woche: Ca. 62 % der Betroffenen haben PTBS-Symptome.

2. Monat: Ca. 50 % der Betroffenen haben PTBS.

4. Monat: Ca. 45 % der Betroffenen haben PTBS.

6. Monat: Ca. 40 % der Betroffenen haben PTBS.

8. Monat: Ca. 40 % der Betroffenen haben PTBS.

Die gute Nachricht ist also, dass wir nicht alle behandeln müssen, die ein potenziell traumatisierendes Ereignis erlebt haben. Die schlechte Nachricht ist, dass wir herausfinden müssen, bei wem und warum die Gefahr für eine Traumafolgestörung besteht. Dies betrifft nicht nur die PTBS, sondern auch Komorbiditäten wie Angststörungen, depressive Reaktionen und Anpassungsstörungen sowie Suchtentwicklung. Das Vorhandensein von Komorbiditäten wird einhellig immer wieder berichtet – Kessler & Üstun (2011), Maslovaric et al. (2013), Brewin et al. (2010).

Das Spektrum an möglichen Erkrankungen auch nach einem Einzelereignis zeigt sich auch in einer Studie von Yehuda et al. (1999), in der 174 Unfallopfer in Australien 6 Monate nach dem Ereignis untersucht wurden. 43 % hatten keine psychische Störung entwickelt. Die 57 %, die eine psychische Störung entwickelt hatten, teilten sich wie folgend auf: 37 % Angststörungen, 19 % PTBS, 17 % Depression und 15 % Sucht.

In einer im Zuge des sogenannten OPSIC-Projektes durchgeführten Metaanalyse zur Frage von Langzeitfolgen nach Großkatastrophen ergaben sich zudem folgende Kernergebnisse: „The most conclusive results are based on mental health status of the affected population. They show that the affected communities are characterized by worse mental health in comparison to non-affected communities or relative to a pre-disaster period. These effects of disasters remain stable in the long-term period. Even in the longest time period studied (on average 15 years post-disaster) about 16 % of the affected adult population suffered from PTSD and 13 % had depression diagnoses" (Ajduković & Bakić 2015, S. 19).

PTBS und Depression: Auch in anderen Studien werden diese beiden Diagnosen unisono als „Spitzenreiter" erwähnt. Die Studienautoren vergleichen die Ergebnisse der o. g. Metaanalyse mit den um fast 10 % niedrigeren WHO-Prävalenzen (allgemein) und bezeichnen die Auswirkungen von Großkatastrophen auf die Betroffenen somit als dramatisch. Sie gehen so weit, die Hypothese in den Raum zu stellen, dass solche Erlebnisse neben emotionalen Problemen und Beeinträchtigungen des sozialen Funktionierens sich auch auf die gesamte Lebensqualität und Arbeitsfähigkeit, z. B. im Sinne von Fehlzeiten, auswirken. Eine besondere Gefährdung machen sie für Helfergruppen aus.

Wir haben es hier also nicht mit klinischen, sondern mit epidemiologischen Indikatoren zu tun, die eine Basis sein können für die Planung von Krisenmanagement und Prävention: „Moreover, population wellness and resilience can be viewed as a result of functioning of disaster management systems – if these systems effectively protect lives, reduce injuries, minimize damage to public utilities, and connect community members to necessary services, the population should remain well" (Ajduković & Bakić 2015, S. 20).

Neben der klaren Notwendigkeit, empfohlene Interventionen (siehe NICE und WHO), wenn indiziert, zur Verfügung zu haben, führt all dies auch zu der Frage, ob es Prädiktoren bzw. Risikofaktoren gibt und welche diese sind.

11.2.3 Risikofaktoren für die Entwicklung einer Traumafolgestörung

Risikofaktoren, die das Ereignis betreffen, sind: Schwere des potenziell traumatisierenden Ereignisses. Das gilt besonders für Gewalt und Tod (durch Menschen verursacht), persönliche Beziehung zum Täter, Schwere und Heftigkeit der direkten Sinneswahrnehmungen, persönliche Beziehung zum Opfer (bei Miterleben) sowie Alter des Opfers (das Risiko steigt, wenn Kinder betroffen sind), Dauer des Ausgesetzt-Seins, Gefahr für Leib und Leben, Ausmaß der erlebten Hilflosigkeit sowie starke Sinneseindrücke.

Risikofaktoren, die die betroffene Person betreffen: Alter des Opfers (je jünger, umso größer das Risiko) und Prädisposition. Das Risiko ist auch erhöht, wenn in der Vorgeschichte des Betroffenen bereits psychische Erkrankungen bestanden haben oder es bereits Vortraumatisierungen gab.

Risikofaktoren in den entstehenden Reaktionen auf das Trauma betreffen die peritraumatische Situation und die anschließenden Reaktionen (körperliche Reaktionen und Reaktionen durch die soziale Umgebung).

Während der traumatischen Situation kommt es relativ häufig zu einer **peritraumatischen Dissoziation,** in der sich die Sinneswahrnehmungen verändern. So kann die Zeitwahrnehmung verlangsamt oder beschleunigt sein, die Wahrnehmung des Hörens vermindert oder vermehrt und die Wahrnehmung des Sehens kann in Richtung Tunnelsicht oder mehr Details gehen. Ob die peritraumatische Dissoziation tatsächlich das Risiko für die Entwicklung einer PTBS erhöht, ist inzwischen umstritten, da es einerseits ausgesprochen häufig zum Auftreten einer peritraumatischen Dissoziation und auch zu einer akuten Stressreaktion kommt, von der sich die meisten Betroffenen aber wieder erholen. Eine PTBS kann andererseits auch zu einem späteren Zeitpunkt auftreten, auch ohne Symptome sofort nach dem Ereignis (Shapiro, E. 2009).

Ein **erhöhter Puls** während der traumatischen Situation ist normal. Wenn der Puls sich danach aber nicht normalisiert, sondern über zwei Wochen mit mehr als **90 Pulsschlägen in der Minute** erhalten bleibt, steigt das Risiko.

Erhöhtes Arousal: Dies ist ein Zeichen für das Ausmaß der sympathikotonen Stressreaktion, der der Organismus ausgesetzt war bzw. ist. Hyperarousal ist ja auch eines der Leitsymptome der PTBS. Um mit Fischer & Riedessers (2003, S. 98) Definition von Trauma zu argumentieren: Das Ausmaß des vitalen Diskrepanz-Erlebnisses war so hoch, dass der Extremstress im Sinne der Kampf-Flucht-Reaktion „im Körper stecken geblieben ist“.

Die beiden zuletzt erwähnten Punkte sind sehr klare klinische Risikofaktoren, die auch explorierbar sind. Auch aus Sicht der Psychotraumatologie sind sie sehr gut herleitbar und erklärbar.

Das Risiko steigt auch, wenn in der **vulnerablen Phase** nach einem traumatischen Ereignis **weitere Traumatisierungen** erfolgen.

> Das Ziel bei einer therapeutischen Intervention ist also in jedem Fall, „dem Gehirn zu vermitteln, dass das Ereignis vorbei ist“ und es auch narrativ in die Biografie als Ereignis der Vergangenheit einzuordnen ist. Genau dafür ist das AIP-Modell, ist EMDR in seinen verschiedenen gut durchdachten und klinisch erprobten Protokollen und konkreten Ablaufschemata sehr gut geeignet – bei jeweils fundiert geklärter Indikation.

11.2.4 *Resilienzfaktoren*

Bei Menschen, die folgende Eigenschaften haben, ist das Risiko, eine Traumafolgestörung zu entwickeln, geringer: die Fähigkeit, Probleme zu lösen, gute Selbstwirksamkeitsüberzeugung, gutes Selbstvertrauen, gutes Selbstwertgefühl, sicheres Bindungsverhalten und vorhandene Bindungen, soziale Kompetenz, zuversichtliche Lebenshaltung und Kreativität. Je denk- und handlungsfähiger ein Mensch in einer traumatischen Situation bleibt, umso geringer ist das Risiko für die Entwicklung einer Traumafolgestörung.

Unterstützend wirken bei einer Traumatisierung **im beruflichen Umfeld** eine gute soziale Unterstützung, ein gutes Führungsverhalten durch Vorgesetzte, eine angemessene fachliche Ausbildung und die Einführung von Ritualen.

11.2.5 *Allgemein unterstützende Faktoren*

Allgemein unterstützend wirken nach Hobfoll et al. (2007, S. 217 ff.) folgende Faktoren: ein Gefühl von Sicherheit vermitteln, beruhigen (vor allem ein überaktives Defensivsystem), ein Gefühl für die eigene und die kollektive Selbstwirksamkeit anstoßen, ein Gefühl von Verbundenheit anstoßen (Bindungssystem aktivieren) sowie Hoffnung vermitteln (Zunftsorientierung vermitteln).

11.2.6 Psychologische Erste Hilfe (Empfehlungen der WHO)

- Bei weiter bestehenden Stressoren nach lösungsorientierten Ansätzen suchen und damit der Gefahr von weiteren Belastungen entgegenwirken.
- Vermittlung von Stressmanagement-Techniken wie Atemtechniken und Progressive Muskelrelaxation, um der Übererregung entgegenzuwirken.
- Vermittlung von Kurzinterventionen, z. B. der *5-4-3-2-1-Übung* (kognitiv-emotionale Distanzierung) oder der *Zehn-Finger-Drucktechnik* als schnell wirksame physiologische Beruhigung (siehe Lasogga & Münker-Kramer 2009).
- Nach Stärken fragen und diese nutzen; nach unterstützenden Beziehungen fragen und dazu ermutigen, um dem Gefühl von Hilflosigkeit und Alleinsein entgegenzuwirken.
- Soziale und rekreative Aktivitäten unterstützen, um der Gefahr des sozialen Rückzugs entgegenzuwirken.

Insgesamt wurden in den letzten Jahren viele Konzepte für eine sinnvolle Platzierung von Hilfe und Unterstützung nach Akutereignissen mit hoher Stresssymptomatik, auch vor therapeutischer Intervention, zur Abfederung erster Risikofaktoren und zur Erhöhung des Selbstwirksamkeitserlebens entwickelt. Auch in der Fachliteratur und in der Arbeit von Experten schlägt sich dieses Bemühen nieder. Einige Beispiele aus dem deutschsprachigen Raum. In den folgenden Büchern finden sich umfassende Zusammenstellungen mit konkreten Tipps für Einzelne zur psychologischen Ersten Hilfe:

- Psychische Erste Hilfe (Lasogga & Gasch 2002)
- Psychosoziale Notfallhilfe (Lasogga & Münker-Kramer 2009)
- Handbuch Notfallpsychologie und Traumabewältigung (Hausmann 2005)
- Trauma und frühe Interventionen (Krüsmann & Müller-Cyran 2005)

Grundlegende Maßnahmen systematischer psychologischer Einsatznachsorge sind sinnvoll und gewinnbringend für die Betroffenen mit EMDR-Akut- und Standardprotokollen gezielt kombinierbar (Münker-Kramer 2014).

11.3 Indikationen für therapeutische Interventionen

Die Indikation für Interventionen ist abhängig:

- vom Zeitraum: Wie lange ist das traumatische Ereignis her?
- von dem Ausmaß der Symptomatik: Ist die Arbeitsfähigkeit gefährdet oder nicht mehr gegeben bzw. ist die Funktionalität deutlich eingeschränkt?
- vom Leidensdruck,
- vom Bestehen von Dauerintrusionen und deren Lebendigkeit (Kutz et al. 2008)

sowie der Bereitschaft der Betroffenen, psychische Erste Hilfe und/oder „Heilbehandlung" anzunehmen. Die hier vorgestellten EMDR-Protokolle für kurz zurückliegende traumatische Ereignisse beziehen sich auf unterschiedliche Zeitpunkte der Intervention, auf unterschiedliche Settings, Ziele und therapeutische Möglichkeiten. Auf Letzteres bezogen wird deswegen das Akut-Protokoll von Francine Shapiro vorgestellt, da es in unserem ambulanten und stationären Setting am ehesten geeignet ist. Außerdem sehen die meisten Kolleginnen Betroffene in der Praxis und sind nicht direkt am Notfallort oder in der Notaufnahme.

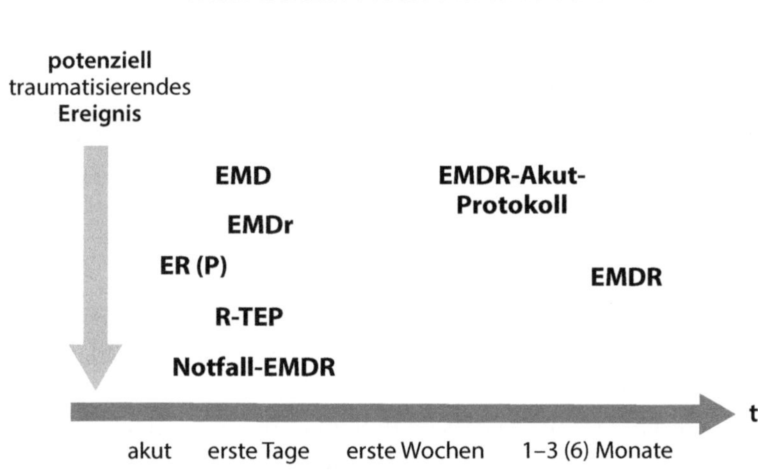

Abbildung 1: Übersicht über Interventionsmöglichkeiten

11.3.1 Das EMDR-Akut-Protokoll (F. Shapiro)

Im deutschsprachigen Raum integrieren wir das Akut-Protokoll in das EMDR-Standardprotokoll und benutzen es für Ereignisse in der nahen Vergangenheit, um dann im weiteren Verlauf der Therapie auch die in der Gegenwart entstandenen Trigger sowie die Ängste bezüglich zukünftiger Vorstellungen durchzuarbeiten. Diese Routine, auch die Zukunftsperspektive im Sinne der Arbeit an Befürchtungen zu berücksichtigen, hat im Sinne der „Rückfallprophylaxe" im deutschsprachigen Raum Tradition. Dieses Vorgehen wird auch von Luber beschrieben (2014), die das *Recent Event Protocol* von F. Shapiro ausführlich darstellt

In der **Therapieplanung** ist es wichtig, die Besonderheit der Situation zu berücksichtigen. Wenn wir kurz nach einem traumatischen Ereignis mit einer psychotherapeutischen oder notfallpsychologischen Behandlung beginnen, so tun wir dies in eine Krankheitsentwicklung oder eine Selbstheilung hinein. Meistens sehen wir die Klientin / den Klienten ambulant in einer Praxis oder Institutsambulanz, seltener stationär in einer Psychiatrie oder Psychosomatischen Klinik. Die Klienten kommen, weil es ihnen psychisch schlecht geht, und sie hoffen, dass wir ihnen helfen können. Der Auftrag für die Behandlung ähnelt eher einem „Reparaturauftrag“ oder einem Auftrag zur Wiederermächtigung nach nachvollziehbarer Schwäche, weniger dem Wunsch nach einer Psychotherapie im Sinne von Heilbehandlung.

Auch in der Behandlung von Menschen, die unter einer akuten Traumatisierung (in den ersten drei Monaten) leiden, setzen wir die acht Phasen des EMDR-Ablaufschemas ein, allerdings mit einer anderen Gewichtung.

Phase 1: Wir lassen die Betroffenen erzählen, was ihnen passiert ist, und achten dabei auf ihre emotionalen und körperlichen Reaktionen. Dabei geht es um folgende Fragen:

- Was ist genau passiert?
- Wie wurde es erlebt?
- Gab es körperliche Verletzungen und wenn ja, wie sind diese verheilt?
- Wenn es noch bestehende körperlichen Beschwerden gibt, sind diese medizinisch erklärbar oder nicht?
- Welche Beschwerden sind seit diesem Ereignis aufgetreten und wie ist ihr Verlauf (zunehmend oder abnehmend)? Dabei werden PTBS-Symptome abgefragt.
- Wie ist die Zeit seit dem Ereignis gewesen? Gab es danach noch weitere belastende Situationen?
- Gab es Unterstützung (beruflich, sozial, privat) und war diese ausreichend?
- Was hat sich seit dem Ereignis verändert (Vermeidung)?
- Besteht Arbeitsfähigkeit, ja oder nein?
- Bei einem beruflichen Trauma klären, ob der Arbeitsunfall der zuständigen Berufsgenossenschaft gemeldet wurde.
- Hat das Ereignis bzw. haben seine Auswirkungen zu besonderen Konflikten geführt? Beruflich – Probleme mit Arbeitgeber, Finanzierung – Problem mit Krankenkasse oder Berufsgenossenschaft, sozial – Rechtsstreit mit Unfallgegner, Versicherung oder Täter.

Im Anschluss erklären wir kurz, was ein psychisches Trauma ist, wie die Folgen aussehen können (Psychoedukation), wie lange es normalerweise dauern kann, bis man „spontan“ verarbeitet hat (ca. drei bis sechs Monate) und wie eine traumaspezifische

Behandlung aussehen könnte. Wenn nach diesem Gespräch deutlich wird, dass eine Behandlung sinnvoll ist und gewünscht wird, werden weitere Stunden vereinbart.

In der zweiten Stunde wird die Biografie (knapp) erhoben. Dies dient dem Verständnis, was diesen Menschen geprägt hat, auch sein Welt- und Selbstbild. Es geht u. a. auch darum, möglichst viele Hinweise zu bekommen, ob die Person wirklich (auch wenn sie akut aus diesem Grund kommt), „nur" Opfer dieses umgrenzten Ereignisses im Sinne von Typ-I-Traumatisierung ist oder ob es weitere belastende Erfahrungen oder Vortraumatisierungen gibt. Sind welche vorhanden, ist es wichtig zu fragen, ob es dadurch Beschwerden gab und wie sich diese im Lauf der Zeit entwickelt haben bzw. ob sie wieder ganz zurückgegangen sind. Zudem werden die Krankengeschichte, Medikamenteneinnahme und Alkoholkonsum erfragt (körperliche und psychische Erkrankungen). Es können psychologische Testuntersuchungen eingesetzt werden, um den Schweregrad und das Ausmaß der psychischen Belastung festzustellen.

Phase 2: Mit Menschen, bei denen das traumatische Ereignis erst kurz zurückliegt, setzen wir nur wenige stabilisierende Techniken ein, da die Bearbeitung der belastenden Situation die schnellste Stabilisierung darstellt. Außerdem bewirkt bei diesen grundsätzlich „gut aufgestellten" Menschen allein Psychoedukation oft schon erstaunlich viel im Sinne der Wiederermächtigung und Unterbrechung des Selbstbildverfalls. So sagten Betroffene des Jahrhunderthochwassers 2002 in Österreich einige Monate später bei Katamnesen: „Das Wichtigste war, dass wir verstanden haben, was da mit und in uns los war, damit wir aufhörten, uns als verrückt und durchgedreht zu erleben und zu bewerten."

Neben dieser Wirkung sachlicher und kognitiver Erklärungen können auch Selbstberuhigungstechniken wie der „Sichere Ort" bzw. „Wohlfühlort" erklärt und geübt werden sowie Atemtechniken und Entspannungstechniken wie die Muskelrelaxation nach Jacobson und bei Intrusionen die „Tresorübung" sowie zur Externalisierung die 5-4-3-2-1-Übung.

Dabei ist es besonders wichtig, diesen oft „psychotherapie-ungeübten" Personen gut zu erklären, warum man etwas tut und wozu es dient. Viele von ihnen, besonders Einsatzkräfte oder Angehörige von sehr praktischen Berufen, sind sonst häufig verwirrt durch die „Psychoübungen". Wenn sie aber den Hintergrund verstehen und diese Wirkungen selbst erleben, ist die Akzeptanz besser.

Dann erklären wir noch einmal die EMDR-Methode mit ihrer Wirkung und den möglichen Nebenwirkungen und demonstrieren die Form der Stimulation (Augenbewegungen, Berührungen bzw. Geräte). Die ersten Stunden dienen dem **Aufbau einer tragfähigen (Arbeits- bzw. therapeutischen) Beziehung.**

In jeder Stunde ist es sinnvoll (Abstand meist eine Woche), die Entwicklung der Symptomatik abzufragen und ihren Verlauf (Wird es besser oder schlechter?) zu überprüfen. Wenn es keine oder nur eine geringe Verbesserung gibt und eine deutliche Belastung bei ausreichender Stabilität besteht, so ist sinnvoll, jetzt zur Konfrontation mit EMDR überzugehen.

Ist die psychische oder die physische Belastbarkeit deutlich eingeschränkt, so können wir auch hier Zwischenschritte einbauen, indem wir zuerst ressourcenaktivierend arbeiten (z. B. Position of Power) oder die Affekte teilweise entlasten (mit CIPOS).

Bis zu diesem Punkt ist eine durchaus kreative und individuell auf die Patienten bezogene Vorgehensweise zu wählen. Ab Phase 3 jedoch wird man – wie bei anderen EMDR-Ablaufschemata – den Patienten am meisten gerecht, wenn man dem gut erprobten Ablauf folgt.

Phase 3 beim Akut-Protokoll: Bei der Schilderung des Ereignisses achten wir darauf, wo es Belastungsspitzen gibt. Häufig gibt es mehrere. Dies ist charakteristisch für die fragmentierte Speicherung – „hot spots“, wie Shapiro (2012) es nennt. „It was as if each part had its own separate existence“ (Luber 2014, S. 171).

Dann fragen wir, welcher Moment jetzt der schlimmste ist. Daran werden die negative und die positive Kognition entwickelt, der VoC, die Gefühle, der SUD und das Körperempfinden erfragt.

Phase 4 beim Akut-Protokoll: Wir fordern die Klientin auf, mit dem schlimmsten Moment, der negativen Kognition und dem Körperempfinden in Kontakt zu gehen, und beginnen dann mit den schnellen bilateralen Stimulationen.

Wenn der erste Kanal zu Ende ist, lassen wir die Klientin wieder an den schlimmsten Moment denken, fragen, was jetzt da ist, und stimulieren erneut. Dies wiederholen wir so lange, bis dieser schlimmste Moment integriert und die Belastung auf null (bzw. auf einen angemessen niedrigen Wert) abgesunken ist.

Sind wir an einem solchen Punkt im Prozess angekommen und ist klar, dass eine komplette Bearbeitung eines zweiten schlimmsten Moments (Phase 3 bis 5) in dieser Sitzung zeitlich nicht mehr realistisch scheint, ist hier eine Verankerung angebracht. In der nächsten Sitzung wird man dann die nächste Belastungsspitze lege artis bearbeiten. Wenn jedoch noch genügend Zeit ist, soll sich die Klientin erneut das traumatische Ereignis vorstellen, am besten wie einen Film. Dabei soll sie prüfen, ob es noch weitere Belastungsspitzen gibt. Zeigen sich weitere Belastungsspitzen, arbeiten wir diese nun in chronologischer Reihenfolge durch. Ziel ist, dass die Klientin sich das gesamte Ereignis vorstellen kann, ohne dass es dabei zu einer Belastung kommt. Dies überprüfen wir, indem wir beim Zurückgehen zum Knoten die Klientin immer wieder auffordern, sich mit geschlossenen Augen das ganze Ereignis wie einen Film vorzustellen und uns dann zurückzumelden, ob Belastungen auftauchen.

Phase 5: Wenn der gesamte Film ohne unangemessene Belastung imaginiert werden kann, verankern wir am Ende noch einmal. Dann wird die positive Kognition (PK) überprüft. Die für den ganzen Film stimmige PK wird zu den restlichen Teilen des Ereignisses gedacht; der VoC erfragt und wo dieser im Körper gespürt wird. Die Verankerung erfolgt wieder mit langsamen BLS, bis keine Steigerung im VoC mehr erfolgt.

Phase 6: Wie gewohnt wird jetzt der Körpertest durchgeführt.

Phase 7: Die Abschlussbesprechung erfolgt ebenfalls wie gewohnt (siehe Kapitel 3, „Die acht Phasen der EMDR-Methode“). Auch im Akut-Protokoll ist die Teilbearbeitung der Normalfall, d. h., es gelingt normalerweise nicht, mit einer Sitzung auf null zu kommen.

Phase 8: Wir erfragen, wie die Zeit seit der letzten Stunde verlaufen ist, überprüfen die Symptomatik und fragen nach neuen Belastungen. Wichtig zu bedenken ist, dass es um eine Entwicklung in einer fragilen Phase geht. Es kann zu Verbesserungen oder Verschlechterungen kommen, da das Ereignis noch sehr zeitnah ist und auch mögliche Folgen oder Trigger entstehen können. Die Antworten helfen uns zu entscheiden, wie wir weiterarbeiten: Erneute Durcharbeitung des kurz zurückliegenden Ereignisses mit dem schlimmsten Moment oder einer anderen Belastungsspitze, Bearbeitung von Triggern oder Zukunftsperspektive?

Gegenwartsperspektive: Trigger-Bearbeitung: Wenn das traumatische Ereignis komplett bearbeitet wurde, prüfen wir, wie es sich mit den Beschwerden in der Gegenwart verhält: Bestehen noch Trigger, die zum Auftreten von Beschwerden führen? Und wie sieht es mit Vermeidung aus bzw. mit Intrusionen oder Albträumen? Haben sich die Beschwerden komplett gelegt oder bestehen sie noch ganz oder teilweise? Die noch bestehenden Trigger bzw. Vermeidungssituationen bieten die Ausgangspunkte für weitere EMDR-Sitzungen. Manchmal lassen sich Trigger auch in einer Sitzung zusammenfassen (z. B. Farbe, Kleidung etc.). Wenn wir an der Vermeidung arbeiten, so ist es wichtig, anschließend zu überprüfen, ob sie nach der Bearbeitung auch wirklich aufgegeben werden konnte. Um das Ergebnis zu überprüfen, können nach der Durcharbeitung Hausaufgaben eine Rolle spielen.

Zukunftsprojektion: Gegen Ende der Behandlung prüfen wir, ob es im Zusammenhang mit dem erlebten traumatischen Ereignis noch Befürchtungen bezüglich der Zukunft gibt. Ist dies der Fall, sollte das **Protokoll für in Zukunft herausfordernde Situationen** angewandt werden (siehe Kapitel 4, „Die drei Stränge im EMDR-Standardprotokoll“).Wichtig ist hier die richtige Wahl der Zukunftsvorstellung. Wenn es nicht so wahrscheinlich ist, dass der Betroffene in der Zukunft etwas Ähnliches wiedererleben wird, lassen wir auf eine wahrscheinlichere, aber jetzt noch mit Befürchtungen verbundene Vorstellung fokussieren. Nach einem Autounfall fordern wir den Klienten z. B. nicht dazu auf, sich vorzustellen, dass ein neuer Autounfall passiert. Wir lassen ihn vielmehr auf eine ähnliche Situation fokussieren (ein Auto kommt wieder schnell von rechts, es ist ein Lkw im Rückspiegel sichtbar usw.) und fragen, welche Fantasien das auslöst. Oder nach einer Vergewaltigung lassen wir die Klientin z. B. darauf fokussieren, mit einem Mann alleine im Fahrstuhl zu sein oder Schritte hinter sich zu hören.

Es wird also eher eine potenziell gefährliche Situation fokussiert, die Ähnlichkeiten mit der Ursprungssituation hat und anfangs noch Katastrophenfantasien auslöst. In der Bearbeitung sollen dann Lösungsmöglichkeiten entwickelt werden. Wenn es aber hochwahrscheinlich ist, dass es wieder zu ähnlichen Ereignissen kommen wird, dann können auch diese fokussiert werden (z. B. ein Banküberfall).

Bei der Zukunftsprojektion geht der SUD meist nicht auf null, er sollte aber möglichst unter 3 liegen. Überprüft wird dies wieder über BLS. Bestehen keine Befürchtungen mehr, kann die **positive Form der Zukunftsprojektion** angewandt werden.

Beispiel für eine positive Zukunftsprojektion

Ein Lokführer hat einen sehr dramatischen Suizid einer Jugendlichen in einem Bahnhof erlebt und leidet unter einer massiven posttraumatischen Symptomatik. In der Behandlung entsteht ein Beispiel für eine berührende Zukunftsprojektion.

Im Sinne des Standardprotokolls haben wir bereits die Trigger im Hier und Jetzt (er fährt wieder durch diesen Bahnhof) durchgearbeitet. Als Zukunftsprojektion bietet sich deshalb nicht so sehr das Szenario an: „Sie werden wieder durch den Bahnhof fahren. Welche Belastungen kommen hoch?“ Wir beschäftigen uns stattdessen mit der Frage „Wie wäre die Vorstellung, wenn Sie an Ihren positiven Satz denken, ich kann es angemessen hinter mir lassen?“

Die Fahrstrecke, auf der der Selbstmord passierte, ist eine Routinestrecke, die der Zugführer mehrere Male im Monat fahren (können) muss. Für seine positive Zukunftsprojektion stellt er sich also die gesamte Fahrt als Film vor, vom Einstieg über das Durchfahren des Bahnhofes, in dem es passiert ist – und zwar „ohne Anwesenheit von Triggern“ –, bis zum Aussteigen aus dem Zug am Endbahnhof in Wien, inklusive Betreten des Mannschaftsraumes und der Frage der Kollegen: „Und, wie geht‘s? Irgendwelche besonderen Vorkommnisse?“ Er antwortet in seinem Film darauf mit: „Nein, gar nichts. Alles im grünen Bereich“ und lächelt entspannt.

An drei Stellen gibt es Belastungen, die sich über zwei bis drei Sets schneller BLS auflösen lassen.

Die positive Kognition bei der letztlichen Verankerung im kompletten Zukunftsfilm – es ist seine „alte“ PK aus unserer Arbeit mit dem Ereignis der Vergangenheit – lautet: „Ich kann es angemessen hinter mir lassen.“ Das Wort „angemessen“ ist ihm wichtig. Es hat mit der für ihn wesentlichen Erkenntnis zu tun: Dass das Erlebnis ihm so zugesetzt hat bedeutet, dass er ein berührbarer Mensch und kein „Wappler“ (österreichisch „Schwächling“) ist. Das Wort „angemessen“ in der PK ist somit ein Ausdruck dafür, dass es auch in seinem Job in Ordnung ist, berührbar zu sein, so lange es ihn nicht so stark beeinträchtigt, wie es kurzfristig der Fall gewesen ist. In der Formulierung steckt für ihn außerdem, dass er sagt, wenn er durch den Bahnhof fährt, lächle er ihr manchmal einfach zu, wo immer sie auch sei Er sagt dann: „Ich respektiere, was du gemacht hast, und es ist unabhängig von mir!“ Dabei empfinde er jetzt Frieden und nicht mehr Grauen, Angst und Schuld sowie die unerträglichen Körpersymptome und Bilder, die er vorher hatte.

Die Arbeit an der Zukunftsprojektion kann als „Prophylaxe-Arbeit an erneuter Befürchtung“ oder als „Verankerung der positiven Vorstellung als Bewältigungsstrategie“ verstanden werden.

Auch bei einem Teil der anderen Akutprotokolle finden sich Zukunftsprojektionen wie „Future Templates“: „Image of coping effectively with / or goal in future:“ (Luber 2014, S. 189). Elan Shapiro und Brurit Laub arbeiten im R-TEP mit einer *Befürchtung in der Zukunft* als Abschluss: „Concerns about the future (…) may arise (…). These future targets are processed in the same way as other targets. This may be helpful for strengthening resilience“ (Shapiro & Laub 2014, S. 205).

Abschluss der Behandlung: Der Abschluss der Behandlung sollte im Abstand von ein paar Wochen (ca. vier bis zehn) nach der letzten EMDR-Sitzung erfolgen. Damit können wir überprüfen, ob die Beschwerden sich tatsächlich aufgelöst haben und ob auch keine neuen entstanden sind. In der letzten Stunde können wir die psychologischen Testuntersuchungen wiederholen, damit der Rückgang der Symptomatik im Einzelnen noch einmal überprüft wird. Zum Abschluss ist es sinnvoll, die Klienten aufzufordern, sich zu melden, falls sich ihr Befinden doch wieder verschlechtert oder sie ein erneutes traumatisches Ereignis erleben.

11.3.2 Notfall-EMDR (A. Hofmann)

Gerade im Erstkontakt erleben wir manchmal Menschen, die nach kurz zurückliegenden potenziell traumatischen Ereignissen unter Dauerintrusionen leiden (Rost & Hofmann 2014, S. 139). Es kann sein, dass sie Bilder oder andere Sinneseindrücke des Ereignisses dauernd wahrnehmen und nicht distanzieren können. Dies stellt eine hohe Form von Belastung dar. Wenn ein Klient davon berichtet, sollten wir als Erstes versuchen, mit einer Distanzierungstechnik diese Intrusion zu unterbrechen. Gelingt das nicht, können wir – nach entsprechender Aufklärung über die Symptomatik und EMDR – einen Behandlungsversuch mit EMDR machen.

Dabei lassen wir den Klienten auf die Intrusion fokussieren, fragen nach der Höhe des SUD und beginnen dann mit schneller bilateraler Stimulation. Nach jedem Set fragen wir, wie es jetzt ist. Wenn sich die Symptomatik bessert, führen wir die BLS fort, bis sie sich ganz aufgelöst hat und es zu einer Entspannung kommt. Am Ende wird der SUD überprüft.

Beim Notfall-EMDR führen wir keine Phase 3 der Wertung durch, sondern fokussieren nur auf das Symptom und prozessieren nur einen Kanal, ohne anschließend wieder zum Knoten zurückzugehen. Es werden keine Verankerung (Phase 5) und kein Körpertest (Phase 6) durchgeführt, sondern zum Abschluss nur Phase 7 (Hinweis auf die Möglichkeit des Nachprozessierens) und natürlich in der nächsten Stunde Phase 8 (Überprüfung), um die weitere Therapie zu planen. Dazu zwei kurze Beispiele:

Beispiel 1:

Eine Klientin, die ich (CR) bereits wegen einer Traumafolgestörung in Behandlung habe, kommt zwei Tage nach einem Unfall in die Therapie. Als Beifahrerin hat sie erlebt, dass ihr Partner einen Motorradfahrer überfuhr, der ihnen nach einer Kollision mit einem Begrenzungspfahl vor das Auto gerutscht war. Es gab keine Ausweichmöglichkeit und so überrollten sie ihn. Bis die Polizei und der Notarzt kamen, kümmerten sich beide um den Motorradfahrer, der jedoch noch am Unfallort infolge seiner schweren Verletzungen verstarb.

Meine Klientin schildert, dass sie das Empfinden, wie es sich angefühlt hat, mit dem Auto einen Körper zu überfahren, nicht losbekommt. Da sie bereits mit EMDR gearbeitet hat, kann ich sie schnell darüber informieren, wie wir in diesem Fall EMDR einsetzen könnten. Nach ihrem Einverständnis lasse ich sie auf die Empfindung fokussieren und führe dann schnelle BLS durch. Die Symptomatik bessert sich schnell und verschwindet dann ganz.

In der nächsten Stunde berichtete die Klientin, dass das Symptom nicht wieder aufgetaucht ist. Wir können die Behandlung fortsetzen, ohne dass der Unfall noch einmal eine Rolle spielt.

Beispiel 2:

Eine Bankangestellte kommt zu mir (CR), nachdem sie einen Banküberfall während ihrer Dienstzeit erlebt hat. Sie ist mit einer Waffe bedroht worden und hat nun das Bild der Waffe dauernd vor Augen.

Imaginative Distanzierungsmöglichkeiten bringen keine Besserung und so erkläre ich ihr den Einsatz von EMDR. Sie ist mit einem Versuch einverstanden. Ich lasse sie auf das Bild fokussieren und beginne mit schnellen BLS. Schnell wird das Bild schwächer und verschwindet schließlich ganz. In der nächsten Stunde berichtet die Klientin, es komme ab und zu noch zu Intrusionen von dem Überfall, aber das Bild sei nicht mehr dauernd da. Die allgemeine Stressbelastung ist aber weiterhin hoch. Daraufhin führe ich eine Behandlung entsprechend dem EMDR-Akut-Protokoll durch, mit Bearbeitung des Überfalls, der Triggersituationen und der Befürchtungen für die Zukunft. Die Traumafolgen können so aufgearbeitet werden.

Unsere Erfahrung mit Notfall-EMDR ist zusammengefasst folgende: Es wird meist als *eine* Intervention in der Behandlung eingesetzt, aber meistens nicht als einzige.

11.3.3 Die Emergency Response Procedure (ERP) von G. Quinn

Anders als mit Notfall-EMDR verhält es sich mit dem ER-Protokoll von G. Quinn. Er hat es für den Einsatz bei Terroropfern in der Notaufnahme im Krankenhaus entwickelt. ERP ist für Menschen gedacht, die nach einem Terrorangriff zwar nicht körperlich verletzt wurden, aber unter einer so heftigen akuten Belastungsreaktion leiden, dass sie kaum sprechen und in diesem Zustand auch nicht entlassen werden können.

Quinn erhebt eine kurze Anamnese (Ereignis, Krankengeschichte, Medikamente, Vortraumatisierungen, jetzige Beschwerden) und klärt über die Möglichkeit der Intervention mit EMDR auf. Dann führt er eine basale Stabilisierung durch, indem er die Betroffenen auf ihre Umgebung im Krankenhaus fokussieren lässt und ihnen zuspricht, dass der Terroranschlag jetzt zu Ende ist und sie jetzt im Krankenhaus sicher sind. Er verspricht hier keine allgemeine Sicherheit, sondern nur die Sicherheit im Jetzt, nach exakt diesem Ereignis – nicht mehr und nicht weniger. Diese Botschaft ist immens wichtig für Betroffene („You are save *from that event* now"). Tsunami-Betroffene z. B. erwähnten als einen der wesentlichsten Sätze von Helfern, die ihnen bei der Ankunft auf dem „heimatlichen" Flughafen überhaupt „ins Bewusstsein gedrungen" seien: „Sie sind jetzt hier in Sicherheit."

Wenn diese Orientierung in die Gegenwart gelingt, lässt Quinn den Klienten darauf fokussieren und beginnt mit langen Sets schneller BLS, in deren Verlauf er immer wieder sagt, dass sie im Krankenhaus jetzt sicher sind (Verstärkung der bifokalen Aufmerksamkeit). In der Pause fragt er, was jetzt da ist. Dies führt er so lange durch, bis die Belastung sich normalisiert hat. Am Ende überprüft er, ob der Klient jetzt in der Lage ist, ein Narrativ zu dem Ereignis zu formulieren (als Hilfe für die Verarbeitung). Kommt es dabei noch einmal zu deutlichen Belastungen, schlägt Quinn eine weitere Behandlung mit EMD vor.

Beim ERP werden nur eine kurze Phase 1 und 2 durchgeführt, mit Reorientierung in die Gegenwart. Dann wird direkt mit dem Prozessieren des Zustandes jetzt begonnen. Auch hier wird nur ein Kanal prozessiert. Am Ende steht der Versuch, zu dem traumatischen Ereignis ein Narrativ zu formulieren. Gelingt dies, wird das als Hinweis auf eine verbesserte Chance der Spontanverarbeitung gewertet. Treten dabei weitere Probleme auf, wird dies als Hinweis auf ein erhöhtes Risiko für das Auftreten einer Traumafolgestörung gewertet und eine weitere Behandlung vorgeschlagen.

11.3.4 EMD-Protokoll (F. Shapiro)

Als Shapiro 1989 EMD entwickelte, stand die Vorstellung im Vordergrund, dass die bilaterale Stimulation zu einer Desensibilisierung der dysfunktional gespeicherten traumatischen Erinnerung führt. Beim EMD wurde häufig zum Knoten zurückgegangen und der SUD erfragt. Durch die zunehmende Erfahrung mit der Methode wurde der Aspekt der assoziativen Verarbeitung (Reprozessieren) deutlich. Dadurch veränderte Shapiro das Protokoll, das assoziative Arbeiten wurde unterstützt durch die Anweisung, dem „Prozess zu folgen", wodurch die Kanäle entstanden. Das Zurückgehen zum Knoten erfolgte jetzt nur noch, wenn keine Veränderungen mehr unter Stimulation auslösbar waren, und das Abfragen des SUD wurde reduziert auf das Ende der Phase 4, wenn unter Stimulation der Knoten sich nicht mehr verändert.

2004 führte Shapiro die Ursprungsform des EMD erneut ein in der Behandlung von Soldaten direkt nach einem kurz zurückliegenden traumatischen Ereignis. Sie schlug vor, in so einer Situation die Begrenzung der EMD-Methode als Form der Desensibilisierung bewusst zu nutzen. Das häufige Zurückgehen zum Ausgangsbild

(Knoten) unterbricht die Assoziationen und ermöglicht, nur dieses eine Ereignis zu bearbeiten. Außerdem führt das häufige Abfragen des SUD zu einer Unterstützung der Distanzierung von dem Ereignis, da eine Wertung nur durchgeführt werden kann in einer emotionalen Distanz, Reprozessieren, also assoziatives Verarbeiten, wird damit immer wieder unterbrochen.

Phase 1 und 2 werden nur kurz durchgeführt. Die **Phase 3** erfolgt im bekannten Schema. Als Besonderheit wird benannt, dass es sein kann, dass in einer akuten Belastungsreaktion noch keine positive Kognition formuliert werden kann. Wenn dies der Fall ist, dann kann die Therapeutin eine PK vorschlagen. Wenn der Klient die vorgeschlagene PK akzeptiert, den VoC erfragen. Falls sie abgelehnt wird, dann PK und VoC weglassen.

In der **Phase 4** wird auf den schlimmsten Moment, die NK und das Körperempfinden fokussiert und dann ein langes Set BLS von ca. 45 Sekunden durchgeführt. Im Anschluss wird gefragt, was jetzt da ist. Dieser Veränderung folgt man jetzt aber nicht, sondern fordert den Klienten auf, wieder an den Anfang zu denken, und fragt, ob es noch genauso, mehr oder weniger geworden ist, und fragt dann den SUD. Dieses Vorgehen wird wiederholt, bis der SUD null oder niedrig angemessen (bis 3) ist.

Dann wird die **Phase 5** der Verankerung durchgeführt. Falls am Anfang keine PK formuliert werden konnte, wird sie jetzt erfragt.

Es wird kein Körpertest durchgeführt, aber eine Nachbesprechung. Wenn noch Restbelastungen da sind, sollten diese noch distanziert werden. Wie immer wird auf die Möglichkeit des Nachprozessierens hingewiesen. Es kann sein, dass mehrere Sitzungen notwendig sind, um ein Ereignis komplett durchzuarbeiten. Diese Sitzungen können auch an aufeinanderfolgenden Tagen durchgeführt werden. Beim EMD wird in dieser Form des Einsatzes nur das Ereignis bearbeitet und nicht die Trigger / Symptome in der Gegenwart und auch keine Zukunftsprojektion durchgeführt.

11.3.5 Single Session Modified EMDR (Kutz)

Das sogenannte Single Session Modified EMDR von I. Kutz (EMDr) ist ein sehr verkürztes Protokoll. Es setzt in der Versorgung akut Traumatisierter in allgemeinen Krankenhäusern an, bei Opfern von Verkehrsunfällen, terroristischen Attacken und bei anderen Arten ziviler Einzelereignisse. Das Hauptziel ist die Erleichterung bei hohem Leidensdruck im Erleben von herausstechenden Symptomen der akuten Belastungsreaktion (Intrusionen, Hyperarousal und Angst, Gedankenkreisen …). Auch Kutz betont die Wichtigkeit, grundsätzlich nicht die Spontanheilung zu konterkarieren, erwähnt aber auch den Präventiveffekt der Behandlung.

In Phase 4 wird ein wenig assoziatives Arbeiten zugelassen, wenn die neuen Aspekte zum akuten Ereignis dazugehören. Entstehen aber Assoziationen zu früheren Ereignissen, werden diese Affektbrücken unterbrochen. Man geht zum Knoten zurück und fragt, wie es jetzt wahrgenommen wird: unverändert, intensiver oder distanzierter? Außerdem wird der SUD jedes Mal abgefragt.

Das weitere Vorgehen ist wie beim EMD. EMDr liegt also von der Logik und der zeitlichen Einordnung her zwischen EMD und EMDR. Der Therapeut entscheidet, ob er die assoziative Veränderung als sinnvoll für die Verarbeitung hält oder für gefährlich im Sinne einer Überforderung (jedenfalls zum jetzigen Zeitpunkt). Was den Zeitpunkt des Einsatzes betrifft, so liegt EMDr nahe beim frühen Einsatz von EMD in den ersten Tagen und dem Einsatz des EMDR-Akut-Protokolls ab ca. der vierten Woche.

Kutz et al. (2008) haben eine Studie veröffentlicht, bei der 86 Patienten (Unfälle und Terroropfer) mit akuten Stresssymptomen mit einer Sitzung EMDr behandelt wurden: 50 % zeigten danach eine schnelle Verbesserung mit einem SUD von 0–2 am Ende der Sitzung. Eine deutliche Verbesserung zeigten 27 %, mit einem SUD von 3–5 und 23 % zeigten keine Verbesserung, mit einem SUD um 8. Die Autoren berichten weiter, dass bei „fast and complete responders“ ca. 1–3 Sets nötig sind und somit die gesamte Sitzung 30–40 Minuten dauert; bei Personen, wo dies langsamer geht (6–8 Sets), sind bis zu 60 Minuten nötig. Diese Einschätzung ist sicher relevant für das Setting im klinischen Alltag.

11.3.6 Das Recent Traumatic Episode Protocol (R-TEP) (E. Shapiro & B. Laub)

Das Recent Traumatic Episode Protocol (R-TEP) stammt von Elan Shapiro und Brurit Laub (2008, 2014) und wird bei Opfern von Terrorangriffen eingesetzt, in den ersten Tagen und Wochen nach dem Ereignis. Das Protokoll sieht die Zeit ab dem traumatischen Ereignis bis zum Zeitpunkt der Behandlung als Einheit und bezeichnet sie als *traumatische Episode,* in dem Wissen, dass es während dieser Episode mehrere Belastungsspitzen gibt, die nacheinander bearbeitet werden müssen. Als Behandlungszeitraum nehmen Shapiro und Laub zwei bis vier Stunden an, die auch an aufeinanderfolgenden Tagen durchgeführt werden können.

Sie beginnen mit einer kurzen **Phase 1** und erheben die Anamnese und klären über die Methode auf. In der **Phase 2** vermitteln sie basale Stabilisierungsübungen wie den Sicheren Ort oder die Vier-Elemente-Technik.

Narrativ erstellen: Wenn Betroffene über das Ereignis laut berichten, so fordern Shapiro und Laub sie dazu auf, dies **aus der Perspektive eines Beobachters** zu tun, als würden sie einen Film im Fernsehen ansehen. Dabei führen sie gleichzeitig schnelle Stimulationen durch. Auf diese Weise soll bereits hier das AIP aktiviert werden, um die Verarbeitung zu unterstützen, die duale Wahrnehmung zu verstärken und die Sicherheit in der Gegenwart stärker spürbar zu machen.

„Google Search“ (Suchmaschine): Anschließend fordern sie die Betroffenen auf, mit geschlossenen Augen die traumatische Episode zu überprüfen und auf neue Aspekte und Belastungen zu achten (Points of Disturbance). Auch dies wird unter schneller BLS durchgeführt. Wenn neue Aspekte und Belastungen auftauchen, sollen die Betroffenen die Augen öffnen und darüber laut berichten. Sie sollen genau die sensorischen Eindrücke, ihre Gefühle, Körperreaktionen und die für sie belastenden Aspekte schildern.

„Teleskopisches Prozessieren“: Diese neuen Belastungsspitzen werden dann wieder mit schnellen BLS prozessiert. Dafür wird das EMD- oder das EMDr-Protokoll eingesetzt. Assoziationen, die über das Ereignis hinausgehen, werden also unterbrochen, indem man wieder auf das Ereignis fokussiert. Es wird jeweils eine Verankerung mit einer Positiven Kognition durchgeführt. Nur wenn dieses Arbeit nicht zu einem befriedigenden Absinken der Belastung führt, wird besprochen, ob es Sinn machen kann, mit dem EMDR-Standard-Protokoll zu arbeiten. Möglicherweise ist nämlich assoziatives, reprozessierendes Arbeiten notwendig, um das Ereignis verarbeiten zu können.

In der nächsten Stunde wird wieder eine „Google Search“ durchgeführt und nach weiteren Belastungen in der traumatischen Episode gefahndet. Neue Belastungsspitzen werden wieder mit EMD oder EMDr prozessiert. Die Bearbeitung ist abgeschlossen, wenn die traumatische Episode ohne unangemessene Belastungen wahrgenommen werden kann. Am Ende wird also noch einmal die gesamte Episode mit dem SUD überprüft und dann wieder eine Verankerung mit der PK durchgeführt.

11.3.7 Das Integrative Gruppentherapie-Protokoll (EMDR-IGTP) (Jarero, Artigas & Hartung)

EMDR-IGTP wurde entwickelt, um eine größere Gruppe Betroffener versorgen zu können, die alle das gleiche Ereignis erlebt haben und wo nicht genug Personal zur Einzelbetreuung vorhanden ist. Doch manchmal kann „aus einer Not eine Tugend werden“, und so zeigt sich hier folgender Nebeneffekt: Die gemeinsame Arbeit an dem Ereignis kann die Gruppenkohäsion erhöhen und somit ein positiv wirkender

Faktor sein. Bei homogenen Gruppen sollte man deshalb immer bedenken, dies aktiv zu nutzen.

Beispiel: Die Behandlung einer Schulklasse nach einem Wirbelsturm

Eine Grundschulklasse hat einen Wirbelsturm erlebt. Bei den Kindern werden Phase 1 und 2 einzeln durchgeführt, im Beisein der jeweiligen Eltern. Es wird auf Vortraumatisierungen und basale Stabilität geprüft und der Kontakt durch spielerische Interventionen gefördert. Die eigentliche Konfrontation findet dann in Gruppen mit ca. acht Kindern statt, mit einem EMDR-Therapeuten und ein bis zwei Helfern (Lehrer). Die Sitzungslänge beträgt 50–60 Minuten.

Da ein Therapeut nicht gleichzeitig mehrere Klienten stimulieren kann, wird die Schmetterlingsumarmung (Butterfly Hug) entwickelt: Die Kinder stimulieren sich selbst bilateral, indem sie die Hände verschränkt auf die eigene Brust legen und abwechselnd mit den Fingern sanft klopfen. Da ein einzelner Therapeut nicht jedes einzelne Kind nach einem Set BLS fragen kann, was jetzt da ist, wird als Verlaufsdokumentation das Malen eingesetzt. Malen bietet auch die Möglichkeit, etwas zu externalisieren, und hilft, sich auszudrücken, selbst wo noch Worte fehlen. Beide Veränderungen im Protokoll, die Selbststimulation und das Malen, helfen auch, im Hier und Jetzt zu bleiben und sich als aktiv zu erleben. Als Verstärkung der Sicherheit wird als Erstes der Sichere Ort gemalt und erst dann der schlimmste Eindruck.

Jedes Kind bekommt ein zweimal gefaltetes Blatt, wodurch vier Felder entstehen. Im Deutschen bezeichnen wir diese Form des EMDR deshalb auch als „Vier-Felder-Technik“. In das Feld oben links wird zuerst der Sichere Ort gemalt, dann in das oben rechts der schlimmste Moment. Der SUD wird erfragt und dazugeschrieben. Dann beginnt jedes Kind selbstständig mit der Stimulation. Es soll so lange stimuliert werden, bis sich innerlich das Bild verändert. Dieses wird dann gemalt (in das Feld unten links). Wenn noch eine Belastung besteht, wird wieder stimuliert – wieder gemalt – wieder stimuliert, bis keine Belastung mehr besteht.

Sicherer Ort	**Schlimmster Moment** **SUD 1** **SUD 2**
Veränderung malen	**Veränderung malen**

Abbildung 2: Vier-Felder-Technik (1)

Der SUD wird überprüft, indem das Kind wieder das erste Bild anschaut. Wenn noch eine Belastung besteht, lässt man diese wieder malen lassen und wieder stimulieren.

Erst wenn am Knoten keine Belastung mehr besteht, wird gefragt, wie die Zukunft aussehen soll (Phase 5). Diese lässt man wieder malen. Dann fragt man das Kind, welches Wort oder welchen Satz es mit dem gewünschten Bild verbindet und wie richtig sich das auf der VoC-Skala jetzt schon anfühlt. Auch dieser Wert wird in das Bild eingetragen. Dann soll sich das Kind auf diese positive Vorstellung und die PK konzentrieren und wieder stimulieren. Wird die Vorstellung noch schöner, kann auch diese gemalt werden.

Veränderung malen	Gewünschte Zukunftsvorstellung Positives Wort oder Satz VoC
Veränderung malen	

Abbildung 3: Vier-Felder-Technik (2)

Wenn der SUD angemessen niedrig ist und der bei VoC 6–7 liegt, wird auch hier ein Körpertest durchgeführt (Phase 6). Die Kinder sollen die Augen schließen, ihren Körper wahrnehmen und dabei wieder BLS durchführen. Am Ende der Sitzung sollen die Kinder sich noch einmal mit ihrem Sicheren Ort verbinden.

Ist ein Kind während der Sitzung durch heftige Belastung und ungenügendes Prozessieren aufgefallen, wird eine individuelle Therapie angeboten.

Das Integrierte Gruppenprotokoll ist inzwischen in verschiedenen Situationen und mit verschiedenen Altersgruppen, auch mit Erwachsenen, eingesetzt worden und hat sich in der Behandlung von Gruppen von Traumatisierten bewährt. Wenn eine vermehrte Distanzierung zum Ereignis sinnvoll erscheint, kann die Technik des Malens und der Selbststimulation auch in der Einzelbehandlung eingesetzt werden.

Akutprotokolle und SUD-Abfrage

Nach der Vorstellung verschiedener Akut-Behandlungswege im Kontext von EMDR soll abschließend ein wichtiger Punkt kurz erläutert werden, da diesbezüglich immer wieder Verwirrung entsteht: Es geht um den Hintergrund und die Praxis der SUD-Abfrage. Die Tatsache, dass der SUD in der Arbeit mit kurz zurückliegenden Traumatisierungen bei einigen Protokollen laufend abgefragt wird, ist ja ein wesentlicher Unterschied zum Standard-Ablaufschema. Dort erfragen wir den SUD eben explizit nicht *nach* jedem Kanal, geschweige denn nach jedem Set, weil wir den inneren Prozess (der läuft) nicht stören wollen.

Bei den Akut-Ablaufschemata will man hingegen genau das erreichen, was man sonst vermeiden will: Das dauernde Unterbrechen des inneren Prozesses und das Refokussieren dienen der Entlastung und Desensibilisierung.

Hier ist man also – und so beschreiben auch die Entwickler der Akutprotokolle dies theoretisch – bei dem Wirkprinzip des ursprünglichen EMD von Shapiro. Man desensibilisiert das intrusive Erleben und appliziert dazu die BLS, um diesen Teil des Wirkmechanismus von EMDR zu nutzen. Zu diesem Zeitpunkt der nicht konsolidierten Erinnerung geht es allerdings explizit darum, kein Reprozessieren im eigentlichen Sinne zu ermöglichen bzw. zuzulassen.

Einige Autoren betonen auch den Aspekt, dass mit dem SUD die „Lebendigkeit" der Erinnerung/Intrusion explizit erfragt wird, auf die fokussiert wird. Dies ist gut nachvollziehbar, eben weil es hauptsächlich um die Bearbeitung von Intrusionen geht. Auch dies ist ein Unterschied zum EMDR-Standardvorgehen.

11.4 Behandlung von Akuttrauma, Resilienzförderung und „posttraumatic growth"

Wir möchten unser Kapitel über die inzwischen zahlreichen Möglichkeiten der gezielten Behandlung verschiedener Facetten von Akuttraumatisierung mit einem Abschnitt abschließen, der sich mit einem „Nebeneffekt" beschäftigt, aber mit einem, der mehr in den Vordergrund gerückt werden sollte. Es geht um die Möglichkeit/Wahrscheinlichkeit, durch Wertschätzung und Akzeptanz aller durchgemachten Belastungen auch positive Aspekte zu sehen, die man daraus „mitnehmen" kann.

Dies soll selbstverständlich niemals im nivellierenden oder bagatellisierenden Sinne thematisiert werden! Aus der praktischen Erfahrung heraus kommt es relativ häufig vor, dass im Zuge der Betreuung oder Behandlung – wenn es von den Betroffenen so erfahren wird – irgendwann eine in diese Richtung gehende mehr oder weniger versteckte Äußerung kommt. Diese dann vorsichtig und unaufgeregt aufzugreifen ist der Einstieg in ein behutsames Gespräch in Richtung „posttraumatic growth". Hierbei ist unsere Rolle nicht zu unterschätzen, denn die Betroffenen selbst erlauben sich von sich aus den Gedanken nicht, und wenn wir es von außen „validieren", kann es hilfreich sein.

Posttraumatic growth ist ein Aspekt der Resilienz-Entwicklung nach belastenden Ereignissen. Eine andere Facette ist die klinischere Sichtweise, die in folgenden Überlegungen zum Ausdruck kommt:

Hier sei zunächst ein Gedanke von Elan Shapiro angeführt, der in Israel seit vielen Jahren mit Betroffenen von Akuttraumatisierung arbeitet: Vielleicht kann EMDR nicht nur akuten Stress behandeln, sondern auch ein Beitrag zur Resilienz-Entwicklung und Prophylaxe sein: „Even in the absence of clincally significant symptoms there may be a preventive role for EMDR: by preventing the accumulation of traumatic memories that contribute to the sensitizing of later disorders" (Shapiro 2012, S. 140).

Mit dieser Hypothese bezieht er sich auf die der Behandlung zugeschriebenen Wirkmechanismen wie Distanzierung, Beeinflussung des Arbeitsgedächtnisses, Kommunikation der beiden Hirnhälften, Aktivierung des Parasympathikus usw. Gleichzeitig wirkt Shapiro dem Argument entgegen, EMDR sei als Psychotherapiemethode überflüssig; man möge nur die Selbstheilungstendenzen und -Kräfte abwarten. Wenn EMDR auch prophylaktisch wirkt, pathologisiert man weder praktisch noch symbolisch, wenn man EEI (Early EMDR Intervention) erwägt. Als Anwender sollte man sich jedoch bewusst sein, dass man hier u.U. primär keine Heilbehandlung, sondern eher „Impfung" praktiziert. Dazu noch etwas Empirisches: In der weiter oben erwähnten Studie von Kutz et. al. (2008) wird dies ebenso betont.

Inhaltlich soll daher an dieser Stelle Folgendes ergänzt werden. 66 Personen berichten in der Kutz-Studie über eine wesentliche Verbesserung der – vor allem intrusiven – Symptome; zwölf 12 Personen geben an, dass sich durch die Intervention nicht viel verändert hat. Bei der Mehrzahl derer, bei denen sich eine dramatische Erleichterung nach dieser einen Sitzung ergeben hat, gab es keine nennenswerten Risikofaktoren (wie frühere Traumatisierungen oder generelle Vulnerabilität). Diejenigen also, die eine sehr deutliche Verbesserung ihres Zustandes durch die eine einzige EMDR-Intervention erlebten, waren vorher recht gesund. Man kann weiter vermuten, dass die Behandlung für diese Gruppe eine Art Sekundärprävention ist – ein wichtiger klinischer, um nicht zu sagen volkswirtschaftlicher Faktor.

Ein weiteres sehr interessantes Ergebnis aus der Pilotuntersuchung von Kutz et al.: In Israel war die Zahl der Unfallopfer, die mit vollständiger Entlastung reagierten, mit

59 % (deskriptiv) höher als die Zahl der Opfer von Terrorattacken (40 %). Das passt exakt zur Theorie, die auch in der Definition von Fischer & Riedesser deutlich wird: Je mehr Weltbilderschütterung mit der Traumatisierung einhergeht, desto deutlicher die Folgen bzw. desto höher das Risiko. In der Interpretation ihrer Ergebnisse drücken Kutz et al. es ganz ähnlich aus: „The intervention response difference may be related in part to the harsher nature of the traumatic experience following an explosive act of terror, which is more out of the ordinary and is more likely to shatter assumptions of safety and existence“ (2008, S. 197).

Wenn man zusätzlich bedenkt, dass leider in Israel das Erleben von Bombenattentaten fast zum Alltag gehört und dennoch wesentlich mehr erschüttert als Autounfälle, kann man viel Potenzial in der Intervention für die Regelversorgung in Notaufnahmen bzw. im nachfolgenden klinischen Setting erahnen.

In einer eigenen Fallstudie (Rost et al. 2009) über die Behandlung von Akuttraumatisierten zeigte sich ein Hinweis auf eine weitere Verbesserung der Beschwerdesymptomatik auch nach Abschluss der Behandlung sowie auf eine Zunahme der Resilienz. Über den Verlauf von vier Jahren waren 33 Klienten, die im beruflichen Rahmen eine Traumatisierung erlebt und eine Traumafolgestörung entwickelt hatten, mit EMDR behandelt worden (Akut-Protokoll integriert ins Standardprotokoll). Alle 33 profitierten deutlich durch die Behandlung. Acht von den 33 Klienten erlebten nach Abschluss der Behandlung innerhalb von drei Monaten eine erneute Traumatisierung, von denen vier von alleine noch einmal in Behandlung kamen. Die anderen vier wurden über eine Nachbefragung entdeckt. Drei der insgesamt acht Klienten entwickelten keine neuerlichen Beschwerden. Bei den fünf Klienten, die wieder Symptome entwickelten, blieben diese allerdings hinter der ursprünglichen Stärke zurück und ließen sich mit einer erneuten Behandlung wieder auflösen. Bei zwei von den erneut Betroffenen hatte sich zudem die Art der Traumatisierung verändert.

Eine Hypothese für diese Entwicklung könnte sein, dass durch eine erfolgreiche Behandlung nach einer Traumatisierung die „Schwelle“ für die Beschwerden auf den prätraumatischen Zustand zurückgesetzt und der kumulative Effekt, der bei Traumatisierungen zu finden ist, unterbrochen werden könnte. Zudem scheint bei erfolgreicher Behandlung eine Vorstellung zu entstehen, wie man bei ähnlichen Ereignissen reagieren könnte (Adaptation). Dies wurde von den erneut Traumatisierten als Fähigkeit beschrieben, das Erleben klarer wahrzunehmen und eher mit Wut als mit Angst reagieren zu können. Diese Möglichkeit bestand allerdings nicht, wenn sich das Muster der Traumatisierung änderte, was bei zwei Betroffenen der Fall war. Beide entwickelten erneut Beschwerden, die behandelt werden mussten.

Eine erfolgreiche EMDR-Behandlung scheint also zum einen die Beschwerden aufzulösen, zum anderen eine Verarbeitung des Erlebten zu ermöglichen, wodurch

Konzepte entstehen, wie man auf ähnliche Situationen reagieren könnte. Dies zeigt noch einmal, wie wichtig der Einsatz des gesamten Standardprotokolls ist, bei dem ja nicht nur die Beschwerden aus dem traumatischen Ereignis, sondern auch die Trigger in der Gegenwart und die Ängste bezüglich ähnlicher Erlebnisse in der Zukunft behandelt werden. Es macht aber auch deutlich, dass EMDR keine Wunderwaffe ist, durch die alle in Zukunft auftretenden Belastungen neutralisiert werden könnten.

Abschließend sei noch eine ganz praktische Applikation dieser Überlegungen erwähnt: Jarero und Artigas integrieren in ihr Protokoll neben der positiven Zukunftsprojektion konkret sogar den Aspekt des „posttraumatic growth" als Abschluss. Jarero und Artigas (2014, S. 228) fragen explizit: „Is there any new positive learning or change you have had as a result of this experience?" Mit Fragen wie diesen muss natürlich angemessen und in der Situation passend umgegangen werden.

Mit diesen Gedanken möchten wir unsere Überlegungen zur Betrachtung und Behandlungen von Reaktionen und Erleben nach kurz zurückliegenden Traumatisierungen abschließen.

Literatur

Ajduković, D. & Bakić, H. (2015): Short Research Report: Long Term Effects of Disaster, OPSIC, Comprehensive Guideline_Deliverable D2.2, D3.3, D4.3_March 2015, OPSIC-Project. Operationalising Psychosocial Support in Crisis, SEC-2012.4.1-2.

Brewin, C. R.; Fuchkan, N.; Huntley, Z.; Robertson, M.; Thompson, M.; Scragg, P.; d'Ardenne, P. & Ehlers, A. (2010): Outreach and Screening Following the 2005 London Bombings: Usage and Outcomes. In: *Psychological Medicine Cambridge:* Cambridge University Press.

Fischer, G. & Riedesser, P. (2003): *Lehrbuch der Psychotraumatologie.* München, Basel: Reinhardt Verlag.

Hausmann, C. (2005): *Handbuch Notfallpsychologie und Traumabewältigung: Grundlagen, Interventionen, Versorgungsstandards.* Wien: Facultas.

Herman, J. (2003): *Die Narben der Gewalt. Traumatische Erfahrungen verstehen und überwinden.* Paderborn: Junfermann.

Hobfoll S. E.; Watson, P.; Bell, C. C.; Bryant, R. A.; Brymer, M. J.; Friedman, M. J.; Friedman, M.; Gersons, B. P.; de Jong, J. T.; Layne, C. M.; Maguen, S.; Neria, Y.; Norwood, A. E.; Pynoos, R. S.; Reissman, D.; Ruzek, J. I.; Shalev, A. Y.; Solomon, Z.; Steinberg, A. M. & Ursano, R. J. (2007): Five Essential Elements of Immediate and Mid-Term Mass Trauma Intervention: Empirical Evidence. *Psychiatry* 70 (4), S. 283–315.

Jarero, I. & Artigas, L. (2014): The EMDR Protocol for Recent Critical Incidents (EMDR PRECI). In: Luber, M.: *Implementing EMDR Early Mental Health Interventions for Manmade and Natural Disasters: Models, Scripted Protocols and Summary Sheets,* S. 217–228. New York: Springer.

Rost, C. & Hofmann A. (2014): *EMDR in der Behandlung Akuttraumatisierter.In: EMDR Praxishandbuch zur Behandlung Traumatisierter Menschen.* Stuttgart; Thieme.

KESSLER, R. C., SOMEGA, A., BROMET. E. et al. (1999): Epidemiological Risk Factors for Trauma and PTBS. In Yehuda, R. (Hrsg.): *Risk Factors for Posttraumatic Stress Disorder:* 23–59. Washington: Washington American Press.

KESSLER, R. C. & ÜSTUN, T. B. (Hrsg.) (2011): *The WHO World Mental Health Surveys: Global Perspectives on the Epidemiology of Mental Disorders.* New York: Cambridge University Press.

KRÜSMANN, M. & MÜLLER-CYRAN, A. (2005): *Trauma und frühe Interventionen. Möglichkeiten und Grenzen von Krisenintervention und Notfallpsychologie.* Stuttgart: Klett-Cotta.

KUTZ, I.; RESNIK, V. & DEKEL, R. (2008): The Effect of Single-Session Modified EMDR on Acute Stress Symptoms. *Journal of EMDR Practice and Research,* Vol. 2 (3), S. 190–200.

LASOGGA, F. & GASCH, B. (2000): *Psychische Erste Hilfe bei Unfällen. Kompensation eines Defizits.* Edewecht: Stumpf + Kossendey.

LASOGGA, F., GASCH, B. (2010): *Notfallpsychologie: Lehrbuch für die Praxis.* 2. Auflage. Heidelberg: Springer.

LASOGGA, F. & MÜNKER-KRAMER, E. (2009): *Psychosoziale Notfallhilfe.* Edewecht: Stumpf + Kossendey.

LUBER, M. (2009): *Eye Movement Desensitization and Reprocessing (EMDR) Scripted Protocols: Basics and Special Situations.* New York: Springer.

LUBER, M. (Hrsg.) (2014): *Implementing EMDR Early Mental Health Interventions for Manmade and Natural Disasters: Models, Scripted Protocols and Summary Sheets.* New York: Springer.

MASLOVARIC, G.; ZAMBON, V.; BALBO, M.; FERNANDEZ, I. & PIOLA, P. (2013): Acute Post-Traumatic Stress Reactions in Children Survivors of a Large Road Traffic Accident: Epidemiological Analysis and Eye Movement Desensitization and Reprocessing Treatment. Journal of Trauma and Treatment, S4 (001).

MITCHELL, J. & EVERLY, G. (2002): *Stressbearbeitung nach belastenden Ereignissen.* Wien: Facultas.

MÜNKER-KRAMER, E. (2009): Eustress – Distress – Extremstress/ traumatischer Stress – und was dann? Folgestörungen und Behandlungsansätze. *Psychologie in Österreich* 1–09, S. 54–62.

QUINN, G. (2009): Emergency Response Procedure. In: Luber, M. (Hrsg.): *Eye Movement Desensitization and Reprocessing (EMDR) Scripted Protocols: Basics and Special Situations,* 271–278. New York: Springer.

SHAPIRO, F. (2012): *EMDR – Grundlagen und Praxis. Handbuch zur Behandlung traumatisierter Menschen.* 3. Auflage, Paderborn: Junfermann.

ROST, C. & HOFMANN, A. (2014): EMDR in der Behandlung von akut Traumatisierten. In: Hofmann, A., *EMDR Praxishandbuch zur Behandlung von traumatisierten Menschen,* S. 133–140. Stuttgart: Thieme.

ROST, C.; HOFMANN, A. & WHEELER, K.: EMDR Treatment of Workplace Trauma: A Case Series. *Journal of EMDR Practice and Research,* Vol. 3 (2), S. 80–90.

ROTHBAUM B. O., FOA E.B., RIGGS D.S.,MURDOCK T., WALSH W. (1992): A Prospective Examination of Post-Traumatic Stress Disorder in Rape Victims. *Journal of Traumatic Stress.* 5, S. 455-475.

RUBIN, G.; BREWIN, C.; GREENBERG, N.; HACKER, H.; SIMPSON, J. & WESSELY, S. (2005): Enduring Consequences of Terrorism: 7 Month Follow-up Survey of Reactions to the Bombings in London on 7 July 2005. *British Journal of Psychiatry,* 190, S. 350–356.

SHAPIRO, E. (2012): EMDR and Early Psychological Intervention Following Trauma. *Revue Européenne de Psychologie appliquée / European Review of Applied Psychology,* 62 (4), S. 241–251.

Shapiro, E. & Laub, B. (2014): The Recent Traumatic Episode Protocol (R-TEP): An Integrative Protocol for Early EMDR Intervention (EEI). In: Luber, M. (Hrsg.): *Implementing EMDR Early Mental Health Interventions for Man-made and Natural Disasters: Models, Scripted Protocols and Summary Sheets:* S. 193–207. New York: Springer.

Solomon, R. (2008): Critical Incident Interventions. *Journal of EMDR Practice and Research*, Vol. 2, S. 160–165.

van der Kolk, B. (1996): Trauma and Memory. van der Kolk, B.; Mc Farlane, A.C. & Weisaeth, L. (Hrsg.); *Traumatic Stress: The Effects of Overwhelming Experience on Mind, Body and Society*, S. 279-302. New York: Guilford Press.

World Health Organization (WHO) (2013): *WHO Guidelines for the Management of Conditions Specifically Related to Stress.* Geneva: World Health Organization.

Yehuda, R.; McFarlane, A. & Shalev A. (1999): Predicting the Development of Posttraumatic Stress Disorder from the Acute Response to a Traumatic Event. *Biolological Psychiatry*, 44 (12), S. 1305–1313.

12. EMDR in der Behandlung von psychosomatischen Erkrankungen

Maria Lehnung

EMDR ist eine Methode, die zunächst und vorrangig für die Behandlung von Posttraumatischen Belastungsstörungen entwickelt wurde und hier anerkanntermaßen sehr erfolgreich eingesetzt wird. Schon früh wurde EMDR aber darüber hinaus auch bei anderen Störungsbildern angewandt. So finden sich in der Literatur einzelne Fallberichte, in denen von der erfolgreichen Behandlung unterschiedlicher psychosomatischer Störungen berichtet wird. Dennoch soll an dieser Stelle nicht verschwiegen werden, dass es keine einzige systematische kontrollierte randomisierte Studie zu diesem Thema gibt. Die hier berichteten Zugänge zu psychosomatischen Erkrankungen und deren Behandlung mit EMDR gehören damit zum experimentellen klinischen Erfahrungsschatz. Das hier Berichtete erhebt keinen Anspruch auf Vollständigkeit. Vielmehr soll es Sie als Leser/Leserin ermutigen, bei der Behandlung psychosomatisch erkrankter Patienten EMDR in die Behandlung mit einzubeziehen.

Auch wenn sich die Behandlung von psychosomatischen Erkrankungen mit EMDR „nur" auf der Basis klinischen Erfahrungswissens befindet, so macht es bei genauerem Nachdenken viel Sinn, die Methode auch hier anzuwenden. Ja, man könnte EMDR auf gewisse Weise als „psychosomatische Therapie" betrachten, da sie wie nur wenige andere Psychotherapieformen die physiologische Komponente mit einbezieht. So wird in der Behandlung in der Bewertungsphase, der Phase 3, ganz explizit nach der Lokalisation der Belastung im Körper gefragt. Und in EMDR-Prozessen beobachten wir immer wieder das Auftauchen von Körperreaktionen, Körpererinnerung, somatischen Reaktionen.

12.1 Psychosomatische Leiden als Traumafolgestörung

Manche psychosomatische Leiden lassen sich bei genauerem Hinsehen als Traumafolgestörungen erklären. Sie erfüllen nicht die Kriterien einer Posttraumatischen Belastungsstörung, sind aber dennoch als Reaktion auf eine traumatische Erfahrung entstanden.

Beispiel:

Grit, eine 16-jährige Schülerin, leidet an einer psychogenen Sprachstörung, die sie sehr beeinträchtigt. Es handelt sich nicht um normales Stottern. Häufig bleibt ihr, wenn sie reden möchte, die Luft weg, sodass sie kein Wort rausbringen kann. Diese Störung hat sie, solange sie sprechen kann. Ihr neuer Logopäde meint, ihre Störung könnte traumabedingt sein, und so kommt sie zu mir. Das ursprüngliche Trauma, so stellen wir fest, passierte während ihrer Geburt: Die Nabelschnur war mehrere Male um ihren Hals gewickelt.

Wir bearbeiten dieses Ereignis mit EMDR. Die Arbeit mit einer so frühen traumatischen Erfahrung geht von der Annahme aus, dass eine vorsprachliche Erfahrung als Körpererinnerung dysfunktional gespeichert ist. Diese kann mit EMDR genauso reprozessiert werden wie eine traumatische Erfahrung aus der sprachlichen Zeit. Da dic Patientin ein Narrativ dieser Erfahrung hat, greifen wir auf das Bild und die negative Kognition zurück, die sich aus dem Narrativ ergeben. Sie sieht sich als kleines Baby mit der Nabelschnur mehrfach um den Hals gewunden; dazu die Worte: „Ich kriege keine Luft, ich ersticke." Der sich anschließende Prozess ist ein sehr körpernaher. Die Belastung löst sich auf, und die positive Kognition, die sich nun wahr anfühlt, ist: „Ich atme."

Die Patientin erlebt bereits nach dieser ersten Sitzung eine Besserung der Symptomatik. Gleichwohl bearbeiten wir in der Folgezeit das, was wir als „sekundäre Traumatisierungen" identifizieren, hier in dem Sinne verstanden, dass sie aufgrund ihrer Sprachstörung viele kränkende, demütigende Situationen erlebt hat, vor allem mit anderen Kindern.

Nach der Behandlung mit EMDR ist die Sprachstörung praktisch komplett verschwunden, nur ganz selten tritt das Phänomen noch mal in ganz abgeschwächter Form auf. Grit kann ihr Abitur machen und steht heute gut im Leben.

12.2 Psychosomatische Störungen als Folge dysfunktional verarbeiteter Erinnerungen

Was aber, wenn wir bei einer psychosomatischen Störung kein zugrunde liegendes Trauma finden? Dürfen oder können wir dann überhaupt mit EMDR behandeln?

Ich denke, hier hilft es sehr, wenn wir für einen Moment absehen von der engen Definition von EMDR als Methode zur Behandlung von Traumafolgestörungen und wir uns das der EMDR-Methode zugrunde liegende Störungsmodell vergegenwärtigen.

Im EMDR gehen wir davon aus, dass Störungsbilder unterschiedlichster Art durch pathogene Erinnerungen hervorgerufen werden. Die Erlebnisse, die diesen Erinnerungen zugrunde liegen, müssen nicht notwendigerweise traumatische Qualität haben. Es kann sich auch um andere Erlebnisse handeln, die nicht existenzbedrohend waren, aber subjektiv als sehr schwer empfunden wurden und nicht ausreichend verarbeitet worden sind. Diese unverarbeiteten Erlebnisse werden als implizite Erinnerungen im inneren System gespeichert und können unterschiedlichste Symptomatiken hervorrufen.

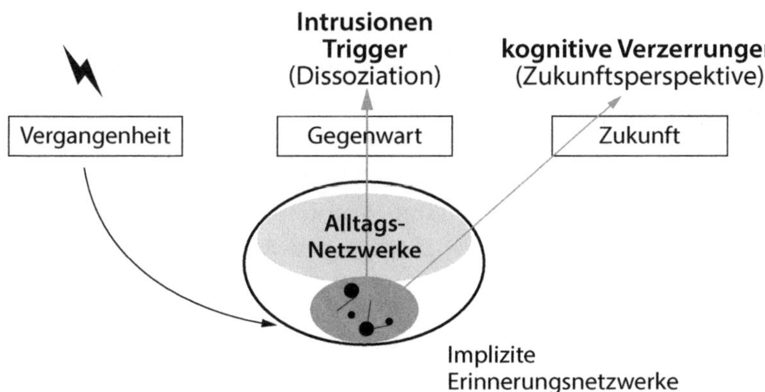

Abbildung 1: AIP-Modell

Die Arbeit mit EMDR beinhaltet dann, diese unverarbeiteten Erlebnisse einer Verarbeitung zuzuführen. Dies geschieht durch das Fokussieren auf die entsprechende Erinnerung und die bilaterale Stimulation, die meistens mit Augenbewegungen erfolgt. Dabei gehen wir davon aus, dass Menschen solche alten Erinnerungen verarbeiten können, und zwar durch ein immanentes adaptives Informationsverarbeitungssystem (AIP – Adaptive Information Processing System). Es ist möglicherweise das, was schon Albert Schweitzer den „Arzt in dir" genannt hat.

Vor dem Hintergrund dieser Sichtweise – ich nenne sie die AIP-Brille – wird es uns möglich, auch andere Störungsbilder als die posttraumatischen Belastungssyndrome mit EMDR zu behandeln. Ja, mehr noch: Haben wir dieses Störungsmodell verinnerlicht, so ist es uns möglich, neue kreative Wege für die Behandlung von Störungsbildern zu finden, die sich in der psychotherapeutischen Praxis oft als sehr hartnäckig darstellen. Dazu gehören ohne Frage die psychosomatischen Störungen.

Kommt also ein Patient mit einem psychosomatischen Leiden in meine Praxis, so setze ich meine „AIP-Brille" auf. Wir schauen uns natürlich die Symptomatik an, stellen fest, seit wann es sie gibt. Auch, was bisher getan wurde, z.B. ob somatisch alles abgeklärt ist. Und dann ist eine wichtige Frage: Gab es irgendein Ereignis, das der Symptomatik vorangegangen ist und möglicherweise mit dieser in Zusammenhang steht?

Beispiel: Jan

Jan ist Offizier, 33 Jahre alt. Er leidet seit mehreren Monaten an Durchfällen, Magenschmerzen, Kopfschmerzen, Schwindel und Rückenschmerzen. Trotz gründlicher Untersuchungen lässt sich keine somatische Ursache der Beschwerden ausmachen. Auf meine Frage, seit wann die Symptomatik bestehe bzw. wann sie zum ersten Mal aufgetreten sei, erzählt er von einem Erlebnis auf dem Truppenübungsplatz, bei dem seine ihm unterstellten Leute nicht die geforderte Leistung erbracht hätten. Alles sei schiefgegangen und er als Verantwortlicher habe sich als totaler Versager gefühlt. Anschließend habe sein Chef ihm dann auch klar zu verstehen gegeben, was er von ihm halte. Kurze Zeit später traten dann Symptome bei ihm auf, die er nie zuvor erlebt hatte. In der Vergangenheit habe er durchaus schwierige Phasen erlebt – aber dies sei anders.

Befragt nach seiner Geschichte, erzählt er dann, er habe eine sehr schöne frühe Kindheit gehabt, diese sei aber mit acht Jahren jäh zu Ende gewesen, als die Mutter an MS erkrankte. Zwölf Jahre litt sie an dieser Krankheit, bis sie schließlich Suizid beging. Zu dem Zeitpunkt sei er gerade nicht zu Hause gewesen. Er fügt hinzu, dass dieses Geschehene immer noch schwer für ihn sei und dass er eigentlich nie davon erzähle.

Wie gehen wir vor? Da der Beginn der Symptomatik zeitlich in Zusammenhang mit den Geschehnissen auf dem Truppenübungsplatz steht und dieses Ereignis immer noch sehr intrusiv ist, entscheiden wir uns, zunächst mit EMDR daran zu arbeiten. Nach drei Sitzungen, in denen wir das Geschehen vollständig bearbeiten können, verschwindet die Symptomatik.

Auszug aus dem Transkript der Sitzung:

THERAPEUTIN (T): Mit welcher Situation möchten Sie heute arbeiten?
PATIENT (P): Mit der Situation auf dem Truppenübungsplatz.
T: Wenn Sie jetzt daran denken, welches Bild stellt dann den schlimmsten Teil des Ereignisses dar?
P: Das Bild von dem Moment, wo das Schießen abgebrochen wurde und ich vor den Männern stehe.

T: Welche Worte gehen damit einher?
P: Ich bin ein Versager.
T: Und was würden Sie jetzt gerne über sich denken anstelle von: „Ich bin ein Versager“?
P: Ich bin fähig.
T: Auf einer Skala von 1–7, wo 1 völlig falsch ist und 7 völlig richtig und stimmig. Wie wahr fühlt sich jetzt „Ich bin fähig“ an?
P: So bei 2–3.
T: Wenn Sie jetzt noch einmal mit dem Bild und den Worten „Ich bin ein Versager“ in Kontakt gehen, welche Gefühle kommen jetzt in Ihnen auf?
P: Enttäuschung.
T: Wie belastend fühlt sich das an auf einer Skala von 0–10, wobei 0 keine Belastung bedeutet und 10 die maximal vorstellbare?
P: 8.
T: Und wo spüren Sie das im Körper?
P: Im Herzen.
T: Dann gehen Sie jetzt noch mal in Kontakt mit dem Bild und den Worten „Ich bin ein Versager“ und dem Gefühl im Herzen, und dann folgen Sie meinen Fingern mit den Augen.

Es folgt eine Serie bilateraler Augenbewegungen (ABW).

T: Blenden Sie aus, atmen Sie durch. Was ist jetzt da?
P: Das Bild ist noch da, aber die Beklemmung ist weg.
T: Achten Sie darauf und dann folgen Sie den Fingern mit den Augen *(ABW)*. Was ist jetzt da?
P: Mehrere Bilder und die Frage: Habe ich versagt?
T: Achten Sie darauf und dann folgen Sie den Fingern mit den Augen *(ABW)*. Was ist jetzt da?
P: Ich fühle mich allein.
T: Achten Sie darauf und dann folgen Sie den Fingern mit den Augen *(ABW)*. Was ist jetzt da?
P: Wieder mehrere Bilder. Und die Frage, wieso ich heute in dieser Situation bin.
T: Achten Sie darauf und dann folgen Sie den Fingern mit den Augen *(ABW)*. Was ist jetzt da?
P: Das Büro.
T: Achten Sie darauf und dann folgen Sie den Fingern mit den Augen *(ABW)*. Was ist jetzt da?
P: Nichts.
T: Wenn Sie jetzt noch einmal an die ganze Sache denken, was ist jetzt dann da?
P: Es ist weiter weg.

T: Achten Sie darauf und dann folgen Sie den Fingern mit den Augen *(ABW)*. Was ist jetzt da?
P: Blödsinnige Befehle.
T: Achten Sie darauf und dann folgen Sie den Fingern mit den Augen *(ABW)*. Was ist jetzt da?
P: Der stellvertretende Chef konnte es nicht verstehen. Wegen Missgunst?
T: Achten Sie darauf und dann folgen Sie den Fingern mit den Augen *(ABW)*. Was ist jetzt da?
P: Ich sehe mich, wie ich wieder auf der Stube bin und neue Ideen habe, neuen Elan.
T: Achten Sie darauf und dann folgen Sie den Fingern mit den Augen *(ABW)*. Was ist jetzt da?
P: Nichts.
T: Wenn Sie jetzt noch einmal an die ganze Sache denken, was ist jetzt dann da?
P: Es ist wie ein Bilderbuch und hat viel Gewicht.
T: Achten Sie darauf und dann folgen Sie den Fingern mit den Augen *(ABW)*. Was ist jetzt da?
P: Ich spüre noch mal das alte Gefühl.
T: Achten Sie darauf und dann folgen Sie den Fingern mit den Augen *(ABW)*. Was ist jetzt da?
P: Jetzt sind da die Finger.
T: Achten Sie darauf und dann folgen Sie den Fingern mit den Augen *(ABW)*. Was ist jetzt da?
P: Nichts.
T: Wenn Sie jetzt noch einmal an die ganze Sache denken, was ist jetzt dann da?
P: Es ist eine Erinnerung.
T: Fühlt sich da noch etwas belastend an?
P: Nein.
T: Auf einer Skala von 0–10, wobei 0 keine Belastung und 10 die maximale Belastung ist, wie fühlt es sich jetzt an?
P: 0.
T: Und stimmt der Satz „Ich bin fähig“ immer noch oder gibt es einen besseren?
P: Ich bin ein Kämpfer.
T: Wie wahr fühlt dieser Satz sich jetzt gerade an, auf einer Skala von 1–7, wenn 1 völlig falsch und 7 völlig richtig und stimmig ist?
P: 7, völlig stimmig.
T: Und wo spüren Sie das im Körper?
P: Überall, ich fühle mich leicht.
T: Denken Sie jetzt noch einmal an die restliche Geschichte, zusammen mit dem Satz „Ich bin ein Kämpfer“. Und spüren Sie hin zu dem leichten Gefühl im Körper, dann folgen Sie meinen Fingern mit den Augen *(ABW)*. Wie ist das jetzt?

P: Das fühlt sich gut an.
T: Bleiben Sie noch einmal dabei, folgen Sie den Fingern *(ABW)*. Wie ist es jetzt?
P: Gut.
T: Dann schließen Sie doch einmal die Augen und konzentrieren Sie sich auf die Reste des Ausgangsereignisses und den Satz „Ich bin ein Kämpfer" und gehen Sie dabei innerlich durch Ihren **ganzen** Körper. Sagen Sie mir, wo Sie etwas spüren.
P: Ich spüre ein leichtes, entspanntes Gefühl im ganzen Körper.

Im weiteren Verlauf der Therapie haben wir Gelegenheit, auch die frühen traumatischen Erinnerungen zu bearbeiten, die Ereignisse, die mit der Erkrankung und insbesondere dem Suizid der Mutter verbunden sind, was zu einem sehr guten Gesamtergebnis führte. Jan ist heute gesund, fühlt sich stark und den Anforderungen im Beruf und Leben voll gewachsen.

Wir haben hier ganz bewusst nicht den klassischen Weg gewählt und zuerst die wirklich traumatischen Ereignisse bearbeitet wie den Suizid der Mutter. Wir arbeiteten zunächst mit dem „aktiven Knoten", der Erinnerung, die für die derzeitige Symptomatik verantwortlich ist. Wir haben also zunächst das Ereignis bearbeitet, das zur Ausprägung der psychosomatischen Symptomatik führte, da es am deutlichsten hiermit in Zusammenhang stand, und uns dann erst den alten traumatischen Erinnerungen gewidmet. Die Besserung der Symptomatik stellte sich jedoch schon nach der Arbeit am Onset-Erlebnis ein.

Nicht immer sind die Zusammenhänge so klar ersichtlich wie bei Jan. Manchmal ist es schwer, ein Onset-Erlebnis zu finden, von dem wir annehmen können, dass es die Symptomatik ausgelöst hat.

12.3 Psychosomatische Symptome im Fokus

Ein immer wiederkehrendes Symptom kann aber möglicherweise per se dysfunktional im Gedächtnis gespeichert werden, da es den Betroffenen ein Gefühl von Hilflosigkeit und Ausgeliefertsein erleben lässt. Ein so gespeichertes Erleben könnte dann ebenfalls einer Behandlung mit EMDR zugänglich sein.

Beispiel:

Anna ist Studentin der Erziehungswissenschaften und hat ein großes Problem: Ihr ist immer übel, sie muss sich häufig übergeben; besonders morgens ist es schlimm, so schlimm, dass sie oft nicht zur Universität gehen kann. Doch auch wenn sie hingeht, muss sie manchmal die Vorlesung verlassen oder sie quält sich einfach nur durch.

Organisch ist alles abgeklärt. Da wir zunächst kein Onset-Erlebnis finden können, fokussieren wir direkt auf das Symptom, bearbeiten also das Erleben der Übelkeit an sich. Und da es schon so häufig aufgetreten ist, sehen wir es als ein Cluster von Erlebnissen an, bearbeiten daher das erste Mal, wo ihr in diesem Kontext übel war. Dann bearbeiten wir das schlimmste und schließlich das letzte Mal. Ebenfalls suchen wir nach Triggern und bearbeiten eine Zukunftsprojektion.

Es könnte der Eindruck entstehen, dass dies ein eher mechanisch methodisches Vorgehen ist, das an der Oberfläche bleibt. Dem steht jedoch entgegen, dass Anna im Lauf der Sitzungen sehr viel mehr Zugang zu eigenen Wünschen und Zielen entwickelt. Ohne Anstoß von außen wird ihr deutlich, dass sie eigentlich gar nicht studieren will, lieber etwas anderes beginnen möchte, und setzt dies dann auch um. Auch andere Lebensumstände, die Beziehung zu ihrem Freund und dessen Kind, beginnt sie neu zu reflektieren.

Die Arbeit mit EMDR löst hier einen Entwicklungsprozess aus, der Anna die psychosomatische Symptomatik überwinden lässt.

12.4 Arbeit am Symptom ganz anders – ein auslösendes Ereignis und zukünftige Befürchtungen

In der Behandlung psychosomatischer Leiden ist die Arbeit am Symptom oft das Einzige, was uns zunächst zugänglich ist.

Beispiel:

Alana ist 21 Jahre alt, immer noch Schülerin, und kommt nach einer langen Leidensgeschichte und vielen Therapieversuchen aller Couleur in der Hoffnung zu mir, dass ich ihr vielleicht mit EMDR helfen kann. Sie leidet an einer unbestimmten Essstörung, verbunden mit Ängsten und Übelkeit, die es ihr immer wieder unmöglich machen, die Schule zu besuchen. Nachdem sie mehrere Klassen wiederholt hatte, musste sie jetzt bereits zum zweiten Mal die 12. Klasse abbrechen. Nach einem mehrmonatigen Klinikaufenthalt kommt sie nun zu mir. Sie hat eine letzte Chance, die Schule noch mal zu besuchen – was sie gerne möchte.

Trotz gründlicher Suche finden wir kein traumatisches Ereignis in der Vorgeschichte. Aber das Onset-Erleben schildert Alana so: Sie war im Zeltlager, wo sie jedes Jahr einen Teil der Sommerferien verbrachte. Es war der Sommer, in dem die Schweinegrippe ausbrach, an der mehrere Kinder im Lager erkrankten. Ihr selbst wurde auch schlecht, und sie hatte Angst zu sterben.

Wir bearbeiten diese Erinnerung mit EMDR. Die dazugehörige negative Kognition ist „Ich sterbe", begleitet von einem Gefühl von Panik und einer Belastung (SUD von 9), gut spürbar im Körper. Der Prozess zeigt sich dann sehr körperbetont, verbunden mit Übelkeit, Bauchweh, Anspannung und Atemnot. Diese Symptome lösen sich auf, hervortreten dann „Ärger auf die Schweinegrippe" und Traurigkeit, nicht alles mitgemacht zu haben. Schließlich löst sich die Belastung vollständig auf, zurück bleibt ein angenehmes Körpergefühl.

Diese Sitzung bringt bereits einen großen Erfolg. Alana geht es viel besser, sie berichtet merkbar weniger Bauchweh, und sie geht zur Schule. Schritt für Schritt macht sie Fortschritte. Diese begleiten wir mit EMDR-Sitzungen. Dabei fokussieren wir vornehmlich auf befürchtete Situationen, so z. B. auf die Klassenfahrt und die Angst, in diesem Kontext könne ihr wieder übel werden.

Wie nah Zukunftsprojektionen mit einem alten Onset-Erlebnis verbunden sind, zeigt sich hier z. B. an der negativen Kognition. Wieder lautet sie: „Ich sterbe." Das Gefühl, das sie spürt, ist Panik, die Belastung liegt bei einem SUD von 10. Nach einem relativ kurzen Prozess löst sich die Belastung vollständig auf, die PK ist jetzt: „Ich lebe gern." Später berichtet sie mir, dass die Klassenfahrt gut geklappt habe, sie sogar habe essen können, ein Riesenfortschritt für sie, da sie bisher in der Öffentlichkeit so gut wie gar nicht essen konnte.

Diese Erfahrung stellt dann wieder einen Meilenstein dar, der es der Patientin möglich macht, ihren Radius zu erweitern, auszugehen, im Sommer auf ein Musikfestival zu fahren, überhaupt sich altersgemäß zu integrieren.

Ein Restproblem, was sich zunächst nachhaltig hält, ist eine morgendliche Übelkeit zu Schulbeginn, mit der sie aber zur Schule gehen kann und die sich dann jeweils auflöst. Wir erklären es uns als einen „gespeicherten Rest" – eine Körpererinnerung, verbunden mit dem Schulbesuch. Hier arbeiten wir noch mal am Symptom, das sich dann nach und nach auflöst.

Alana steht jetzt kurz vor dem Schulabschluss und wird ihren Weg erfolgreich gehen.

12.5 Psychosomatische Symptome als Symbole unverstandener Sinnzusammenhänge

Gelegentlich drücken sich unverstandene Sinnzusammenhänge in psychosomatischen Symptomen aus. Das Symptom wird nicht verstanden, und manchmal kann EMDR dabei helfen, den verborgenen Sinnzusammenhang herzustellen.

Beispiel:

Manuela kommt, weil sie fast nicht mehr trinken kann. Wenn, dann nur ganz kleine Schlucke mit Strohhalm. Sie hat ein enges Gefühl im Hals, für das sich aber kein organisches Korrelat finden lässt.

Es wird dann deutlich, dass das Symptom im Zusammenhang mit dem Tod und der Trauer um die geliebte Großmutter steht. Kurz vor ihrem Tod konnte diese nur noch mit einem Strohhalm trinken, und die Patientin erinnert sich, wie sie ihr beim Trinken geholfen hat. Nichts trinken zu können, das Engegefühl im Hals und das Trinken nur mit Strohhalm werden so zum Symbol der unverarbeiteten Trauer um die Oma.

Wir bearbeiten daher die dysfunktional verarbeitete Erinnerung an den Tod der Großmutter mit EMDR. Bei diesem Prozess erlebt die Patientin, wie sich auf einmal „ein Felsbrocken löst". Danach sinkt die Belastung, die zuvor bei einem SUD von 10 war, auf 0. Von da an bessert sich die Symptomatik zusehends. Dennoch bleibt zunächst ein Rest, den wir dann im Sinne einer Zukunftsprojektion bearbeiten, bei der es um die schlimmste Befürchtung der Patientin geht: sich beim Trinken zu verschlucken und dann zu ersticken. Die negative Kognition ist hier: „Das war's jetzt." Die positive Kognition ist: „Ich lebe" und hat eine VoC von 2–3. Der Affekt ist Todesangst, mit einer Belastung von SUD = 10, die sich dann im EMDR-Prozess ganz auflösen kann. Im Anschluss an die EMDR-Sitzung ist es der Patientin möglich, ganz normal zu trinken.

Die geschilderten Fälle zeigen, dass es sich lohnen kann, EMDR in die Behandlung von psychosomatischen Erkrankungen zu integrieren. Um dies tun zu können, ist es jedoch wichtig, die Symptomatik unter dem Blickwinkel des oben erläuterten AIP-Modells zu betrachten. Die Frage, die sich aus dieser Perspektive stellt ist: Gibt es ein unverarbeitetes oder dysfunktional verarbeitetes Erlebnis, das in Zusammenhang mit der Symptomatik oder dem Onset der Symptomatik steht? Oder ist das immer wiederkehrende Symptom selbst – zusammen mit der Hilflosigkeit und dem Ausgeliefertsein, das es im Patienten auslöst, – als Erleben dysfunktional gespeichert? Und manchmal wird das psychosomatische Symptom zum Symbol, steht in einem Sinnzusammenhang, der entdeckt werden will. Ist der Fokus klar, kann EMDR angewandt werden – oft mit Erfolg.

13. EMDR bei depressiven Erkrankungen

Maria Lehnung, Arne Hofmann, Michael Hase

13.1 Depression als Traumafolgestörung

Auch wenn EMDR zunächst als Verfahren zur Behandlung Posttraumatischer Belastungsstörungen entwickelt wurde, gab es schon früh Berichte von Fällen, in denen EMDR auch bei depressiven Erkrankungen erfolgreich eingesetzt wurde. So berichten Shapiro und Silk Forrest (1998, S. 199 ff.) in ihrem Buch „EMDR in Aktion" von der Patientin Mia, einer Mutter, die infolge des Unfalltodes ihres Kindes schwer depressiv wurde und deren Depression nach einer Behandlung mit drei EMDR-Sitzungen komplett remittiert war. Das Ergebnis war auch über den Katamnesezeitraum von 15 Monaten stabil.

Nicht selten ist eine Depression als Traumafolgestörung zu betrachten.

Beispiel: Frau S.

Frau S. kommt mit einer mittelgradigen Depression in die Therapie. Sie berichtet, dass sie vor zwei Monaten auf der Arbeit einen „Herzinfarkt" hatte. Nach gründlicher Untersuchung habe sich das aber als Fehlalarm erwiesen. Seitdem sei sie aber nicht mehr arbeitsfähig und zunehmend depressiv geworden.

In der Anamnese zeigt sich, dass sie im Teenageralter beide Eltern im Abstand von sechs Wochen verloren hat. Eine Tante habe dann nach ihr und dem Bruder geschaut. Trotz ihrer sehr jungen Jahre wohnten die Geschwister alleine. Einige Jahre später suizidierte sich die Tante. Insbesondere die Zeit nach dem Tod der Eltern sei sehr schlimm gewesen. In dieser Zeit wurde sie auch noch von einem Bekannten vergewaltigt.

Frau S. sagt, dass sie über all das nie geredet habe und dass es eigentlich erst jetzt quälend in ihr Bewusstsein gekommen sei.

Wir bearbeiten den Tod der Mutter, des Vaters und die Vergewaltigung mit EMDR. Die Patientin erlebt stark emotionale Prozesse sowie ein sehr starkes Nachprozessieren in den Tagen nach der Sitzung. „Es war, als wenn der Kopf allein aufräumt". Danach sagt sie, sie fühle sich nun größer, kräftiger, die alten Erlebnisse seien „wie ein Buch, das im Regal steht". In der Folge erlebt die Patientin eine vollständige Remission der Depression.

13.2 Depression als Folge von Mobbing- und Verlusterlebnissen – die Arbeit mit Episodenauslösern

Aber nicht alle Depressionen lassen sich als Traumafolgestörung erklären. So zeigte sich in einer groß angelegten Metaanalyse von Risch et al. (2009), dass belastende Lebensereignisse, die aber nicht die Kriterien eines Traumas erfüllen müssen, in einem deutlichen Zusammenhang stehen mit dem Risiko, an einer Depression zu erkranken. Kendler et al. (2003) zeigten, dass es vor allem Verluste, Kränkungen und Beschämungserlebnisse sind, die im Zusammenhang mit einer depressiven Erkrankung stehen.

Lassen sich auch Depressionen, die nicht primär durch ein Trauma bedingt sind, erfolgreich mit EMDR behandeln?

Bae et al. (2008) publizierten einen Fallbericht, in dem sie von zwei Patienten berichten, die beide an einer depressiven Erkrankung litten, nicht aber an einer Posttraumatischen Belastungsstörung. Bei beiden fand sich kein Trauma in der Vorgeschichte, dafür aber Mobbing-Erlebnisse und Verluste. Beide Patienten wurden mit EMDR behandelt, die Depression remittierte vollständig.

Die erste randomisierte kontrollierte Studie zur Behandlung von Depressionen mit EMDR veröffentlichten Hofmann et al. (2014). Sie konnten zeigen, dass depressive Patienten, die zusätzlich zur normalen Behandlung (hier: KVT) auch mit EMDR behandelt wurden, signifikant höhere Remissionsraten zeigten als die Patienten, die nur KVT erhielten. Sie entwickelten hierfür ein eigenes Protokoll (DEPREND®), in dem nicht nur demütigende Erlebnisse im Onset der Depression mit einbezogen wurden wie bei Bae et al. (2008). Darüber hinaus entwickelten sie Wege, negative Überzeugungssysteme, die für die Depression eine vorrangige Rolle spielen, mit EMDR zu behandeln.

Ähnlich gute Ergebnisse in der Behandlung von Depressionen mit EMDR zeigt eine Studie von Hase et al., in der die Patienten, die zusätzlich zu einer tiefenpsychologisch orientierten Therapie EMDR erhielten: Auch sie wurden mit dem Ansatz von DEPREND® behandelt. Der Zustand der Patienten hatte sich signifikant mehr gebessert als der Zustand der Patienten, die kein EMR erhalten hatten. In der Folgezeit nahmen sie weniger Medikamente ein und hatten weniger Fehltage auf der Arbeit. Eine unveröffentlichte Studie von Hofmann et al., in der die Patienten über mehrere Jahre hinweg beobachtet wurden, zeigte zudem eine deutlich geringere Rückfallrate bei den Patienten, die mit EMDR behandelt wurden, als statistisch zu erwarten gewesen wäre.

All diese Befunde zeigen, dass depressive Patienten offensichtlich von EMDR profitieren können. Dennoch legen die Studien auch die Überlegung nahe, dass depressive Erkrankungen ein modifiziertes Vorgehen mit EMDR erfordern.

Um einen Behandlungsplan für eine EMDR-Behandlung zu entwickeln, ist es zunächst immer hilfreich, sich das Krankheitsmodell des EMDR, das AIP-Modell zu vergegenwärtigen.

Im EMDR gehen wir davon aus, dass Störungsbilder unterschiedlichster Art durch pathogene Erinnerungen hervorgerufen werden. Die Erlebnisse, die diesen Erinnerungen zugrunde liegen, müssen nicht notwendigerweise traumatische Qualität haben, es kann sich auch um andere Erlebnisse handeln, die nicht existenzbedrohend waren, aber subjektiv als sehr schwer empfunden wurden und nicht ausreichend verarbeitet worden sind. Diese unverarbeiteten Erlebnisse werden als implizite Erinnerungen im inneren System gespeichert und können unterschiedlichste Symptomatiken hervorrufen. Sie können z.B. intrusiv sein, sich also immer wieder als Bilder oder Gedanken ins Bewusstsein drängen. Darüber hinaus verändern implizite Erinnerungen die Erwartungen bezüglich der Zukunft. Sie rufen eine negative Zukunftsprojektion hervor, die schon im Hier und Jetzt beeinträchtigend ist (s. Abbildung 1 in Kapitel 12).

Unverarbeitete Erlebnisse werden in der Arbeit mit EMDR einer Verarbeitung zugeführt – durch das Fokussieren auf die entsprechende Erinnerung und die bilaterale Stimulation (meistens Augenbewegungen). Menschen können solche alten Erinnerungen durch ein immanentes adaptives Informationsverarbeitungssystem (AIP – Adaptive Information Processing System) verarbeiten – so unsere Grundannahme. Vor dem Hintergrund dieser Sichtweise können wir nun einen Blick auf die depressive Erkrankung unserer Patienten werfen, um dann eine Behandlung mit EMDR zu planen.

Beispiel: Frau K.

Frau K. kommt auf Anraten ihres Orthopäden in die Praxis, der keinen Organbefund für ihre starken Rückenschmerzen finden kann. Sie fühlt sich depressiv, ist antriebslos und kann nicht schlafen. Das alles passe so gar nicht zu ihr. Die Managerin berichtet, sie habe sich ihr Leben lang immer als sehr stark und tatkräftig erlebt, sei immer sehr erfolgreich gewesen. Sie versteht nicht, was mit ihr ist und warum sie sich so depressiv fühlt.

In der Anamnese finden sich keine Auffälligkeiten. Daher schauen wir uns an, wie die depressive Episode begonnen hat: Was ist im Vorfeld passiert? Und wir werden fündig. Vor einem Jahr wurde der Klinikkonzern, dem sie als Geschäftsführerin vorstand, von einem größeren Konzern „geschluckt". Das hatte Konsequenzen für die Mitarbeiterführung. Ein neuer Ton wurde angeschlagen und sie musste Praktiken vertreten, die sie eigentlich nicht mit sich vereinbaren konnte. Dann wurde recht schnell deutlich, dass auch sie selbst nicht mehr im Unternehmen erwünscht war und durch linientreuere junge Manager ersetzt werden sollte.

Zu einem bedeutenden Treffen bezüglich der Zukunftsstrategien im Unternehmen wurde sie nicht mehr eingeladen. Hier begann im Rückblick betrachtet das depressive Geschehen. Besonders das entsprechende Telefonat, in dem sie erfuhr, dass sie nicht eingeladen war, erlebt sie immer wieder als intrusives Geschehen.

Im Licht des AIP-Modells betrachtet, kann dies Kränkungserleben als dysfunktional verarbeitete und damit pathogene Erinnerung betrachtet werden. Diese Erinnerung sowie zwei weitere aus dem Umfeld der Unternehmensübernahme bearbeiten wir deshalb mit EMDR. Der Patientin geht es deutlich besser, doch als sie am Wochenende in eine Großstadt fährt und zufällig an der Hauptverwaltung des Konzerns vorbeikommt, geht es ihr wieder schlechter. Wir verstehen dies als Trigger und bearbeiten auch diesen mit EMDR. Schließlich wählen wir noch eine Zukunftsprojektion als Fokus, das Richtfest des von ihr initiierten Klinikneubaus. Der Gedanke daran ist mit der Kognition „Ich bin ein Versager" und einem Schuldgefühl verbunden und einer Belastung von SUD 7–8, die sie in der Brust spürt. Im Prozess löst sich die Belastung vollständig auf, zurück bleibt die positive Kognition „Ich bin erfolgreich".

Im Fall von Frau K. arbeiten wir somit „klassisch" im Standardprotokoll von EMDR, nur mit dem Unterschied, dass unser Fokus hier kein Trauma ist, sondern ein kränkendes Erlebnis, ähnlich wie auch Bae et al. (2008) es in ihrer Studie beschreiben.

Frau K. findet zu ihrer Lebensqualität und Stärke zurück. Sie kann wieder arbeiten, entscheidet sich aber, noch einmal etwas ganz Neues anzupacken. Sie ist wieder tatkräftig, voller Antrieb, kann wieder schlafen, die Rückenschmerzen sind verschwunden.

13.3 Die Behandlung schwerer depressiver Erkrankungen mit dem EMDR-Protokoll DEPREND®

Nicht immer aber sind kränkende Erlebnisse die Essenz der pathogenen Erinnerung, die einer depressiven Erkrankung zugrunde liegt. Das zumindest zeigt das nächste Fallbeispiel.

Beispiel: Frau B., Teil 1

Frau B. stellt sich mit einer schweren Episode einer Major Depression vor. Sie hat soeben einen mehrwöchigen Psychiatrieaufenthalt hinter sich, zunächst auf der geschlossenen Station wegen akuter Suizidgefahr. Kurz vor der Einweisung hatte sie bereits das Jagdgewehr ihres Ehemannes in der Hand.

Auch wenn sie mehrere Wochen Psychiatrie hinter sich hat und medikamentös eingestellt ist, geht es ihr immer noch sehr schlecht. Sie kann kaum schlafen und die Stimmung ist sehr niedergedrückt. Sie ist antriebslos, kann sich zu nichts aufraffen, sich nicht konzentrieren und kann kaum etwas behalten. Sie ist nicht belastbar und nicht einmal für ihre Familie kann sie sorgen.

Das alles steht in krassem Widerspruch zu der Person, die sie bis vor einiger Zeit war. Frau B. ist Sozialpädagogin, eine überaus engagierte, tüchtige Frau, die immer alles im Leben „gewuppt" hat. Sie war politisch aktiv, hat viele Freundinnen; sie hat sich sportlich betätigt und sich weitergebildet – und das alles ist auf einmal nicht mehr. Vor mir sitzt ein Häufchen Elend.

Mit der „AIP-Brille" schauen wir nun zunächst, ob es pathogene Erinnerungen gibt – und wir werden fündig. Da gibt es ein Ereignis in der Kindheit, das traumatische Qualität hat: die Vergewaltigung durch einen Verwandten. Als viel bedrängender gibt die Patientin aber den Tod der Mutter vor einem Jahr an.

Da es die bedrängendste, möglicherweise intrusivste Erinnerung ist, beginnen wir zunächst mit dieser Erinnerung mit EMDR zu arbeiten. Es fällt der Patientin nicht leicht, sich hiermit auseinanderzusetzen. Im EMDR-Prozess wird klar, dass sie „mitgestorben" ist. Dennoch gelingt es ihr, durch den Prozess die Bindung zu lösen. Im Prozess taucht die Erkenntnis „Ich bin eigen" (im Sinne von: ich habe ein eigenes Leben) auf. Ihre positive Kognition „Ich bin sicher" fühlt sich nach der Arbeit, die mehrere Sitzungen umfasst, stimmig an. Sie wandelt sich in „Ich bin bei mir", und Frau B. verspürt deutliche Erleichterung. Danach lässt sich auch die Vergewaltigung in der Kindheit verarbeiten.

Auch wenn die Patientin sich deutlich besser fühlt, gibt es in der Folgezeit doch immer wieder depressive Einbrüche. Gibt es vielleicht weitere pathogene Erinnerungen?

13.4 Die Arbeit mit depressiven States

Beispiel: Frau B, Teil 2

Es wird deutlich, dass die Erinnerung an die depressive Phase zum Zeitpunkt, als es am schlimmsten war, so intrusiv ist, dass die Patientin sie immer wieder vor Augen hat: Wie sie da auf der Bank sitzt und sich das Leben nehmen will. Im ersten Moment erscheint eine solche „Erinnerung" vielleicht nicht sehr bemerkenswert, nicht sehr spektakulär, aber im Gespräch mit der Patientin wird deutlich, dass sie eine enorme intrusive Kraft hat. Deswegen entscheiden wir uns, diese unspektakuläre – pathogene? – Erinnerung mit EMDR zu verarbeiten.

Für die Patientin ist es schwer, die Erinnerung zu bearbeiten. Im Prozess werden eine Menge aversiver Gefühle und Körpersensationen sichtbar, wie auch der Wunsch, nicht mehr zu leben. Sie schafft es aber, diese schwierige Erinnerung zu prozessieren. Zurück bleibt der Satz: „Ich will leben."

Im Anschluss an diese Arbeit berichtet die Patientin von einer enormen Verbesserung der Stimmung, des Antriebs wie auch des Schlafs. In den Folgewochen wird sie belastbarer, kann wieder ihre Familie versorgen, beginnt wieder zu arbeiten und die Stimmung verbessert sich weiter. Es bleibt jedoch noch die Angst vor einer neuen depressiven Episode, die –statistisch gesehen – eher wahrscheinlich als unwahrscheinlich ist. Wenn wir konsequent im AIP-Modell denken und, wie in diesem Fall geschehen, die depressive Episode als pathogene Erinnerung betrachten, ist es nur folgerichtig, davon auszugehen, dass sie eine entsprechende Zukunftsprojektion hervorruft (s. o.). Und diese beängstigt.

Deshalb entscheiden wir uns, auch die Angst vor einer neuen depressiven Episode mit EMDR zu bearbeiten, und wählen hierfür das Behandlungsschema „Zukunftsprojektion" (siehe Kapitel 4, „Die drei Stränge im EMDR-Standardprotokoll). Die Patientin fokussiert auf die schlimmste in der Fantasie vorgestellte Situation und benennt eine negative Kognition „Ich kann nicht mehr" sowie eine positive Kognition „Ich hab's im Griff". Dabei spürt sie ein Gefühl von Traurigkeit und eine Körpersensation in der Brust. Dann folgt sie der bilateralen Stimulation.

Die Arbeit an dieser Zukunftsprojektion ist wiederum nicht einfach für die Patientin; Reste aus der Vergangenheit, die noch quälend sind, tauchen auf. Am Ende aber bleibt Zuversicht und die Kognition: „Ich bin bei mir." Sie fühlt sich gut.

Bei Abschluss der Therapie ist die Depression vollständig remittiert, Medikamente werden nicht mehr benötigt. Die Patientin sagt im Abschlussgespräch, dass sie wieder wirkliche Lebensqualität habe, auf gewisse Weise mehr als vor der Erkrankung.

Sie ist wieder arbeitsfähig, kann genießen, spürt Gelassenheit und Energie. Sie sagt, sie ist bei sich angekommen.

Dieser Fall, der einer von vielen ist, bestätigt die Befunde von Hofmann et al. (2014) und Hase et al. 2015 und zeigt, dass depressive Patienten nachhaltig von EMDR profitieren können. Dabei scheint jedoch nicht so sehr die Verarbeitung von klassischen Traumata im Mittelpunkt zu stehen, sondern vielmehr Episodenauslöser – wie hier der vorangegangene Tod der alten Mutter – sowie die Verarbeitung der Erinnerung an die depressive Episode selbst. Auch die Angst vor einer neuen depressiven Episode in der Zukunftsprojektion spielt dabei eine Rolle. Hier den Fokus zu setzen ist ein wesentlicher Beitrag von DEPREND®.

Viele Patienten berichten, dass die Arbeit am depressiven Zustand (State), in dem sie sich zu einem bestimmten Zeitpunkt befanden und gefangen sahen, „das Highlight" war. Es sei ihnen vorgekommen, wie aus einem „Dornröschenschlaf" zu erwachen. – Auf einmal sei wieder Lebensfreude da.

Beispiel: Herr W.

Auch Herr W. leidet an einer schweren Depression, die mit EMDR behandelt wird. Bei der Arbeit am depressiven State sieht er sich auf dem Badewannenrand sitzen, suizidal. Er empfindet Angst, und die Belastung fühlt sich bei SUD 10 an – kein untypischer Fall. Die Erinnerungen an einen depressiven Zustand sind fast immer hoch belastend. Die Bearbeitung ist dennoch gut möglich, am Schluss der Sitzung steht bei einem SUD von 0 die Überzeugung: „Ich bin gut, so wie ich bin."

Ähnlich wie Frau B. bezeichnet auch Herr W. diese Sitzung als „den Durchbruch" und sagt in der nächsten Sitzung: „Ich bin wieder der Alte.", er habe wieder Lebensfreude.

Offensichtlich werden depressive Zustände als extrem belastend erlebt, vielleicht ähnlich hilflos machend wie Traumata. Sie können als pathogene Erinnerungen gespeichert werden, die nicht nur intrusiv sind, sondern auch ein weiteres Merkmal aufweisen: Die Zukunft wird nicht angemessen wahrgenommen, sondern bestimmt von der Angst, eine neue depressive Episode zu erleiden. Wenn wir Depressionen konventionell behandeln, tritt statistisch genau das in einem hohen Prozentsatz der Fälle ein. Bearbeiten wir diese Zukunftsprojektion, also die Angst vor einer neuen depressiven Episode, mit EMDR, wie bei Frau B., so erreichen wir nach unseren bisherigen Erkenntnissen ein sehr viel besseres Behandlungsresultat.

Auch bei Herrn W. wurde nicht nur die belastende Erinnerung an die depressive Episode bearbeitet, sondern auch die Zukunftsprojektion, d. h. die Vorstellung, wieder an einer depressiven Episode zu erkranken. Diese hatte bei ihm einen SUD von 10 (!), was im ganzen Körper spürbar war. Im EMDR Prozess löste sich die Belastung vollständig auf, der SUD zum Ende der Sitzung war 0, und der Patient spürte ein zufriedenes, helles Gefühl im Körper. Nach der Sitzung fuhr Herr W. nach Hause und schlief 14 Stunden am Stück, stand auf und ging 14 km laufen. Und dann sagte er: „Jetzt ist es aufgeräumt." Seither geht es ihm gut.

13.5 Die Bearbeitung negativer Überzeugungssysteme mit EMDR

Neben pathogenen Erinnerungen spielen negative Überzeugungssysteme eine große Rolle im Zusammenhang mit Depressionen.

Aaron Beck ging davon aus, dass Überzeugungssysteme (belief systems) eine entscheidende Schlüsselrolle bei der Entstehung und Aufrechterhaltung von Depressionen spielen. Diese bestimmen maßgeblich die Art, wie Menschen über sich selbst, die Welt und die anderen denken, und dieses Denken ist Grundlage ihrer (negativen) Gefühle. Gelingt es einem Menschen, diese Gedanken, bzw. das übergeordnete Überzeugungssystem zu verändern, entzieht er damit dem pathogenen Geschehen die Nahrung. Jeffrey Young (2005), ein Schüler Becks, führte dies noch weiter und spricht von maladaptiven Schemata, die als pathogene Komponenten betrachtet werden und die es zu verändern und zu heilen gilt.

Analog dem Schema bei Young handelt es sich bei einem negativen Überzeugungssystem, wie wir es verstehen, um ein negatives situationsübergreifendes Muster. Es hat Bezug zu der Person selbst und zu ihren Beziehungen. Häufig ist es schon früh in der Geschichte dieses Menschen entstanden und hat sich im Lauf des Lebens fortgesetzt.

Mag auf den ersten Blick ein Überzeugungssystem als kognitives System erscheinen, so wird bei genauerem Hinsehen deutlich, dass es neben kognitiven Aussagen über die Person immer auch Erinnerungen enthält, ferner Emotionen und Körperempfindungen. Aus dieser Perspektive wird klar, dass auch ein negatives Überzeugungssystem der Bearbeitung mit EMDR zugänglich sein sollte: Es gibt Erinnerungen – mit dem Überzeugungssystem verbundene Ereignisse –, die offensichtlich pathogen wirken und die wir mit EMDR reprozessieren könnten. Die Frage ist allerdings, wie wir die relevanten Ereignisse finden. Da sie ja Teil des Überzeugungssystems sind,

sind sie gut „integriert“. In einer Landkarte belastender Erlebnisse, wie wir sie gerne in der Behandlungsplanung des EMDR machen, fallen sie nicht als belastende Ereignisse auf.

Sie tauchen z. B. dann auf, wenn wir ein relevantes Ereignis mit EMDR prozessiert haben, die Belastung sich aufgelöst hat, aber die VoC einer vorher avisierten positiven Kognition nicht stimmig wird. Der positive Satz klingt trotz der guten Durcharbeitung immer noch nicht wahr. Dieser Befund ist eigentlich immer ein Hinweis dafür, dass es sich hier um ein negatives Überzeugungssystem handelt. Dieses gilt es dann als Nächstes zu identifizieren, also zu benennen, um anschließend „Beweiserinnerungen“ zu suchen, also Erlebnisse, die für den Patienten subjektiv die Richtigkeit seiner Überzeugung „beweisen“.

Beispiel: Frau Z.

Frau Z. hat eine starke Wertlosigkeitsüberzeugung. Zu den Beweisen, dass sie wertlos ist, gehören Situationen aus ihrer Kindheit. Situationen mit dem Vater, der sie nicht beachtet hat; Situationen mit der Mutter, damals wie heute, wo ihre Bedürfnisse nicht zählen. Situationen mit Männern, die sie „benutzt“ haben, sowie eine Situation, in der sie die Verachtung durch die Tochter gespürt hat.

Die Bearbeitung dieser „Beweiserinnerungen“ macht Sinn. Es handelt sich nicht um traumatische Ereignisse, aber ihre Bearbeitung ermöglicht der Patientin eine neue Sicht auf ihre eigene Person. Im Lauf der Bearbeitung der „Beweiserinnerungen“ schält sich die positive Kognition „Ich bin wertvoll“ heraus. Sie kann daraufhin grundlegende Dinge in ihrem Leben verändern, die ihr helfen, die Depression zu überwinden. So gelingt es ihr, nach jahrelanger Arbeitslosigkeit eine Ausbildung zur Yogalehrerin zu machen, sich etwas zuzutrauen, sich neu zu definieren und wieder Inhalt in ihr Leben zu bringen.

In dem Behandlungsvorgehen von DEPREND® schauen wir zunächst, welche negativen Überzeugungen im Sinne eines Überzeugungssystems im Vordergrund stehen. Und dann fragen wir den Patienten, ob er uns Ereignisse nennen kann, die beweisen, dass diese Überzeugung „wahr“ ist. Auch wenn es sich nicht um traumatische Erlebnisse handelt: Von der Bearbeitung dieser Beweiserinnerungen profitieren die Patienten ähnlich nachhaltig. Möglicherweise sind die Erlebnisse, die ein negatives Überzeugungssystem stützen, ähnlich dysfunktional gespeichert wie traumatische Erlebnisse. Sie beeinflussen die Gegenwart, sind eben deshalb aber auch einer Bearbeitung mit EMDR zugänglich.

DEPREND® arbeitet aber nicht nur mit Beweiserinnerungen und deren Beweiskraft. Die Affektbrücke bietet einen anderen, sehr viel affektiveren Zugang zu pathogenen Erinnerungen, die ein negatives Überzeugungssystem speisen (siehe Kapitel 7, „Bewährte Techniken im EMDR“). Es wird zunächst auf ein gegenwärtiges Ereignis fokussiert, das bezeichnend ist für die negative Überzeugung. Ausgehend von diesem Ereignis wird dann die Affektbrücke induziert: Das gegenwärtige Ereignis wird ausgeblendet, aber das damit einhergehende Gefühl und das Körpergefühl sowie die zugehörige negative Überzeugung werden als negative Kognition im Bewusstsein gehalten. Der Patient wird angeleitet, mit diesem Gefühl, Körpergefühl und diesen Worten zurück in die Vergangenheit zu driften und die Situation hochkommen zu lassen, in der er dieses Gefühl, Körpergefühl und diese Worte zuerst erlebt hat. Im Allgemeinen taucht dann eine kleine, oft wenig spektakuläre Situation auf. Aber es ist eine Schlüsselerinnerung, die anschließend fokussiert und mit EMDR reprozessiert wird.

Beispiel: Herr P.

Herr P. kommt aufgrund einer schweren depressiven Episode in die Praxis. Er hat einen mehrwöchigen Klinikaufenthalt hinter sich und ihm wurde empfohlen, eine ambulante Behandlung zu machen, in der auch EMDR angewendet würde. Herr P. ist Banker, hat seinen letzten Arbeitsplatz verloren und ist schon seit Längerem krankgeschrieben. Im Gespräch mit ihm wird deutlich, dass er zwar nach außen ein gutes Bild abgeben kann, tief drinnen dennoch davon überzeugt ist, wertlos zu sein.

Am intrusivsten und belastendsten sind die Erinnerungen an die letzte Arbeit und die Auseinandersetzungen mit seinem Chef. Daher steigen wir hier mit der Arbeit mit EMDR ein. Nach wenigen Sitzungen wird deutlich, dass das negative Überzeugungssystem der eigenen Wertlosigkeit tief verwurzelt ist und maßgeblich das depressive Geschehen aufrechterhält. Im EMDR-Prozess taucht es symbolisiert als ein Stein auf, der sich vor die Bewältigung der Erfahrungen legt.

Diesen Stein nehmen wir in Herrn Ps Fall als Ausgangspunkt für eine Affektbrücke. Ich lasse ihn darauf fokussieren, mit dem negativen Gedanken: „Ich bin wertlos.“ Er soll zu dem Gefühl von Traurigkeit hinspüren und das dazugehörige Körpergefühl wahrnehmen. Damit driftet er zurück in die Vergangenheit.

Herr P. erinnert sich an eine Situation, als er mit fünf Jahren zur Kinder-Erholungskur nach Norderney verschickt wurde. Das schlimmste Bild ist das, wie er in den Zug gesetzt wird: Er spürt Trauer, und der SUD ist bei 9. Im EMDR-Prozess kann er spontan eine tröstende, erwachsene Person dazunehmen, den großen Peter. Die Belastung kann sich auflösen.

Die Arbeit mit DEPREND®, d.h. die Einbeziehung von EMDR in die Behandlung bei depressiven Erkrankungen, erscheint zum jetzigen Zeitpunkt sehr Erfolg versprechend. Es sind nicht nur die nackten Zahlen in den beiden (wenn auch noch kleinen) Studien, die für sich sprechen, sondern eben auch Menschen wie Frau B., Herr W., Herr P. und viele andere, deren Depression remittiert ist und die von sich sagen können, dass sie wirklich wieder Lebensqualität haben, dass das Leben schön und lebenswert ist.

Literatur:

Bae, H.; Kim, D. & Park, Y.C. (2008): Eye movement desensitization and reprocessing for adolescent depression. *Psychiatry Investigation* 5(1), S. 60–65.

Beck, A.T., Rush, A.J., Shaw, B.F., & Emery, G. (1979): *Cognitive therapy of depression.* New York, NY: Guilford.

Hase, M.; Balmaced, U.; Hase, A.; Lehnung, M.; Tumani, V.; Huchzermeier, C. & Hofmann, A. (2015): Eye movement desensitization and reprocessing (EMDR) therapy in the treatment of depression: a matched pairs study in an inpatient setting. *Brain and Behavior,* e00342, doi: 10.1002/brb3.342.

Hofmann, A.;. Hilgers, A.; Lehnung, M.; Liebermann, P.; Ostacoli, L.; Schneider, W & Hase. M. (2014): Eye movement desensitization and reprocessing (EMDR) as an adjunctive treatment in depression – A controlled study. *Journal EMDR Pract. Res.* 8, S. 103–112.

Kendler, K.S.; Hettema, J.M.; Butera, F.; Gardner, C.O. & Prescott, C.A. (2003): Life event dimensions of loss, humiliation, entrapment, and danger in the prediction of onsets of major depression and generalized anxiety. *Arch Gen Psychiatry,* 60 (8), S. 789–796.

Risch, N.; Herrell, R.; Lehner, T.; Liang, K.Y.; Eaves, L.; Hoh, J. & Merikanagas, K.R. (2009): Interaction between the serotonin transporter gene (5-HTTLPR), stressful life events, and risk of depression: A metaanalysis. *Journal of the American Medical Association,* 301, S. 2462–2471.

Shapiro, F. & Silk Forrest, M. (1998): *EMDR in Aktion. Die neue Kurzzeittherapie in der Praxis.* Paderborn: Junfermann.

Young, J.E. (2005): *Schematherapie. Ein praxisorientiertes Handbuch.* Paderborn: Junfermann.

14. EMDR und transgenerationale Traumatisierung

Michael Hase, Helge Höllmer und Hanne Hummel

14.1 Die Mechanismen transgenerationaler Traumatisierung

Suizid und Homizid sind die extremsten Ausdrucksformen der Gewalt. Die Häufigkeit ist sicherlich von vielen Faktoren abhängig. Stompe und Mitarbeiter (2013) haben den Blick auf die transgenerationale Traumatisierung als einen konstitutiven Faktor für die Prävalenz von Mord und Selbstmord gerichtet. Sie haben die hohen Suizidraten und Mordraten in einigen Ländern Osteuropas in Bezug zu der traumatischen Erfahrung extremer Gewalt gegen fast die gesamte Bevölkerung zwischen 1939 und 1945 gesetzt. In den sogenannten „Bloodlands" (Polen, Litauen, Estland, Lettland, Moldawien, Weißrussland, Russland und die Ukraine), die in die grausame Mühle der Gewalt zwischen Hitler und Stalin gerieten, wurden zwischen 1939 und 1945 alleine 14 Millionen Menschen aus der Zivilbevölkerung Opfer nationalsozialistischer und sowjetischer Gewalt. Diese am meisten betroffenen Länder unterscheiden sich deutlich von anderen Ländern des ehemaligen Ostblocks, von asiatischen Mitgliedsstaaten der ehemaligen UdSSR und von Ländern Westeuropas. Stompe et al. kommen zu dem Schluss, dass die Transmission der traumatischen Erfahrungen eine Kausalitätskette zwischen dem erlebten Trauma in der Kriegsgeneration und der Suizidalität, respektive Gewalttätigkeit, in den nachfolgenden Generationen bildet.

Die Bedeutung von erlittener Gewalt in vorhergehenden Generationen für die nachfolgenden Generationen ist von vielen Autoren beschrieben worden. Immer wieder waren Holocaust-Überlebende und ihre Nachkommen Gegenstand intensiver Forschung. Die Ergebnisse zeigen ein vielfältiges Spektrum an Reaktionen und Folgen an den nachfolgenden Generationen, letztendlich aber immer die Bedeutung der transgenerationalen Weitergabe traumatischer Erfahrung. Dabei beschränkt sich der Effekt nicht alleine auf die PTBS. Shira und Mitarbeiter (2011) konnten zeigen: Wenn beide Elternteile Überlebende waren, zeigten die Nachkommen von Holocaust-Überlebenden– verglichen mit anderen – ein durchaus höheres Wohlbefinden. Allerdings zeigten die Nachkommen auch deutlich mehr Gesundheitsprobleme. Dieses führt zu der Frage, *was* weitergegeben wird, und damit natürlich auch, *wie* die Traumatisierung über die Generationen weitergegeben wird.

Es ist bekannt, dass nicht nur traumatische Erfahrungen, sondern auch Resilienz weitergegeben werden kann (Braga et al. 2012, S. 134). Trotzdem überwiegen die negativen Folgen für die nachfolgenden Generationen. Dies konnte auch in einer Untersuchung an Nachkommen politischer Häftlinge aus der ehemaligen DDR gezeigt werden (Klinitzke et al. 2012). Allein die Prävalenz für PTBS war bei diesen Nachkommen mit 9,1 % gegenüber der Vergleichsgruppe merkbar erhöht. Sie zeigten ein höheres Ausmaß an psychopathologischen Auffälligkeiten. Dabei war es nicht von Bedeutung, ob die Kinder während oder nach der Inhaftierung der Eltern geboren worden waren.

Die Mechanismen transgenerationaler Traumatisierung sind sicherlich vielfältig. In jüngerer Zeit rücken epigenetische Veränderungen in den Mittelpunkt der Untersuchung. Diese sind zum Teil auch im Tiermodell darstellbar (Roth et al. 2009). Hier konnte im Versuch mit Ratten gezeigt werden, dass eine Alterierung des BDNF-Gens in den von Misshandlung und Vernachlässigung betroffenen Tieren wie auch bei deren Nachkommen zu finden war.

Yehuda und Bierer (2008) konnten zeigen, dass nicht nur bei Holocaust-Überlebenden und ihren Nachkommen, sondern auch bei den Nachkommen von Überlebenden des 09/11-Traumas die Cortisol-Antwort auf belastende Erfahrungen verändert war. Von Bedeutung war hier die Frage, ob die Mütter unter einer PTBS litten oder nicht. Bei mütterlicher PTBS waren die Folgen für die Nachkommenschaft größer.

14.2 „Wir haben geschwiegen, unsere Kinder haben nicht gefragt und unsere Enkel stellen jetzt die Fragen"

In der Literatur wird immer wieder die Bedeutung des Narrativs bzw. des Nicht-Erzählten hervorgehoben. Rosenheck (1986) beschreibt, dass sich bei den Nachkommen von traumatisierten Soldaten des Zweiten Weltkrieges eine Auswirkung auf die Nachkommen zeigte. Die bewusste Repräsentation der traumatischen Erfahrungen variierte stark und war nicht bedeutend für das Ausmaß an Belastung in der Folgegeneration. Kellermann (2001, 2013) entwickelte zuletzt eine integrative Sichtweise, in der sowohl Aspekte der Bindungsbeeinträchtigung wie auch der nicht-verbalisierten traumatischen Erfahrungen und der epigenetischen Veränderung integriert wurden.

Zur Weitergabe transgenerationaler Traumatisierung im Kontext der Familien ist insbesondere für Deutschland – nach dem Ende des Nazi-Regimes – zu sagen: Die Verleugnung der Schuld war ein bedeutsames gesellschaftliches Phänomen. Die offiziellen Mechanismen der Aufarbeitung waren notwendig, in der Breite und Tiefe leider jedoch unzureichend. Die tatsächliche Verleugnung der Täterschaft zog bedauerlicherweise auch die Verleugnung des Opferseins nach sich, sodass sowohl Täterschaft als auch Opfersein tabuisiert wurden und im Ungesagten verblieben. Dies führte auf allen Seiten auch zu einer mangelnden Empathie für die Opfer des Naziterrors und des Zweiten Weltkrieges.

Selbst da, wo Frauen versuchten zu sprechen, wurde es oftmals im familiären Kontext verboten. Die Kinder und Enkel erfuhren selten, was ihre Eltern im Krieg getan oder was sie erlitten hatten. Sie wurden allerdings Zeugen der Auswirkungen. Noch heute, mehr als 70 Jahre nach Kriegsende, leiden fast 11 % der Menschen, die den Zweiten Weltkrieg als Kinder oder Jugendliche miterlebt haben, immer noch unter einer PTBS (Kuwert et al. 2007).

Das Schweigen ist jedoch nicht nur hier zu finden. Eine meiner Patientinnen (MH), die in der ehemaligen DDR aus politischen Gründen inhaftiert war und massiv traumatisiert wurde, sagte: „Wir haben geschwiegen, unsere Kinder haben nicht gefragt und unsere Enkel stellen jetzt die Fragen."

Häufig erleben wir in der psychotherapeutischen Praxis, dass in der eigenen Kindheit durch psychische, physische oder sexuelle Gewalt im familiären Rahmen traumatisierte Erwachsene ihren Kindern verbal und mehr noch nonverbal vermitteln, wie gefährlich das Leben ist und dass man ständig auf der Hut sein muss, auch wenn man gar nicht konkret weiß, wovor man sich schützen sollte. Wenn die Mutter beispielsweise aufgrund eigener Traumata eine generalisierte Angststörung hat, bekommt das Kind die bedrohliche Atmosphäre mit und lernt, dass es immer in Gefahr ist. Es hat dann Erinnerungen an Erlebnisse, die mit einer beängstigenden Atmosphäre verbunden sind, und ist somit gefährdet, selbst eine Angststörung zu entwickeln.

Oder wenn eine Mutter nach sexuellem Missbrauch in der Kindheit ihrer Tochter vermittelt, dass alle Männer nur „das eine" wollen, das sich dann fürchterlich anfühlt, und dass Männer es nie gut mit einem Mädchen meinen, bleibt das für die Tochter sicher auch nicht ohne Folgen.

Die traumatisierenden Erfahrungen der Elterngeneration bahnen sich ihren Weg in das Leben der Nachkommen, so tief das Schweigen auch sein mag. Auch wenn es für Worte keinen Raum gibt: Es gibt ihn fürs Handeln. Beispielhaft zeigt dies das folgende Fallbeispiel:

Fallbeispiel 1:

Ein 47-jähriger Mann kommt wegen einer generalisierten Angststörung in die ambulante Psychotherapie. Es gelingt ihm außerdem nie, sich zu Hause zu fühlen. Eine innere Unruhe drängt ihn immer wieder zu einer unsteten Suche. So wechselt er häufig den Wohnort, was zeitweise durch berufliche Umstände kaschiert wird. In einer neuen Umgebung sucht er immer wieder und zu allererst nach dem Fluchtweg. Bei aktiver Nachfrage nach der Familiengeschichte berichtet der Patient, dass sein Vater im Zweiten Weltkrieg als Kind die Bombennächte in einer deutschen Großstadt miterlebt hat. Darüber sei selten gesprochen worden. Ihm ist aber aufgefallen, dass sein Vater immer einen gepackten Rucksack mit dem Notwendigsten dabeihatte. Als er seinen Vater darauf mit kindlicher Neugier angesprochen habe, sei dieser sehr schroff geworden. Diese Erinnerung –„Rucksack“ – wird später zur Ausgangserinnerung eines fruchtbaren EMDR-Prozesses.

14.3 Modelle für die transgenerationale Weitergabe

Schon früh hat die Psychoanalyse Modelle zur Repräsentation und transgenerationalen Weitergabe traumatischen Materials entwickelt. Grünberg und Markert (2012) führen aus, das die psychischen Folgen extremer Traumatisierung und die unbewusste transgenerationale Weitergabe an die Folgegeneration überwiegend als unbewusste Szene geschehen. Das Konzept der szenischen Erinnerung reicht laut Grünberg weit über das Konzept der klassischen Übertragung hinaus.

Aus Sicht des EMDR-Therapeuten bietet das Modell der adaptiven Informationsverarbeitung, kurz AIP-Modell (Shapiro 2001), einen geeigneten Verständnisrahmen, um die Effekte transgenerationaler Traumatisierung zu verstehen und dann auch in die Behandlung einzubeziehen. Im AIP-Modell, dem Krankheits- und Veränderungsmodell der EMDR-Methode, wird beschrieben, dass die unverarbeiteten Erinnerungen die Ursache der vielfältigen psychischen und psychosomatischen Symptome sind. Warum die Verarbeitung der Information zu einem bestimmten Zeitpunkt sistiert und dann zur Bildung der pathogenen Erinnerung (Knoten) führt, lässt sich nicht auf eine Ursache reduzieren. Das Trauma im klassischen Sinn mit seiner Übererregung ist sicherlich der Prototyp einer solchen Situation, die zu einer Erinnerungsverarbeitungsstörung führt. Nach unserer Erfahrung eignet sich die Konfrontation eines Kindes mit der Repräsentation des transgenerationalen Traumamaterials gerade im Schweigen und der unzureichenden Bindung, um eine Beeinträchtigung der Informationsverarbeitung zu induzieren.

So machen wir immer wieder die Erfahrung, dass sich in EMDR-Prozessen transgenerationales Material zeigt. Dieser kurze Beitrag soll helfen, dieses zu erkennen und es adäquat in den therapeutischen Prozess einzubetten. Neben einigen theoretischen Überlegungen werden mehrere Fallbeispiele das Gesagte erläutern.

14.4 Wie arbeiten wir im EMDR mit transgenerationalem Material?

Fallbeispiel 2:

Eine 55-jährige Patientin leidet seit ihrer Jugend unter chronischer Depression. Sie hat insgesamt 13 depressive Episoden durchgemacht und schon verschiedene Behandlungen erfahren, darunter auch Psychotherapie. Wegen andauernder Depression und der Neigung zu suizidalen Impulsen begibt sie sich in ambulante Behandlung. Innerhalb von zehn Sitzungen einer psychodynamischen Psychotherapie erhält sie vier Sitzungen EMDR.

Bei der Fokussierung eines suizidalen Impulses – sie erlebt in einer S-Bahn-Station stehend einen Sog, sich vor den hereinkommenden Zug zu werfen – entwickelt sich ein Prozess in die Tiefe. Es tauchen Erinnerungen auf, wie die Patientin als kleines Kind Erzählungen der Großmutter über Traumata des Ersten und Zweiten Weltkrieges hörte. Dann wird ihr bewusst, dass die Familie massiv vom Krieg betroffen war. Sie verlor den Vater und ihr Bruder wurde verletzt. Im EMDR-Prozess erlebt sie diese szenische Erinnerung wie den Sog in Verbindung mit dem suizidalen Impuls.

Das Material lässt sich in der EMDR-Sitzung gut durcharbeiten. Danach sistiert die Suizidalität.

Erweiterung der Phase 1

Wir sehen also, wie vielfältig die transgenerationale Weitergabe traumatischer Erfahrung sein kann. Zum einen geht es um die erneute Traumatisierung in der Nachfolgegeneration. Auch dies ist belegt. Zum anderen auch um die Weitergabe Posttraumatischer Belastungsstörungen wie auch anderer psychopathologischer Auffälligkeiten als Folge der Transmission traumatischer Erfahrungen. Dabei ist sicherlich von großer Bedeutung, dass die traumatisierten Erwachsenen den Kindern der Folgegeneration nur unzureichende Bindung geben konnten.

Insgesamt müssen wir von einem Spektrum möglicher Folgen transgenerationaler Weitergabe der Traumatisierung ausgehen. Neben der klassischen PTBS sind hier sicher Anpassungsstörungen, Depressionen, Angststörungen, Abhängigkeit, somatoforme Störungen und auch Störungen aus dem dissoziativen Formenkreis zu nennen.

Im Verlauf der EMDR-Behandlung erscheint es uns notwendig, die diagnostische Phase um Aspekte der transgenerationalen Traumatisierung zu erweitern bzw. auf jeden Fall dafür achtsam zu sein. Unserer Erfahrung nach ist es sinnvoll, nicht nur nach der Traumatisierung unserer aktuellen Patienten, sondern auch nach Traumatisierungen und belastenden Lebenserfahrungen der Eltern und Großeltern zu fragen und dies um die Frage nach den Tabus in der Familie zu ergänzen. Selbstverständlich ist auch die Arbeit mit einem Genogramm hilfreich (McGoldrick & Gerson 2003). Diese erweitert das Material und erleichtert die Fokussierung sowie auch das Verständnis der sich ergebenden EMDR-Prozesse. Die Traumalandkarte kann so um die Traumatisierungen und belastenden Lebenserfahrungen in den vorhergehenden Generationen ergänzt werden. In Abbildung 1 machen wir einen Vorschlag zur Gestaltung und erläutern diesen mit einem Fallbeispiel.

Fallbeispiel 3:

Ein 56-jähriger Mann befindet sich in stationärer Psychotherapie. Er leidet an seiner zweiten depressiven Episode. Die erste begann nach einer lebensbedrohlichen entzündlichen Erkrankung, die sich letztlich nicht auf eine eindeutige körperliche Ursache zurückführen ließ. Die aktuelle depressive Episode wurde durch eine berufliche Veränderung ausgelöst. Von seinen Vorgesetzten erlebt er sich nun in entscheidenden Fragen alleingelassen. Nach einem Umzug fühlt er sich zudem sozial isoliert und entwickelt Ängste bezüglich der weiteren Lebensgestaltung. Er ist ledig und ohne feste Beziehung.

Der Patient beschreibt seine Kindheit anfänglich als gut und ungestört. Es fällt auf, dass er die Angaben zur Entwicklung intimer Beziehungen auslässt. Erst auf dezidierte Nachfrage berichtet er, dass sein Vater gemeinsam mit der Mutter mit etwa 15 Jahren aus dem Sudetenland geflohen sei. Der Vater habe über die Umstände der Flucht kaum gesprochen. Seine Großmutter (GM) habe ihm hingegen mehrfach von den schrecklichen Umständen berichtet. Die Großeltern mütterlicherseits hätten den Vater zudem nicht wirklich angenommen. Die Großmutter väterlicherseits, die ihren Mann im Krieg verloren hatte, habe außerdem öfter gegen seine Mutter opponiert.

Fallbeispiel

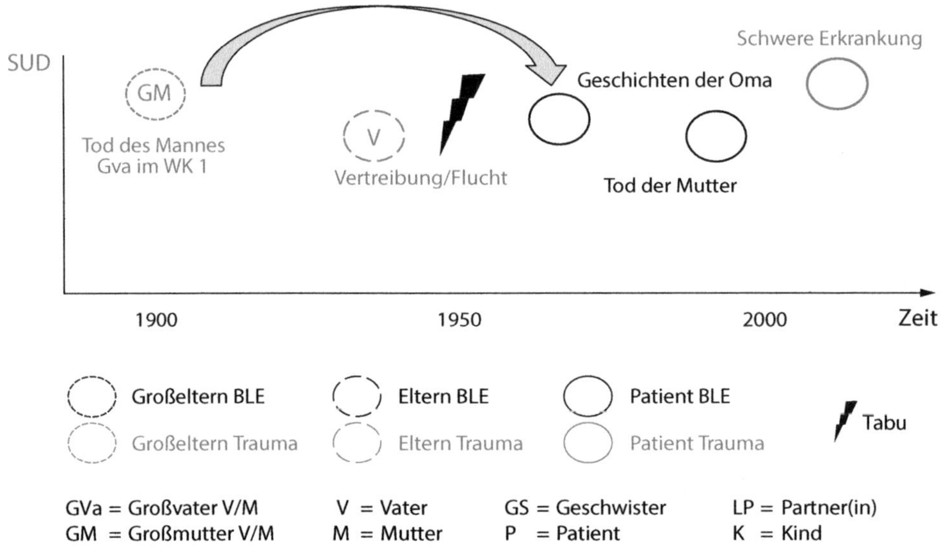

SUD
GM
Tod des Mannes Gva im WK 1
V
Vertreibung/Flucht
Geschichten der Oma
Tod der Mutter
Schwere Erkrankung
1900
1950
2000
Zeit

Großeltern BLE
Großeltern Trauma
Eltern BLE
Eltern Trauma
Patient BLE
Patient Trauma
Tabu

GVa = Großvater V/M
GM = Großmutter V/M
V = Vater
M = Mutter
GS = Geschwister
P = Patient
LP = Partner(in)
K = Kind

Abbildung 1: Transgenerationale Traumalandkarte zu Fallbeispiel 3

Transgenerationales Material im EMDR-Prozess

Die unverarbeiteten Erinnerungen transgenerationaler Traumatisierung führen zu einem Spektrum von Symptomen: Intrusionen auf allen Sinnesgebieten, Bindungsbeeinträchtigung, Verhaltensstörungen, interpersonelle Probleme wie auch Störungen der Selbstrepräsentation. Aber was bildet die Knoten? Es sind die Erinnerungen an eigene Traumatisierung durch Gewalt der Eltern und Erinnerungen an dysfunktionales Verhalten der Eltern. Das sind durchaus auch Erinnerungen an den Impact traumatischer Erfahrungen auf die Familie, die in Familiengeschichten tradiert und weitergegeben worden sind. Diese haben oftmals profunde Effekte auf das Kind, das diesen Geschichten ausgesetzt ist. Hier also bildet die Erinnerung an die Rezeption der traumatischen Geschichten den Knoten.

Indirekt ist das Material transgenerationaler Traumatisierung über die Fokussierung von Symptomen möglich, z. B. von Suizidalität. Nicht immer ist es möglich, das Material in der Anamnese darzustellen. Umso wichtiger ist es, aufmerksam zu sein für das Material, das sich im Prozess darstellt und dann eine Erweiterung der Behandlungsplanung ermöglicht.

Fallbeispiel 4:

Ein 53-jähriger Mann berichtet über verschiedene Themen, u. a. über das Hochwasser in Dresden, bei dem er in der Sicherung und Versorgung der Bevölkerung eingesetzt wurde. Ich (M. H.) schlage dann eine EMDR-Sitzung an einer belastenden Erinnerung aus diesem dienstlichen Spektrum vor.

Als Erinnerung wählt er aus, wie er die Essensversorgung von Evakuierten organisierte und die Essensausgabe übernahm. Er schildert das Bild: „Die alten Leute stehen vor mir. Einer von ihnen sagt, es sei das erste Mal seit drei Tagen, dass er etwas Warmes zu essen bekommt." Der Patient sagt: „Die haben alles schon zum dritten Mal verloren." Dabei beginnt der vordem sehr kontrolliert und eher kalt wirkende Mann überraschend zu weinen.

Negative Kognition: „Ich habe nicht genug getan."

Positive Kognition: „Ich habe getan, was ich konnte."

Gefühl: Trauer, SUD 8, in Herz und Kopf lokalisiert.

In drei Kanälen gelingt eine Reprozessierung zum SUD von 0.

Der VoC ist dann 7 und bleibt 7. Der Körper ist frei.

In Phase 7 frage ich den Patienten nach eigenen Erfahrungen von Flucht und Vertreibung in der Familie. Er berichtet, dass seine Großmutter, eine überzeugte Nationalsozialistin, 1944 aus Westpreußen geflohen sei. Seine Mutter war damals ein Baby. Auf der Flucht sei die Großmutter mit dem Tod bedroht worden. Sie fand zunächst mit ihrer Tochter, seiner Mutter, Unterschlupf in Dresden; danach kam die Familie in die Lüneburger Heide. Die Systemtreue der Großmutter sei dabei ein Familiengeheimnis gewesen. Wegen einer Gallenblasenerkrankung kam die Großmutter später ins Krankenhaus,. Es wurde eine Krebserkrankung entdeckt, an deren Folgen sie binnen drei Monaten verstarb. Erst nach ihrem Tod habe man Schriftstücke gefunden, die ihre Systemnähe zeigten. Im Nachhinein sei ihm so vieles verständlich geworden, was ihm als Kind unklar geblieben war.

Der Prozess an dieser Erinnerung öffnet den Patienten für das transgenerationale Material und lässt eine ganz andere, verletzliche Seite in ihm anklingen, die dem weiteren Therapieprozess eine deutlich positive Richtung gibt.

Das nun folgende fünfte Fallbeispiel zeigt noch einmal die Vielfältigkeit der Repräsentation transgenerationalen Materials. Die Geschichte des Patienten legt primär einen direkten Modus der Traumatisierung nahe. Aber erst die transgenerationale Perspektive lässt uns den Patienten wirklich verstehen. Von großer Bedeutung sind hier die offen rezeptive Haltung des Therapeuten und sein Vertrauen in den EMDR-Prozess, die eine Verarbeitung des angebotenen Materials ermöglichen. Auf besondere Art und Weise wird so das Potenzial des EMDR-Prozesses deutlich.

Transgenerationale Traumatisierungen bei Soldaten

Dass Soldaten im Rahmen von Auslandseinsätzen vielfach traumatisierenden Erlebnissen ausgesetzt sind, entspricht nicht nur unseren eigenen Vorstellungen und Fantasien, die ihren Ursprung vielleicht wesentlich in Erzählungen unserer Eltern bzw. Großeltern sowie in filmischem Material haben. Vielmehr ist dieser Sachverhalt durch die sogenannte Dunkelzifferstudie von Prof. Wittchen, TU Dresden, mittlerweile wissenschaftlich gut belegt (Wittchen et al. 2013).

Im Rahmen meiner Tätigkeit (H. H.) als Psychiater und Psychotherapeut innerhalb der Bundeswehrstruktur habe ich durch das veränderte Aufgabenspektrum der Bundeswehr immer mehr mit Soldaten zu tun, die real potenziell traumatisierenden Erlebnissen im Kampf bzw. in Kriegseinsätzen ausgesetzt sind. Im Rahmen meiner therapeutischen Arbeit mit solchen Patienten geht es überwiegend um sogenannte Typ-1-Traumata. Dass aber auch bei diesen Patienten transgenerationale Traumatisierungsthemen bestehen könnten, hatte auch ich selbst zunächst nicht für möglich gehalten. Vielleicht war ich geblendet von den direkt erlebten Traumatisierungserfahrungen der mir anvertrauten Patienten oder gar einem eigenen Verdrängungsimpuls unterworfen. Gerade bei älteren Soldaten traten jedoch immer mal wieder potenzielle Traumatisierungen im Therapieprozess zutage, die irgendwie nicht zu den anderen Traumata zu passen schienen. Bis heute fällt es mir schwer, die Unstimmigkeit genauer zu konkretisieren. Mittlerweile nutze ich dieses Gegenübertragungsgefühl (ich bin tiefenpsychologisch ausgebildet), um auch an transgenerationale Themen zu denken. Im Verhältnis zu den sonstigen Traumata scheinen sie eher weniger zu den sonstigen zentralen Traumathemen der Betroffenen zu passen. Mir liegen inzwischen mehrere solcher Einzelfälle vor, sodass ich mich persönlich immer mehr diesem Thema stelle.

Fallbeispiel 5:

Ich möchte nun exemplarisch von einem Patienten (Herrn L.) berichten, den ich vor mehreren Jahren über längere Zeit stationär behandelt habe. Die stationäre Behandlung war nicht dem Schweregrad (Dimension) der Störung, sondern den strukturellen Bedingungen der Bundeswehr geschuldet. Viele unserer Patienten wohnen so weit von der Behandlungseinrichtung entfernt, dass es ihnen nicht möglich ist, regelmäßig wöchentlich zu einer ambulanten Traumatherapie zu erscheinen. Es lagen keine Kindheitstraumatisierungen vor, gleichwohl könnte man in diesem Fall von einer komplexen Traumatisierung sprechen, gab es doch über zehn Jahre hinweg sehr viele Traumata. . Aufgrund seiner zahlreichen Traumata hätte man bei Herrn L. jedoch eine stationäre Therapie auch im zivilen Bereich in Erwägung ziehen können, zumindest in der Anfangszeit.

Sowohl im militärischen als auch im zivilen Bereich ist der Patient sehr bekannt. Deshalb muss ich – im Interesse der notwendigen Anonymisierung – die Darstellung bezüglich der notwendigen Eckpunkte extrem knapp halten. Leider ist dies mit der Gefahr verbunden, dass eine erhebliche Simplifizierung des geschilderten Falles empfunden werden könnte.

Herr L. ist medizinischer Kollege und in einem Fachgebiet tätig, dessen Zugehörige bei Einsatzszenarien immer als Erste vor Ort sein müssen. Aufgrund seiner fachlichen Expertise und seiner Primärpersönlichkeit gehörte er im Rahmen verschiedenster Einsätze (militärischer und humanitärer Art) immer zum sogenannten ersten Kontingent. Wer als mit als Erster vor Ort zu sein hat, ist per se in besonderer Weise traumagefährdet. Das ist in diesem Zusammenhang wichtig, denn es gab so viele Traumata, dass die später festgestellte transgenerationale Problematik erst gar nicht im Fokus stand, vielleicht auch nicht stehen konnte.

Der Patient war Mitte 50, als er zunächst ambulant vorgestellt wurde. Ihm war deutlich geworden, dass seine körperlichen Beschwerden (Ausscheidungsproblematik) mit bestimmten Erlebnissen in seinem letzten Einsatz verbunden waren. Daraufhin wurden zur Diagnostik und Behandlung stationäre Therapieblöcke geplant; insgesamt acht stationäre Therapieblöcke von drei bis zu sechs Wochen, über einen Zeitraum von über drei Jahren. Da es aufgrund seiner längeren Abwesenheiten durch die Therapie zu familiären Spannungen gekommen war und weil er zu diesem Zeitpunkt auch aus seiner Sicht das Wesentlichste schon bearbeitet hatte, wechselte er in die ambulante Weiterbehandlung an seinem Heimatort über.

Herr L. war über einen Zeitraum von 15 Jahren an acht verschiedenen Auslandseinsätzen beteiligt gewesen. In der Summe waren das 551 Einsatztage. Im Rahmen seiner ärztlichen Tätigkeit vor, während und nach den Einsätzen kam es zu insgesamt 42 stärker belastenden Ereignissen. Bei Erstellung der Traumalandkarte schätzte er über die Hälfte der Erlebnisse mit einem SUD von über 6 ein. Das Traumakriterium und die Symptombereiche Vermeidung, Übererregung und Wiedererleben waren erfüllt. Neben einigen körperlichen Diagnosen (die im Verlauf teilweise als psychogen durch die Traumata verursacht bezeichnet werden mussten) konnte deshalb auch die psychiatrische Diagnose einer Posttraumatischen Belastungsstörung vergeben werden, die sowohl einsatz- als auch dienstbedingt verursacht war.

Schon während der dreiwöchigen Stabilisierungsphase (Etablierung der Arbeitsbeziehung, Lichtstromübung, 5-4-3-2-1-Methode und dem Inneren sicheren Ort) fühlte er sich seit Jahren für eine gewisse Zeit erstmals wieder frei von Gedanken an Traumata und frei von Wiedererinnerungen. Dies konnte er insbesondere intensiv im Rahmen der Lichtstromübung erleben, „als würde die Last aus ihm rausgespült". Nach Erstellung der Traumalandkarte mit kleinen und großen Ts sowie der Liste der positiven Erinnerungen wurden nach Gruppierung der Erlebnisse in Themencluster EMDR-Sitzungen nach dem Standardablaufschema durchgeführt. Dabei wurde innerhalb der Cluster immer nach dem Modus „The first – the worst – the last" gearbeitet. Insgesamt konnten vier Trauma-Cluster herausgearbeitet werden.

Da der Patient gleich bei der ersten Reprozessierungssitzung mit EMDR nach dem Standardablaufschema gut prozessieren konnte, wurde auf eine ebenfalls angedachte Vorgehensweise wie bei Komplextraumatisierten verzichtet. Ähnlich wie bei Komplextraumatisierten hatten zwar über Jahre Traumatisierungen stattgefunden. Es gab jedoch keine Traumatisierung durch Bindungspersonen und keine frühkindlichen Traumatisierungen. Außerdem erschien der Patient ausreichend stabil. Trotz der hohen Anzahl von Traumata waren insgesamt nur 15 EMDR-Sitzungen nötig, meist als Doppelstunden, wobei „nur" zwei Sitzungen inkomplett waren. Bei Therapieende bei mir waren nicht alle Traumata bearbeitet, jedoch zwei wesentliche Cluster, sodass er sich in der Lage sah, die übrigen Cluster auch ambulant weiter zu bearbeiten.

Im Hinblick auf das Thema transgenerationale Traumatisierung möchte ich nun eine Art von dieser Traumatisierung schildern, die ich auch bei vier weiteren soldatischen Patienten erlebt habe. So kam es während einer EMDR-Sitzung mit einem eigentlich anderen Ausgangsereignis (Knoten) beim Prozessieren zu einer Erinnerung an eine Szene, in der Herr L. beim Überschreiten eines Hügels unvorbereitet auf ausgebrannte Fahrzeuge eines Konvois stieß. Diese Szene gehörte nicht zum ursprünglichen Knoten, sondern zu einem anderen (unspezifischen) Cluster in der Traumalandkarte. Trotzdem wurde an dieser Stelle nicht „gekappt", nach dem Muster: „Ja das ist auch wichtig, ich schreibe es auf und wir werden später drüber sprechen, aber jetzt kehren Sie bitte zu ihrem Ursprungsbild zurück." Und aus der Überlegung heraus, dass es sich hier um eine noch nicht einsortierbare Affektbrücke handelte, wurde weiter stimuliert.

Es stellte sich nun eine Erinnerung an ein über 20 Jahre zurückliegendes Ereignis ein: Der fast 40 Jahre ältere Vater von Herrn L., den er immer als kühl, distanziert und nur von seinen Kriegserlebnissen berichtend erlebt hatte, berichtete ihm von einer ähnlichen Situation. Allerdings konnte der Patient dies im Rahmen der Sitzung nicht weiter konkretisieren. Nachdem er diese Erinnerung nach vier Augenbewegungsserien als relativ neutral beschrieb, gingen wir zum Ausgangsereignis zurück.

Die Erinnerung an die Schilderung des Vaters trat allerdings im weiteren Prozess nicht wieder auf. In der Nachbesprechung der Sitzung meinte der Patient jedoch etwas Wesentliches für sich entdeckt zu haben, was er im Rahmen der Zwischenentlassung mit seinem Vater in einem Gespräch klären wollte, auch wenn er zu diesem seit Jahren ein recht angespanntes Verhältnis habe. Bei seinem Konvoi-Thema und auch bei der Erinnerung an die Erzählung des Vaters (die ihm bis zur EMDR-Sitzung wieder entfallen war) hatte er sich gewundert, warum diese Szene eigentlich neben all den anderen Erlebnissen so „schlimm“ und „bedrückend“ gewesen sei. Ihm fiel dabei auch die Konvoiszene aus dem Kriegsfilm „Jarhead“ ein, auf die er immer unerklärlicherweise stark emotional reagieren würde.

Bei der Wiederaufnahme zum nächsten Therapieblock berichtete der Patient über ein Gespräch mit dem Vater. Im Zweiten Weltkrieg war dieser auf einem Hügel ebenfalls auf ausgebrannte Konvoi-Fahrzeuge getroffen. Er hatte damals keine Toten vorgefunden, und dennoch schien sich dieses Erlebnis irgendwie in die Erinnerung des Vaters eingebrannt zu haben. In weiteren Gesprächen konnte der Vater sich an ähnliche Erlebnisse seines Vaters im Ersten Weltkrieg erinnern. Aufgrund dessen starker Verzweiflung hatte dieser nie etwas ganz Konkretes berichtet (Tabuthema der Familie). Der Patient und sein Vater lasen daraufhin erstmals im Tagebuch des schon lange verstorbenen Großvaters. Sie fanden Eintragungen über eine Kampfhandlung. Der Konvoi des Großvaters wurde angegriffen und es gab viele Tote. Besonders belastend für ihn war der Tod einer wichtigen Bezugsperson (ich würde sagen, er war traumatisiert worden).

Nach Verarbeitung der wesentlichen traumatischen Erlebnisse, in der Phase der Reintegration (die bei mir nach jedem Cluster stattfindet und dann noch einmal am Ende, wenn alle Cluster bearbeitet sind) und Klärung der weiteren ambulanten therapeutischen Anbindung am Heimatort kam der Patient noch einmal auf die Konvoi-Traumatisierung zurück, die er nun für sich einsortieren konnte. Emotional konnte er für sich nun „verstehen“, warum sein eigenes Erlebnis gar nicht so traumatisierend und immer irgendwie „fremd“ gewesen war. Für ihn war es nun stimmig und nachvollziehbar, dass das Erlebnis durch die Erfahrungen des Vaters und insbesondere durch die des Großvaters emotional aufgeladen worden war. Es war für ihn erklärbar geworden, warum sie die Konvoiszene immer anders und irgendwie nicht zu sich gehörig dargestellt hatten. Durch das Prozessieren der Affektbrücke, durch die Bewusstwerdung und den Abgleich in der Realität hatte diese Erinnerung letztendlich ihre Kraft für den Patienten verloren und entlastete interessanterweise neben dem Patienten auch dessen Vater, auch wenn das Verhältnis zum Vater angespannt blieb. Eine weitere Veränderung war, dass er den Film „Jarhead“ nun mit anderen Augen sehen konnte.

Zusammenfassend scheint es uns sehr wichtig, transgenerationale Traumatisierung zu berücksichtigen und vor allem auch dort als Erklärungsmodell hinzuzuziehen, wo ein klares Verständnis der Symptomatik zu Beginn der Behandlung nicht gelingt. Eine Erweiterung der Phase 1 in Bezug auf die Traumatisierung der Großeltern- und Elterngeneration sowie auf Familientabus ist dabei hilfreich. Das Material kann teils direkt fokussiert werden. Teils kommt es bei anderweitiger Fokussierung zum indirekten Reprozessieren. Hier helfen die Aufmerksamkeit und Kenntnis des Therapeuten, das Material transgenerationaler Traumatisierung zu erkennen und im Prozess zu halten. Dabei sehen wir immer die klassische Arbeit an Erinnerungen, am Knoten, im Standardablaufschema als beste Möglichkeit an. Die korrekte Fokussierung der Erinnerungen und die Auswahl des entsprechenden Behandlungsplans, des Protokolls, sind von großer Bedeutung. Wenn es gelingt, das Erinnerungsmaterial im Prozess zu halten, kann es für den Patienten von großem Gewinn sein. Hierbei hoffen wir, dass die Verarbeitung des Erinnerungsmaterials dazu beitragen kann, den Zirkel der Gewalt über die Generationen hinweg zu unterbrechen. Ein weiteres Fallbeispiel mag dies erläutern.

Fallbeispiel 6:

Eine 32-jährige Patientin, Angehörige der afrikanischen Bevölkerungsgruppe, stellte sich wegen rezidivierender Depression, sozialer Angst und Posttraumatischer Belastungsstörung zur stationären Behandlung vor. Sie wurde in der Provinz Limpopo im Norden Südafrikas geboren und ihre Jugend war überschattet von Auswirkungen des Apartheid-Regimes. Nachvollziehbarerweise hatten ihre Eltern Gewalt erlebt, was wiederum zur Gewalt in der Familie führte, zwischen Vater und Mutter und zwischen Eltern und Kindern. Im Alter von zwölf Jahren wurde der Patientin die Verantwortung für ihre Geschwister übertragen, da die Eltern in der Woche fernab von der Familie arbeiten mussten. Mit 13 Jahren zog sie sich bei der Erfüllung der häuslichen Pflichten eine schwere Verbrennung zu. Die nachfolgende langwierige Krankenhausbehandlung war für die Patientin hoch belastend. Sie wurde aufgrund ihrer Herkunft schlecht behandelt. Die Wundversorgung erfolgte oftmals ohne die Gabe von einer Schmerzmedikation und sie wurde vorzeitig entlassen. Aufgrund ihrer Narben wurde sie von anderen Jugendlichen beschämt und ausgegrenzt.

Die Narbenbildung im Gesicht und am Oberkörper beeinträchtigt ihr Selbstwertgefühl massiv. Dies trug sicherlich auch mit dazu bei, dass sie sich auf eine Beziehung zu einem gewalttätigen und untreuen Mann einließ. Es gelang ihr, die Beziehung zu beenden, nachdem die Gewalt auch nach der Geburt des gemeinsamen Sohnes weiterging. Sie kehrte in den Schoß der Familie zurück, fühlte sich in Anbetracht der Armut jedoch wertlos und als Last. Aufgrund der sozialen Bedingungen gelang es ihr nicht, die Bildungsressourcen auszuschöpfen. Sie arbeitete angelernt im Sicherheitsdienst an einem Flughafen.

Bedingt durch eine Sichelzellanämie benötigte sie mehrfach Bluttransfusionen. Durch eine kontaminierte Blutkonserve infizierte sie sich hierbei mit HIV. Später wurde deutlich, dass dies möglicherweise auch ein gezielter Akt des Terrors gegenüber der schwarzen Bevölkerung Südafrikas gewesen war.

In einer Beziehung mit einem Europäer erfuhr ihr Leben zum ersten Mal eine Wendung zum Besseren. Doch dann wurde die HIV-Diagnose manifest und sie begann, eine schwere rezidivierende Depression zu entwickeln. Glücklicherweise konnte ihr Lebensgefährte ihr eine gute medizinische Behandlung – auch in Europa – vermitteln.

Die HIV-Infektion konnte durch eine antiretrovirale Medikation eingedämmt werden. Die Patientin holte einen Schulabschluss nach und schrieb sich für ein Jurastudium ein. Allerdings verschlechterte sich ihre psychische Verfassung. Sie kam für eine fünfwöchige stationäre Behandlung nach Deutschland. Im Rahmen dieser Behandlung wurden 16 Sitzungen EMDR durchgeführt. Der Fokus lag auf den traumatischen Erinnerungen, die auch Material transgenerationaler Traumatisierung beinhalteten. Am Ende der Behandlung war die Depression abgeklungen. Dies blieb auch sechs Monate so bestehen. Sie konnte ihr Studium erfolgreich abschließen und wollte sich im Bereich unterstützender juristischer Beratung für die am meisten betroffene Bevölkerungsgruppe in Südafrika engagieren.

Am Ende der Behandlung beschrieb sie ihre Situation mit folgenden Worten: „Ich fühle keinen Hass mehr auf irgendjemanden, der im Apartheid-Regime aktiv war. Ich will keine Rache! Ich fühle mich verantwortlich, zu einer besseren Zukunft meines Volkes beizutragen. Mein Volk, das sind die Schwarzen und die Weißen, die Afrikaner und die Buren."

EMDR bietet die Chance, die unverarbeiteten Erinnerungen, auch transgenerationaler Traumatisierung, in den Prozess einzubeziehen. Damit kann es gelingen, den Zyklus von Gewalt zu unterbrechen und zu einem andauernden inneren und äußeren Frieden beizutragen.

Literatur

Braga, L. L.; Mello, M. F. & Fiks, J. P. (2012): Transgenerational Transmission of Trauma and Resilience: a Qualitative Study with Brazilian Offspring of Holocaust Survivors. *BMC Psychiatry* 12: 134.

Grünberg, K. & Markert, F. (2012): A Psychoanalytic Grave Walk – Scenic Memory of the Shoah. On the Trangenerational Transmission of Extreme Trauma in Germany. *The American Journal of Psychonalysis,* 72 (3), S. 207–222.

Kellermann, N. P. (2001): Transmission of Holocaust Trauma – an Integrative View. *Psychiatry,* 64 (3, S. 256–267.

Kellermann, N. P. (2013). Epigenetic transmission of holocaust trauma: Can nightmares be inherited? *The Israel Journal of Psychiatry and Related Sciences,* 50 (1), S. 33–39.

Klinitzke, G.; Böhm, M.; Brähler, E. & Weissflog, G. (2012): Anxiety, Depression, Somatoform Symptoms and Posttraumatic Stress in the Offspring of Political Detainees in Eastern Germany (1945–1989). *Psychotherapie, Psychosomatik, Medizinische Psychologie* 62 (1), S. 18–24.

Kuwert, P.; Spitzer, C.; Träder, A.; Freyberger, H. J. & Ermann, M. (2007): Sixty Years later: Post-traumatic Stress Symptoms and Current Psychopathology in former German Children of World War II. *International Psychogeriatrics,* 19 (5), S. 955–961.

McGoldrick, M. & Gerson, R. (2003): *Genogramme in der Familienberatung.* Bern: Huber.

Roth, T. L.; Lubin, F. D.; Funk, A. J. & Sweatt, J. D. (2009): Lasting Epigenetic Influence of Early-life Adversity on the BDNF Gene. *Biological Psychiatry* 65 (9), S. 760–769.

Rosenheck, R. (1986): Impact of posttraumatic stress disorder of World War II on the next generation. *The Journal of Nervous and Mental Disease,* 174 (6), S. 319–327.

Shapiro, F. (2001): Eye Movement Desensitization and Reprocessing (EMDR). Basic Principles, Protocols and Procedures. 2nd Ed. New York: Guilford Press. *Deutsche Übersetzung: EMDR – Grundlagen und Praxis. Handbuch zur Behandlung traumatisierter Menschen* (1998, 2012). Paderborn: Junfermann.

Shira, A.; Palgi, Y.; Ben-Ezra, M. & Shmotkin, D. (2011): Transgenerational Effects of Trauma in Midlife: Evidence for Resilience and Vulnerability in Offspring of Holocaust Survivors. *Psychological Trauma,* 3 (4), S. 394–402.

Stompe, T.; Ritter, K. & Schanda, H. (2013): Suicide and Homicide in the Former Bloodlands. *Neuropsychiatry,* 27 (2), S. 92–99.

Wittchen, H-U.; Schönfeld, S.; Kirschbaum, C.; Trautmann, S.; Thurau, C.; Siegert, J.; Höfler, M.; Hauffa, R. & Zimmermann, P. (2013): Rate of Mental Disorders Among German Soldiers Deployed to Afghanistan: Increased Risk of PTSD or of Mental Disorders in General? *Journal of Depression and Anxiety,* 2 (1) dx.doi.org/10.4172/2167-1044.1000133

Yehuda, R. & Bierer, L. M. (2008): Transgenarational Transmission of Cortisol and PTSD Risk. *Progress in Brain Research,* 167, S. 121–135.

15. EMDR in der Behandlung von psychischen Traumata bei jugendlichen Diabetikern mit Diabetes Mellitus Typ 1

Spezifische Verläufe von EMDR-Sitzungen

Tanos Freiha

15.1 Genetische und stressgebundene Faktoren. Die Spezifität der Manifestation der Diagnose Diabetes Mellitus Typ 1

Aversive Lebensereignisse in der Kindheit können, wenn sie nicht verarbeitet werden, zu einer Erhöhung von Krankenhausaufenthalten bei Patienten mit Autoimmunerkrankungen in späteren Entwicklungsstufen führen (Dube et al. 2009). Eine dieser Autoimmunerkrankungen ist Diabetes Mellitus Typ 1. Genetische Faktoren spielen eine sehr entscheidende Rolle bei der Disposition, an Diabetes Mellitus Typ 1 zu erkranken. Ein chronischer Stress könnte dazu beitragen, dass die Manifestation zu einem früheren Zeitpunkt stattfindet. Bei neun von zehn Studien wurde ein positiver Zusammenhang zwischen psychischem Stress und der Entwicklung/Manifestation gefunden (Sepa & Ludvigsson 2006). Obwohl eine Verbindung zwischen Stress und der Beschleunigung der Manifestation der autoimmunbezogenen Diabetes-Mellitus-Typ-1-Erkrankung bei prädisponierten Kindern in den Altersgruppen zwischen 1 und 3 Jahren gefunden wurde, bleibt diese Hypothese als aktuelles Thema für zukünftige Forschung weiter bestehen.

Für Patienten und ihre Angehörigen kann die Diagnosemitteilung als traumatisches Ereignis angesehen werden. Eltern, insbesondere der Elternteil, der das an Diabetes erkrankte Kind in erster Linie versorgen muss, zeigen für längere Zeit Symptome einer Posttraumatischen Belastungsstörung, mit einem etwas untypischen Verlauf. Nach Fischer (2001) läuft ein Trauma über drei Phasen ab: Schockphase, Einwirkphase und Integrationsphase, wobei Letztere in der Regel nach sechs Monaten erfolgt sein sollte. Eltern von an Diabetes Mellitus Typ 1 erkrankten Kindern jedoch lernen erst langsam, wie sie mit der neuen Belastung umgehen können. Die PTBS-Symptome zeigen sich in der Einwirkphase bei ihnen länger als bei Betroffenen von anderen traumatischen Ereignissen.

In einer Studie von Stoppelbein und Greening (2007) wurden Eltern von Kindern mit der Diagnose Diabetes Mellitus Typ 1 und Krebs untersucht. Zwölf Monate nach der Diagnosestellung wiesen sie keine Unterschiede zur Normalbevölkerung auf, was die Beibehaltung von Symptomen betrifft bzw. die Diagnose einer PTBS. Die Befunde wurden durch das strukturierte klinische Interview nach den Kriterien des DSM-IV erhoben (SCID-PTSD). Ca. 10 % der Eltern erfüllten die Kriterien einer Posttraumatischen Belastungsstörung (zwölf Monate nach Diagnosestellung). Bei Landolt et al. (2002) zeigten 27 % der Eltern von Kindern mit der Diagnose Diabetes Mellitus Typ 1 (die Diagnose hatten sie einige Wochen davor bekommen) sowie Eltern von onkologischen Patienten Symptome einer PTBS.

Es gibt also Hinweise, dass Eltern von an Diabetes Mellitus Typ 1 erkrankten Kindern eine verlängerte „Akutsymptomatik“ haben als Eltern mit anderen Traumaformen. Diese Ergebnisse wurden bereits im Jahre 1996 von Northam et al. beschrieben. Es wird somit postuliert, dass in einem natürlichen Traumaverlauf die Integrationsphase bei Eltern mit an Diabetes Mellitus Typ 1 erkrankten Kindern erst nach einem Jahr eintreten kann. Grund dafür können die verlängerte Anpassungsphase, die Übererregung, das ständige Sich-Beschäftigen mit dem Messen von Blutzucker und das Spritzen von Insulin sein. Diese werden in der Psychotraumatologie als Auslöser oder Trigger für noch nicht integrierte Traumaelemente angesehen.

Wann ist eine Psychotherapie bei Diabetes-Typ-1-Patienten indiziert?

Im Alltag von psychotherapeutischen Praxen treffen Psychotherapeuten selten Kinder oder Jugendliche, die wegen einer möglichen Diabetes-Mellitus-Typ-1-Erkrankung präventiv eine Psychotherapie aufsuchen. Hat sich die Erkrankung jedoch manifestiert und entwickeln Patienten Symptome, die dazu führen, dass sie ihre Insulintherapie nicht angemessen weiterführen können, sind psychotherapeutische Interventionen sehr wohl wichtig. Die Symptome in diesem Zusammenhang sind Angst vor Unterzuckerung, große irrationale Ängste vor Folgeerkrankungen, Depression und Antrieblosigkeit, Lernstörungen als Folge einer nicht gut geführten Insulintherapie oder extreme Schwankungen im Blutzuckergehalt.

Assoziierte Risiken mit der Diabeteserkrankung

Es gibt ein Risiko für die Entwicklung bzw. Manifestation einer assoziierten Autoimmunerkrankung, wenn nicht zu vermeidender Stress zu chronischem Stress wird. Das kann durch Mobbing, Schule oder Ausbildung passieren oder durch extremen Stress in der Familie. Zu diesen Autoimmunerkrankungen zählen: Autoimmunthyreoidis (Hypothyreose), Zöliakie (eine chronisch entzündliche Erkrankung des Dünndarms mit Glutenunverträglichkeit), Alopecia areata oder totalis (Haarausfall teilweise oder komplett) u. a.. Kinder mit einer Alopecia areata durchlebten vor der Erkrankung oft eine Stressphase mit wenigen oder gar keinen positiven Lebensereignissen (Liakopoulou et al. 1997).

Eine Psychotherapie ist also dann indiziert, wenn die Insulintherapie nicht richtig läuft und wenn die Blutzuckerwerte chronisch zu hoch sind. Die Indikation für Psychotherapie ist in folgenden Fällen gegeben, wenn:

a. der Patient mit Diabetes Mellitus Typ 1 zunächst eine gut verlaufende Phase in der Insulintherapie hatte, mit guten Werten, und es dann zu nach einem subjektiv belastenden Ereignis zu einer Verschlechterung gekommen ist. Hier folgen oft Diagnosen, die psychotherapeutisch relevant sind, wie Depression, Ängste, Panikattacken usw.
b. der Patient mit Diabetes Mellitus Typ 1 über chronischen Stress klagt. Trotz Stress kann zwar manchmal die Insulintherapie gut verlaufen und die Blutzuckerwerte müssen nicht unbedingt große Schwankungen zeigen. Der Patient leidet aber unter Symptomen wie Schlafstörungen, Ängsten, Albträumen, Vermeidung von entwicklungswichtigen Tätigkeiten und Aktivitäten sowie regressiven Verhaltensweisen. Hier müsste die Diagnose einer Posttraumatischen Belastungsstörung überprüft werden. Auch wenn kein Vollbild einer PTBS bestätigt wird, ist bei einem subjektiven Leiden eine Psychotherapie indiziert, im Sinne einer Prävention für die Entwicklung/Manifestation einer mit Diabetes assoziierten Autoimmunerkrankung (s. o.).

Stresssymptome und eine Posttraumatische Belastungsstörung können effektiv behandelt werden, wenn eine Diagnostik-Phase vorgeschaltet wird. Bei Anwendung des EMDR-Standardprotokolls (Shapiro 1998) bedeutet das: Traumadiagnostik in Phase 1.

Ist ein Monotrauma oder ein Typ-II-Verlauf (mehrmaliges Trauma) zu identifizieren? Ist ein kumulativer Effekt bei der Aufrechterhaltung der Symptomatik identifizierbar? Hier bietet sich ein Standardbaustein in der Diagnostik an: die Frage nach den schönsten und schlimmsten Ereignissen im Leben. Dadurch bekommt der Therapeut Informationen über die Ressourcen und über das Ausmaß der erlebten negativen Ereignisse: Bindungsqualität, soziales Umfeld, Umgang mit der Insulintherapie etc. Wichtig ist die Information, ob es eine gut verlaufende Phase im Leben, vor und nach der Manifestation der Diabetes-Mellitus-Diagnose gab.

Unter Phase 2 im EMDR-Standardprotokoll werden auch die Beherrschung der Insulintherapie und ein Update im Sinne einer Diabetesschulung verstanden. Die Insulin- bzw. die Diabetestherapie wird als eine Fertigkeit angesehen, die vor der

Anwendung der Phase 3 (Desensibilisierung) gelernt werden muss. Ist das nicht der Fall, muss sie zuvor in Phase 2 angesprochen bzw. gelernt werden. In dieser Phase hat die medizinische Versorgung Priorität. Danach kann eine Stabilisierung und Verankerung der gelernten Insulin-Diabetestherapie erfolgen. Hier können Psychologen bzw. Psychotherapeuten ihren Anteil in der Teamarbeit (Diabetologen, Psychologen, Diabetesberaterinnen usw.) leisten.

15.2 Spezifika der acht Phasen des EMDR-Standardprotokolls bei der traumabezogenen psychotherapeutischen Behandlung bei Patienten mit Diabetes Mellitus (DM) Typ 1:

Phase 1: Anamnese, Ressourcen- und Traumadiagnostik, Frage der angemessenen bzw. kontinuierlichen psychosozialen und emotionalen Betreuung des Kindes bzw. Jugendlichen, Stabilität der Familie, Stabilität des sozialen Umfeldes (bei erwachsenen Patienten), Veränderungen vor der Verschlechterung der Insulintherapie. Psychodiagnostik, spezifische Traumadiagnostik, Exploration der psychosozialen und familiären Situation.

Phase 2: Stabilisierung, Insulintherapieoptimierung, Update Diabetesschulung, stationäre Behandlung, ärztliche Betreuung und ein klarer Insulin-, Diabetestherapieplan. Dazu gehört die regelmäßige Dokumentation des Insulin- und Diabetestherapieverlaufs. Diese Dokumentation ist in der Regel standardisiert und beinhaltet folgende Parameter: die Blutzuckermesswerte, Nahrung (Broteinheiten der Kohlenhydrate usw.), Insulinsorte und Menge (lang- oder kurzwirkendes Insulin), Körperaktivitäten wie Sport o. Ä. und abweichende oder auffällige Körperempfindungen, die möglicherweise mit einer Über- oder Unterzuckerung zusammenhängen können.

Phase 3: Bewertungsphase, Vorbereitung für die Desensibilisierung und Reprozessierung nach den Kriterien des Standardprotokolls.

Phase 4 bis Phase 8 ebenfalls wie bei dem Standardprotokoll.

Die Symptome, z. B. Angst vor einer Unterzuckerung, können nach einem Einzelereignis oder nach mehreren Ereignissen auftreten. Entscheidend für die Therapie ist, ob sich diese Symptome nach einer Akutphase verfestigen. Hier sind einige Beispiele grafisch dargestellt:

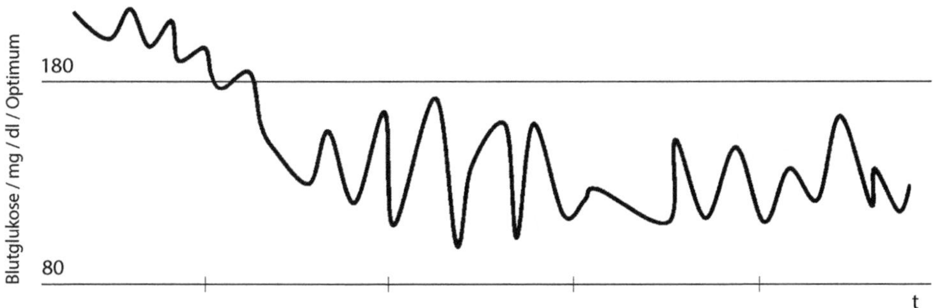

Abbildung 1: Normaler Verlauf nach Manifestation und Beginn der Insulintherapie

Ein normaler Verlauf nach einer Diabetes-Mellitus-Typ-1-Manifestation. Nach anfänglich sehr hohen Blutzuckerwerten pendeln sich die Werte im normalen Therapiebereich ein.

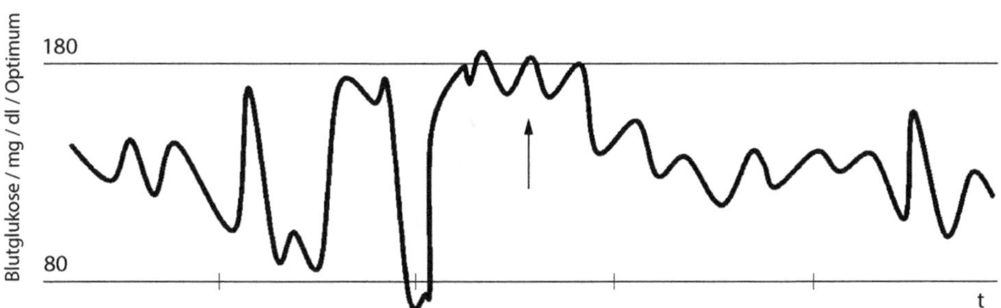

Abbildung 2: Erholung nach einem Monotrauma mit kurzzeitiger Symptomatik / Angst vor Unterzuckerung

Das Erleben einer traumatischen Unterzuckerung mit anschließender Erholung und Rückkehr in den „normalen" Verlauf (wie vor dem Ereignis).

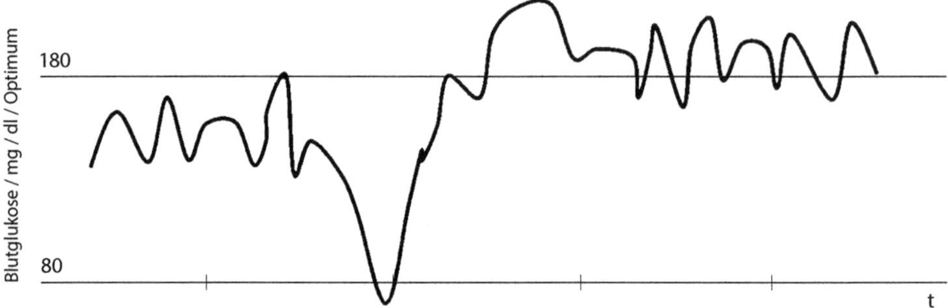

Abbildung 3: Unterzuckerung mit Monotrauma-Charakter, danach zu hohe Blutglukosewerte

Nach dem Erleben einer traumatischen Unterzuckerung mit dem Charakter eines Monotraumas wird eine chronische Angstsymptomatik vor Unterzuckerung entwickelt. Durch die Angst werden hohe Blutzuckerwerte angestrebt und eine erneute Unterzuckerung wird so vermieden. Es werden jedoch andere Komplikationen durch die Hyperglykämie in Kauf genommen.

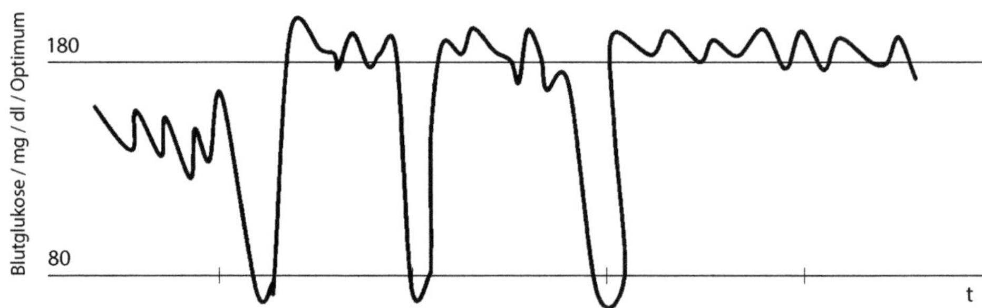

Abbildung 4: Dreimaliges Erleben einer traumatischen Unterzuckerung (Cluster) mit den Folgen einer Angst vor Unterzuckerung

Eine Unterzuckerung mit traumatischem Charakter wird mehrfach erlebt (im Sinne eines Clusters). In der Folge werden hohe Blutzuckerwerte aufrechterhalten.

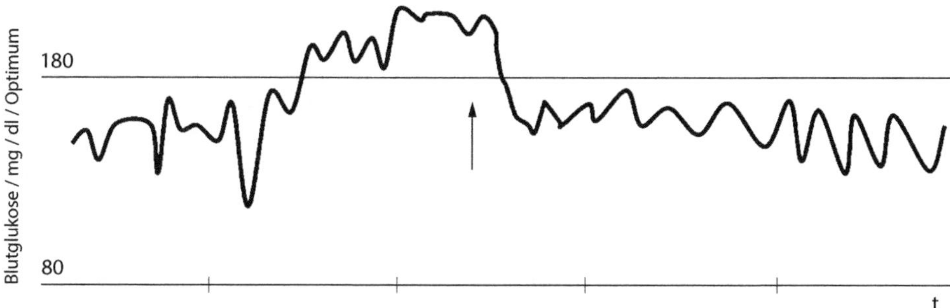

Abbildung 5: Das Erleben einer Ketoazedose durch Insulinmangel. Lebensbedrohlicher Zustand, intensivmedizinische Versorgung und anschließende Besserung

Eine Überzuckerung (Ketoazidose) mit einem traumatischen Verlauf wird einmalig erlebt. Danach werden aber keine beeinträchtigenden Symptome entwickelt, auch keine signifikanten Symptome einer PTBS: kein psychotherapeutischer Behandlungsbedarf.

Nach dem Erleben einer lebensbedrohlichen Unter- oder Überzuckerung ist nach der Akutphase nicht unbedingt eine psychotherapeutische Behandlung indiziert (siehe Abbildungen 2 und 5). Es kann sein, dass der Patient sich in der Akutphase von maximal ca. drei Monaten sowohl körperlich wie auch psychisch erholt. Auch wenn nach DSM-IV Kriterium A erfüllt war – Lebensgefahr, Bedrohung, Hilflosigkeit und Verzweiflung wurden erlebt –, kam es zu keiner nachhaltigen körperlichen oder psychischen Beeinträchtigung, die die Insulintherapie künftig scheitern lassen würde.

Bei den Verläufen in den Abbildungen 3 und 4 ist jedoch eine traumafokussierte Psychotherapie dringend indiziert. Bei dem Verlauf in Abbildung 3 versuchte der Patient (bzw. bei einem Kind die Eltern) die Blutzuckerwerte hoch zu halten, damit keine weitere Unterzuckerung eintreten konnte. Ganz ähnlich verhält es sich im Fall der mehrfachen Unterzuckerung (Abbildung 4).

15.3 Fallbeispiele

Es werden nun zwei Fälle vorgestellt, die psychotherapeutisch (auch unter Einsatz von EMDR) behandelt wurden. Im ersten Fall entwickelte ein Patient nach seiner körperlichen Erholung von einer schweren Unterzuckerung eine beeinträchtigende Angstsymptomatik. Beim zweiten Patienten wurde durch die psychotherapeutische Intervention eine zweite Autoimmunerkrankung verhindert.

Beispiel 1: David – schweres Monotrauma durch Unterzuckerung

Vier Jahre führten die Eltern des inzwischen 14-jährigen David die Insulintherapie vorbildhaft bei ihrem Sohn durch. Ab dem Alter von etwa zwölf Jahren trainierten sie mit ihm den langsamen Übergang in die eigene Verantwortung. Als David einen grippalen Infekt hatte, übernahmen wieder die Eltern einen Großteil der Betreuung, da er schwach war und im Bett lag. In dieser Zeit kam es zu folgendem Ereignis: David spritzte die vorgesehene Insulindosis, aß aber viel weniger als geplant, da er keinen Appetit hatte. Sein Blutzucker sank sehr stark, sodass die Mutter ihn am nächsten Morgen in einem fast komatösen Zustand vorfand. Sofort wurden notärztliche Maßnahmen eingeleitet.

David war sich dieser kritischen Momente voll bewusst. Auch die Aufregung und die Angst der Mutter erlebte er bewusst mit. Nach einigen Stunden in der Klinik erlangte er seinen „normalen" Zustand wieder, blieb aber einige Tage in der Klinik, bis sein Zustand sich stabilisiert hatte. Zwei Tage nach der Entlassung konnte er wieder die Schule besuchen, hatte auf dem Weg dorthin aber starke Ängste vor einer Unterzuckerung. Das war so schlimm, dass er nicht mehr allein zur Schule ging; seine Mutter fuhr ihn.

Nach fünf Wochen in diesem Zustand suchten David und seine Eltern nach psychotherapeutischer Hilfe. Die Symptome können als Angst vor Unterzuckerung beschrieben werden, aber auch als Regression. Die schwere Unterzuckerungssituation wurde in der Therapie mit EMDR bearbeitet. David beschrieb, wie er nur gehört habe, was um ihn herum geschah. Die negative Kognition lautete: nicht nur: „Ich bin hilflos", sondern auch, „Ich sterbe gleich". Kriterium A nach den DSM-IV-Kriterien für eine PTBS konnte als erfüllt angesehen werden: David nahm die Situation als lebensgefährlich wahr. Das Prozessieren dieses Hauptereignisses war ein Ziel in der EMDR-Behandlung. Die Belastung über die schlimmste Erinnerung konnte stark gesenkt werden. Der SUD von ursprünglich 8 sank bereits während der ersten EMDR-Sitzung auf 2. Die Interpretation des Patienten, warum der Wert nicht auf null gesunken war, erschien logisch und hatte mit dem Ereignis direkt nichts zu tun; es wurde trotzdem verankert. Der SUD von 2 beinhaltete die bei seiner Erkrankung gebotene Vorsicht. Immer muss er sein Messgerät und Traubenzucker dabeihaben, um zukünftige Unterzuckerung zu vermeiden.

Bei adoleszenten und erwachsenen Patienten mit Diabetes Mellitus Typ 1 lässt sich oft der SUD-Wert nicht auf null bringen, eben wegen dieser Vorsicht und Verantwortung. Eine erwachsene Patientin sprach in diesem Zusammenhang auch vom „Respekt" vor der Diabetes: Deswegen wollte sie nicht, dass der SUD auf null sank, sonst würde sie ihre Erkrankung auf die leichte Schulter nehmen.

Fünf Wochen später wurde David erneut vorgestellt, diesmal wegen seiner Angst, alleine den Schulweg zu bewältigen (seine Mutter musste ihn weiterhin fahren). Es folgt nun ein Auszug aus einer EMDR-Behandlung, in der es um diese Angst ging.

Aus einer EMDR-Sitzung

Phase 3 nach dem Standardprotokoll in der zweiten EMDR-Sitzung mit David: Die gegenwärtige Angst wird durch die Vorstellung einer Zukunftssituation (die auch als eine Gegenwartssituation angesehen werden kann) behandelt. Er soll sich den schlimmsten Moment vorstellen, wenn er alleine zur Schule gehen würde. Negative Kognition: „Ich schaffe es nicht", positive Kognition: „Ich schaffe es." Die Stimmigkeit der positiven Kognition liegt bei 2. Die Gefühle sind Angst und Verzweiflung. Die Gesamtbelastung (SUD) der Vorstellung, alleine zur Schule zu gehen ist bei 7, das Körpergefühl ist ein Druck in der Brust und im Herzen.

In Phase 4 (Desensibilisierung) folgen zwei taktile bilaterale Stimulationssets, ohne dass David etwas dabei berichtet. Danach wird die Geschwindigkeit des Stimulationsgeräts erhöht. Er äußert dann, dass sein Herz schneller schlägt (beim dritten Stimulationsset) und dass er unsicher werde. Dieses Körpergefühl bleibt auch während und nach dem vierten und fünften Stimulationsset. Danach wird ein kognitives Einweben vorgeschlagen. David soll sich vorstellen, dass er tatsächlich alleine zur Schule geht und dass er es auch alleine schafft. Vor dem Ereignis war es ganz normal für David, alleine oder mit Freunden zur Schule zu gehen. Zu erwähnen wäre noch, dass er die Utensilien für die Insulintherapie, Traubenzucker und sein Pausenbrot dabeihatte / hat – in der Realität und auch in der Zukunftsprojektion. Wie bereits erwähnt, muss vorher sichergestellt werden (in Phase 1 und Phase 2 des Standardprotokolls), dass der Patient über diese Fertigkeiten verfügt.

Nach zwei Stimulationssets ist David in seiner Fantasie in der Schule angekommen. Nach den folgenden Stimulationssets berichtet er von zwei positiven Faktoren. Wie früher trifft er auch jetzt in der Fantasie seine Freunde – die subjektive Belastung sinkt auf 1. Und: Die positive Kognition ändert sich. Statt mit „Ich schaffe es" wird die Verankerung mit der neuen Kognition „Ich kann locker bleiben" durchgeführt. Sein Körper ist danach ruhig. Mit der Vorstellung des Sicheren Ortes und mit einer langsamen Stimulation wird die Sitzung beendet. In der folgenden Sitzung berichtet David, er könne nun wieder alleine bzw. mit Freunden zur Schule gehen.

Beispiel 2: Leo – rezidivierende Alopecia areata

Seit seinem vierten Lebensjahr lebt der inzwischen zwölfjährige Leo mit der Diagnose Diabetes Mellitus Typ 1 und wird bei uns von Anfang an in der Diabetesambulanz interdisziplinär betreut. Er hat einen zwei Jahre jüngeren Bruder. Die Eltern kümmern sich vorbildhaft um ihre Kinder und insbesondere um die Insulintherapie. Leo hat eine überdurchschnittliche Intelligenz und dementsprechend sind seine schulischen Leistungen auf dem Gymnasium sehr gut.

Die Vorstellung in der psychologischen Ambulanz der Sozialpädiatrie erfolgt aufgrund einer rezidivierenden Alopecia areata (partieller Haarausfall). Einige Wochen zuvor wurde Leo zur Abklärung verschiedener Schwellungen an den Armen und am Bauch in der endokrinologischen Ambulanz vorgestellt. Die ärztliche Abklärung blieb ohne Befund. Beim psychologischen Erstgespräch wird klar, dass Leo seit mindestens einem Jahr chronischem Stress in der Schule und auf dem Schulweg ausgesetzt ist. In seiner Klasse hat er keine Freunde. Ein Junge aus der Klasse, der seit Jahren Schwierigkeiten mit seiner Integration in der Schule hat, hat eine Clique gegen Leo gebildet. In den Pausen wird er verfolgt und gestört, sogar in der Straßenbahn kann er keine Ruhe finden. Auch Gespräche der Eltern mit den Lehrern konnten keine Besserung bringen. Leo und seine Eltern dokumentieren seit Monaten alle Ereignisse in der Schule, damit sie eventuell zu einem späteren Zeitpunkt nachweisen können, dass immer Leo das Opfer war.

In einem Zweitgespräch empfiehlt der Psychotherapeut einen Schulwechsel. Sein Hauptargument: Der Stress ist inzwischen chronisch geworden und eine Lösung ist unter diesen Umständen für Leo sehr mühsam. Es erfolgt eine ausführliche Aufklärung über den Zusammenhang zwischen dem Stress und der Alopecia areata. Die Eltern stimmten dem Schulwechsel zu, der nach einer Woche auch erfolgt.

Therapieverlauf

Die psychotherapeutische Behandlung dauert insgesamt ein Jahr. Für den Einsatz der EMDR-Methode wird das umgedrehte Standardprotokoll in der Therapieplanung berücksichtigt. Die berichteten negativen Erlebnisse werden in einen „Tresor" gelegt und bis zur Stabilisierung des Schulwechsels vom Therapeuten nicht angesprochen. Nach dem Konzept des umgedrehten Standardprotokolls werden die in der nahen Zukunft belastenden Ereignisse aufgelistet und möglichst mit einer Ressourcenmethode, z. B. mit der Absorptionstechnik, angesprochen. Alle gegenwärtigen Trigger werden ebenfalls aufgelistet und mit dem Standardprotokoll oder mit einer Ressourcenmethode und mit Rollenspielen geübt. Erst wenn der Alltag sich stabilisiert, werden die belastenden Ereignisse aus der Vergangenheit desensibilisiert und prozessiert.

Bei Beginn der Therapie wird auch ein progressives Muskelentspannungstraining angewandt. Die Vorstellung, als Außenseiter in der Klasse zu sein, nimmt eine zentrale Rolle in der Zukunftsphase in den ersten EMDR-Sitzungen ein. Zu Beginn der Therapie fährt die Mutter Leo zur Schule. Als sich der Schulalltag stabilisiert hat, werden die Alltagstrigger, insbesondere während der täglichen Fahrten zur Schule, als Zukunftsprojektionen mit den EMDR-Sitzungen vorprozessiert.

Das regelmäßige Muskelentspannungstraining abends hilft Leo, seine chronische Spannung zu reduzieren. Die subjektiv belastenden Situationen im Alltag werden in den folgenden Sitzungen besprochen und falls nötig mit EMDR prozessiert. Dabei kann Leo neue Strategien üben, wie er bei erneutem Auftreten der belastenden Situationen vorgehen will. In den darauffolgenden Tagen kann er sie auch in der Realität anwenden.

Einen Monat später nimmt Leo an einem Kunstkurs teil und hat so neue Kontakte, auch außerhalb seiner neuen Schulklasse. Er macht in diesem Kurs neue positive Erfahrungen und erntet Anerkennung. Zu den schlimmsten Situationen in der alten Schulklasse werden nur drei EMDR-Sitzungen durchgeführt. Leo will das Thema nicht weiter bearbeiten, weil es ihm kurz vor Ende des Schuljahres ganz gut geht.

Zunehmend kann Leo sich entfalten. Als hilfreich dafür erweist sich eine gute schulische Phase in der Grundschule, in der er sich wohlfühlte. In der Therapie ist er sehr kooperativ, kann sehr von der Ressourcenaktivierung (z. B. Absorptionstechnik) profitieren und bereits gelernte Fertigkeiten wieder aktivieren. Nach ca. drei Monaten wachsen bei ihm wieder alle Haare. Das Schuljahr beendet er erfolgreich und knüpft Kontakte zu den neuen Klassenkameraden. Während des Sommerurlaubs lernt er einen Jungen kennen, den er nun regelmäßig trifft. Außerdem lädt er häufig einen Klassenkameraden zu sich ein und veranstaltet an seinem Geburtstag eine LAN-Party. Durch die psychische Entfaltung und die Entspannung im schulischen Alltag kann Leo jetzt auch tagsüber die Verantwortung für die Insulintherapie übernehmen. Lediglich in den Abendstunden begleitet ihn seine Mutter, und durch die Nacht, wenn er Hilfe benötigt.

Leos Geschichte ist ein Beispiel für eine präventive Psychotherapie bei einem Patienten mit Diabetes Mellitus Typ 1. Trotz einer genetischen Prädisposition führen die Reduzierung des chronischen Stresses, aber auch die Erhöhung von positiven Lebensereignissen („positiver Stress") zu einer Verbesserung des allgemeinen Stoffwechsels. Gegen Ende der Therapie lag sein HbA1c-Wert bei 7,4 % bzw. im erwünschten Therapiebereich. Die Teilnahme an Gruppenaktivitäten, seine künstlerische Begabung zu entdecken und zu zeigen, waren für Leo wichtige Faktoren, um mehr positive Erfahrungen zu machen. Die gut verlaufenden sozialen Kontakte führten schließlich dazu, dass er sich traute, immer mehr Einladungen auszusprechen und auch welche anzunehmen.

15.4 Spezifische Aspekte der EMDR-Behandlung von Patienten mit Diabetes Mellitus Typ 1

Bei der Anwendung der EMDR-Methode bei Diabetes-Mellitus-Typ-1-Patienten sind nach den klinischen Erfahrungen folgende Punkte bei der Vorbereitung und während der Therapie zu beachten:

Der Therapeut soll sicher sein, dass der Patient die Insulintherapie gut beherrscht und entsprechend seines Alters in der Lage ist, die Therapie anzuwenden bzw. Hilfe zu holen, wenn er diese braucht. Bei Kleinkindern und bei Kindern bis zum Alter von etwa zwölf bis 13 Jahren ist die Arbeit mit den Eltern sehr wichtig. Kinder dieser Altersgruppe sind womöglich weniger belastet, weil ihre Eltern bzw. Bezugspersonen die Insulintherapie durchführen. Große Besorgnis aufseiten der Eltern ist in der Akutphase nach Diagnosestellung oder nach negativen Ereignissen angemessen. Wenn sich aber die Sorge in irrationale Ängste verwandelt, ist an eine gezielte und intensive Aufklärung bis zur Psychotherapie zu denken.

Die Informationen über psychosoziale Belastungen, sogar über Psychopathologien in der Familie sind ein wichtiger Indikator dafür, ob die Insulintherapie gut laufen wird oder nicht. Zeigt sich, dass die Belastungen vor der Diagnosestellung eher hoch waren, wird die Arbeit an der Insulintherapie zu einer Teamarbeit. Frühzeitig geplante Hilfsangebote, etwa durch das Jugendamt, sind hier zu bedenken oder auch Hilfe von Krankenschwestern oder anderem Fachpersonal in den Familien. Das gehört alles in die Phasen 1 und 2 im EMDR-Standardprotokoll.

Es ist äußert wichtig, dass die Eltern oder die Jugendlichen selbst die Insulintherapie gut verstehen und anwenden. Aber auch der Psychotherapeut sollte hier Informationen über die Therapie haben bzw. sollte sich Informationen von dem behandelnden Diabetologen holen können. Zu einer gut durchgeführten Insulintherapie gehören eine regelmäßige Messung des Blutzuckers und ein regelmäßig geführtes Tagebuch, in dem die Zeitangaben exakt festgehalten werden. In der Regel gibt es standardisierte Tagebücher, in denen die Patienten die Sorte und die Dosis des Insulins, die gemessenen Blutzuckerwerte, die Broteinheiten bzw. die Nahrungsaufnahme eintragen können.

Bausteine in der Therapieplanung und Durchführung mit dem EMDR-Standardprotokoll

a. In der Vorbereitungs- und Diagnostikphase ist es empfehlenswert, Informationen zu gewinnen über die Ressource des Patienten, aber auch über traumatische Erlebnisse, von denen der Patient berichten kann. Hier können die schönsten Erlebnisse und die negativen Erlebnisse abgefragt werden. Bei den negativen Erlebnissen sollten das Alter und der Belastungsgrad erfragt werden. Das gilt auch für die negativen Erlebnisse, die im Zusammenhang mit der Diabeteserkrankung stehen.
b. Wichtig ist die Kategorisierung der Erlebnisse in Typ-I-Trauma (einmalige Ereignisse) oder in Typ-II-Traumata (mehrmalige Ereignisse, Cluster?). Diese Kategorisierung ist wichtig für die Therapieplanung.
c. Bei einigen Patienten, egal ob Kinder oder Erwachsene, kann die Arbeit mit dem Standardprotokoll nicht begonnen werden, wenn die Patienten noch große Schwierigkeiten haben, die Diagnose anzunehmen. Hier werden ebenfalls in den Phasen 1 und 2 Ressourcentechniken angewandt, um die „Akzeptanz" der Diagnose zu stärken und somit auch die Möglichkeiten für die Therapie. Bei schweren psychischen Belastungen (schwere Depression, schwere Belastungen in der Familie mit fehlenden oder schwachen Bindungen) kann die Anwendung des Standardprotokolls zunächst nicht angemessen sein. Konkret heißt das: Eine Stabilisierung der Insulintherapie und die Stabilisierung im Alltag spielen eine zentrale Rolle.
d. Sind mehrere Ereignisse vorgefallen, ist die bekannte Regel bei der Behandlung eines Clusters anzuwenden: Zuerst wird das erste Ereignis mit dem Standardprotokoll prozessiert, dann das schlimmste Ereignis und zum Schluss das letzte Ereignis. Dann werden die Trigger im Alltag identifiziert und prozessiert. Zum Schluss werden zukünftige (reale) Situationen, vor denen sich der Patient fürchtet, als Zukunftsprojektionen auch mit dem Standardprotokoll prozessiert.

Zusammenfassung und Ausblick

Eine gezielte Diagnostik der Ressourcen im Lebensumfeld der an Diabetes Mellitus Typ 1 erkrankten Menschen sowie der subjektiv belastenden Ereignisse sind als wichtiger Teil einer ganzheitlichen Insulintherapie anzusehen. Nicht alle Patienten, die chronisch erkrankt sind, benötigen eine Psychotherapie. Das Ausmaß der Symptome, insbesondere nach negativen Ereignissen wie einer schweren Unter- oder Überzuckerung, soll im Zusammenhang mit der subjektiven Belastung erfasst werden. Häufige Symptome, die ein gezieltes Augenmerk in der Diagnostik benötigen, sind: übertriebene Ängste, depressive Stimmungen, regressive Verhaltensweisen im Sinne einer geringeren Selbstständigkeit, Hinweise auf eine Essstörung, auffällige Schwankungen im Gewicht, rätselhafte Erklärungsversuche, hohe Blutzuckerwerte, übertrieben häufige Blutzuckermessungen usw.

Gab es eine gut verlaufende Phase in der Insulintherapie und halten die Symptome danach mindestens drei bis sechs Monate an, ist hier an die Diagnose einer PTBS oder einer Anpassungsstörung zu denken. Eine Vertiefung und Präzisierung der Diagnostik ist indiziert. Durch eine gute Diagnostik kann die Indikation für eine EMDR-Behandlung effektiver geprüft bzw. geplant werden.

Das Wissen über die Erkrankung an Diabetes Mellitus Typ 1 und über die Formen der Therapie kann bei dieser Gruppe von Patienten sehr hilfreich für eine erfolgreiche Psychotherapie sein. Inzwischen gibt es im deutschsprachigen Raum eine zertifizierte Ausbildung für einen Fachpsychologen für Diabetes im Rahmen der Deutschen Diabetes Gesellschaft (Fachpsychologe Diabetes DDG). Es gibt außerdem eine Arbeitsgemeinschaft für Pädiatrische Diabetologie (AGPD) und eine Arbeitsgruppe für psychiatrische, psychotherapeutische und psychologische Aspekte der Kinderdiabetologie (PPAG). Zertifizierte Fortbildungen werden angeboten. EMDR-Therapeuten, können durch ihr fundiertes Wissen in der Traumadiagnostik und Traumatherapie ihren Beitrag in der ganzheitlichen Therapie von Diabetespatienten leisten. Eine gut geplante Psychotherapie kann bei den Diabetespatienten zu einer Verbesserung der Insulintherapie, zu einer Prävention von diabetesassoziierten Autoimmunerkrankungen sowie Folgeerkrankungen führen.

Literatur

Dube, S.; Fairweather, D.; Pearson, W.S.; Felitti, V. J.; Anda, R. F. & Croft, J. B. (2009): Cumulative Childhood Stress and Autoimmune Diseases in Adults. *Psychosomatic Medicine,* Vol. 71 (2), S. 243–250.

Fischer, G. (2002): Neue Wege aus dem Trauma. Konstanz: Vaselius-Verlag.

Landolt, M. A.; Ribi, K.; Laimbacher, J.; Vollrath, M. Gnehm, H. E. & Sennhauser, F. H. (2002): Posttraumatic Stress Disorder in Parents of Children with newly Diagnosed Type 1 Diabetes. *Journal of Pediatric Psychology,* Vol. 27 (7), S. 647–652.

Liakopoulou, M.; Alifieraki, T.; Katideniou, A.; Kakourou, T.; Tselalidou, E.; Tsiantis, J. & Stratigos, J. (1997): Children with Alopecia Areata: Psychiatric Symptomatology and Life Events. *Journal of the American Academy of Child & Adolescent Psychiatry,* 36 (5), S. 678–684.

Northam, E.; Anderson, P.; Adler, R.; Werther, G. & Warne, G. (1996): Psychosocial and Family Functioning in Children with Insulin-Dependent Diabetes at Diagnosis and One Year Later. *Journal of Pediatric Psychology,* Vol. 21 (5), S. 699–717.

Shapiro, F. (1998): *EMDR Grundlagen und Praxis. Handbuch zur Behandlung traumatisierter Menschen.* Paderborn: Junfermann.

Sepa, A. & Ludvigsson, J. (2006): Psychological Stress and the Risk of Diabetes-related Autoimmunity: a Review Article. *Neuroimmunomodulation,* Vol. 13 (5-6), S. 301–308.

Stoppelbein, L. & Greening, L. (2007): Brief Report: The Risk of Posttraumatic Stress Disorder in Mothers of Children Diagnosed with Pediatric Cancer and Type I Diabetes. *Journal of Pediatric Psychology,* Vol. 32 (2), S. 223–229.

16. Behandlung der dissoziativen Identitätsstörung mit EMDR

Die Diagnose DIS: Prävalenz und diagnostische Kriterien

Lucien Burkhardt

Eine erste Beschreibung von dissoziativen Symptomen erfolgte durch den französischen Arzt und Philosoph Pierre Janet (1904), einem Weggefährten von Charcot. Heute findet die dissoziative Symptomatik ihren Niederschlag im ICD-10 im Kapitel F 44 und im DSM-IV unter der Verschlüsselung 300.12 bis 300.15. Unter der Verschlüsselung 300.14 im DSM 5 ist neu, dass von einem Bruch der Identität (englisch: disruption of identity) gesprochen wird; die Anwesenheit mehrerer Identitätszustände kann sowohl beobachtet als auch selbst berichtet werden (Kriterium A) und Amnesien müssen nicht nur für frühere traumatische Erinnerungen vorhanden sein, sondern auch im Alltag (Kriterium B).

Die Prävalenz der DIS wird mit ca. 0,4 bis 1 % der Bevölkerung angegeben (siehe Vanderlinden et al. 1991, Ross 1991, Sar et al. 2007). Es ist somit ein nicht seltenes Krankheitsbild und in der täglichen Praxis eines EMDR-Therapeuten bei der Diagnose und Therapie von Traumafolgestörungen von großer Bedeutung.

16.1 DIS-Patientinnen in der EMDR-Praxis

Genau wie der Gang über den Gletscher eine gewisse bergsteigerische Fertigkeit braucht, so ist auch bei der EMDR-Behandlung der dissoziativen Störung sowohl eine gewisse Erfahrung in der Behandlung der DIS als auch eine verfestigte EMDR-Routine Voraussetzung. Und genauso wie der Bergführer am Abend vor der Besteigung sein Material noch einmal prüft, müssen auch wir die Sitzung mithilfe unterschiedlicher Techniken gut vorbereiten.

Zunächst gilt es, einen guten Überblick über das System der Patientin zu bekommen, wofür ein Systembild und eine Traumalandkarte sehr hilfreich sind. Wir müssen jedoch davon ausgehen, dass wir nur ein unvollständiges Bild bekommen; häufig tauchen im Laufe der Therapie neue, bisher dissoziierte traumatische Erinnerungen auf. Es ist auch nicht selten, dass im Laufe der Therapie neue, bisher nicht involvierte Anteile bekannt werden.

Im Falle einer dissoziativen Identitätsstörung (DIS) haben wir es fast immer mit Patientinnen zu tun, die sowohl eine langjährige, bereits in der Kindheit angefangene Geschichte von sexueller und meist körperlicher Traumatisierung als auch erhebliche Vernachlässigung erlitten haben. Die Dissoziation ist also als Schutz gegen diese belastenden Erinnerungen zu sehen und ermöglicht auch eine mehr oder weniger gute adaptive Leistung an die Alltagsanforderungen – das dürfen wir nicht vergessen.

Es ist von großer Bedeutung, eine dissoziative Störung vor jeder EMDR-Behandlung zu erfassen (Hofmann et al. 2014), wenn eine Traumatisierung in der Kindheit bekannt ist oder vermutet wird, denn eine dissoziative Symptomatik ist auch ein Schutz vor Überflutung und Flashbacks. Ein zu frühes Prozessieren des traumatischen Materials kann zu einer erneuten Verstärkung der Dissoziation führen – mit weitreichenden und schwerwiegenden Folgen bis hin zur Suizidalität (Shapiro 1998, 2012). Außerdem muss davon ausgegangen werden, dass es aufgrund der komplexen und häufigen Traumatisierungen zur Bildung von Affektbrücken – durch das Aktivieren eines Affektes taucht eine zweite traumatische Erinnerungen mit dem gleichem Affekt auf – im Traumanetzwerk kommen kann (Watkins & Watkins 2003).

Eine ausführliche Phase der Stabilisierung ist bei komplexer dissoziativer Störung von essenzieller Bedeutung und kann sehr lange dauern (Reddemann 2004, 2007). Eine Aufarbeitung der erlittenen Traumatisierungen kann auch mit dem Gewinnen neuer Erkenntnisse einhergehen, was wiederum sehr starke Affekte wie Scham oder Schuldgefühle und damit eine Verstärkung der Suizidalität bewirken kann (Huber 2003). Die Behandlung der dissoziativen Störung mit EMDR muss bei komplextraumatisierten Patienten daher erfahrenen Therapeuten, die eine zusätzliche Weiterbildung auf diesem Gebiet haben, vorbehalten bleiben.

Außerdem müssen einige Voraussetzungen erfüllt sein, bevor wir mit der eigentlichen EMDR-Behandlung anfangen können. (Reddemann 2004; Huber 2003; Hofmann et al. 2014):

- Die Patientin muss über ausreichend Ressourcen verfügen, um den Alltag bewältigen zu können (Alltagstest).
- Es muss sichergestellt werden, dass sie ausreichend Ressourcen hat, um ein Kreisen während des Prozessierens zu vermeiden (Sicherer-Ort-Test).
- Von entscheidender Bedeutung ist auch, dass die Patientin eine Ressource halten kann (auch unter *langsamer* bilateraler Stimulation: Stimulationstest)
- und in der Lage ist, die erlebte Traumatisierung mit einer gewissen inneren Distanz zu betrachten (Anamnesetest).

Häufig sind diese Voraussetzungen am Anfang der Therapie nicht erfüllt, sodass eine Aufarbeitung mittels EMDR, wenn überhaupt, erst nach einer ausführlichen Stabilisierungsphase stattfinden kann. Einige bewährte Protokolle, die zur Stabilisierung dienen, haben sich im Lauf der Zeit auch bei dissoziativer Identitätsstörung bewährt, u.a. CIPOS nach Jim Knipe, „Position of Power" nach Popky und Rost (siehe Rost 2014, S. 47 ff.) sowie die Absorptionstechnik (siehe Kapitel 7 „Bewährte Techniken im EMDR").

In der Praxis zeigt sich allerdings häufig, dass diese Protokolle bei der Behandlung der dissoziativen Identitätsstörung angepasst werden müssen, weil zunächst keine ausreichende Kommunikation innerhalb des Systems vorhanden ist. Ein weiteres Problem ist die Abwehr einzelner Alltagsanteile (ANP), die häufig keine traumatische Erinnerung haben, gegenüber emotionalen Anteilen (EP), die nicht selten Träger von traumatischen Teilerinnerungen oder Fragmenten sind. Daraus resultiert: Die notwendige Mobilisierung von Ressourcen, die eher bei den Alltagsanteilen angesiedelt sind, die aber bei den traumatisierten Anteilen zur Stabilisierung und Traumaufarbeitung gebraucht werden, ist häufig schwierig.

16.2 Techniken zur Ressourcenstabilisierung

Adaptation der „Position of Power"

Bei der „Position of Power" (Rost 2008, 2014) werden Ressourcen, die einen positiven Affekt und/oder ein gutes Körpergefühl in der Gegenwart darstellen, durch bilaterale Stimulation verstärkt. Dies kann bei einer dissoziativen Störung durchaus problematisch sein, da häufig negative körperliche Wahrnehmungen mit traumatischer Erinnerung in Form einer Affekt- bzw. somatischen Brücke verbunden sind. Um dies zu vermeiden empfiehlt es sich, die positive Erinnerung mit einem positiven Bild zu verbinden und so die Körpersensationen zu umgehen. Es hat sich bewährt, diese positive Wahrnehmung in Form einer geometrischen Form visualisieren zu lassen. Wir lassen die Patientin die visualisierte Form mit Farben, einer Konsistenz, vielleicht auch mit einem positiven Geruch oder einem positiven Ton ausgestalten. So fokussieren wir auf eine positive Eigenschaft und auf die Form und machen dabei langsame bilaterale Stimulation, entweder mit langsamer Augenbewegung oder der Schmetterlingsumarmung.

Bei einer ersten derartigen Installation von Ressourcen mache ich zunächst Augenbewegungen, um sicherzustellen, dass die Stimulation langsam bleibt. Die Patientinnen werden erfahrungsgemäß mit der Zeit schneller, wenn Sie selbst stimulieren, oder sie sind einfach aufgeregt und stimulieren deshalb zu schnell. Genau wie bei der klassischen Position of Power haben wir ein Stoppsignal vereinbart, falls negatives Material oder negative Empfindungen auftauchen. In der Pause zwischen zwei kurzen Sets von Augenbewegungen bitte ich die Patientin, die Form noch einmal zu beobachten und die Veränderungen wahrzunehmen, falls sich welche einstellen. Wenn die Form sich nicht mehr verändern lässt, erfolgt keine weitere Stimulation. Aus den oben genannten Gründen verzichten wir hier auf eine Verankerung mit einer Körperbewegung und suchen stattdessen ein positives Wort, das für diese Form bzw. dieses Erlebnis steht.

Spezifische Ressource zur Besserung der Affektregulierung

Häufig sind wir in der Therapie mit massivem dysfunktionalem und oft selbstschädigendem Verhalten, wie Suizidalität, Selbstverletzung, Essstörungen etc., konfrontiert. Hier können wir versuchen, eine spezifische Ressource zur Lösung des Problems zu aktivieren, wodurch sich manchmal sogar eine stationäre Einweisung verhindern lässt.

Fallbeispiel:

Carola (Name geändert) ist eine 50-jährige Patientin mit einer dissoziativen Identitätsstörung nach multipler ritueller sadistischer Traumatisierung in der Kindheit. In der Sitzung zeigt sich, dass ein Anteil an sehr starken Schuldgefühlen und an Selbstverletzungsimpulsen leidet und diese kaum unter Kontrolle bekommt.

Wir suchen nach einer Ressource, die diesem Anteil Erleichterung bringen könnte. Da der Anteil selbst keine Antwort hat, wird nach einem Helfer im System gefragt, der unterstützend intervenieren kann. Mithilfe eines anderen Anteils wird die Idee entwickelt, den betroffenen Anteil durch Licht von seiner Schuld zu reinigen. Als Symbol für Reinheit visualisiert die Patientin einen blauen Stern, der diesem Anteil sein Licht sendet und ihn durchleuchtet. Während der bilateralen Stimulation wird das Licht intensiver und der Stern größer. Anschließend vereinbaren wir mit dem schuldbeladenen Anteil, dass er den blauen Stern immer wieder visualisiert. Um sicherzustellen, dass das nicht vergessen wird, machen wir mit dem Helferanteil einen Zeitpunkt hierfür aus, der fest in den Alltag eingebunden wird.

Ressourcen im System verschieben und aktivieren

Eine andere Variante der Arbeit mit Ressourcen besteht darin, anderen Anteilen eine Ressource, die bei einem Anteil vorhanden ist, zur Verfügung zu stellen.

Es wird zunächst eine Ressource gesucht, die gebraucht wird, um eine Situation besser zu bewältigen oder sich von traumatischem Inhalt zu distanzieren. Ist im System geklärt worden, welcher Anteil bereits etwas von dieser Ressource hat, wird die Position of Power wie oben beschrieben in ihrer modifizierten Form angewendet. Die Form, die symbolisch für die Ressource steht, wird dann in Geschenkpapier verpackt und dem Anteil geschenkt, der die Ressource braucht. Ist das Geschenk bei dem Anteil angekommen, wird versucht, Kontakt mit diesem Anteil aufzunehmen. Gelingt dies, wird die Ressource bzw. der Empfang des Geschenkes durch langsame BLS verstärkt. Dafür muss dieser Anteil nicht „nach vorne kommen", denn es ist auch möglich, mithilfe der Technik des „Talking Through" (nach innen „durchsprechen") mit ihm zu arbeiten; er muss dafür nicht die Kontrolle über den Körper übernehmen. Der Anteil kann dem Therapeuten sogar ganz verborgen bleiben, was bei misstrauischen Anteilen von Vorteil ist.

Beziehungserfahrungen mit Tieren als Ressource aktivieren

Patientinnen mit dissoziativer Identitätsstörung oder mit chronisch komplexer Traumatisierung hatten selten die Gelegenheit, gute Beziehungserfahrungen zu machen, denn die Traumatisierung setzte bereits in früher Kindheit ein.

Beziehungen zu Menschen erscheinen oft als gefährlich bzw. sind ambivalent. Hier kann es hilfreich sein, auf eine positive Beziehungserfahrung mit einem Tier zurückzugreifen. Viele Patientinnen haben eine gute Erfahrung mit dem eigenen Haustier oder mit Haustieren von Freunden oder Bekannten gemacht. Vor allem die kindlichen Anteile sind für solche Ressourcen sehr empfänglich. Der direkte Hautkontakt bzw. die Erinnerung an den Kontakt mit einem Tier lindert sehr häufig die emotionale Bedürftigkeit und die Vernachlässigungssymptomatik.

Aber auch in anderer Hinsicht können Tiere in der Therapie sehr hilfreich sein. Im folgenden Beispiel steht der starke und schützende Charakter von Tieren im Vordergrund.

Fallbeispiel: Eine „tierisch gute" Geschichte entwickeln und einweben

Heike (Name geändert) ist damit konfrontiert, dass sie ihr Fahrrad aus dem Keller des Hochhauses, in dem sie wohnt, holen muss. Einige Anteile erinnert der Keller aber an schwerste Traumatisierungen. Also suchen wir, was sie braucht, um sich dort sicherer zu fühlen: Sie braucht beschützende Helfer.

Aufgrund vieler traumatischer Erfahrungen erscheinen ihr Menschen als gefährlich. Leichter hingegen ist es für sie, die Helfer aus dem Tierreich zu holen. Sie stellt sich vor, dass ein Adler über das Gebäude fliegt und sie vor Gefahr warnt, ein Löwin begleitet sie in den Keller und ein Elefant steht in der Tür und blockiert hinter ihr den Durchgang zum Keller. Zu jedem Tier entwickelt Heike eine Geschichte, die davon handelt, wie das Tier etwas zu ihrem Schutz tut. Sobald die Geschichte zu einem Tier abgeschlossen ist, wird sie aufgeschrieben und unter langsamer bilateraler Stimulation vorgelesen. Nach und nach entstehen so schöne kleine Geschichten zu jedem Tier, zu seinem Verhalten und seinen Eigenschaften. Der Adler z. B. hat sehr scharfe Augen, die alles sehen, und er kann die Patientin durch lautes Schreien warnen. Außerdem ist er ein so guter Flieger, dass er auch bei Gefahr in den Keller hineinfliegen und Menschen, die ihr gefährlich werden könnten, mit seinen Krallen einen Schreck einjagen kann. Als alle Tiere auf diese Weise beschrieben worden sind, wird die Geschichte als Ganzes noch mal vorgelesen, ebenfalls unter langsamer BLS.

Die Patientin nimmt die aufgeschriebene Geschichte mit nach Hause. Bevor sie jetzt in den Keller geht, kann sie sie lesen und auch den kindlichen Anteilen vorlesen. Sie kann jetzt ihr Fahrrad holen, um eine Fahrradtour zu machen. Diese Hürde genommen zu haben erfüllt sie mit Stolz.

Für die folgende Sitzung habe ich Bilder der entsprechenden Tiere herausgesucht, die wir jetzt auslegen. Erneut wird die Geschichte unter BLS vorgelesen, während die Patientin die Bilder ansieht.

Eine Woche später berichtete sie, die Sitzung mit den Bildern und der Geschichte habe die Angst nochmals verringert, und zwar deutlich stärker als die Sitzung mit der Geschichte alleine.

Fotos als Quelle von Ressourcen

Ein häufiges Problem bei chronisch komplex traumatisierten Patienten und besonders bei DIS-Patientinnen ist ein Mangel an Ressourcen. Oft gibt es auch Schwierigkeiten, mit Ressourcen in Kontakt zu treten bzw. den Kontakt zu ihnen zu halten. Um dies zu erleichtern, bin ich dazu übergegangen, mit Fotos von Tieren oder Landschaften zu arbeiten. Wichtig dabei ist: Es dürfen keine Anzeichen menschlicher Präsenz auf den Bildern zu sehen sein – weder Menschen noch Gegenstände, wie zum Beispiel Straßen, Gebäude oder auch ein Boot auf einem See. Wir dürfen nicht vergessen, dass unsere Patientinnen fast ausschließlich von Menschen traumatisiert worden sind und dass dadurch die Wahrnehmung von Menschen äußerst negativ geprägt ist. Menschen sind für sie gefährlich.

Für diese Arbeit benutze ich einen Tablet-PC, auf dem eine ganze Kollektion an Bildern von Tieren und Landschaften gespeichert ist. Das Tablet lege ich der Patientin vor, damit sie Bilder aussuchen kann. Anschließend wird mit dem gewählten Bild gearbeitet (siehe die nachfolgende Übung). Die Bilder sende ich per Mail an die Patientin, die sie wiederum auf ihrem Computer oder idealerweise auf ihrem Smartphone hochladen kann. So kann sie sie fast immer dabeihaben, in belastenden Situationen sofort abrufen und die eingewebte Ressource aktivieren.

ÜBUNG

Erklären Sie der Patientin, dass Sie in dieser Übung ein gutes und unterstützendes Bild suchen wollen, das ihr hilft, mit einer bestimmten vergangenen, aktuellen oder zukünftigen Situation besser umzugehen. Betonen Sie, dass das Bild eindeutig positive Gefühle auslösen soll. Es darf keine Angst, Unruhe oder sonstiges Unwohlsein auslösen. Erklären Sie, dass es nicht darum geht, ob ihr das Foto gefällt, sondern ausschließlich darum, dass es in ihr positive und hilfreiche Gefühle weckt. Informieren Sie die Patientin darüber, dass sie ihre Aufmerksamkeit zwischen Bild und gutem Gefühl bzw. Körpergefühl hin und her pendeln lassen soll. Und dass dabei die langsame taktile bilaterale Stimulation verwendet wird.

Stellen Sie sicher, dass sich Anteile, die zu instabil sind oder sich von der Übung zurückziehen möchten, an ihren sicheren Ort begeben.

Lassen Sie die Patientin auf dem Tablet das Bild auszusuchen, das sie am ehesten anspricht und eindeutig positive Gefühle auslöst. Und lassen Sie sich dieses Bild zeigen. Vergewissern Sie sich, dass die Gefühle eindeutig positiv sind. Lassen Sie die Patientin dann beim Betrachten des Bildes langsame, abwechselnde Berührungen machen (Schmetterlingsumarmungen) und fragen Sie sie, ob sich ihre Wahrnehmung des Bildes verändert. Möglicherweise kommt dabei ein gutes (Körper-)Gefühl auf. Nach fünf bis acht Sets lassen Sie die Patientin eine Pause machen und fragen sie, welche positiven Gefühle und/oder positiven Körperwahrnehmungen in ihr aufgekommen sind.

Falls die Körperwahrnehmung eindeutig positiv ist, machen Sie weiter mit Abschnitt 1. Falls die Körperwahrnehmung nicht eindeutig positiv ist oder sich keine einstellt, gehen Sie zu Abschnitt 2 und fokussieren weiter die Aufmerksamkeit auf das Bild.

Abschnitt 1 (positive Körperwahrnehmung vorhanden)

Fokussieren Sie auf die gute Körperwahrnehmung und veranlassen Sie die Patientin erneut, fünf bis acht Sets Schmetterlingsumarmungen zu machen. Kommt es zu einer Intensivierung oder Ausdehnung der positiven Empfindungen im Körper, führen Sie erneut die langsame bilaterale Stimulation durch, so lange, bis keine Steigerung oder Verbesserung mehr eintritt. Danach gehen Sie auf das Bild zurück.

Falls die Wahrnehmung des Bildes sich intensiviert hat, Details eine besonders positive Bedeutung bekommen haben oder das Bild mit einer positiven Idee, einem Wort oder einer Ressource assoziiert wird, machen Sie weiter mit der Stimulation.

Solange eine Intensivierung der positiven Wahrnehmungen (Körperempfinden, Wahrnehmung des Bildes oder beides zusammen) auftritt, erneuern Sie die langsame bilaterale Stimulation, so lange, bis keine Steigerung oder Verbesserung mehr eintritt. Danach gehen Sie zu Abschnitt 3.

Abschnitt 2 (keine Körperwahrnehmung vorhanden bzw. keine eindeutig positive)

Die Patientin soll das Bild noch einmal betrachten; wiederholen Sie die Stimulation.

Taucht doch noch ein positives Körperempfinden auf, machen Sie weiter mit Abschnitt 1. Wenn sich keine eindeutig positive Körperreaktion einstellt, fragen Sie nach einer Veränderung oder Intensivierung der Wahrnehmung des Bildes.

Falls die Wahrnehmung des Bildes sich intensiviert hat, Details eine besonders positive Bedeutung bekommen haben oder das Bild mit einer positiven Idee, einem Wort oder einer Ressource assoziiert wird, machen Sie weiter mit der Stimulation. Nach fünf bis acht Sets lassen Sie die Patientin eine Pause machen.

Falls jetzt noch ein positives Körperempfinden aufgetaucht ist, gehen Sie zu Abschnitt 1. Wenn sich weiterhin keine eindeutig positive Körperreaktion einstellt, fokussieren Sie erneut auf das Bild. Solange eine Intensivierung der positiven Wahrnehmungen auftritt, erneuern Sie die langsame bilaterale Stimulation, bis keine Steigerung oder Verbesserung mehr eintritt. Danach gehen Sie zu Abschnitt 3.

Abschnitt 3 (Abschluss)

Schicken Sie der Patientin das Bild per E-Mail und weisen Sie sie darauf hin, dass sie es auf Ihrem Computer oder Smartphone hochladen kann. Jedes Mal, wenn sie den Eindruck hat, sie könne diese Fähigkeit, Kompetenz oder Ressource anwenden bzw. brauchen, kann sie sich das Bild ansehen und an die Ressource denken. Vergessen Sie nicht, auf das Bildrecht des Fotografen aufmerksam zu machen, und betonen Sie, dass die Patientin die Bilder nur persönlich nutzen und nicht an Dritte weiterleiten darf.

Fallbeispiel: Mit Fotos arbeiten[2]

Eine DIS-Patientin leidet unter sehr starken Schuldgefühlen, die depressiv verarbeitet werden und zur Verringerung des Selbstwertgefühls führen. Bei der Exploration wird deutlich, dass diese Schuldgefühle sich bei einem EP im Zusammenhang mit einem Trauma entwickelt haben. Dieser Anteil hat starke Selbstverletzungsimpulse und ist latent suizidal.

Zur Stabilisierung wird wie oben beschrieben vorgegangen. Die Patientin sucht sich zunächst das Bild eines Gebirgssees *(Bild 1),* der noch zum Teil gefroren ist, aus. Nach den ersten bilateralen Stimulationen fällt ihr deutlicher auf, dass das Wasser sehr klar und wahrscheinlich auch sehr kalt ist. Bei den nächsten bilateralen Stimulationen kommt sie auf die Idee, das Wasser aus dem See zu trinken. Beim nächsten Set kommt ein positives, kühles und klares Körpergefühl im Bauch auf, das im folgenden Set noch eine weitere Verstärkung erfährt. Am Ende des Vorgehens entsteht ein gutes, reines Körpergefühl, so, als habe sich die Patientin mit dem Wasser des Sees von ihrer Schuld reingewaschen. In den darauffolgenden Tagen berichtet die Patientin, dass der Selbstverletzungsdruck, die Verzweiflung und die Perspektivlosigkeit deutlich abgenommen haben.

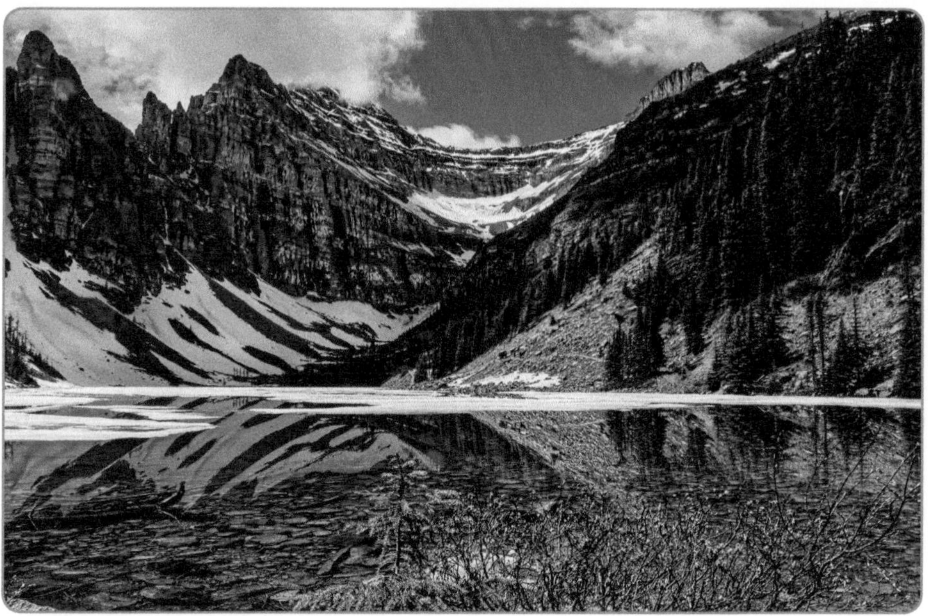

2 Die farbigen Versionen der Fotos finden Sie auf ↗ http://www.junfermann.de

In der darauffolgenden Stunde meldet sich ein sehr schuldbeladener, bisher unbekannter Anteil in der Therapie und möchte mit den schönen Bildern weiterarbeiten. Er entscheidet sich für ein Bild mit einem Eichhörnchen *(Bild 2).*

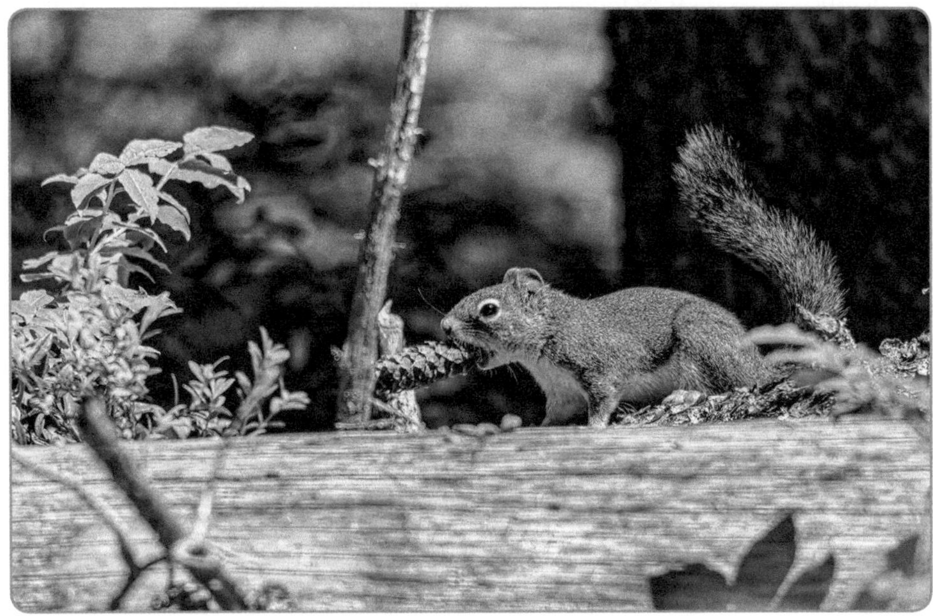

Nach der zweiten Stunde bekomme ich per E-Mail folgende Rückmeldung aus dem System:

Protokoll einer inneren Konferenz von Frau R.:
Die Schlechte *(schuldbeladener EP*[3]*)*: „Ich muss weinen, wenn ich die Tiere sehe, ich weiß auch nicht, warum. Sind aber keine schlimmen Tränen. Die Berge sind schön. Man kann sich mit den Bildern beruhigen. Einfach anschauen, bis die schlimmen Gefühle weniger werden. Es ist wie eine Gute-Nacht-Geschichte. Ich bin dann weniger schlecht."

Manuela *(ANP)*: „Ich schaue mir manchmal die Bergbilder an, um mir zu sagen, dass die Wanderung vorangeht. Dass Sie da sind und wissen, wie es über den Berg geht. Das macht mir Hoffnung. Den Kindern zeige ich auch manchmal die Bilder. Die freuen sich dann."

Kurt (aggressiver, männlicher und bisher wenig kooperativer EP): „Die Bilder sind von Ihnen. Sie sind bis jetzt nett zu mir. Wenn ich die Bilder anschaue, kann man sich an

3 Die kursiven Angaben in den Klammern sind jeweils Anmerkungen des Therapeuten.

ihnen festschauen. Dann ist man mit den Augen in einer schönen Welt. So, als wären die Augen nicht in der schlimmen Welt, und dann kann der Rest innen drin langsam nachkommen. Wie mit einem Rettungsanker, der in eine Gruselwelt geworfen wird. Die Gruselwelt ist dann nicht weg, aber die andere Welt ist auch da. Wenn die Bilder angeschaut werden, kann ich mich besser an die Zeit bei Ihnen erinnern, und es wird nicht unwirklich. Menschen quälen andere Menschen absichtlich. Sie sind grausam. Weil sie wollen, dass die anderen kaputt gemacht werden. Tiere tun das nicht und die Landschaft tut das auch nicht. Die Tiere trösten. Der schöne See tröstet. Ich weiß nicht warum."

Manuela: „Kurt hat bereits etwas dazu geschrieben. Es beruhigt ihn irgendwie, die Bilder anzusehen. Ich denke, er verbindet sie auch mit Ihrer Praxis. Das macht auch Sie realer und GIBT HALT! Die Überflutung wird weniger, wie K. es schon geschrieben hat."

Viele Grüße, die Schlechte, Manuela und Kurt.

16.3 Arbeit am Trauma mit dem modifizierten EMDR-Ablaufschema

Die Trauma-Aufarbeitung kann im engeren Sinn mit dem EMDR-Ablaufschema erst dann beginnen, wenn ...

- mit den oben beschriebenen unterschiedlichen Möglichkeiten ausreichend Ressourcen aktiviert werden konnten, um sowohl zukünftige Belastungen als auch aktuelle Probleme zu entschärfen,
- wir im Rahmen der Vorbereitung sowohl über eine innere Landkarte als auch über eine Traumalandkarte verfügen,
- die innere Kommunikation im System ausreichend gut funktioniert, um den Alltag zu bewältigen und zum Beispiel mithilfe der inneren Konferenz spezifische Lösungen im System zu finden.

Bei der Arbeit mit EMDR nutzen wir das umgedrehte Standardprotokoll (siehe Kapitel 5). Bevor wir in die Vergangenheit gehen, ist es von großer Bedeutung, dass wir die Stabilität der Patientin ausführlich mittels Alltagstest, Sicherer-Ort-Test, Stimulationstest und Anamnesetest geprüft haben. Am besten fangen wir mit Traumatisierungen an, für die auf der Traumalandkarte eine geringere Belastung angegeben wird. Dabei dürfen wir nicht vergessen, dass die geringere Belastung auch durch eine dissoziative Barriere entstehen kann. Es ist daher ratsam, eine Doppelstunde einzuplanen, um ausreichend Zeit für eventuell erforderliche Stabilisierungsarbeit zu haben.

Wir müssen als Therapeut darauf vorbereitet sein, dass Affektbrücken auftreten können, die wir dann unterbrechen und wieder auf das ursprüngliche Ereignis zurückfokussieren. Dies besprechen wir unbedingt vorher mit der Patientin, genauso wie das Stoppzeichen, das unbedingt zu respektieren ist.

Wir versuchen, bei einem einzigen Ereignis zu bleiben und begrenzen auch die Anzahl der Anteile, die mitarbeiten. Es muss sichergestellt werden, dass Anteile, die zu instabil sind oder sich von der Trauma-Aufarbeitung zurückziehen möchten, ausreichend Zeit haben, sich an ihren sicheren Ort zu begeben. Wir müssen auch sicherstellen, dass sich neben dem emotionalen Anteil, der Träger der Erinnerung ist, ein ressourcenreicher Alltagsanteil an der Aufarbeitung beteiligen kann.

Nachdem wir zunächst ein Ereignis mit einer möglichst geringen Belastung ausgewählt haben, weichen wir von dem EMDR-Ablaufschema ab, indem wir zunächst wesentlich kürzere Sets machen (ca. fünf bis maximal zehn bilaterale Stimulationen, siehe Gonzales et al. 2012) und die Augenbewegung auch sehr schnell durchführen, um Affektbrücken zu vermeiden und sozusagen erst einmal das Gelände zu erkunden. Wir nutzen häufig das kognitive Einweben (siehe Kapitel 7, „Bewährte Techniken im EMDR“), um die Kanallänge und damit auch die Dauer und die Intensität eines eventuell emotional intensiven Prozessierens zu mildern.

Kommt es zur einer Affektbrücke, müssen wir entscheiden, ob wir zurück zum Ausgangspunkt gehen oder weiter prozessieren. Diese Entscheidung ist manchmal sehr schwierig zu treffen; wir müssen in relativ kurzer Zeit einschätzen, ob die Patientin in der Lage ist, bei dieser zweiten Erinnerung im Toleranzfenster zu bleiben. Kommen wir zu dem Schluss, dass die Patientin dazu nicht in der Lage ist oder wir aufgrund der Informationen, die wir aus der Traumalandkarte erhalten haben, befürchten müssen, dass es eine weitere Affektbrücke von der zweiten zu einer dritten Erinnerung gibt, gehen wir zum Ausgangspunkt zurück. Das tun wir auch dann, wenn wir die Gefahr der Selbstschädigung bei der Bearbeitung der zweiten Erinnerung als hoch einschätzen, die Zeit bis zum Ende der Sitzung nicht reicht oder die Patientin zu erschöpft ist. Dann allerdings kann die Affektbrücke erneut auftauchen, was uns zwingt, das Prozessieren zu stoppen. Das können wir tun, indem wir entweder den sicheren Ort oder die Lichtstrahltechnik anwenden oder eine Ressource, die wir vorher aktiviert hatten, als Notbremse nutzen.

Sollten wir aber zu dem Schluss kommen, dass die Patientin in der Lage ist, die zweite Erinnerung zu verarbeiten, machen wir mit dem Prozessieren weiter. Wenn die zweite Erinnerung durchprozessiert ist, gehen wir wieder auf die erste Erinnerung zurück.

Ein anderes Problem, das auftreten kann: Es könnte zu einem Wechsel bzw. einem Switch kommen. Auch hier müssen wir in kurzer Zeit entscheiden, ob dieser Wechsel Anzeichen der Überlastung ist (sehr häufig) oder ob der neue Teil, der aufgetaucht ist, Träger von anderen Fragmenten der Erinnerungen ist (eher selten). Ist der Wechsel als Zeichen der Überlastung zu bewerten, müssen wir stoppen, diesen Anteil orientieren bzw. reorientieren und mittels Sicherer-Ort-Technik oder Ressourcenaktivierung stabilisieren.

Schließlich können auch dissoziative Barrieren – z.B. dass der Körper nicht mehr gespürt wird oder die Emotionen plötzlich weg sind – auftreten. Dabei müssen wir immer bedenken, dass Dissoziation auch Schutz ist. Dementsprechend müssen wir das Prozessieren unterbrechen und klären, ob es andere Schutzmöglichkeiten gibt, wie den sicheren Ort, die Tresorübung oder die Aktivierung einer Ressource, bevor wir weitermachen. Wenn solche alternativen Schutzmöglichkeiten bestehen und aktiviert worden sind, können wir versuchen, die dissoziative Barriere zu überwinden, indem wir längere Sets machen, mit den Augenbewegungen in die Diagonale gehen oder mit wechselnden Geschwindigkeiten stimulieren. Dies tun wir in der Regel erst nach einigen erfolgreich verlaufenen EMDR-Sitzungen. Bestehen diese alternativen Schutzmöglichkeiten aber nicht, gehen wir zurück zum Ausgangsereignis oder beenden die Sitzung wie oben beschrieben mithilfe von Stabilisierungsübungen oder Ressourcenaktivierung.

In der Regel reicht eine Doppelstunde nicht aus, um eine Erinnerung durchzuprozessieren. Die die Erinnerung kann also nicht vollständig bearbeitet werden. Auch bei dem nicht kompletten Abschluss (Teilbearbeitung) greifen wir auf bekannte Übungen zurück oder gehen zu einer Ressourcenaktivierung über. Eine Verringerung des Grades der Belastung von 10 auf 7 oder 8 ist vor allem am Anfang die Regel. Sollte es der Patientin in der Zeit zwischen zwei EMDR-Sitzungen schlechter gehen bzw. es Hinweise auf drohende Destabilisierung geben, arbeiten wir in der nächsten Stunde stabilisierend und entscheiden dann, ob wir die Aufarbeitung fortführen oder nicht. Bei einer Fortführung bleiben wir so lange an dieser Erinnerung dran, bis wir einen SUD von null oder nahe null erreichen. Dies ist in der Regel erst nach einigen EMDR-Sitzungen zu der gleichen Erinnerung möglich.

Auch bei der Verankerung weichen wir vom EMDR-Ablaufschema ab, indem wir nur ein kurzes Set von fünf bis sieben langsamen Stimulationen vornehmen. Da wir bei Patientinnen mit dissoziativer Identitätsstörung nicht nur davon ausgehen müssen, dass sie häufiger Affektbrücken bauen, sondern auch, dass es häufiger Brücken zu anderen Erinnerung über Körpersensationen gibt, machen wir keinen Körpertest, sondern stellen die ganz allgemeine Frage, wie es der Patientin geht. Anschließend erinnern wir wie üblich an das Führen eines Tagebuches und ermutigen die Patientin besonders, die Distanzierungstechniken einzuüben, weil dies häufig vergessen wird.

Fallbeispiel:

Bei einer 35-jährigen DIS-Patientin, die häufig missbraucht worden ist, wird folgende Erinnerung durchgearbeitet: Die Patientin kann sich daran erinnern, dass sie im Grundschulalter nachts im Halbschlaf in ihrem Bett lag, als die Tür aufging. Diese Erinnerung hindert sie heute noch daran einzuschlafen und ist mit sehr viel Stress und Angst verbunden. Wir arbeiten mit einem ressourcenstarken Erwachsenenanteil sowie mit einem kindlichen, emotionalen Anteil.

Nachdem wir dies ausreichend vorbereitet und einige Anteile sich vor der Verarbeitung an einen sicheren Ort zurückgezogen haben, wird das Ablaufschema wie folgt angewendet:

Bild:	Die Tür des Kinderzimmers geht auf, eine nur als Schatten wahrnehmbare menschliche Gestalt steht in der Tür.
Negative Kognition:	„Ich bin absolut ausgeliefert."
Positive Kognition:	„Ich kann lernen, dass ich handlungsfähig bin."
VoC:	2
Emotion:	massive Angst, Ohnmachtsgefühle und Ekel
SUD:	10
Körperwahrnehmung:	Herzklopfen und Lähmung in den Armen und Beinen

Nach einigen kurzen und schnellen Sets wird deutlich, dass die Patientin im Toleranzfenster bleiben kann und dass keine Überflutung droht, sodass die Sets verlängert werden können. Nach einigen weiteren Sets wird deutlich, dass die unklare Gestalt der Vater ist. Dies löst sehr heftige Emotionen aus, sodass zu befürchten ist, dass es zu einer Überflutung kommt. Dementsprechend gehen wir zum Ausgangspunkt zurück.

Im weiteren Verlauf der Sitzung stellt sich sehr schnell heraus, dass wir wieder bei der gleichen Situation ankommen. Es wird dementsprechend versucht, durch kognitives Einweben Ressourcen zu aktivieren mit der Frage: „Wie lange ist es her?" Antwort: „23 Jahre ungefähr." Dabei teilt der erwachsene Anteil dem kindlichen Anteil mit, dass er in Sicherheit ist und dass es vorbei ist.

Es kommt zu einer gewissen Entspannung, sodass wir mit den Augenbewegungen fortgefahren können. Im nächsten Set kann der Kind-EP mit einem Gefühl der Sicherheit in Kontakt kommen, indem er sich an die Übung des sicheren Ortes erinnert. Es kommt zu einer weiteren Entspannung.

Mittlerweile zeigt die Patientin Zeichen der Erschöpfung und wir schließen die Sitzung mit der Durchführung der Tresorübung für den erwachsenen ANP ab und führen zur Sicherheit noch mal die Übung des Sicheren Ortes mit dem kindlichen EP durch.

In der nächsten Stunde berichtet die Patientin, dass sie etwas besser geschlafen und die Belastung im Alltag etwas abgenommen habe (ca. um 30 %). Da die Patientin stabil geblieben ist, arbeiten wir wieder an dieser Erinnerung und beginnen mit Phase 3.

Fazit

Der Einsatz von EMDR kann bei DIS-Patientinnen sehr hilfreich und lohnend sein, wenn man die Methode vorsichtig, wohlüberlegt und vor allem nicht zu früh in der Behandlung anwendet. Bei allen eingesetzten EMDR-Techniken dürfen wir nicht vergessen, dass die therapeutische Beziehung von essenzieller Bedeutung ist.

Vergleichen wir die EMDR-Behandlung der DIS mit einer Bergtour über einen Gletscher: In diesem Bild ist der Therapeut der Bergführer, der die Patientin auf dem Weg begleitet. Die Affektbrücken sind gefährliche Gletscherspalten, die Ressourcen der Patientin Pickel und Steigeisen, die vor dem Abrutschen schützen, und die therapeutische Beziehung ist das sichere Seil, das einen Absturz verhindert. Bei dem Gang über den Gletscher muss der Bergführer langsam vorangehen, um eventuelle Spalten rechtzeitig zu sehen und einer Erschöpfung in der dünnen Höhenluft vorzubeugen. Und er muss immer bereit sein umzukehren, wenn sich die Rahmenbedingungen verändern oder die geführte Person überfordert ist. Wie dieser fürsorgliche und behutsame Bergführer müssen auch wir bei dieser Klientel EMDR in einem langsamen, wohlüberlegten und wohldosierten Vorgehen anwenden.

Literatur

Hofmann, A. (2004): EMDR bei schweren dissoziativen Störungen. In: Reddemann, L.; Hofmann, A. & Gast, U. (2004): *Psychotherapie der dissoziativen Störungen: Krankheitsmodelle und Therapiepraxis – störungsspezifisch und schulenübergreifend.* Stuttgart: Thieme.

Hofmann, A. (Hrsg.) (2014): *EMDR – Therapie psychotraumatischer Belastungssyndrome.* 5. vollständig überarbeitete u. erweiterte Auflage. Stuttgart: Thieme.

Hofmann, A.; Rost, C.; Hummel, H. & Ebner, F. (2014): EMDR in der Behandlung komplex Traumatisierter. In: Hofmann, A. (Hrsg.): *EMDR – Praxishandbuch zur Behandlung traumatisierter Menschen.* 5. vollständig überarbeitete u. erweiterte Auflage. Stuttgart: Thieme.

Huber, M.(2003): *Wege der Traumabehandlung – Trauma und Traumabehandlung, Teil 2.* Paderborn: Junfermann.

Janet, P. (1904): L'amnésie et la dissociation des souvenirs par l'émotion. In: Alcan, F. (Hrsg.): *L'année psychologique,* Vol. 6, S. 417–453.

Gonzales, A.; Mosquera, D. & Fisher, J. (2012): Trauma Processing in Structural Dissociation. In: Gonzales, A. & Mosquera, D. (Hrsg.), *EMDR and Dissociation: The Progressive Approach.* CreateSpace.

Reddemann, L. (2007): *Imagination als heilsame Kraft. Zur Behandlung von Traumafolgen mit ressourcenorientierten Verfahren.* Stuttgart: Klett-Cotta.

Reddemann, L. (2004): Psychodynamisch imaginative Traumatherapie bei dissoziativer Identitässtörung und DDNOS. In: Reddemann, L.; Hofmann, A. & Gast, U. (2004): *Psychotherapie der dissoziativen Störungen: Krankheitsmodelle und Therapiepraxis – störungsspezifisch und schulenübergreifend.* Stuttgart: Thieme.

Ross, C. A. (1991): Epidemiology of Multiple Personality Disorder and Dissociation. *The Psychiatric Clinics of North America,* Vol. 14 (3), S. 503–517.

Rost, C. (2014): Position of Power. In: Rost, C. (Hrsg.): *Ressourcenarbeit mit EMDR: Vom Überleben zum Leben. Bewährte Techniken im Überblick.* 3. erweiterte Auflage. Paderborn: Junfermann.

Sar, V.; Akyüz G. & Dogan, O. (2007): Prevalence of Dissociative Disorders among Women in the General Population. *Psychiatry Research* 149 (1–3), S. 169–176.

Shapiro, F. (1998, 2012): *EMDR Grundlagen und Praxis. Handbuch zur Behandlung traumatisierter Menschen.* Paderborn: Junfermann.

Vanderlinden, J.; Van Dyck, R.; Vandereycken, W. & Vertommen, H. (1991). Dissociative Experiences in the General Population of Belgium and the Netherlands: a Study with the Dissociative Questionaire (DIS-Q). *Dissociation,* 4 (4), S. 180–184

Watkins, J. G. & Watkins, H. H. (2003): *Ego-States – Theorie und Therapie. Ein Handbuch.* Heidelberg: Carl-Auer-Systeme.

Teil III

Die Integration von EMDR in andere Methoden / Settings

17. Integration von EMDR in tiefenpsychologisch fundierte Psychotherapie

Heike Gerhardt

17.1 Einleitung

Im vorliegenden Beitrag sollen anhand einer Fallvignette die Schritte der Diagnostik bei traumamodifizierter psychodynamischer Behandlung dargelegt werden. Neurobiologische Aspekte traumatischen Erlebens werden im Wechselspiel mit möglichen ich-strukturellen Störungsanteilen und der Konfliktpathologie untersucht. Sachsse (2013) hebt diesen Aspekt hervor, wenn er einerseits auf die von Özkan et al. (2012) festgestellten neurobiologischen und genetischen Determinanten von Trauma hinweist und andererseits die Bewältigung eines Traumas von familien- und psychodynamischen Faktoren abhängig macht. Wie die Fallvignette zeigen wird, kommen psychodynamische Aspekte der Verarbeitung eines Traumas wie auch neurobiologische Aspekte hier in einer EMDR-Sitzung zum Vorschein. Die erste durchgeführte EMDR-Sitzung wird komplett dargestellt und der Behandlungsverlauf zusammengefasst.

Nach der neuen Psychotherapie-Richtlinie (gültig seit dem 3. Januar 2015) kann EMDR erstmals bei Erwachsenen mit der Diagnose einer Posttraumatischen Belastungsstörung angewendet und in tiefenpsychologisch fundierte Psychotherapie integriert werden[4].

17.2 Hintergrund

Die tiefenpsychologisch fundierte Psychotherapie stellt eines der beiden anerkannten psychoanalytisch begründeten Verfahren dar, welches in der Richtlinie des Gemeinsamen Bundesausschusses über die Durchführung der Psychotherapie definiert ist. In der therapeutischen Wirksamkeit sind die psychoanalytisch begründeten Verfahren und die Verhaltenstherapie belegt. Erstere werden durchgeführt in Form der tiefenpsychologischen und der analytischen Psychotherapie. Im Zentrum

---

4 Näheres siehe unter ↗ https://www.g-ba.de

des Verständnisses der tiefenpsychologischen Psychotherapie steht „die unbewusste Psychodynamik aktuell wirksamer neurotischer Konflikte und struktureller Störungen unter Beachtung von Übertragung, Gegenübertragung und Widerstand" (§ 14a). Regression wird hier begrenzt (§ 14a)[5]. Betrachtet man die Indikationen zur Anwendung von Psychotherapie, so sind diese in der Psychotherapierichtlinie aufgeführt und umfassen unter anderem Reaktionen auf schwere Belastungen und Anpassungsstörungen. Die Posttraumatische Belastungsstörung stellt eine dieser möglichen Reaktionen auf schwere Belastungen dar.

Und hier findet sich die Schnittstelle zur EMDR-Methode. Vergleichbar einem „Werkzeug" kann Letztere nämlich vom Behandler (einem approbierten Psychotherapeuten mit fachlicher Befähigung zum EMDR) unter Beachtung der Indikation und Kontraindikation evidenzbasiert bei der Posttraumatischen Belastungsstörung angewendet werden. Zur Integration des EMDR in die tiefenpsychologisch fundierte Psychotherapie ist die psychodynamische Diagnostik mit Unterscheidung von drei Störungsebenen notwendig:

1. die ich-strukturelle Ebene
2. die Ebene des Konfliktes
3. die Ebene des Traumas

An dieser Stelle sei auf die entsprechenden Ausführungen zur psychodynamischen Diagnostik bei Kruse & Wöller (2010) sowie Rudolf (2006) hingewiesen.

17.3 Diagnostik bei traumamodifizierter psychodynamischer Behandlung

Der Faber / Haarstrick-Kommentar zur Psychotherapie-Richtlinie von Rüger et al. weist im Kontext der Diagnostik bei der Behandlung von Traumafolgestörungen darauf hin, dass traumamodifizierte psychodynamische Behandlung (hier Integration von EMDR) „immer auf die gegenwärtigen Traumafolgestörungen ausgerichtet sein muss" (2015, S. 33).

Gefordert wird nach Faber / Haarstrick die Berücksichtigung der folgenden Punkte (Rüger et al. 2015, S. 33):

1. „eine valide Diagnostik der traumaspezifischen Symptomatik bzw. der speziellen Traumafolgestörungen und die Beschreibung ihrer Auswirkungen auf den Lebensalltag;

5 Siehe ↗ http://www.awmf.org/leitlinien

2. eine valide Diagnostik der Akuttraumatisierung und ihrer psychischen, somatischen und sozialen Auswirkungen (Traumaereignis);
3. einen Behandlungsplan, der auf die aktuelle Psychodynamik / Verhaltensanalyse des Krankheitsgeschehens ausgerichtet ist, nicht aber auf die Bearbeitung einer biografisch vermuteten Belastung;
4. eine plausible Beschreibung traumaspezifischer Vorgehensweisen und ihrer Einbettung in eine psychodynamische / verhaltenstherapeutische Behandlungsplanung;
5. eine Behandlungsplanung, die den Zeitrahmen der Richtlinien-Kontingente beachtet;
6. eine Behandlungsplanung, die mögliche Nebenwirkungen (z. B. das Risiko, dass der Opferstatus des Patienten verfestigt wird oder dass anstatt einer therapeutischen Arbeitsbeziehung eine kämpferische Identifikation mit den Anliegen des Patienten erfolgt) rechtzeitig erkennt und berücksichtigt;
7. eine Verlaufsbeschreibung, welche die Chancen und Risiken des gewählten Vorgehens kritisch diskutiert."

17.4 Fallvignette zur Darstellung der Integration von EMDR in tiefenpsychologisch fundierte Psychotherapie

In der folgenden Fallvignette soll im ersten Schritt die Diagnostik bei traumamodifizierter psychodynamischer Psychotherapie dargestellt werden. Es handelt sich um eine in 25 Stunden erfolgreich abgeschlossene tiefenpsychologisch fundierte Psychotherapie bei einer im Rahmen eines Arbeitsunfalles symptomatisch gewordenen Patientin. Der Unfall ereignete sich vier Monate vor der Erstvorstellung.

17.4.1 *Das traumatische Ereignis*

Die Patientin (56 Jahre, von Beruf Verwaltungswirtin im gehobenen Dienst, verheiratet mit einem Physiker, 61 Jahre, ein erwachsener Sohn) berichtet, sie sei auf dem Weg zu ihrer Dienststelle mit ihrem Auto aufgrund einer Panne auf der Autobahn am Seitenstreifen stehen geblieben. Zehn Minuten später geriet ein von hinten kommender Lkw auf den Seitenstreifen, da der Fahrer vermutlich abgelenkt war. Sie wurde dabei in ihrem Auto sitzend zwischen Lkw und Leitplanke eingequetscht. Sie kommentiert: „Von dem Auto ist nichts mehr übrig." An der Unfallstelle wurde sie notärztlich und in der Klinik stationär versorgt. Von Sonntagnachmittag vor dem Unfall bis zum Folgetag könne sie sich an nichts mehr erinnern. Es wurde eine

Gehirnerschütterung festgestellt (Commotio cerebri), sowie eine HWS-Distorsion und Frakturen der Prozessi transversi LWK 1 und 2 rechts. Erst später sei eine Sprunggelenksfraktur links diagnostiziert und zunächst konservativ behandelt worden. Aufgrund einer Pseudarthrosenbildung wurde sie acht Wochen vor dem Erstinterview erneut operiert. In den ersten ein bis zwei Wochen nach dem Unfall habe sie „fast nur im Bett gelegen", auch nach Entlassung aus dem Krankenhaus sei sie noch geraume Zeit immobil gewesen. Seit einem Monat ist sie wieder teilzeitig als Verwaltungsbeamtin tätig.

17.4.2 *Geschilderte Symptomatik im Erstinterview*

Abhängig davon, wie sehr sie sich an der Arbeitsstelle überfordert fühle, leide sie unter niedergedrückter Stimmung; sie ermüde nach längerer Anstrengung und dies mache ihr zu schaffen. Auch sei sie reizbar, neige leicht zum Weinen, und insbesondere dann, wenn sie auf den Unfall angesprochen werde oder selber darüber spreche. Immer wieder tauchen belastende Bilder vom Unfall auf, insbesondere die Szene, wie sie im Krankenhaus hilflos erwacht und „nichts versteht". Die Pseudarthrose und erneute Operation des Sprunggelenkes haben sie zusätzlich wieder „zurückgeworfen". Besonders belastet sie, dass sie im Straßenverkehr enorm schreckhaft reagiert, besonders wenn sie als Fußgänger Geräusche eines herannahenden Autos oder Fahrrads hinter sich bemerkt. Beim Autofahren würden die Symptome der Schreckhaftigkeit seltener auftreten; sie empfindet dann „eine trügerische Sicherheit". Erschrecken würde sie ausschließlich das Phänomen von Geräuschen, verbunden mit dem visuellen Eindruck im Gesichtsfeld. Eine erhebliche innere Anspannung und Ängste erlebt sie auf der Autobahn bei überholenden Lastwagen, hat dann das Gefühl, „es wird eng auf dem rechten Fahrstreifen". Die Bilder von dem völlig zerquetschten Auto gehen ihr nicht aus dem Sinn.

17.4.3 *Biografische Anamnese*

Als jüngste von vier Geschwistern (nächstältester Bruder plus 8 Jahre, insgesamt drei Brüder) wuchs die Patientin als „Nesthäkchen" in einem als „sehr tolerant" beschriebenen Familienklima auf. In der Familie und besonders unter den Geschwistern habe es einen starken Zusammenhalt gegeben. Gefühle wurden aber wenig offen ausgedrückt, eher „durch Gesten und Verhalten". Dies sei bis heute typisch für ihre Brüder und leider habe sie keine Schwester. Ihre Mutter sei warmherzig und auch der Vater offen tolerant gewesen. „Wir haben viel unter den Geschwistern geregelt."

Als Jüngste habe sie viele Freiheiten gehabt, aber sie sei „nie für voll genommen worden". Sie habe verinnerlicht, dass „die eigene Stimme nicht so viel zähl". Sie hatte eine enge Beziehung zum Vater gehabt, der an einem zuvor nicht bekannten und plötzlich rupturierten Hirnaneurysma verstarb, als die Patientin zwölf Jahre alt war. Die Trauer hätten alle in der Familie „still für sich getragen"; es wurde nicht darüber gesprochen. In der Pubertät (nach dem Tod des Vaters) konnte sie sich nicht wirklich mit der Mutter auseinandersetzen und sei eher still gewesen. Sie sei immer eine sehr gute Schülerin gewesen und nach dem Abitur lernte sie bei gemeinsamen Freunden aus der Schulzeit ihren Mann kennen, den sie noch während ihres Studiums heiratete. Sie und ihr Ehemann, den sie als sehr verlässlich, tolerant und humorvoll beschreibt, seien beide sehr naturliebend und würden sich gut ergänzen.

17.4.4 *Diagnostik nach ICD-10 und Diagnostik auf neurosenpsychologischer Ebene*

Im ersten Schritt wird die diagnostische Einordnung der geschilderten Symptomatik nach ICD-10 durchgeführt, die zeigt, dass die Kriterien für das Vorliegen einer Posttraumatischen Belastungsstörung (F 43.1) erfüllt sind.

Diagnostik nach ICD-10

> **Kriterium A:** „Kurz oder lang andauerndes Ereignis oder Geschehen von außergewöhnlicher Bedrohung oder mit katastrophalem Ausmaß, das bei nahezu jedem tief greifende Verzweiflung auslösen würde" (Dilling et al. 2006, S. 165).

In der Auflistung möglicher Ereignisse außergewöhnlicher Bedrohung ist in der ICD-10 (Dilling et al. 1993, S. 169) explizit ein schwerer Unfall, wie ihn die Patientin erlebt hat, enthalten. Bei erlittener anterograder und retrograder Amnesie wird sie nach dem Aufwachen mit den Unfallfolgen sowie den Bildern des Unfallautos konfrontiert. Sie kommentiert: „Vom Auto ist nichts mehr übrig." Im Erstinterview bringt sie es vor, als würde sie sagen: „Von mir ist nichts mehr übrig", als Ausdruck der nachträglich wahrgenommenen Bedrohung. Die anterograde und retrograde Amnesie rufen ein Gefühl von Ohnmacht hervor.

Kriterium B: „Anhaltende Erinnerung oder Wiedererleben der Belastung durch aufdringliche Nachhallerinnerungen, lebendige Erinnerungen, sich wiederholende Träume oder durch innere Bedrängnis in Situationen, die der Belastung ähneln oder mit ihr in Zusammenhang stehen" (Dilling et al. 2006, S. 165).

Die eingeschränkte Erinnerungsfähigkeit der Patientin bei anterograder und retrograder Amnesie bedingt, dass die Belastung ganz wesentlich in Form „innerer Bedrängnis von Situationen, die der Belastung ähneln", auftritt. Die Teilnahme als Fußgängerin im Straßenverkehr wird hoch belastend für sie: „Ich bin enorm schreckhaft, wenn ich als Fußgängerin hinter mir Geräusche eines herannahenden Autos oder Fahrrads bemerke." Die Sicherheit im Auto erlebt sie „als trügerische Sicherheit". Dahinter ist dringend die ständige Antizipation einer „lauernden Gefahr" im Sinne des Wiedererlebens anzunehmen. Erhebliche innere Anspannung und Ängste tauchen bei überholenden Lastwagen auf der Autobahn auf; sie hat dann das Gefühl, „es wird eng auf dem rechten Fahrstreifen". Hochbelastend sind auch „Einschermanöver" auf der Autobahn und schnell vorbeifahrende Fahrzeuge. Das Phänomen von Geräuschen, verbunden „mit dem visuellen Eindruck im Gesichtsfeld", erschreckt sie sehr.

Kriterium C: „Umstände, die der Belastung ähneln oder mit ihr in Zusammenhang stehen, werden tatsächlich oder möglichst vermieden. Das Verhalten bestand nicht vor dem belastenden Ereignis" (Dilling et al. 2006, S. 165).

Vermeidung tritt nicht in der Beschwerdeschilderung im Erstinterview auf, ist aber in Form der Vermeidung von Autobahnfahrten initial vorhanden gewesen. Die Phase der Immobilität durch die körperlichen Verletzungen machte es der Patientin auch möglich, den „Gefahren" (Teilnahme am Straßenverkehr) zunächst zu entgehen. Sie „widersetzte" sich dann den Vermeidungsimpulsen und konfrontierte sich, anfangs als Beifahrerin mit ihrem Ehemann im Auto und dann fuhr sie ohne Begleitung.

Kriterium D: „D1 – Teilweise oder vollständige Unfähigkeit, einige wichtige Aspekte der Belastung zu erinnern" (Dilling et al. 2006, S. 165).

Wie hoch bei der Patientin der Anteil einer psychisch bedingten Amnesie bei neurologischerseits diagnostizierter Commotio cerebri ist, lässt sich letztlich nicht klären. Eine Hirnkontusion oder höhergradigere Schädigung wurde mit Bildgebung ausgeschlossen.

Kriterium D: „D2 – Anhaltende Symptome einer erhöhten psychischen Sensitivität und Erregung (nicht vorhanden vor der Belastung) mit zwei oder mehr der folgenden Merkmale:
a. Ein- und Durchschlafstörungen,
b. Reizbarkeit oder Wutausbrüche,
c. Konzentrationsschwierigkeiten
d. Hypervigilanz
e. erhöhte Schreckhaftigkeit“ (Dilling et al. 2006, S. 165).

Von der Patientin werden explizit Symptome erhöhter Reizbarkeit, Reizüberflutung, Konzentrationsstörungen, erhöhte Schreckhaftigkeit und Hypervigilanz, insbesondere beim Autofahren, beschrieben. Eine leichte depressive Verstimmung begleitet die Symptomatik der Kriterien B–D, ohne diagnostisch die Kriterien einer depressiven Episode zu erfüllen. Nach ICD-10 kann sie ein begleitendes Symptom bei einer Posttraumatischen Belastungsstörung sein.

Kriterium E: „Die Kriterien B, C und D treten innerhalb von sechs Monaten nach dem Belastungsereignis oder nach Ende einer Belastungsperiode auf“ (Dilling et al. 2006, S. 165).

Das Zeitkriterium ist ebenfalls erfüllt, mit dem Beginn der oben geschilderten Symptomatik nach etwa drei bis vier Wochen nach dem Unfallereignis. Zur Erstvorstellung bei der Therapeutin kam es etwa fünf Monate nach dem Unfall.

Neurosenpsychologische Diagnoseebene (Struktur, Konflikt, Trauma)

Die neurosenpsychologische Diagnostik ist von besonderer Bedeutung für die Behandlungsplanung. Bezüglich der traumaadaptierten psychodynamischen Psychotherapie, hier Integration von EMDR, gibt es Voraussetzungen, die notwendig sind zum traumakonfrontativen Vorgehen in der Behandlung und die sich nur aus der Diagnostik erschließen. Die Konfrontation mit EMDR setzt ausreichend gute ich-strukturelle Fähigkeiten voraus. Strukturniveau und Konfliktpathologie, die vor dem traumatischen Erlebnis bei der Patientin bestanden, bestimmen mit, wie sie das Trauma des Autounfalls verarbeiten kann. Die ich-strukturelle Ebene wird untersucht nach der OPD-2 (Operationalisierte Psychodynamische Diagnostik) mit den darin enthaltenen Aspekten: Fähigkeit zur …

- Selbstwahrnehmung,
- Objektwahrnehmung,
- Selbststeuerung,

- Beziehungsregulierung,
- Kommunikation nach innen,
- Kommunikation mit anderen
- Bindung an innere Objekte und zur Bindung an äußere Objekte (Arbeitskreis OPD, 2006).

Alle drei Ebenen, Struktur, Konflikt und Trauma, werden unterschieden und münden in die psychodynamische Hypothesenbildung ein.

17.4.5 Psychodynamische Diagnostik auf Ebene von Struktur, Konflikt und Trauma

Die Patientin weist auf allen Ebenen der Ich-Struktur ein gutes Strukturniveau auf, bis auf die mangelnde Integration aggressiver Gefühle und der Gefühle von Trauer. Auf Ebene der Selbststeuerung ist auffällig, dass tendenziell Gefühle von Ärger und Trauer weniger Ausdruck finden. Dieses partielle strukturelle Defizit zeigt sich im Umgang mit dem plötzlichen Tod des Vaters. Sie hätten „die Trauer alle in der Familie still für sich getragen und über diese nicht gesprochen". Als sie in der biografischen Anamneseerhebung darauf angesprochen wird, zeigt sich, dass die Patientin durchaus die Gefühle wahrnehmen und differenzieren kann, doch sind diese im Sinne der Selbststeuerung nicht gut integriert. Sichtbar wird die partielle strukturelle Schwäche nochmals in der Phase der Pubertät, wo „schwierige Gefühle" vermieden werden. „In der Pubertät habe ich mich nach dem Tod des Vaters nicht wirklich mit der Mutter auseinandersetzen können und bin eher still gewesen."

An dieser Stelle kommt es zu einem Wechselspiel von Trauma und partiell vorhandenem strukturellem Defizit auf der Ebene der Selbststeuerung. Die traumatisch bedingten vegetativen Symptome von Hyperarousal und verstärkter Reizbarkeit sowie die erlebte Hilflosigkeit im Rahmen der PTBS werden so von der Patientin als defizitär erlebt. Sie können nicht akzeptiert werden als das, was sie sind: verständliche Symptome einer PTBS.

Betrachtet man die Ebene des Konflikts, so gibt es diagnostisch Hinweise für einen gut kompensierten schwelenden Autonomieabhängigkeitskonflikt bei einer zu vermutenden depressiven Neurosenstruktur der Patientin. Ersterer prägt die Verarbeitung des traumatischen Ereignisses. In der frühen biografischen Entwicklung begründete Defizite werden von der Patientin im Sinne einer depressiven Neurosenstruktur durch hohe Leistungsansprüche und Anpassung kompensiert. Auf zwei Ebenen kommt es durch den Unfall zu einer Erschütterung und partiellen Dekompensation der Neurosenstruktur. Das traumatische Erlebnis mit den körperlichen

Verletzungen (Sprunggelenksfraktur mit kompliziertem Verlauf, initial verringerte Belastungsfähigkeit und Amnesie nach Commotio sowie Fraktur im LWK 1 und 2) geht über mehrere Wochen mit erhöhter Hilfsbedürftigkeit und längerer Arbeitsunfähigkeit und dann nur partiell vorhandener Arbeitsfähigkeit einher.

Dies bringt die neurotische Kompensation der Patientin über Leistung ins Wanken und sie erlebt sich als insuffizient. So schildert sie im Erstkontakt als Erstes auch die Symptome der leicht niedergedrückten Stimmung, abhängig davon, wie sehr sie sich an der Arbeitsstelle überfordert fühle; sie ermüde nach längerer Anstrengung und dies mache ihr zu schaffen. Symptome, begründbar durch die noch vorhandenen körperlichen Einschränkungen, werden defizitär als eigene „Unzulänglichkeit" erlebt und im Sinne der Frustration als Aggression unbewusst gegen das eigene Selbst gerichtet. In der folgenden exemplarisch dargelegten EMDR-Sitzung wird die geschilderte Dynamik besonders deutlich. Die Patientin erlebt die hoch belastende Situation des Aufwachens in der Klinik nach dem Unfall bei noch fehlender Orientierung und erlebter Hilflosigkeit als eine „Unzulänglichkeit" ihrer selbst.

Die zweite Ebene, auf der es zu einem Wechselspiel zwischen traumatischem Ereignis und Konfliktpathologie kommt, ist die Weise, wie die Patientin die Beeinträchtigungen auf psychischer Ebene, im Sinne der Affektlabilität, Reizbarkeit und des Hyperarousals erlebt. Auch hier schildert sie dies im Sinne eines unbewusst erlebten „Versagens". Die Patientin ist nur partiell in der Lage, die Affektlabilität als Symptom und eben nicht als „persönliches Defizit" zu werten, welches damit die Anpassung über Leistung torpediert. Damit wird das Trauma auch auf dieser Ebene zum Auslöser einer partiellen Dekompensation der Neurosenstruktur mit Aktivierung des Autonomieabhängigkeitskonfliktes.

17.4.6 Behandlungsverlauf unter Integration von EMDR

Die Behandlungsplanung muss sowohl die evidenzbasierten Kriterien leitliniengerechter Behandlung einer Posttraumatischen Belastungsstörung als auch die sich nach Indikationsstellung zur tiefenpsychologisch fundierten Psychotherapie gewonnenen psychodynamischen Erkenntnisse berücksichtigen. Nach evidenzbasierten Gesichtspunkten ist die Behandlung der PTBS mit EMDR in der Metaanalyse von Bradley et. al (2005) mit einer großen Effektstärke (d = 1,25) verbunden und damit der alleinigen tiefenpsychologisch fundierten Psychotherapie überlegen. Die Anwendung von EMDR setzt die Berücksichtigung von absoluten und relativen Kontraindikationen voraus (siehe Hofmann 2014, S.63 f.).

Ebenso finden die in der AWMF (Arbeitsgemeinschaft der Wissenschaftlichen Medizinischen Fachgesellschaften), Leitlinie S3 zur PTBS dargestellten Kriterien und Voraussetzungen zur Traumakonfrontation Berücksichtigung[6].

17.4.7 Zusammenfassung des Behandlungsverlaufs

Die Anfangsphase der Behandlung umfasste den Aufbau einer tragfähigen therapeutischen Beziehung mit Containing-Funktion und zügiger Integration von Stabilisierungstechniken (sicherer Ort, Tresorübung, Lichtübung, Ressourcenmobilisierung) zur Verbesserung der Affektsteuerung und zum Herstellen von Sicherheit, sowie einer Distanzierungsfähigkeit. Wesentlich war die Informationsvermittlung zu neurobiologischen Aspekten traumatischen Erlebens. Dies half der Patientin, die völlig fremden Symptome emotionalen Erlebens im Rahmen des Traumas zu verstehen und darüber beginnend Kontrolle zurückzugewinnen.

In der mittleren Therapiephase konnte die Phase der Konfrontation mit EMDR bei der ich-strukturell insgesamt gut integrierten Patientin hiernach begonnen werden. Berücksichtigt wurde die psychodynamische Verarbeitung des Traumas bei diagnostiziertem Autonomieabhängigkeitskonflikt. Wie weiter oben dargelegt, hatte das Trauma die Konfliktpathologie aktiviert. Bei guten ich-strukturellen Fähigkeiten wurde daher entschieden, zunächst traumakonfrontativ mit EMDR zu arbeiten. In dem Maße, wie bereits nach zwei EMDR-Sitzungen der initiale SUD (0: keine Belastung, 10: maximale Belastung) von 6–7 auf 2 fiel, erlebte die Patientin eine deutliche emotionale Entlastung, mehr Stabilität, verbunden mit einer Abnahme der depressiven Verstimmung. Systematisch wurden die belastenden Szenen bearbeitet, die in Verbindung mit dem Unfall standen, die diagnostisch erfassten Trigger sowie die Zukunftsprojektion. Zum Zeitpunkt der Triggerbearbeitung hatten diese sich in der Belastung bereits deutlich reduziert. Es gab Momente, wo die Patientin im Alltag sogar erst im Nachhinein bemerkte, dass bestimmte Situationen keine Triggerreize mehr darstellten (z. B. konnte sie auf dem Weg zur Arbeit ohne jegliche Belastung an der Unfallstelle vorbeifahren). Unter abnehmender Symptombelastung bis hin zum kompletten Verschwinden der PTBS-Symptomatik zeigte sich die Patientin enorm erleichtert. Durch verbesserte Leistungsfähigkeit stellte sich die neurotische Abwehrstruktur im Rahmen der Konfliktpathologie wieder her.

In der Endphase der Therapie wurde deshalb nur in dem Maße konfliktzentriert gearbeitet, wie es dem Verständnis der spezifischen Verarbeitung des Traumas diente. Ärger und Wut konnte die Patientin über das Geschehene und die körperlichen

6 ↗ Siehe http://www.awmf.org/leitlinien.

Defizite deutlich besser integrieren und in einem weiteren Schritt auch betrauern. Bei guter Stabilität sah sie keinen Anlass zu einer weiteren vertieften Bearbeitung des neurotischen Grundkonfliktes. Gerade das bei traumafokussierter psychodynamischer Psychotherapie geforderte fokussierte Vorgehen, bezogen auf die aktuelle Psychodynamik und Verarbeitung des Traumas und nicht auf biografische Belastungen an sich, war auch hier in der Behandlung entscheidend. Im Sinne adaptiver Diagnostik bestätigte der Behandlungsverlauf die psychodynamische Eingangsdiagnostik.

Die erste EMDR-Sitzung

Die erste EMDR-Sitzung wurde zu einem vorläufigen Abschluss gebracht. Die vollständige Bearbeitung der Szene erfolgte bis zu einem SUD von 0 in zwei weiteren Sitzungen. In dieser ersten EMDR-Sitzung bildete sich, wie bereits oben beschrieben, die aktivierte Konfliktpathologie ab. Über eine depressive Neurosenstruktur blieb die zuvor psychisch zu keinem Zeitpunkt symptomatisch gewordene Patientin kompensiert. Die neurobiologischen Faktoren führten zur Symptomatik der PTBS und labilisierten die Neurosenstruktur. In der Verarbeitung des Traumas wurde dies in der negativen Kognition der ersten EMDR-Sitzung „Ich bin unzulänglich“ sichtbar. Das nun folgende Protokoll gibt die freien Assoziationen zwischen den bilateralen Stimulationen (Augenbewegungen) wieder.

Protokoll:

Der belastendste Moment: Das Bild, wie sie im Krankenhaus im Bett liegt und nach der Erstversorgung aufwacht. Sie hat keine Erinnerungsfähigkeit. Zusammen mit der Hilflosigkeit sei dies das Belastendste gewesen.

Negative Kognition: „Ich bin unzulänglich.“
Positive Kognition: „Es ist, wie es ist“ (Kommentar: im Sinne der inneren Akzeptanz)
VOC: 4
Gefühl: Ärger und Trauer.
SUD: 7
Körpergefühl: Der Hals ist wie zugeschnürt und ein Gefühl von Enge und Geschnürt-Sein im Brustkorb.

Assoziationen:
Assoziationskanal 1: → „Das Zusammenziehen im Brustkorb ist ganz intensiv.“
→ „Jetzt kommen kurz hintereinander mehrere Bilder aus der Zeit des Krankenhausaufenthalts.“
→ „Einzelne Bilder und Szenen aus dem Krankenhaus bleiben nun stehen.“

- „Wieder ist ein Bild stehen geblieben und ich war erstmals eher Beobachterin, als würde ich von außen schauen."
- „Jetzt kam der Gedanke an den Unfall."
- „Ich habe daran gedacht, wie ich heute heimgefahren bin und ein Auto mich überholt hat und ich Panik bekam."
- „Ich habe daran gedacht, dass ich beschlossen habe und gedacht habe: ‚Da halte ich jetzt nicht an, ich fahre einfach weiter'."
- „Gerade war ich an die Hetze während des heutigen Tages erinnert."
- „Nun spüre ich Schmerzen im Rücken, wo die Frakturen waren. Ich glaube, das sind Nervenschmerzen."
- „Ich spüre das beklemmende Gefühl in der Brust."
- „Ich spüre weiter das beklemmende Gefühl in der Brust."
- „Beim Luftholen habe ich ein beklemmendes Gefühl, doch das wird nun beim Ausatmen weniger."
- „Die Nackenspannung wird deutlich weniger."
- „Ich kann plötzlich gut ausatmen und habe das Gefühl, es geht bis in die Fußspitzen."
- „Ich spüre beim Ausatmen plötzlich Wärme, die durch den Körper geht und bis zu den Fußspitzen reicht."
- „Das Bild, wo ich im Krankenhaus liege und im Bett, ist verschwommen. Ich fühle mich auf einmal angenehm müde."
- „Es kommen andere, nicht belastende Bilder."
- „Alles erscheint deutlich mehr in der Distanz."
- „Ich bin angenehm entspannt."

Ein weiterer wichtiger Aspekt wird in dieser EMDR-Sitzung deutlich: Die spontan geäußerten Assoziationen der Patientin springen von Bildern und Gedanken immer wieder hin zur Beschreibung der sich verändernden Körpersensationen („Ich spüre das beklemmende Gefühl in der Brust"). Hier wird die neurobiologische Grundlage der PTBS deutlich. Typischerweise kommt es durch das Trauma nach Beschreibung von Flatten zur „Aktivierung amygdalär gesteuerter Angstnetzwerke mit massiven Veränderungen des zentralen und vegetativen Arousals. [...] Bei Persistenz der Stressreaktion kommt es dann zu einer gestörten Gedächtnisbildung mit Abspeicherung der traumatischen Inhalte in Form vornehmlich sensorischer Wahrnehmungsfragmente" (Flatten 2011, S. 466). Diese sensorischen Wahrnehmungsfragmente werden von der Patientin hier im EMDR auf eindrückliche Weise prozessiert. Damit werden diese einer Integration zugeführt, mit einer erheblichen Reduktion der Belastung.

Fazit

EMDR als evidenzbasierte Behandlungsmethode der PTBS ist sehr gut geeignet zur Integration in tiefenpsychologisch fundierte Psychotherapie, wie an der dargelegten Fallvignette ersichtlich ist. Aspekte der neurobiologischen Veränderungen bei PTBS werden erfasst und mit EMDR zügig behandelt. Psychodynamische Diagnostik gibt mit den Ebenen der Ich-Struktur und Konfliktpathologie guten Einblick in die Verarbeitung des Traumas. Sie stellt eine gute Grundlage dar zur Beurteilung der vorhandenen oder fehlenden Voraussetzungen zur konfrontativen Traumabearbeitung mit EMDR bzw. zu notwendigen behandlungstechnischen Modifikationen.

Literatur

Arbeitskreis OPD (Hrsg.) (2006): *Operationalisierte Psychodynamische Diagnostik OPD-2.* Bern, Göttingen: Huber.

Bradley, R.; Greene, J.; Russ, E.; Dutra, L. & Westen, D. (2006): A Multidimensional Meta-Analysis of Psychotherapy for PTSD. *American Journal of Psychiatry.* 162 (2), S. 214–227.

Dilling, H. & Freyberger, H. J. (2006): WHO Weltgesundheitsorganisation. In: Cooper, J. E. (Hrsg.): *Taschenführer zur ICD-10 – Klassifikation psychischer Störungen (ICD-10),* 3. Auflage, S. 165. Bern: Huber.

Dilling, H.; Mombour, W. & Schmidt , M.H. (Hrsg.) (1993): *WHO Weltgesundheitsorganisation. Internationale Klassifikation psychischer Störungen (ICD-10).* Kapitel V (F) 2. Auflage, S. 169. Bern, Göttingen: Huber.

Flatten, G. (2011): Posttraumatische Belastungsstörungen. In: Günther Schiepek (Hrsg.): *Neurobiologie der Psychotherapie,* S. 466–467. Stuttgart: Schattauer.

Gemeinsamer Bundesausschuss (2014): Psychotherapie-Richtlinie in Kraft getreten 03.01.2015. Link abgerufen 13.04.2015: ↗ https://www.g-ba.de/downloads/62-492-958/PT-RL_2014-10-16_iK-2015-01-03.pdf

Hofmann, A. (2014): EMDR als Psychotherapiemethode. Indikation und Kontraindikation. In: Hofmann, A. (Hrsg.): *EMDR. Praxishandbuch zur Behandlung traumatisierter Menschen,* S. 63–64. Stuttgart: Thieme..

Kruse, J. & Wöller, W. (2010): Bevor die Therapie beginnt. Hypothesen und ihre Überprüfung. In: Kruse, J. & Wöller, W. (Hrsg.): *Tiefenpsychologisch fundierte Psychotherapie. Basisbuch und Praxisleitfaden,* S. 55–71. Stuttgart: Schattauer.

Özkan, I.; Sachsse, U. Streeck-Fischer, A. (Hrsg.) (2012): *Zeit heilt nicht alle Wunden. Kompendium zur Psychotraumatologie.* Göttingen: Vandenhoeck & Ruprecht.

Rudolf, G. (2006): *Strukturbezogener Psychotherapie-Leitfaden zur psychodynamischen Therapie struktureller Störungen.* Stuttgart, New York: Schattauer.

Rüger, U.; Dahm, A.; Dieckmann, M. & Neher, M. (2015): Faber/Haarstrick. Kommentar Psychotherapie-Richtlinien, S. 33. München: Urban & Fischer.

Sachsse, U. (2013): Psychodynamische Psychotherapie von Traumafolgestörungen im Rahmen der Richtlinien-Psychotherapie. *Psychotherapeut* 58 (5), S. 496–502.

18. Die Integration von EMDR in verhaltenstherapeutische Behandlungen

Grundsätzliches und Spezielles, Gemeinsamkeiten und Unterschiede

Eva Münker-Kramer

Ein Ziel dieses Beitrages ist es, aus der konkreten Praxis mit Eye Movement Desensitization and Reprocessing (EMDR) und (traumafokussierter) Verhaltenstherapie (TF-VT) / Kognitiver Verhaltenstherapie (KVT) heraus optimale theoretische und praktische Kombinationsmöglichkeiten zu benennen. Aspekte, wo sich beide Methoden sinnvoll und gut ergänzen, um die besten Effekte und sogar einen „Added Value" primär für die Betroffenen zu erhalten, sind aufgrund gemeinsamer Wurzeln naheliegend. Natürlich werden auch deutliche Unterschiede konkret ausgeführt. Primär im Bereich von Traumafolgestörungen Typ I sind beide Methoden extrem gut beforscht.

Zunächst werden charakteristische Aspekte der TF-VT erläutert, immer im Hinblick auf eventuelle Gemeinsamkeiten oder Unterschiede zu EMDR. Dann folgen Überlegungen zu augenscheinlichen Gemeinsamkeiten beider Ansätze und zu praktischen Verbindungsmöglichkeiten. Dies wird abschließend anhand von zwei Praxisbeispielen illustriert.

In der Landschaft der therapeutischen Ansätze zeigen sich bei EMDR und Verhaltenstherapie (VT) per se einige wesentliche Gemeinsamkeiten, zum einem im Bemühen beider Ansätze um wissenschaftliche Wirksamkeitsstudien, zum anderen aber auch in ihren theoretischen Konzepten und in ihrer inhaltlichen Zielrichtung.

Beide Methoden sind aus unterschiedlichen Gründen von Beginn ihrer Existenz an systematisch beforscht worden, in Kasuistiken, Fallserien und zahlreichen randomisierten kontrollierten Studien (RCT). In der VT lag dies am lerntheoretischen Hintergrund in der klassischen und operanten Konditionierung – dies ist gut zu beforschen – und ihrem theoretischen Ursprung in der wissenschaftlichen Psychologie. Damit war die Bemühung um Evidenzbasierung vorprogrammiert und auch die neuen Entwicklungen (siehe kurzer Exkurs unten) der VT folgten dieser Logik. Die sichtbare und messbare Wirksamkeit der Behandlung (zunächst im Sinne des

Blackbox-Modells, später differenzierter) ist immer wichtigster Wirkfaktor dieses symptom- bzw. verhaltensorientierten Ansatzes gewesen.

EMDR war anfangs sehr umstritten. Dies war jedoch ein wichtiger Motor für die von Beginn an sorgfältige Beforschung, Dokumentation und baldige Manualisierung. Auch Francine Shapiros verhaltenstherapeutischer Hintergrund und ihre Wissenschaftsorientierung als klinische Psychologin trugen dazu bei. Von ihrer Ausbildung her war sie an Überprüfung durch Forschung gewöhnt und übertrug dies unmittelbar auf ihren neuen Ansatz.

18.1 Verhaltenstherapie – Kurzüberblick

Verhaltenstherapie hat ihre Wurzeln in behavioristischen Ansätzen zur Beforschung der Gesetzmäßigkeiten von Verhaltensänderungen, in der frühen Lerntheorie bei Pawlow („klassische Konditionierung") und später bei Skinner („operante Konditionierung"). Aufgrund dieser Wurzeln hat die VT traditionell ein eher mechanistisches Image im Vergleich zu humanistisch, systemisch oder tiefenpsychologisch geprägten Ansätzen, die sich parallel zur VT entwickelten oder bereits existierten.

Mit der sogenannten kognitiven Wende in den 1970er- / 1980er-Jahren (Ellis, Beck) vollzog sich ein ausdifferenzierender Schritt von der reduktionistisch bewerteten, technischen Sichtweise menschlichen *Verhaltens* von Reiz und Reaktion. Die Thematisierung und Betrachtung des *Erlebens* innerhalb der „Blackbox des Gehirns" kam als Wirkmechanismus und Forschungsfeld dazu.

Damit vollzog sich eine deutliche und nachhaltig relevante Aufwertung der „subjektiven Bewertung" von Verhalten *und* Erleben. In der Verhaltenstherapie gab es somit erstmalig explizit eine „Metaebene", der verhaltens- und erlebnismodifizierender Charakter mittels Vernunft und Einsicht zugeordnet wurde. Der Ansatz wurde damit quasi (wieder) akzeptabel, neben den o. g. anderen traditionellen psychotherapeutischen Ansätzen.

Eine bislang dritte deutliche Ergänzung für die VT erfolgte in der Schematherapie (Young & Klosko 2006). Sie schließt weitere Betrachtungen aus bewährten Therapieansätzen ein, vor allem zur Behandlung chronisch psychisch Kranker. Hier sind die Ansätze von M. Linehan sehr relevant, die auch das Paradigma des ausschließlichen Kontrollierens von Gedanken aufhebt, das in der VT bislang Axiom war.

Im Bereich der störungsspezifischen Behandlung für Traumafolgeerkrankungen finden sich Adaptierungen und Kombinationen aus klassischen Ansätzen – z. B. die traumafokussierte VT (TF-VT) bzw. die Cognitive Behavioral Therapy (CBT) (Ehlers 1999).

Diagnostisch arbeitet man in allen Ansätzen der VT im Sinne potenzieller Ursachen natürlich auch immer an der „Lerngeschichte“ entlang. Auch dies ist eine Parallele zum Vorgehen in der Traumatherapie allgemein und im EMDR speziell, vor allem auch im Sinne des AIP-Modells. Der Fokus liegt auf erinnerbaren Lebensereignissen, deren potenzieller kognitiver, emotionaler und physiologischer Verarbeitung sowie auf ihrem Bezug zu den aktuellen Beschwerden. Die Haltung von partnerschaftlicher Arbeit gemeinsam mit den Betroffenen und höchstmögliche Transparenz des Vorgehens sowie die stark lösungsorientierte Vorgehensweise liegen damit auf der Hand.

Logik der Behandlung mit traumafokussierter kognitiver Verhaltenstherapie

Um Indikationen und Behandlungskombinationen gut herleiten zu können, seien einige grundsätzliche Schritte von TF-VT erwähnt, die die verhaltenstherapeutische Behandlung von Traumafolgestörungen (Ehlers 1999) prägen:

- Behandlungsrational und Erarbeiten eines Modells der Störung
- Information und Problemlösen / *Psychoedukation*
- Imaginatives Nacherleben des Traumas (imaginative Exposition)
- Identifikation und Diskrimination von Auslösern des intrusiven Wiedererlebens
- In-vivo-Exposition
- Kognitive Umstrukturierung
- Modifikation aufrechterhaltender Verhaltensweisen und kognitiver Strategien
- Rückfallprophylaxe

Man findet also eine Kombination zwischen letztlich erfolgreichem Durch(er)leben der Situation in vitro und / oder in vivo, zusammen mit der Integration neuer und korrigierender Informationen (Smyth & Poole 2003).

Wie erwähnt, sind von Beginn an die Mitbeteiligung der Patienten, Psychoedukation und auch die Integration dieses Wissens beim Patienten und dessen Verständnis für die Symptome, aber auch die Behandlungsschritte sehr stark im Fokus. Das wird auch als wichtiger Wirkmechanismus im Sinne der Arbeit am (Wiederaufbau des) Selbstmanagements gesehen.

Somit wird deutlich, dass TF-VT-Forschung und -Behandlung, vor allem im Bereich der sogenannten klassischen PTBS und ihrer Komorbiditäten, wirksam und gut anwendbar sind. Diese Patienten haben das benötigte Maß an Alltagsstabilität, Affekttoleranz, kognitiver Differenziertheit, Ansprechbarkeit, Selbstreflexions- und

Selbstbeobachtungsfähigkeit, um im Sinne der o.g. Behandlungsschritte profitieren zu können. Bei über die Stressregulationsstörung hinausgehenden komplexeren Traumatisierungen mit deutlicher Traumadynamik und Beeinträchtigung der Bindungsfähigkeit erlebe ich als Praktikerin die Anwendbarkeit reiner TF-KVT im Sinne wirklicher nachhaltiger und ganzheitlicher Veränderung des Erlebens und Verhaltens der Patienten als begrenzt.

18.2 Traumatherapie mittels EMDR?

Die Behandlungsabfolge bei EMDR, die die äußere Repräsentanz der belastenden Erinnerung, die kognitive, die emotionale sowie die körperliche Repräsentanz genau erfasst, erfolgt bekanntermaßen auch in sehr strukturierten Schritten.

Die Arbeit mit den blockierenden Überzeugungen, die Fokussierung auf die Belastung, die Rolle der bilateralen Stimulation während des Assoziationsprozesses und die bifokale Aufmerksamkeit auf das „Dort und Damals“ aus dem sicheren (auch durch die therapeutische Beziehung garantierten Setting) „Hier und Jetzt“ heraus sind Kernpunkte der Hypothesen zu Wirkmechanismen. Hier wird fieberhaft und erfolgreich geforscht (Hornsfeld 2011, Sack 2011, Gunter & Bodner 2008), aber endgültige klare Aussagen zu eben diesen genauen Wirkmechanismen stehen noch aus. EMDR bei Typ-I-Traumatisierungen (Terr, nach Rothschild 2002) ist sehr „evidenzbasiert“ und „symptomorientiert“ und unterzieht sich, wie erwähnt, auch seit ca. 20 Jahren kontrollierten Studien, besonders in diesem Störungsbereich. Daher ist es bei Schwerpunktdiagnosen am besten evaluiert (einfache PTBS und immer mehr Komorbiditäten, siehe unten genauer).

18.2.1 Hauptunterschiede zwischen beiden Methoden

Bevor die Fülle der Gemeinsamkeiten erläutert wird, sollen die beiden wesentlichsten Unterschiede dargestellt werden.

Der größte „technische“ Unterschied und für die in VT sozialisierten Therapeuten ungewohnteste Teil ist der des „Laufenlassens“ des Assoziationsprozesses in Phase 4 des EMDR-Ablaufschemas. Nach der vertrauten Bewertung, Skalierung und „Vermessung“ des Belastungsnetzwerkes in Phase 3 ist der Schritt, wo der Therapeut sich völlig zurücknehmen muss, gänzlich neu. Auch für die Patienten muss dieser Unterschied in der „Kommunikation“ vorher geklärt werden. Hier kann man die andere Rolle und Haltung des Therapeuten in genau dieser Phase vorher ansprechen und auch in der Nachbesprechung, wenn nötig, noch einmal erwähnen. Diese Klarheit hilft beiden.

Der bemerkenswerteste „theoretische und praktische" Unterschied findet sich ebenfalls in Phase 4. Der Name dieser Phase, „Desensitization and Reprocessing", steht für nachträgliche adaptive und beschleunigte Informationsverarbeitung mithilfe bilateraler Stimulation (z. B. Augenbewegungen, Tapps, akustische Stimulation …). Laut Theorie des AIP-Modells – und durch praktische Erfahrung belegt – bringt sie den durch die übermäßige Belastungserfahrung blockierten, an sich aber autonomen inneren Prozess wieder in Gang. Hier sind sorgfältige Vorbereitung, das Setting und die Aufmerksamkeit des Therapeuten maßgeblich gefragt. Für Therapeut und Patient sichtbar und spürbar wird in diesem Prozess neu geordnet, zugeordnet, eingeordnet, verbunden, interpretiert und etikettiert. Dies geht oft mit beeindruckender physiologischer Entspannung und emotionaler Erleichterung und Entlastung vor sich, in einem Zusammenspiel mit kognitiver Neustrukturierung und Umbewertung – von Shapiro (2013, S. 88) auch an allen Elementen der Information (an Bildern ebenso wie an Überzeugungen zu erkennende) „*Transmutation*" genannt.

Dieser Prozess folgt einer inneren Logik, zügig und autonom. Wobei autonom hier nicht bedeutet: „per se von sich aus" – dies sei noch einmal erwähnt. Die fundierte und fachlich kompetente Vorarbeit und richtige Fokussierung auf den das Belastungsnetzwerk repräsentierenden Kern gemeinsam mit den Patienten ist hier die Voraussetzung.

Dieses Reprocessing, vergleichbar mit dem autonomen Verarbeitungsmechanismus im REM-Schlaf, hat zwei zusätzliche beeindruckende Effekte:

1. die automatische Einbeziehung der Körperprozesse und somit die autonome Integration aller vier Repräsentationsebenen und
2. die Geschwindigkeit des Prozesses an sich.

In einer sorgfältig vorbereiteten EMDR-Sitzung kann somit der gleiche oder sogar ein größerer Effekt entstehen als manchmal bei monatelanger klassischer und / oder kognitiver Arbeit.

Darin liegt ein wesentlicher Unterschied zur KVT! Der Prozess dieser Transmutation läuft, *weil* man ihn laufen lässt! „Nehmen Sie das, was kommt." Nach der Theorie der (K)VT wäre das Laufenlassen, wo immer es hinführt („Nehmen Sie das, was kommt …), als Vermeidung deklariert, die man sofort unterbinden müsste.

Dies war es, was Shapiro 1990 erkannte und weiterentwickelte, nachdem sie zunächst bei neuen Assoziationen in Kontakt mit der Belastung immer wieder zurück zum Ausgangspunkt gegangen war. Ab diesem Punkt schieden sich die Methoden diametral und Shapiro lehnte aus diesem Grund seither die Hypothese „EMDR ist nur Habituation“ als grob simplifizierend ab.

18.2.2 Grundsätzliche Gemeinsamkeiten zwischen (TF) KVT und EMDR

Das theoretische Hintergrundmodell war ursprünglich dasselbe: Neben der eingangs schon erwähnten klaren Evidenzbasierung und der wissenschaftlichen Fundierung beider Methoden finden sich auch gemeinsame theoretische Wurzeln. Ihre „Entdeckung“ (damals noch EMD genannt) hatte Shapiro zunächst sogar als rein verhaltenstherapeutische Desenibilisierungs*technik* gesehen. Diese Prägung kam aus der therapeutischen Forschung im Bereich der behavioristischen Theoriemodelle.

Die Leithypothese ist die Idee, dass *Konfrontation (in sensu und in vivo) mit dem belastenden Material, vor allem bei Angstpatienten (und hier wurde auch PTBS bekanntermaßen lange ein- und zugeordnet), gepaart mit der Erfahrung, „es letztlich auszuhalten“, zu Gewöhnung (Habituation) führt und so zur Überwindung der Schwierigkeiten.* Hierauf basieren die klassischen verhaltenstherapeutischen Therapieansätze. Und so war auch EMDR zu Beginn konzipiert.

Auch die Grundannahmen der sogenannten kognitiven Wende im Sinne von Beck und Ellis, in der der Moderations-/Modulationscharakter der kognitiven Bewertung neben der physiologisch-emotionellen Erfahrung großes Gewicht bekommt, ändern daran zunächst auch für EMDR nichts: Der Patient macht die Erfahrung, dass er es „aushält“, und ordnet diese Erfahrung mit therapeutischer Hilfe zusätzlich kognitiv ein. Damit versteht er die oft per se „irrationale“ oder auch im Sinne einer Konditionierung irrational generalisierte Genese und Aufrechterhaltung des dysfunktionalen Verhaltens und Erlebens. Die Geschwindigkeit und das nachhaltige und verblüffend autonome Adaptieren dieser neuen Erkenntnisse wurden dann jedoch später zum wesentlichen Grund, das „R“ für Reprocessing beim EMDR zu ergänzen und hier einen deutlich anderen Wirkmechanismus anzunehmen. Dies war der Punkt der Abkehr (siehe unten, unter „Wettlauf“).

Zieldiagnosen: Aufgrund seiner Grundparadigmen – „klassisch“ verhaltenstherapeutische Behandlung in Kombination mit kognitiver Arbeit – war (K)VT von Beginn an explizit bei Störungen wie Depressionen, Ängsten, Zwangsstörungen, teilweise bei Suchterkrankungen im Einsatz. Es waren *die* Zuweisungsdiagnosen, die aber, wie man heute aus immer zahlreicher werdenden Studien weiß, ebenso Komorbiditäten von *Traumafolgestörungen* sind. Basierend auf der Annahme des AIP-Modells zeigt sich, dass dysfunktional gespeicherte Erinnerungen Ursache vieler Störungen sind

– und dass EMDR genau hier wirksam ist. *Neben der inzwischen klassischen Anwendung im Bereich der Traumafolgestörungen wird EMDR gerade in letzter Zeit sehr erfolgreich z. B. bei Depressionen als* Folge von chronischer Demütigung und Frustration im Sinne von gelernter Hilflosigkeit im sozialen Kontext *eingesetzt.* Studien bzw. Zusammenstellungen zu Depression z. B. Hofmann et al. 2014, zu Phobien z. B. Münker-Kramer 2014, zu Zwängen z. B. Böhm & Voderholzer 2010 und zu Suchterkrankungen z. B. Hase 2006.

Das passt exakt zu den ursprünglichen Kasuistiken in Francine Shapiros anfänglichen Beobachtungen, bevor auch sie kontrollierte Studien vor allem im Bereich von Posttraumatischer Belastungsstörung initiierte und durchführte. Die Methode kommt also in gewisser Weise „back to the roots".

Die damalige Eingrenzung auf Traumafolgestörungen erfolgte historisch rein pragmatisch und fast zufällig. Nach ihrer „Entdeckung" suchte Shapiro eine homogene Diagnose zur Beforschung ihrer neuen Methode und bekam im Herbst 1987 Zugang zu Forschung zu einem „Veterans Outreach Center", das gezielt und einheitlich mit PTBS-Patienten arbeitete (Shapiro 2013, Münker-Kramer 2015). Auch die VT hat zur damaligen Zeit diesbezüglich unterschiedliche Behandlungsmethoden entwickelt. Dazu gehören die Stressimpfung von Meichenbaum (1997) oder die Exposition (PE – Prolonged Exposure) von Edna Foa (z. B. Foa & Meadows 1997) und später unter größerer Einbeziehung kognitiver Variablen der kognitiv behaviorale / verhaltenstherapeutische Ansatz (KVT) bei Posttraumatischen Syndromen von Anke Ehlers (1999).

Der Wettlauf: Neben der immer weiter fortschreitenden Theorieentwicklung und Erforschung der Wirkmechanismen wollten TF, (K)VT und EMD(R) ebenfalls die Wirksamkeit auf klinische Populationen kontinuierlich und solide erfassen. Seit mehr als zwei Jahrzehnten liefern sich beide Ansätze nun ein regelrechtes Wettrennen um die Belege für die Überlegenheit der jeweiligen Methode.

1990, zwei Jahre nach der ersten Erwähnung der EMD-Technik, revidierte Shapiro ihre Annahme einer reinen Desensibilisierung als Wirkmechanismus ihres Ansatzes. Sie benannte das Reprozessieren als eigenen, andersartigen, zusätzlichen Effekt und machte das auch in der Namensänderung von EMD zu EMDR deutlich. Beide Ansätze haben sich ab diesem Zeitpunkt inhaltlich deutlich und explizit auseinanderentwickelt und die noch heute teilweise bestehende Meinung, EMDR sei VT, gilt definitiv nicht. Es ging nicht mehr „nur" darum, zu beweisen, welche Desensibilisierungsmethode überlegen sei, sondern für EMDR gilt es seither auch, den speziellen Effekt des „R" zu benennen und zu belegen. Genau hier zeigt sich die Skepsis der auf VT fokussierten Forscher, die die Hypothese vertreten, dass es hier keinen speziellen eigenen Wirkmechanismus gibt. Diese „Bemühungen" dauern bis heute an und haben immer die Parallele „Wirksamkeitsforschung als basaler Nachweis für die Effektivität von Psychotherapie“ und basale „Wirkmechanismenforschung“ zur spezifischen Erklärung, warum eine Intervention wirkt, behalten.

Vor allem im Bereich der Traumafolgestörungen nach Typ-I-Traumatisierung und ganz speziell der PTBS als „Mutter der Traumafolgestörungen“ hat dies zu einer außerordentlichen Anzahl von Studien geführt (siehe Hofmann 2014, S. 236 ff; Shapiro 2013, S. 422 ff). Diese Ansätze, die über Jahre in RCTs verschiedenster Qualität verglichen wurden und werden, fanden auch Eingang in namhafte Metaanalysen (van Etten & Taylor 1998 Bisson et al. 2007, NICE Guidelines 2005, Schulz et al. 2015). EMDR und traumafokussierte Verhaltenstherapie (TF-VT) entwickelten sich so beide zu ausdrücklich empfohlenen Methoden für die Behandlung von PTBS mit erwiesener Wirksamkeit (siehe WHO Anerkennung 2013 und alle anderen Leitlinienanerkennungen vorher). EMDR scheint mit weniger „Hausaufgaben“ und Sitzungen auszukommen, bei gleichem Effekt. Der Methode wird also eine Überlegenheit in der Wirtschaftlichkeit zugestanden (van Etten & Taylor 1998) und in der Metaanalyse von Schultz et al. (2015) wird inzwischen EMDR als für PTBS aufgrund der Studienlage am besten geeignete Methode deklariert.

Behandlungsplanung: Auch die Behandlungsplanung im Sinne der drei Zeitebenen – Erlebnisse aus der Vergangenheit, Identifikation der Belastungen, Symptome und Trigger in der Gegenwart, Rückfallprophylaxe durch „Zukunftsprojektion“ – ist grundsätzlich aus der VT bekannt.

Setting: Die standardisierte Vorgehensweise im EMDR ähnelt der ebenso normierten und strukturierten Arbeit in der Verhaltenstherapie, vor allem was das Bemühen um klare Diagnosen, Ausgangspunkte, Zieldefinitionen, Analyse und Bearbeitung der belastenden Erfahrungen und Repräsentationsebenen der Erinnerungen betrifft sowie die Überprüfung der therapeutischen Teilschritte und der Zielerreichung.

Wenn im EMDR aus der sicheren therapeutischen Beziehung und Umgebung, aus dem „Hier und Jetzt“ heraus ein Blick ins „Dort und Damals“‘ geworfen wird, unter gleichzeitiger Einbeziehung aller Repräsentationsebenen des Traumas (Bild, Gedanken, Gefühl, Körper) die belastende Erinnerung zu fokussieren, dann ist dies der Teil des „Reprocessing“, des Reprozessierens der alten Szene, der im Prinzip der Konfrontation in vitro bei der VT ähnelt.

18.2.3 Der direkte Vergleich

Neben o. g. Berührungspunkten bei theoretischem Hintergrund, Evidenzbasierung und Forschung ergeben sich auch bezüglich der Hintergründe und Haltungen zahlreiche Parallelen zwischen (TF-)VT und EMDR; sie sind in Tabelle 1 aufgeführt. Für ähnliche Sachverhalte und Haltungen werden häufig lediglich andere Bezeichnungen verwendet. Dies lässt aber keinesfalls den Schluss zu, die Methoden seien auswechselbar oder würden gleich funktionieren. Es ist auch nicht sinnvoll, spezifische Wirkmechanismen, die ein besonderes Benefit für diese oder jene Störungsbilder bzw. Patienten bedeuten, anzugleichen. Dennoch sind die Grundannahmen beider Ansätze deutlich vergleichbar, was die Integration von EMDR in verhaltenstherapeutische Grundhaltungen, Techniken und Vorgangsweisen für Patienten und Therapeuten gleichermaßen relativ gut nachvollziehbar macht.

Thema	EMDR / Traumatherapie	(TF)-VT
Repräsentanz von Trauma	körperspezifisch, Gedanken, Gefühle, Verhalten	Arbeitet hauptsächlich mit Gedanken, Verhalten und Gefühlen; mit dem Körper allgemein im Sinne von Grundentspannung
Haltung des / der Therapeut/in	Patient/in als Expert/in für sein / ihr Leben, Therapeut/in als Expert/in für Theorie und Methode, Behandlungsplanung erfolgt gemeinsam	Therapeut/in ist Wissens- und Methodenlieferant/in; Patient/in soll verstehen, was abläuft.
Wissenstransfer, Kommunikation	Psychoedukation, um Transparenz und Mitdenken und Mitverstehen der / des Patientin / Patienten zu erreichen; Erhöhung des Kontroll- und Selbstwirksamkeitserlebens	Von Beginn an Erklärungen über Zusammenhänge wichtiger Wirkmechanismen; Erhöhung des Kontroll- und Selbstwirksamkeitserlebens
Prämisse	Ressourcenorientierung, Patient/inn/en-Beteiligung	Patient/in ist lernfähig, kann mitbestimmen; Hilfe zur Selbsthilfe.
Therapeutische Beziehung	Partnerschaftlich, Patient/in soll immer mitbeteiligt sein. Beide „krempeln die Ärmel hoch" bei der Arbeit an Veränderung.	Therapeut/in ist kein „Guru", sondern liefert Ideen für die gemeinsame Arbeit.

Thema	EMDR / Traumatherapie	(TF)-VT
Zwischen den Sitzungen	Prozess bewusst wahrnehmen, dokumentieren, weiterverfolgen; „Hausaufgaben" als Begriff kommt vor.	Hausaufgaben erledigen, Prozesse und Themen reflektieren
Aufrechterhaltung der Probleme	Nicht-Integration / nicht adäquat gespeicherte Erinnerungen / Teile des Erlebten in den verschiedenen Repräsentanzebenen schaffen, „dysfunktionales Verhalten und Erleben" im Hier und Jetzt	Sich selbst verstärkende negative, beeinträchtigende Gedanken / Verhalten durch „dysfunktionale Kognitionen und Verhaltensweisen"; „blockierende Überzeugungen" müssen modifiziert werden, da sie das Erleben und Verhalten beeinflussen (Ellis, Beck).
Rolle der Gedanken	„Macht der Imagination" / Rolle der Kognition z. B. bei EMDR	„Kognitive Umstrukturierung" beeinflusst auch Gefühl / Körper, sokratischer Dialog.
Leitsymptom Hyperarousal	Beeinflussung u. a. mit Stress-Coping-Techniken und Psychoedukation, direkte Beeinflussung des Parasympathikus durch bilaterale Stimulation	Entspannung, körpernahe Verfahren, Übungen zur Unterstützung des Parasympathikus
Auslöser	Trigger-Symptom-Automatismus trennen	Reiz-Reaktion, Konditionierung auflösen
Erklärungen an Patient/inn/en	Psychoedukation, hohe Beteiligung, z. B. bei Belastungs- und Ressourcenlandkarte / Behandlungsplanung	Alles erklären, was man tut, mit dem Ziel: Patient/in = Experte für sein / ihr Problem.
Ziel	Integration und Alltagsstabilität, Selbstkontrolle, Hilflosigkeit überwinden, Selbstwirksamkeit	Alltagsstabilität, Selbstkontrolle, Verstehen der eigenen Symptome, Selbstmanagement

Tabelle 1: Themen, Haltungen und Ziele von Traumatherapie / EMDR und TF-VT im Vergleich (Weiterentwicklung von Münker-Kramer 2011)

Viele dieser Stichworte beschreiben therapeutische Grundhaltungen und Rahmenbedingungen für die Patient/inn/en, aber auch mögliche Hypothesen über die Aufrechterhaltung von Problemen. In beiden Methoden fließen diese Punkte in die ganz konkrete praktische Behandlung kontinuierlich ein. Angesichts dieses Vergleichs ist es trotz des verständlichen Ehrgeizes der Proponentinnen (Edna Foa, Francine Shapiro) im Grunde verwunderlich, dass seit so langer Zeit und auch von der jeweiligen „zweiten Generation" immer noch sehr viel Energie in Beweise für die „Überlegenheit" der jeweils eigenen Methode gesteckt wird. Sowohl inhaltlich als auch vom Ansatz sollte es doch gerade hier (besser als bei jeder anderen Therapiemethode) möglich sein, differenzielle Indikationen und Verbindungen zum besten Wohl der Betroffenen zu stellen. Investiert werden sollte also in Diskussionen und Forschung, um die beste Kombination oder klare Indikationen, nicht in reine Überlegenheitsdiskussionen!

In der erwähnten Metaanalyse von 38 kontrollierten Studien zur Behandlung von Traumafolgestörungen Typ I und Komorbiditäten (Bisson et al 2007) sind unten stehende wichtige Ergebnisse zu vermelden. Verglichen wurden neben anderen Methoden einerseits traumafokussierte verhaltenstherapeutische Verfahren wie Reizüberflutung (nach Foa) und kognitive Verfahren (nach Ehlers, vgl. beides in Ehlers 1999) sowie EMDR nach Shapiro (2013).

- Psychotherapie ist Medikamenten überlegen.
- Traumafokussierte Therapie ist anderen Behandlungen überlegen.
- TF-VT und EMDR sind am effektivsten.
- Auch die Komorbidität bessert sich signifikant (Hofmann 2015, S. 13).

EMDR und TF-VT wurden als sehr effektiv eingestuft und die Behandlung mit einem dieser Verfahren wurde empfohlen, da sie nachweislich besser evaluiert sind als alle anderen Therapierichtungen für PTBS.

Dies war Sprengstoff im Sinne eines Auftrags an politische Entscheidungsträger und führte zu einer wichtigen „Adelung" beider Methoden. 2013 wurde diese parallele Empfehlung von der WHO gefestigt. In Deutschland wurde mit der 2015 veröffentlichten Metaanalyse von Schulz, die u. a. die Basis für die Anerkennung von EMDR als Richtlinientherapie für PTBS (Beschluss G-BA Oktober 2014) war, sogar die Überlegenheit von EMDR gegenüber alle anderen Methoden für PTBS konstatiert (Schulz et al. 2015).

18.3 Praktische Verbindungspunkte und Kombinationsmöglichkeiten für EMDR- und TF-VT-„Indikationen"

EMDR ist Teil eines Behandlungsplanes in stabiler therapeutischer Beziehung, oft als Ergänzung einer bestehenden psychotherapeutischen Behandlung, bei der traumaspezifische Inhalte mit der herkömmlichen Methode nicht mehr erreicht werden können. Hier ergibt sich eine hohe Sinnhaftigkeit der differenzierten Indikationsstellung. Aufgrund meiner klinischen Erfahrung befürworte ich differenzierte Indikationen und gute Kombinationen, vor allem klassischer KVT und EMDR. Im Folgenden einige Überlegungen dazu:

18.3.1 EMDR als Ergänzung zu (TF) (K)VT

Indikation 1: Die klassische Behandlung mit KVT ist limitiert und EMDR kann genau an dieser Stelle „helfen". Eine Kombinationsmöglichkeit bzw. fast -notwendigkeit beider Methoden im Sinne der Hinzunahme von EMDR kann z. B. gegeben sein, wenn kognitive und / oder klassische Verhaltenstherapie zu lange dauert und physiologisch nicht greift. Dies kann z. B. der Fall sein, wenn bei einer Grundbehandlung mit VT die Sprache und die kognitive Reflexion alleine nicht mehr ausreichen und somit eine reine kognitive Umstrukturierung nicht möglich ist. Neurobiologisch ist hier anzumerken, dass Betroffene gerade in Kontakt mit Extremstress eine Blockade des Broca-Areals erleben und, wenn es um Kernerlebnisse geht, schon aus diesem Grund oft keinen Zugang zur Sprache haben. Die Patienten sagen dann sinngemäß etwas wie: „Ich verstehe, warum ich die Symptome habe und was die Auslöser sind. Ich weiß auch vom Kopf her, was ich tun oder anders denken sollte, aber ich schaffe die Umsetzung in der Situation dann nicht, da ist dann nur Angst." Die englischsprachigen Kollegen nennen dies ja bekanntermaßen treffend die fehlende „Head-Gut Connection", und man hat das Gefühl, „man braucht mehr" (siehe auch die Fallbeispiele in diesem Kapitel). Smyth & Poole (2003) beschreiben sehr treffend, dass Klienten „nach einer erfolgreichen EMDR-Behandlung über eine Kongruenz zwischen der Perspektive, etwas als wahr zu empfinden, und der, zu wissen, dass es wahr ist, berichten". Hier kann EMDR als Beschleuniger wirken und darüber hinaus als eine Methode, die diese Trennung von Kopf und Bauch („Ich weiß es, aber ich fühle es anders, und das Wissen hilft mir nicht für die Physiologie") aufhebt im Sinne einer wirklichen Integration.

Letzteres ist ein mit KVT sehr gut verbindbarer „Added Value", ein zusätzlicher Nutzen, den ich als Verhaltenstherapeutin meinen Patent/inn/en bieten kann. Das sonst in der KVT versuchte Ordnen, Einordnen, Neuordnen, Zuordnen und Integrieren passiert hier von alleine – wenn die Vorbereitung und die Begleitung sorgfältig und bestmöglich waren / sind.

Indikation 2: EMDR kann bestimmte Erkenntnisse emotionell-physiologisch „festigen". Bei Patienten, die bereits in einer KVT-Behandlung sind, können bestimmte Aspekte mit EMDR ergänzt, nachgearbeitet bzw. „metabolisiert" werden: Das bedeutet wieder nichts anderes, als das schon erwähnte „Wissen" oder „Im-Grunde-Wissen" zu „Empfinden" zu machen.

Beispiel: Ein Patient, der nach der Scheidung unter dem wenigen Kontakt zu seinen Kindern litt und die Überzeugung hatte, ein schlechter Vater zu sein, konnte von EMDR profitieren, indem diese Kernsituationen durchgearbeitet wurden. Als Ergebnis und Effekt konnte er den Satz „Ich bin trotzdem ein guter Vater" wirklich fühlen und berichtete von einer neuen inneren Überzeugung, die ihm – wie er es nannte – einen „brennenden Dauerschmerz" nahm.

Man kann es mit einer Metapher verdeutlichen: „Man hat schon fast alles fertig", aber „da ist noch was". Oder auch mit der Metapher der „Zahnwurzel": Hier muss noch eine Wurzel gezogen werden, um die man sich in der Therapie bisher „gedrückt" hat oder die man bewusst zurückgestellt hat im Sinne der Belastbarkeit und Behandlungsplanung (siehe auch Beispiel 2 in diesem Artikel).

Indikation 3: EMDR ist von der Art der Belastung her möglich, geht schneller, geht tiefer und ist daher primäre Indikation. Bei reinen Monotrauma-Patienten, die neu kommen, kann von Beginn an die Behandlung mit EMDR indiziert sein. Erleichterung und Entlastung der Zielerinnerung aufgrund seiner klassisch posttraumatischen Symptomatik, die mit körperlichen Begleiterscheinungen und festgefahrenen irrationalen Überzeugungen auch neurobiologisch einhergeht, ist hier das Ziel. Mithilfe von EMDR ist dieses schneller und oft auch nachhaltiger zu erreichen. Bei solchen Patienten ergibt sich die Entscheidung zwischen klassischer KVT oder EMDR nach meiner klinischen Erfahrung kaum noch. Ich führe hier kaum (in den letzten 15 Jahren waren es vielleicht 2 % aller solchen Fälle) TF-KVT durch, da mir EMDR immer sinnvoller erscheint. Als Verhaltenstherapeutin führe ich ohnehin viele Grundaspekte in Haltung, Therapieplanung und Anamnese sehr ähnlich durch.

Auch der in der Verhaltenstherapie ohnehin übliche partnerschaftlichen Umgang/ Ansatz, mit den diagnostischen Leitfragen zur „Identifikation von aufrechterhaltenden Verhaltensweisen und kognitiven Strategien" zu arbeiten, die gleichzeitig Intervention sind und als Psychoedukationsmöglichkeit genutzt werden können, hilft hier und ist natürlich nicht rein EMDR-spezifisch. Von daher ist der Übergang wahrscheinlich fließend.

Indikation 4: Wenn viele „belastende Erfahrungen, die zu dysfunktionalen Attributionen" geführt haben, wie eine „zweite Haut" sind – Arbeit mit blockierenden Überzeugungssystemen. Oft führen solche nahezu kumulativ angesammelten Erfahrungen, zu blockierenden Überzeugungen / Belastungsnetzwerken / Selbstwertproblematiken, die schon genug „begrübelt" worden sind. Sie führen auch zu handfesten Diagnosen wie Sozialangst oder Depressionen oder machen einfach nur „Leidensdruck". Dann kann EMDR über das gleichzeitige Arbeiten in allen vier Repräsentationsebenen über die Arbeit an diesen Überzeugungssystemen einen völlig neuen Aspekt bzw. Anstoß bringen. Dieser vollzieht sich genau im Sinne von „desensitization and reprocessing" als autonomer Prozess auf allen Ebenen, der nicht zwischendurch durch kortikale Aktivität im Sinne gemeinsamer Analysen unterbrochen und somit limitiert wird.

18.3.2 VT als Ergänzung zu EMDR

Indikation 5: (K)VT bietet zur Vorbereitung, Festigung und Nachbereitung optimale Techniken und klassische Methoden. Bei vielen Patienten und Störungsbildern kann man vereinfacht sagen: Wenn die Patientin in der Lage ist, ihre Problematik zu reflektieren und im Sinne eines „sokratischen Dialoges" selbst Verbindungen herzustellen, dann „ist der halbe Weg gegangen". Hier kann dann EMDR zusätzlich neue Überzeugungen auch subkortikal festigen. Die Umsetzung in den Alltag kann dann wieder durch konkrete in der (K)VT gebräuchliche Methoden, Übungen und Hilfsmittel erfolgen. Deren Wirksamkeit und Wirkung wiederum werden miteinander reflektiert. Handlungsspielraum und die Einsicht in die eigene Problematik lassen sich so sukzessive und gezielt erweitern, was bei dieser Patientengruppe von größter selbstbild-stabilisierender und somit heilender Bedeutung ist.

Beispiel: Bei einem Polizeibeamten wird ein belastendes Ereignis erfolgreich behandelt. Als Nebenaspekt zu dieser aktuellen Belastungssituation stellt sich eine Verbindung zu einer schon länger bestehenden Lebenssituation heraus. Erkenntnisse aus dem EMDR müssten hier eingeordnet und das Verhaltensrepertoire erweitert werden. Hier bietet sich die VT an, die als *Ent*schleuniger und Einordnungshilfe dient, mit deren Hilfe man „in Ruhe nacharbeitet". Der Polizist wäre sonst vielleicht gar nicht mit Psychotherapie in Kontakt und ohne EMDR gar nicht zu der Erkenntnis gekommen, hier vielleicht noch etwas zu brauchen. Anders ausgedrückt: Er hätte nicht darauf vertraut, dass Psychotherapie ein Mittel zur Arbeit an Veränderung sein kann.

Dies kann entweder mittels den aus der TF-KVT gebräuchlichen Überlegungen (Ehlers 1999, S. 26) vollständig oder teilweise durchgeführt werden oder gänzlich unabhängig davon:

- Was haben Sie bisher getan, um das Trauma hinter sich zu lassen?
- Was vermeiden Sie seit dem Trauma?
- Wie gehen Sie mit den Symptomen des Wiedererlebens um?
- Was wird passieren, wenn Sie über das Erlebte nachdenken?
- Was wird passieren, wenn Sie Ihren Gefühlen freien Lauf lassen?
- Grübeln Sie über das Erlebnis / dessen Folgen nach?
- Was geht Ihnen dabei durch den Kopf?

Wenn diese aus der TF-KVT stammenden anamnestischen Fragen auch zur Reflexion kurzer EMDR-Sequenzen benutzt werden und somit die – manchmal „einzigartigen" – Erkenntnisse aus diesen Sitzungen gleich kognitiv nachgearbeitet und integriert werden können, ist eine optimale Vernetzung im doppelten Sinne passiert.

Hier gibt es nebenbei bemerkt auch starke Parallelen zu EMDR im Sinne der Trigger-Identifikation und der Fokussierung der Wirkung der dysfunktionalen Erlebens-und Verhaltensweisen in Phase 4, der „Konfrontationsphase". Dies alles kann ausreichend sein und mit klassischen Methoden zum Erfolg führen. Möchte man beschleunigen oder kann allein damit keine Nachhaltigkeit erreichen, kann man kombinieren.

Indikation 7: VT als systematische Zwischenarbeit beim Festigen von Erkenntnissen und Ergebnissen aus durchgearbeiteten Clustern. Im EMDR und in der Traumatherapie arbeitet man sorgfältig nach der traumaspezifischen Anamnese und dem gemeinsamen Überblick über die zu bearbeitenden „Baustellen", auch „Cluster" – zusammenhängende Belastungsnetzwerke" – genannt. Im Zuge dieser genauen Arbeit wechseln sich „Konfrontationssitzungen" und gemeinsames „Auf-die-Traumalandkarte-Schauen" ab, und immer wieder ist es nötig und sinnvoll, nachzujustieren, zu festigen und mit der bisherigen Arbeit in Verbindung zu bringen. In der VT wären das z. B. vertikale und horizontale Verhaltensanalysen, Angsthierarchien etc.: Was kennen wir davon schon? Wo könnte diese Erkenntnis jetzt auch nützlich sein? Wo und wie sollte diese Erkenntnis in konkretem Verhalten ausprobiert werden? U.v.m. – hier ergeben sich mannigfaltige sinnvolle Verknüpfungen.

Ein Spezialfall dieses Transfers kann auch sein, dass man VT direkt einsetzt bei der Erarbeitung der Szenarien, „wenn dann Traumaexposition gemacht wird". Man kann vorwegnehmen, was dann mit dem System, den Reaktionsweisen der anderen passiert, oder bei einem veränderten Selbstbild auch Irritationen in der Umgebung des Patienten.

Beispiel: Aufgrund einer chronifizierten PTBS und Komorbidität „generalisierte Angststörung“ nach einem Überfall hat sich die Rollenverteilung in der Beziehung der Patientin komplett verschoben, Im Zuge der Behandlung mit EMDR kann das Ereignis integriert werden. Es ist nun ein langer Weg zurück, in kleinen sorgfältigen Schritten, um die „verschobenen Folgen“ zu analysieren und zu bearbeiten. Geschieht dies nicht, würde ein entscheidender Teil fehlen, und es wäre therapeutisch nicht verantwortungsvoll zu sagen: „So, nun ist die PTBS behandelt, nun sind wir fertig.“

Zusammenfassung

Wie bereits mehrfach ausgeführt, haben beide Richtungen – K(VT) und EMDR – faszinierend viele Ähnlichkeiten (Haltung, technische Teile, Hausaufgaben …), obwohl angenommene Wirkmechanismen und die theoretische Fundierung punktuell völlig unterschiedlich sind.

EMDR wird indikationsbezogen als Zusatzverfahren (nur für PTBS ist es Richtlinienverfahren) in bestehende Therapiemethoden eingebunden. Wie bei anderen Grundausbildungen gilt also auch hier: Man ist Verhaltenstherapeut/in und kann auch EMDR. Eine wunderbare Kombinationsmöglichkeit oder auch die Erkenntnis, das manchmal ganz klar die Erstindikation für das „Entweder-oder“ gilt, liegt hier auf der Hand.

Für EMDR kann z. B. sprechen, wenn der / die Patient/in hohen Leidendruck hat, diagnostisch das Vorliegen einer gesunden Grundpersönlichkeit klar ist und eine schnelle Integration mittels EMDR gut möglich scheint. Salopp gesagt käme es einer unterlassenen Hilfeleistung gleich, hier einen längeren kognitiven und klassischen Prozess in Gang zu setzen, wenn eine schnelle nachhaltige Behandlung die Patientin / den Patienten wieder „auf die Füße stellen könnte“.

Umgekehrt ist das Vorgehen im Sinne der herkömmlichen VT (oder auch anderen psychotherapeutischen Methode natürlich) anzuraten, wenn es diagnostische Unklarheiten gibt im Hinblick auf mögliche Entwicklungstraumatisierungen, Alltagsstabilität, innere und äußere Sicherheit etc. (vgl. auch z. B. Reddemann & Dehner-Rau 2004, Münker-Kramer 2009) und möglicherweise durch die Arbeit mit EMDR zu diesem Zeitpunkt Prozesse ungesteuert in Gang kämen.

18.4 Fallbeispiele

Zur Illustration der bisher eher theoretisch gebliebenen Überlegungen und des Plädoyers für die sinnvolle Kombination beider wertvoller Ansätze möchte ich mit jeweils einem Patienten-Beispiel abschließend für sich sprechen lassen. Es handelt sich einerseits um einen männlichen Patienten mit Typ-I-Traumatisierung (Unfall – Monotrauma) (Münker-Kramer 2009), des Weiteren um eine Patientin mit Typ-II-Traumatisierung (Gewalt in der Beziehung – sequenzielles Trauma) (Münker-Kramer 2011).

Beispiel 1: Mann, Typ I, Monotrauma

Ein 58-jähriger Mann wurde zwei Jahre nach einem schweren Verkehrsunfall (insgesamt 28 Knochenbrüche, Kopf, Schulter, Becken, Beine, Füße, eine Vielzahl von Operationen, ohne psychologische Betreuung während dieser ganzen Zeit) vom Facharzt für Psychiatrie überwiesen. Eine Kollegin hatte ihn zunächst rein verhaltenstherapeutisch behandelt, hörte dann über EMDR und empfahl die Methode explizit für ihn.

Nach einer einjährigen Rehabilitation nach dem Unfall hatte der Patient seine ursprüngliche Arbeit wieder aufgenommen (Botendienste in einer Großstadt, die seiner körperlichen Leistungsfähigkeit angepasst waren). Nach drei Wochen wurde er von seinem Arbeitgeber wieder freigestellt, da er nicht in der Lage war, sich unbeeinträchtigt im Straßenverkehr zu bewegen. Er litt unter massiven Schreckreaktionen, sobald er im Augenwinkel Autos kommen sah, Bremsen oder Hupen hörte. Er beschrieb es so, dass er dann nichts mehr mitbekomme, neben sich stehe, „Rot sehe". Er finde sich irgendwo an einer Hauswand kauernd wieder oder über den Gehsteig taumelnd. Außerdem klopfe sein Herz übermäßig und er könne sich lange nicht beruhigen. Nahezu jede Nacht habe er denselben Albtraum, in dem die Scheinwerfer des Autos auf ihn zukommen. Schweißgebadet (er könne seinen Schlafanzug auswringen) mit stärkstem Herzklopfen, Schmerzen in Schulter und Beinen und ganz benommen wache er auf. Er berichtete außerdem, dass er während des Traums viel im Schlaf spreche und um sich haue. Seine Lebensqualität und Arbeitsfähigkeit beschrieb er als massiv eingeschränkt, auch Beziehungsprobleme hatten sich aufgrund all dieser Symptome bereits ergeben. Zeichen von Selbstwertproblematik und Depressivität waren ebenfalls vorhanden. Er verließ das Haus kaum noch, weil ihm sein Verhalten peinlich war.

Diagnostisch lagen hier das Vollbild einer stark chronifizierten PTBS und laut Becks-Depression-Inventar eine schwergradige Depression vor, eine Sozialangst war subsyndromal ausgeprägt, aber der Beginn war deutlich.

Der Beginn der Therapie stand nach der Diagnostik ganz im Zeichen von Psychoedukation. Er war sehr interessiert an den Erklärungen und sehr erleichtert über die neuen Attributionsmöglichkeiten. Dies half ihm, seine „Ich-werde-verrückt"-Selbstzuschreibungen (und die seiner Umgebung) zu überwinden. Sehr konsequent machte er seine Entspannungsübungen zur Unterstützung der Reduktion des Dauerarousals, außerdem „Realitätsübungen" zum Thema: „Was ist eine angemessene Vorsicht im Straßenverkehr? Und was ist eine Reaktion, die mir peinlich ist und die mich (ironischerweise) wieder in Gefahr bringen könnte?" Er übte diese Dinge dann ganz konkret im Straßenverkehr. Außerdem machten wir eine systematische Desensibilisierung in vitro und er übte in vivo.

Die Symptome im Alltag, die Selbstwertproblematik und die Depressivität ließen sich so schon deutlich reduzieren. Trotzdem blieben eine starke physiologische Triggerbarkeit und Schreckhaftigkeit. Vor allem die Albträume und die Durchschlafstörung ließen fast überhaupt nicht nach. Hier waren ca. zehn Sitzungen EMDR mit Traumakonfrontation notwendig, im Wechsel mit „normalen" Therapiesitzungen, bei denen das jeweils Erarbeitete in den Alltag integriert wurde. Im EMDR wurde die gesamte Geschichte deutlich, außerdem wurde ein perioperativer Zwischenfall erinnert: Die Narkose hatte zu früh nachgelassen und niemand hatte das geglaubt.

Die EMDR-Sitzungen führten dazu, dass der Traum immer weiterging, bis er immer durchträumte (mit weniger Um-sich-Hauen, Schwitzen und Herzklopfen). Die Frequenz reduzierte sich zunächst und schließlich hörte der Traum ganz auf, als er (im EMDR und im Traum) an dem Punkt ankam, wo er „in Sicherheit (gewesen) war". Nach diesem „EMDR-Einschub" wurde ganz klassisch mit KVT an den Alltagsanforderungen und der Zukunftsplanung gearbeitet: erneuter Versuch eines Wiedereinstiegs in den Beruf oder sich mit der vom Arbeitsamt vorgeschlagenen Invaliditätspension anfreunden, inklusive aller Konsequenzen, beispielsweise zum Selbstwert etc.

Bei diesem Patienten wäre die Bearbeitung der massiven physiologisch-emotionellen Symptomatik definitiv mit reiner TF-KVT nicht annähernd so weit gekommen. Die Tendenzen zur Sozialangst hatten sich vollständig verloren, ohne gezielt therapiert worden zu sein, die Depression hatte sich ebenfalls vollständig zurückgebildet, ebenso die PTBS, die Impact of Event Scale (IES) ergab keinen auffälligen Wert mehr. Gerade bei der IES faszinierten den Patienten das „Vorher" und das „Nachher" in der Kurve sehr.

Beispiel 2: Frau, Typ II, sequenzielles Trauma

Frau X, eine 56-jährige Patientin, wurde überwiesen durch einen praktischen Arzt wegen jahrelanger erfolgloser Depressionstherapie mittels Antidepressiva und zunehmender Somatisierung im Sinne einer somatoformen Funktionsstörung. Die traumspezifische Differenzialdiagnostik ergab F43.1 (stark chronifiziert) und Komorbidität F41.2 und F45.4.

Zum Zeitpunkt des Therapiebeginns war Frau X. noch verheiratet und litt unter den jahrzehntelangen Gewaltausbrüche des Ehemannes (physisch und psychisch), die immer noch fortdauerten. Von den Symptomen her litt sie unter Schlafstörungen, Hyperarousal und Panikattacken in Situationen, wo er lauter wurde, wo es emotional eng wurde und wenn er sie psychisch in die Enge trieb; ebenso nach Gewaltausbrüchen, nach denen er meistens das Haus verließ.

Im ersten Jahr ging es nur um den Aufbau des Selbstbewusstseins, um eine Veränderung der Kommunikation und eine Wahrnehmung, Benennung und Einordnung des Unrechts, das ihr fast 30 Jahre lang geschehen war. Langsam gelang dies und es trat eine gewisse Alltagsstabilisierung ein. Die Häufigkeit der Panikattacken ließ nach, die komorbide Depression musste nach diesem Jahr nur mehr leicht medikamentös behandelt werden. Nach einem weiteren Jahr (durch organisatorische Gründe verminderte Therapiefrequenz) flüchtete sie nach einem erneuten Gewaltausbruch und nach psychischen Demütigungen aus dem gemeinsamen Haus und kehrte diesmal nicht zu ihrem Mann zurück. Mithilfe von Freunden bekam sie eine kleine Wohnung und wurde finanziell zuerst von ihren Eltern unterstützt, ein Dreivierteljahr später wurde die Ehe geschieden.

Die Auseinandersetzungen vor und nach der Scheidung sowie die erneute Destabilisierung (Finanznot, keine Wohnung, Unterhaltsklage u. a.) wurden im Rahmen der Therapie kognitiv und klassisch verhaltenstherapeutisch begleitet. Eine mit EMDR geplante Traumakonfrontation bezüglich der chronischen PTBS musste warten, bis es keinen „Täter-"Kontakt mehr gab, vor allem keine Abhängigkeit mehr bestand. Währenddessen arbeiteten wir lange und ausführlich stabilisierend am weiteren Aufbau des Selbstwertgefühls. Da es auch immer wieder Rückschläge und Konfrontationen gab, arbeiteten wir an Distanzierungsmöglichkeiten. Frau X. hatte in solchen Situationen nach wie vor massive körperliche Symptome, sie wurde getriggert und wollte diese Problematik nun angehen, um „die Dinge hinter sich zu lassen". „Im Kopf" war ihr schon klar, dass alles real hinter ihr lag, aber sie hatte intensive intrusive Erinnerungen und es aktivierten sich auch Körpererinnerungen und Symptome von Extremstress. Der Aufbau von imaginativen und realen Ressourcen sowie die Verstärkung (auch mittels BLS) realer Erlebnisse von Zufriedenheit, Stolz, Genussfähigkeit, Erfolg und Glück in der Vergangenheit und Gegenwart standen in dieser Therapiephase (traumatherapeutisch die Stabilisierungsphase) im Vordergrund.

Nachdem die äußere Situation (finanziell, sozial und die Wohnsituation stabil) sich geklärt hatte, war der Punkt gekommen, an dem die kognitive Arbeit nicht weiter griff und sie von EMDR deutlich würde profitieren können. Frau X. äußerte sich folgendermaßen: „Ich weiß es ja, aber in der Situation ist alles weg und ich bin wie ferngesteuert und mein Körper spielt verrückt" und beschrieb damit „nicht Kongruenz zwischen Wissen und Empfinden (Symth & Poole 2003) eindeutig. Trotzdem erstellten wir vor der Traumakonfrontation anhand der traumaspezifischen Anamnese ganz formell die Trauma- und Ressourcenlandkarte und begannen auf der Basis einer sehr langen und guten therapeutischen Beziehung dann mit EMDR.

Das EMDR war lange geplant und vorbereitet und sie freute sich einerseits darauf, hatte aber andererseits auch Angst – das merkte man in den Anfangsszenen. Die Patientin benötigte zwei lange und heftige EMDR Sitzungen und die Kognition änderte sich von „Ich bin minderwertig" in „Ich verdiene Respekt". Dies und andere Details des EMDR-Prozesses wurden ausführlich in die bisherigen Therapieerfahrungen und Erkenntnisse eingearbeitet und mit ihr generalisiert – z. B. in Bezug auf andere Alltagserfahrungen, wo andere gegenwärtig über ihre Grenzen gingen.

Im EMDR-Prozess fand sich also Material für bisherige und zukünftige Themen. Die Patientin selbst beschrieb es so, dass sozusagen „innen im Turbotempo etwas klar geworden" sei. Neben diesen kognitiven Neuerkenntnissen, dem „R", ging es ihr physiologisch gut und sie war wie ausgewechselt: „Wie 1000 und 1 – ich bin überhaupt nicht mehr so wurlert[7]." Nach meiner therapeutischen Erfahrung hätte dies mit reiner kognitiver VT nicht erreicht werden können. Ein massiver Kern der traumatischen Erfahrungen lag im Körper und man konnte ihr den spezifischen Effekt der Integration durch EMDR förmlich ansehen und anhören. Hier war ein Musterbeispiel der klinischen Beschreibung von Traumaintegration sichtbar, im Sinne dessen, dass Traumaintegration bedeutet, dass der Betroffene in der Lage ist, in einem narrativen Ganzen und in adäquatem Affekt über das Ereignis zu berichten. Dies war videodokumentiert (Verhalten) und im Erleben der Patientin zu beobachten und zu hören. Nach den zwei intensiven Sitzungen, in denen der SUD auf 0,3 (sie sagte, um die drei Jahrzehnte Misshandlung zu „würdigen") und der VoC auf 7 ging, sagte sie im Zuge der Überprüfung in Phase 8 des EMDR: „Lassen sie uns mit dem alten Zeug aufhören, ich kann das jetzt wirklich hinter mir lassen."

Die Kombination zwischen der eigenen herkömmlichen Therapiemethode mit Traumatherapie allgemein und mit EMDR im Speziellen und die gegenseitige Übersetzung und Verbindung sind ein lohnenswerter Prozess, in den sich einzulassen es lohnt – im Sinne des besten Ergebnisses für die Patienten!

---

7 „Wurlert" ist ein österreichischer Ausdruck und bezeichnet hier: im physiologischen Dauerarousal sein, manchmal über Tage.

Literatur

Bisson, J. et al. (2007): Psychological Treatment for Chronical PTSD, Systematic Review and Meta Analysis. *British Journal of Psychiatry,* Vol. 190, S. 97–104.

Böhm, K. & Voderholzer, U. (2010): Use of EMDR in the Treatment of Obsessive Compulsive Disorders: A Case Series. *Verhaltenstherapie,* 20, S. 175–181.

Ehlers, A. (1999): *Posttraumatische Belastungsstörung (Verhaltenstherapeutische Behandlungsansätze).* Göttigen: Hofgrefe.

Fischer, G. & Riedesser, P. (2003): *Lehrbuch der Psychotraumatologie.* München: Reinhardt.

Foa, E.B. & Meadows, E.A. (1997): Psychosocial Treatment for Posttraumatic Stress Disorder: A Critical Review. *Annual Review of Psychology,* Vol. 48, S. 449–480.

Gunter, R. & Bodner, G. (2008): How Eye Movements Affect Unpleasant Memories: Support for a Working Memory Account. *Behavior Research and Therapy,* Vol. 46, S. 913–931.

Hase, M. (2006): EMDR in der Behandlung der stoffgebundenen Abhängigkeit. In: Lamprecht, F. (Hrsg.): *Praxishandbuch EMDR.* Stuttgart: Klett-Cotta.

Hofmann, A. (2014): *EMDR Praxishandbuch zur Behandlung traumatisierter Menschen.* 5., vollständig überarbeitete u. erweiterte Auflage. Stuttgart, New York: Thieme.

Hofmann, A.; Hilgers, A.; Lehnung, M.; Liebermann, P.; Ostacoli, L.; Schneider, W. & Hase, M. (2014): EMDR as an Adjuctive Treatment of Unipolar Depression: A Controlled Study. *Journal of EMDR Practice and Research,* Vol. 8 (3), S. 103–112.

Hofmann, A. (2015): EMDR Institut Ausbildungsunterlagen, aktuelle Fassung

Hornsfeld, H. (2011): Workmechanisms of EMDR. In: Workshop beim 12. Europäischen EMDR Kongress. Wien, 3.–5. 6. 2011. Siehe ↗ http://www.emdr2011.eu

Meichenbaum, D. (1997): *Treating Post Traumatic Stress Disorder. A Handbook and Practice Manual for Therapy.* Chichester: Wiley.

Münker-Kramer, E. (2009): Eustress – Distress – Extremstress – und was dann? Folgestörungen und Behandlungsansätze. *Psychologie in Österreich,* 1–09, S. 54–62.

Münker-Kramer, E. (2011): EMDR und VT in der Behandlung von Traumafolgestörungen – Charakteristika und Kombinationsmöglichkeiten. *Journal für Psychologie,* Vol. 19 (3).

Münker-Kramer, E. (2014): *EMDR bei Phobien und Panikstörungen. In: Hofmann, A., EMDR Praxishandbuch zur Behandlung traumatisierter Menschen.* 5., vollständig überarbeitete u. erweiterte Auflage. Stuttgart, New York: Thieme.

Münker-Kramer, E. (2015): *Traumaspezifische Psychotherapie mit EMDR.* München: Reinhardt.

Rothschild, B. (2002): *Der Körper erinnert sich. Zur Psychophysiologie des Traumas und der Traumabehandlung.* Essen: Synthesis.

Reddemann, L. & Dehner-Rau, C. (2004): *Trauma: Folgen erkennen, überwinden und an ihnen wachsen. Ein Übungsbuch für Körper und Seele.* Stuttgart: MVS Medizinverlage.

Sack, M. (2011): Workmechanisms of EMDR. In: Vortrag beim 12. Europäischen EMDR Kongress. Wien, 3.–5.6. 2011. Siehe ↗ http://www.emdr2011.eu

Schulz, S.; Dahm, A.; Herrmann-Frank, A.; Martinsohn-Schittkowsky, W.; Nocon, M. & Sühlfleisch-Thurau, U. (2015): Eye Movement Desensitization and Reprocessing (EMDR): Eine Methode wird anerkannt. Ärzteblatt online, Vol. 13 (01), S. 34–36. Siehe ↗ http://www.kbv.de/media/sp/2015_01_EMDR_PP_Schulz_Dahm_et_al.pdf (Letzter Zugriff 24.2.2015).

Shapiro, F. (2012): *EMDR Grundlagen und Praxis.* Paderborn: Junfermann.

Shapiro, F. (2003): *EMDR als integrativer psychotherapeutischer Ansatz.* Paderborn: Junfermann.

Smyth, N. & Poole, D. (2003): EMDR und kognitive Verhaltenstherapie: Eine Untersuchung der Übereinstimmungen und der Unterschiede. In: Shapiro, F. (Hrsg.): *EMDR als integrativer psychotherapeutischer Ansatz.* Paderborn: Junfermann.

Van Etten, T. (1998): Comparative Efficacy of Treatment for Posttraumatic Stress Disorder: A Meta Analysis. *Clinical Psychology and Psychotherapy,* Vol. 5, S. 126–144.

Young, J. E. & Klosko, J. S. (2006): *Schematherapie. Ein praxisorientiertes Handbuch.* Paderborn: Junfermann.

Internethinweise

WHO mhGAP Guidelines (2013): Problems and disorders related to Stress. Geneva, WHO: ↗ http://www.who.int/mediacentre/news/releases/2013/trauma_mental_health_20130806/en/ (letzter Zugriff am 12.1.2016).

GBA Deutschland (2014): Posttraumatische Belastungsstörungen: EMDR als Methode in der Psychotherapie anerkannt: ↗ https://www.g-ba.de/institution/presse/pressemitteilungen/557/ (letzter Zugriff am 23.2.2015).

19. Der Einsatz von EMDR im Bereich von nicht-klinischer Einzelsupervision, Coaching und Beratung

Eva Münker-Kramer

In den letzten Jahren hat sich, den Grundüberlegungen des AIP-Modells folgend, die Anwendung von EMDR über die Bearbeitung von Traumafolgestörungen und sogar generell über klinisch relevante Diagnosen hinaus etabliert.

An und für sich gut „funktionierende", grundsätzlich „gut aufgestellte" Menschen bei Irritationen im Erleben und Verhalten im Alltag zu unterstützen ist, wenn es eine wirksame Methode dafür gibt, sinnvoll. Wenn wir der Logik folgen, dass EMDR gerade bei Typ-I-Traumafolgestörungen nachweislich sehr gute Effekte hat, liegt nahe, dass es diese ebenfalls bei „präklinischen" Reaktionen hat.

19.1 Möglichkeiten für den nicht-klinischen Einsatz von EMDR

Dies leitet u. a. zu einem spezifischen Anwendungsbereich über: EMDR im Bereich nicht-klinischer Einzelsupervision, Coaching und Beratung. Dabei zeigen sich drei Schwerpunkte:

1. Der Wechsel von einer Beratungsdefinition „Coaching / Supervision" in eine Phase psychotherapeutischer Unterstützung, wenn im ersten Setting Affektbrücken relevant werden, die aktuelle Reaktionen und Erlebensweisen begründen.
2. Die Bearbeitung dysfunktionalen Erlebens und dysfunktionaler Reaktionsweisen bei ansonsten grundsätzlicher Stabilität und klinischer Unauffälligkeit.
3. Der Einsatz von EMDR im Bereich der „Peak Performance", (Lendl & Foster 2009, Hartung 2009).

Die Notwendigkeit eines Fokuswechsels vom Coaching / von der Einzelsupervision zur temporären psychotherapeutischen Unterstützung mittels EMDR kann auf vielfältige Weise eintreten.

Beispiel:

Eine Abteilungsleiterin in einer mittelständischen Firma wollte das Problem besprechen, dass sie sich als Führungskraft nach eigener Einschätzung zu sehr für die Harmonie in ihrem Team verantwortlich fühlte. Dabei verließ sie ihre Rolle immer wieder, kümmerte sich um zu viele Details und hatte anderes Wesentliches nicht mehr im Fokus. Immer weniger konnte sie das kontrollieren.

Auf den Vorschlag, sich dem explizit zu widmen, stimmte sie zu, sich auf die Suche nach den Ursprüngen dieser für sie dysfunktionalen Verhaltensweise zu begeben. Über die sogenannte Affektbrückentechnik (siehe Kapitel 7 „Bewährte Techniken im EMDR") konnten wir sehr schnell den Zusammenhang zwischen ihrem jetzigen Verhalten und Bemühen und der vorherrschenden Herausforderung ihrer Kindheit und Jugend herstellen: Sie hatte eine psychisch kranke Mutter gehabt. Das Bemühen der ganzen Familie, vorrangig aber ihres, war es immer gewesen, diese nicht zu reizen. Wenn äußerliche Harmonie herrschte, war die Mutter beherrschter und es gab „normale" Tage.

Nachdem sie diesen Zusammenhang herstellen und verstehen konnte, füllte sich ein ganzes und über Jahre gehendes Cluster mit diesen Erinnerungen. Es konnte mittels EMDR-Behandlungsplanung (Standardprotokoll: alte Erinnerungen – primäres Material, dann sekundäres Material wie Trigger im Hier und Jetzt und Herausforderungen in der Zukunft) sowie dem klassischen Ablaufschema bearbeitet werden. Bereits im Zuge der Affektbrückentechnik und der Besprechung der Zusammenhänge mit heutigen Verhaltensweisen und der Triggeridentifikation zeigte sich bereits eine große Erleichterung über diese kognitiven Erkenntnisse.

EMDR war dennoch notwendig, um die auch emotional-physiologisch zu „metabolisieren". Schließlich folgte noch klassisch verhaltenstherapeutisch-kommunikationspsychologische Arbeit, um die herausfordernden Situationen im Hier und Jetzt auch auf der Handlungsebene gut zu bewältigen und sich abzugrenzen. Eine Rückkehr in das Coaching-Setting war danach wieder gut möglich.

Der eben beschriebene Einsatzbereich deckt sich noch am ehesten mit den sonstigen Indikationen, mit denen Menschen allerdings dann explizit in Traumabehandlung kommen (siehe auch Münker-Kramer 2011).

Der Einsatz im zweiten Bereich betrifft z. B. Situationen, wo jemand merkt, dass er in bestimmten Situationen fragiler oder ungewohnt wenig souverän reagiert. Gegebenenfalls ist auch das innere Erleben ungewohnt irritiert, obwohl der Betroffene nicht direkt weiß, wo dies seinen Ursprung haben könnte. Mit dem Einverständnis des Betroffenen, wenn er dieser Sache auf den Grund gehen möchte, ist hier – wie in der klinischen Arbeit – die gemeinsame Erarbeitung eines Belastungs-und Ressourcenüberblicks angemessen und sinnvoll. Auch die Erfassung der grundsätzlichen Ressourcen im Hier und Jetzt wird Thema sein, ist aber in vielen Fällen sicher schon aus dem Coaching / Supervisionssetting bekannt.

Der zweite Bereich ist den soeben beschriebenen Gegebenheiten aus dem ersten Bereich ähnlich, mit einem Unterschied: Auch bei gemeinsamer Suche nach gegebenenfalls relevanten „alten Erinnerungen", die der Grund für die Triggerbarkeit im Hier und Jetzt sein könnten, findet sich nichts. In diesen Fällen muss man davon ausgehen, dass das aktuelle Erlebnis die primäre Belastung ist. Sie könnte sicher Folgen haben und sich als dysfunktionell gespeicherte Erinnerung chronifizieren und konsolidieren, wenn hier nicht gleich „an der Wurzel" unterbrochen würde. Hier kann EMDR eine effektive und effiziente Methode der Wahl sein.

Beispiel:

Ein 39-jähriger Techniker in höherer Führungsposition war schon länger Coachingklient.: Er hatte parallel zu seiner beruflichen Tätigkeit eine Dissertation erstellt und im finalen Dissertantenseminar eine negative Erfahrung gemacht, die er in das Coaching einbrachte.

Ohne Vorinformation hatte er in diesem Seminar seinen Vortrag statt auf Deutsch auf Englisch halten sollen. Diese objektive stresserzeugende Situation hebelte ihn aus subjektiver Sicht überdimensional aus. Im Zuge der Vorbereitung für EMDR stellte sich bei der Suche nach der Ursache heraus: Es ging nicht um einen Anspruch, diese Herausforderung locker schaffen zu müssen. Vielmehr hatte er sich in der Situation wie gelähmt gefühlt und sich nicht gegen das Anliegen des Professors wehren können. Wie „das Kaninchen vor der Schlange" habe er sich gefürchtet und sich nicht gewehrt. Die „Vorstellung" sei gründlich danebengegangen und er habe die Arbeit an der Dissertation abgebrochen.

Das reine Besprechen der Situation brachte wenig, was er nicht selbst schon durchdacht hatte: Er hätte sich ganz objektiv gegen das Anliegen wehren können, es ablehnen oder grundsätzlich verschieben können mit einem Hinweis auf die Vorgehensweise. Er hätte im Nachhinein ein Gespräch mit dem Professor genau darüber suchen und die Sache neu angehen können u. Ä. Zu all dem war er jedoch nicht in der Lage gewesen und das, obwohl er das Grundstudium, verschiedene Projekte und sein Dissertationsprojekt bis dahin souverän gemeistert hatte, ganz ohne klinische Beschwerden oder Leistungsprobleme.

Wir konnten also herausarbeiten, dass es um die Erstarrung in dem Überraschungsmoment und die darauf folgende Scham und schnell generalisierende Handlungsunfähigkeit ging. Beides konnte mit EMDR mittels des klassischen Ablaufschemas gut und suffizient bearbeitet werden.

Überraschenderweise kamen weder in der spezifischen Anamnese noch in der Phase 4 des EMDR über Affektbrücken alte Erinnerungen auf, die die Reaktion im Hier und Jetzt hätten erklären können. Deshalb starteten wir direkt mit der erlebten Situation und wählten zunächst das Thema Erstarrung im Sinne von mangelnden Wahlmöglichkeiten und Handlungsunfähigkeit aus. Mit der negativen Kognition „Ich bin gefangen" und der positiven Kognition „Ich kann mich wehren" hatten wir eine klare Vorstellung, um was es ging. Die PK änderte sich im Zuge der erfolgreichen Durcharbeitung in: „Ich kann auf meine Ressourcen zugreifen!" In einer zweiten Sitzung bearbeiteten wir noch das Schamthema, das für den Klienten völlig neu und schwächend war und sich offensichtlich ausschließlich aus diesem Erlebnis heraus ergeben hatte – eine klassische Erschütterung des Selbstverständnisses, wie Fischer und Riedesser (2003) dies nennen.

Die rein supervisorische Nacharbeit war dann das detaillierte Besprechen der notwendigen konkreten Schritte, die Metakommunikation mit dem Professor doch noch zu suchen und die nicht mehr allzu umfangreiche Arbeit an der Dissertation zu beenden, was auch gelang.

Der dritte oben erwähnte Anwendungsbereich geht über die „Wiederherstellung der gewohnten Handlungsfähigkeit und des gewohnten Selbstbildes" hinaus. Dieses Gebiet, über die normale Funktionsfähigkeit hinaus einen sogar besseren Zustand und eine bessere Leistungsfähigkeit zu erreichen, wird von Luber (2009, S. 337) auch als „Performance Enhancement" bezeichnet. Es geht darum, Alltagsirritationen im Erleben und Verhalten zu lindern und abzubauen, die ganz speziell die Leistungsfähigkeit beeinträchtigen und als nicht nötig und lästig empfunden werden.

Die Arbeit an der Peak Performance bedeutet, einen Zustand von Bestleistung mit Selbstbewusstsein, Kontrolle und Selbstvertrauen zu erreichen. Es geht also um die Verbesserung in Richtung außergewöhnlicher Leistungen. Im Coaching findet dies Anwendung in der Beratung von Entscheidungs- und Funktionsträgern, aber ganz speziell auch bei Künstlern und bei Sportlern. Sandra Foster, eine der Pionierinnen in diesem Bereich, beschreibt es folgendermaßen: „The EMDR Performance Enhancement Psychology Protocol (EMDR PEP) can be very useful with everyday nonpathological complaints such as procrastination, fear of failure, setbacks and life transitions" (Lendl & Foster 2009, S. 377). Foster ist engagierte EMDR-Supervisorin der ersten Stunde und beschäftigt sich mit diesem Bereich seit Langem, jedoch auf klar klinischem Boden.

Dass die Anwender von EMDR auch in diesen speziellen Bereichen Kliniker sind, ist wichtig. Hartung (2009) expliziert, dass diese Anwendungen aus seiner Sicht am nützlichsten seien, wenn sie von Personen angeboten werden, die sowohl Coaching als auch Psychotherapie praktizieren.

Es wird also *nicht* angeraten, EMDR an Nicht-Kliniker zu vermitteln. Dass dies dennoch auch und gerade in diesem Bereich passiert, ist problematisch, weil im Zuge der Konfrontationssitzungen mit EMDR Affektbrücken in traumatische Erinnerungen auftreten können, die dann möglicherweise nicht mehr adäquat steuerbar sind. Ein solches Vorgehen kann somit der Methode, vor allem aber den Klienten schaden.

Hartung (2009) konstatiert, dass diese Arbeit in einer kraftvollen Weise Elemente von Psychotherapie und Coaching verbindet, und führt die Vorteile an. Als Coach sei man per definitionem von der Arbeitsweise und vom Auftrag her daran gewöhnt, die gegenwärtigen und zukünftigen Herausforderungen des Klienten sehr konkret und sehr gezielt zu fokussieren. Ohne klinischen Hintergrund könnte gegebenenfalls die Vergangenheit im Sinne eines Teils der Lebenswirklichkeit und somit auch aktuellen Performance vernachlässigt werden.

Psychotherapeuten vieler Richtungen ohne Coaching-Blick dagegen haben bei der Ursachensuche den Fokus häufig eher in der Vergangenheit. Bietet jemand jedoch sowohl Coaching als auch Psychotherapie an, ist die Wahrscheinlichkeit hoch, dass er die Ebenen anlassbezogen angemessener gewichtet und beide sieht – und somit den Klienten umfassender gerecht werden kann.

Aus der praktischen Erfahrung heraus ist der Moment entscheidend, wo dem klinisch fundierten EMDR-kundigen Coach dysfunktionales Verhalten und Erleben vom Klienten berichtet wird und er merkt, dass es sich um pathogene Erinnerungen handeln könnte oder dass die Arbeit des „Reprocessing“ im EMDR für aktuelle Blockaden oder zukünftige Herausforderungen einen Nutzen bringen könnte, der rein über sprachliche Reflexion nicht leistbar ist. Hier kann EMDR helfen.

Umgekehrt kann ein Psychotherapeut, der auch Coach ist und normalerweise primär an psychotherapeutisch relevanten Defiziten arbeitet und hier nötigenfalls auch Stabilisierungskompetenz hätte, bei einer bestimmten Herausforderung in der Zukunft einfach vorschlagen, diese Herausforderung per se und ohne allzu lange Ursachensuche und Vorbereitung z. B. mittels der für diese Situationen adaptierten EMDR-Protokolle zu bearbeiten.

Eine dritte Möglichkeit wäre, dass der Coach mit Therapiehintergrund reine Ressourcenarbeit macht – mit gezieltem Protokoll oder ganz konkret an einzelnen positiven Life Events (siehe Kapitel 9, „Gezielte individuelle Ressourcenaktivierung auf allen Repräsentationsebenen") – und bei heftigen Affektbrücken einfach auch wüsste, was getan werden muss.

19.2 Gebräuchliche EMDR-Protokolle zum „Performance Enhancement"

An dieser Stelle sollen zwei repräsentative Vorschläge für ein gezieltes Vorgehen in diesen Bereichen vorgestellt werden, die über die Arbeit mit dem „normalen" Ablaufschema hinausgehen: das Vorgehen von Hartung und das Protokoll von Lendl & Foster.

19.2.1 Enhancing Positive Emotion and Performance with EMDR (nach Hartung 2009)

John Hartung beschreibt zunächst Indikationen, im Coaching „Enhancing Positive Emotion and Performance with EMDR" gezielt anzuwenden. Er erwähnt Situationen, wo Zeitdruck herrscht, z. B. vor einem Wettkampf oder einer Veranstaltung, und das klassische Standardprotokoll zeitlich nicht applizierbar wäre. Das können auch Situationen sein, wo in der Gruppe gearbeitet werden muss oder wo es aufseiten der Klienten Angst vor therapeutischer Intervention gibt oder sie diese ablehnen. Es kann außerdem da angeboten werden, wo normales EMDR nicht möglich ist, weil der Klient zu wenig Affektstabilität hat.

Das konkrete Vorgehen ist nun im Groben das Folgende:

In Phase 1 wird klassisch die Anamnese erhoben, die (klinische) Geschichte in Kurzform. Nach dem Motto „Sprache gestaltet Verhalten" wird hier bereits auf eine positive Sprache geachtet. Der Klient wird also aufgefordert, das Ziel positiv zu formulieren und sich mit seinen bisherigen Erfolgen zu beschäftigen. Er soll Dinge identifizieren, die er gerne gemacht hätte, aber nie probiert hat. Er wird konkret aufgefordert und dazu angehalten, in positiver Sprache zu sprechen und auch den Kontext von Wörtern zu beachten. Um aktuelle Trigger zu identifizieren, die den Klienten davon abhalten, sein Ziel zu erreichen (z. B. ein Wettkampfsetting, das klassisch konditioniert mit Misserfolgen verbunden ist), werden z. B. Affektbrückentechniken verwendet, um die klassischen Konditionierungen auch mittels EMDR aufzulösen: „… so that a piece of paper gets a just piece of paper again" (Hartung 2009, S. 345). Das Ergebnis wird dann als positive Zukunftsprojektion prozessiert, bevor zu Phase 2, der Vorbereitung, übergegangen wird.

Hier geht es um die grundsätzliche Einverständniserklärung für EMDR, das Testen der optimalen Applikation der BLS, das neuerliche Konstatieren des positiven oder idealen Zukunftsziels, die Zusammenstellung eines sogenannten Inventars der Fähigkeiten, nochmaliges Definieren des Ziels und gegebenenfalls Umdefinieren im Vergleich mit der Phase 1. Dann folgt eine interessante Intervention: Der Aufbau positiver Befindlichkeit, um das definierte Ziel zu erreichen – Hartung nennt es SNS-PNS-Balance (sympathetic nervous system –parasympathetic nervous system). Sie stellt dar, dass die meisten „High Achiever" nicht schaffen, 100 %ig überzeugt zu sein von ihrem Ziel, weil sie unter Angst leiden. Physiologisch macht er das daran fest, dass der Sympathikus überaktiv und keine sogenannte SNS-PNS-Balance vorhanden ist. Hier werden die Klienten also explizit und intensiv mit verschiedenen Mitteln (von Atemtechniken bis Biofeedback) trainiert, diese Balance zu erreichen.

Diese Phase ist sehr aufwendig und gehört letztlich immer noch zur Vorbereitung. Der Idealzustand wird mit BLS verstärkt, ebenso wird ein zwischen Klient und die Behandlerin vereinbartes Symbol mittels BLS verankert. Um zu testen, ob dies stabil ist, wird der Klient gezielt getriggert und anschließend der SUD gemessen. Der Klient wird so lange stimuliert, bis der SUD auf 0 ist. Für diesen Prozess beschreibt Hartung sieben Varianten, die einen erhöhten SUD bedingen können. Das Vorgehen, diese Schwierigkeiten aufzulösen, ähnelt verschiedenen Einwebetechniken im Standard-Ablaufschema in Phase 4.

In Phase 3, der Evaluierung, wird noch einmal überprüft, ob hinter der ausgesuchten Zielerinnerung möglicherweise spezielle „Feeder Memories" liegen oder, anders ausgedrückt, ob eine andere Zielerinnerung ausgesucht werden muss. Dies wird ja manchmal anhand der Erarbeitung der Kognitionen evident. U. a. aus diesem Grund expliziert Hartung noch einmal, wie wichtig es ist, dass erfahrene EMDR-Kliniker die Intervention durchführen, da über solche Schlüsselerinnerungen auch ggf. eine Traumabehandlung mittels EMDR notwendig werden kann. In solchen Fällen muss an dieser Stelle das Performance Enhancement Protokoll verlassen und auf das Standardvorgehen in seinem Gesamtaufbau gewechselt werden.

In Phase 4 wird dem Standardvorgehen im Ablaufschema gefolgt, es werden lediglich zwei Punkte in der Arbeit mit dieser Zielgruppe modifiziert: Zunächst wird mit langsamer BLS begonnen, um ganz besonders vorsichtig zu sein. Des Weiteren wird besonders aufmerksam im Hintergrund speziell auf blockierende Überzeugungen geachtet, die den Prozess behindern bzw. direkt kontraproduktiv für ihn sein könnten und bei diesen Klienten sehr häufig eine hemmende Wirkung haben („Ich darf nicht schwach sein", „Ich darf auf keinen Fall die Kontrolle verlieren" u. Ä.). Bei den sogenannten High Achievern sind das oft funktionsnotwendige Selbstüberzeugungen. Wenn sie in Phase 4 zu schnell mit der potenziell vollen Wirkung konfrontiert sind, könnten sie überfordert sein. Langsame BLS zu Beginn ermöglichen, sich sukzessive an den Prozess zu gewöhnen.

Die Phasen 5 (Verankerung), 6 (Körpertest) und 7 (Abschluss) mit Tipps für das Selbstmanagement sowie die Reevaluation in Phase 8 mit einem In-vivo-Realitätstest sind ähnlich wie das normale Vorgehen und enden mit einigen Spezialfragen: Gibt es nun die Erkenntnis, dass zusätzliche Fähigkeiten gebraucht würden? Lässt sich ein sekundärer Gewinn aus der Symptomatik erschließen? Gibt es spezielle Dilemmata, die bisher unbeachtet blieben? Dies kann einen neuen Fokus für eine Bearbeitung mit EMDR bilden. Am Ende der Intervention steht ein konkreter Maßnahmenplan.

Die Hauptunterschiede bestehen also hier in der Vorbereitung und in der Modifikation einzelner Punkte im Hinblick auf die vom Autor angenommene besondere Persönlichkeitsstruktur der „High Achiever".

19.2.2 EMDR PEP (Performance Enhancement Protocol) (nach Lendl & Foster 2009)

Dieses Vorgehen soll nicht-klinische Indikationen adressieren, wie Lampenfieber, Angst vor Vorträgen und ähnliche blockierende Überzeugungen, Verhaltenshemmungen, kritische Lebensübergänge, Prokrastination, aber auch posttraumatischen Stress und Phasen der Rehabilitation nach Unfällen oder Ähnlichem, bei Künstlern, Sportlern etc. Lendl und Foster betonen hier, dass Kliniker, die mit dieser letzten Gruppe arbeiten, unbedingt auch sportpsychologische Kenntnisse haben sollten. Dies deckt sich mit der immer wieder betonten Notwendigkeit, dass wir als EMDR-Kliniker sowohl Fachkompetenz in der Methode haben sollten als auch spezifische Feldkompetenz bei speziellen Zielgruppen, seien es spezielle Diagnosen oder anderes.

Um das Vorgehen zu beschreiben, konstatieren Lendl und Foster, dass das Protokoll einerseits sehr getreu Shapiros Standardprotokoll und Ablaufschema folgt, andererseits liegt der Fokus inhaltlich hauptsächlich auf Leistung (im Sinne von Performance) und der besseren Bewältigung zukünftiger Situationen. Dies bedeutet, dass der Kliniker zunächst die erwarteten Auswirkungen und die in Zukunft verbesserten Fähigkeiten noch ausführlicher als sonst im Sinne des Therapieziels thematisiert und als Vision erarbeitet. Erst danach werden die blockierenden Faktoren adressiert.

Die Vorbereitung ist dennoch klinisch außerordentlich ausführlich – mit diversen Fragebögen zu traumatischen Erfahrungen, zu Beziehungen, Schule und Arbeitsstätten. Es wird eine konkrete Problemanalyse erstellt und es gibt einen genauen Fragebogen zu bisherigen und geplanten Leistungen der Klientin. Bei Künstlern und Sportlern *umfasst das auch* die Beziehung zu Trainern und anderen Bezugspersonen. Eine Adaptierung dieses Erhebungsmaterials ist je nach Branche natürlich notwendig. Genügend Ideen hierzu finden sich bei Lendl & Foster (2009).

In der Vorbereitungsphase schlagen die Autorinnen eine kurze Intervention vor, die rein dazu dient, die nächsten Auftritte oder Wettkämpfe fokussiert vorzubereiten: „Brief Intervention Focusing Protocol for Performance Enhancement Purpose". Hier geht es darum, schnell und in begrenzter Zeit etwas für den Klienten zu tun. Konkrete kognitiv erarbeitete Lösungen und Vorschläge werden mittels BLS verstärkt. Bei Verankerungen werden langsame BLS benutzt. Falls es keinen Zeitdruck gibt, werden innere Berater, innere Teams, frühere Erfolge, innere Theaterräume – hilfreiche Ressourcen – vorher aktiviert und mittels langsamer BLS verstärkt.

In Phase 3 wird nun ganz dem Standardablaufschema folgend vom repräsentativen Bild bis hin zum Körperkorrelat alles für die geplante Herausforderung geklärt. Phase 4 erfolgt ebenfalls nach dem Standardschema. Wenn nötig, werden auftretende Affektbrücken zu alten belastenden Erinnerungen aufgelöst. Am Schluss, nach Phase 8, steht die positive Zukunftsprojektion, die in diesem Fall ganz speziell auf die erfolgreich zu lösende Situation zugeschnitten ist und entsprechend angeleitet wird.

19.3 Zusammenfassung

Bei beiden hier vorgestellten adaptierten Vorgehensweisen ist zusammenfassend wichtig, dass sie Instruktionen zu speziellen Klientengruppen geben, die die Vorarbeit und die spezifische Psychoedukation aufwendiger gestalten. Die Autoren erklären z. B. die Bedeutung von Sprache und sogenannten hot words, die gegebenenfalls unnötige sympatikotone Erregung hervorrufen und so die „Performance" beeinträchtigen, stören und überlagern können. Beide Modifikationen arbeiten also mit der Erkenntnis, dass Sprache Verhalten und Erleben mit beeinflussen kann.

Die Notwendigkeit, diese Art von EMDR-Protokollen auch in kontrollierten Studien zu beforschen, liegt natürlich auf der Hand und wird von Foster (2012) selbst eingebracht.

Sowohl Hartung als auch Lendl & Foster betonen, dass gerade bei diesen Spezialgruppen die klinische *und* die EMDR-Kompetenz und -Ausbildung neben der

Feldkompetenz mit der spezifischen Klientengruppe eine Rolle für eine seriöse Anwendung spielt. Aus dieser Kombination ergeben sich für die Klienten die höchstmögliche Sicherheit und der höchstmögliche Nutzen.

Die Arbeit mit diesen Sonderprotokollen ist natürlich kombinierbar mit vielen anderen kleineren Ressourcentechniken – einige davon sind bei Rost (2014) und an anderer Stelle in diesem Buch beschrieben.

Letztlich wird auch klar, dass es ein erfüllender und schöner Arbeitsbereich sein kann, wo man Klienten unterstützen kann, Selbstwert, Selbstvertrauen und Freude zu aktivieren und freizusetzen.

Luber (2009) drückt das folgendermaßen aus: Man unterstützt Menschen, ein Ziel zu erreichen, das noch nicht realisiert wurde; eine Möglichkeit zu finden, eine positive Eigenschaft zu stärken und zu hoffen, bestehende Fähigkeiten noch auszubauen.

Literatur

Fischer, G. & Riedesser, P. (2003): *Lehrbuch der Psychotraumatologie.* München: Reinhardt.

Foster, D. (2012): Integrating Positive Psychology Applications into the EMDR Peak Performance Protocol. *Revue Européenne de Psychologie appliquée,* Vol. 62, S. 213–217.

Hartung, J. (2009): Enhancing Positive Emotion and Performance with EMDR. In: Luber, M. (Hrsg.): *Eye Movement Desensitization and Reprocessing (EMDR) Scripted Protocols: Basics and Special Situations,* S. 339–376. New York: Springer.

Lendl, J. & Foster, S. (2009): EMDR Performance Enhancement Psychology Protocol. In: Luber, M. (Hrsg.): *Eye Movement Desensitization and Reprocessing (EMDR) Scripted Protocols: Basics and Special Situations,* S. 377–396. New York: Springer.

Luber, M. (Hrsg.) (2009): *Eye Movement Desensitization and Reprocessing (EMDR) Scripted Protocols: Basics and Special Situations.* New York: Springer.

Münker-Kramer, E. (2011): EMDR und VT in der Behandlung von Traumafolgestörungen – Charakteristika und Kombinationsmöglichkeiten. Zwischen Alltag und ICD-10: Trauma – Krise – Belastung – Extremstress. *Journal für Psychologie* Vol. 3. Siehe http://www.journal-fuer-psychologie.de

Rost, C. (Hrsg.) (2014): *Ressourcenarbeit mit EMDR: Bewährte Techniken im Überblick.* Paderborn: Junfermann.

Teil IV

Kreative Ansätze im EMDR

20. Die Vier-Felder-Technik

Dorothee Lansch

Die Behandlung von Patienten mit traumatischen Erfahrungen, vor allem von denen, die früh in ihrer Kindheit mehrfache oder lang anhaltende Erlebnisse gewalttätiger oder sexueller Übergriffe hatten, als auch denjenigen, die mit ihren Bezugspersonen extrem ungünstige Erfahrungen machen mussten (Bindungstrauma), stellt die Behandler oft vor große Herausforderungen. Es gilt die Bewältigungsmöglichkeiten der Patienten nicht zu überfordern und gleichzeitig ausreichende Traumabearbeitung zu gewährleisten.

Hier kommen kreative EMDR-Techniken zum Einsatz. Eine solche stellt die Vier-Felder-Technik dar, die erstmals 1997 nach einer Hurrikan-Katastrophe in Mexiko von Jarero et al. (2006) entwickelt wurde. Ursprünglich ist sie Teil eines EMDR-Gruppenprotokolls, um gleichzeitig die zahlreichen Opfer der Katastrophe versorgen zu können. Die bilaterale Stimulation erfolgt in der Ursprungsform als Schmetterlingsschlag, oft auch Schmetterlingsumarmung (butterfly hug) genannt, „erfunden" von Lucina Artigas: Hierbei werden die Daumen beider Hände ineinandergehakt, sodass die sich bewegenden Hände wie Schmetterlingsflügel und die Daumen wie die Fühler der Schmetterlinge aussehen (Abb. 1 und 2). Die überkreuzten Hände legt man dann unterhalb der Schlüsselbeine ab (Abb. 3) und klopft mit der rechten Hand auf die Region unterhalb des linken Schlüsselbeins und mit der linken Hand unterhalb des rechten Schlüsselbeins. Diese Form der bilateralen Selbststimulation wird von den Patienten als sehr angenehm erlebt und kann nicht nur in der Vier-Felder-Technik, sondern z. B. auch beim Verankern des Sicheren Ortes oder zur Verstärkung von positiven Gefühlen und Überzeugungen genutzt werden und auch als Einschlafhilfe dienen (Luber et al. 2010).

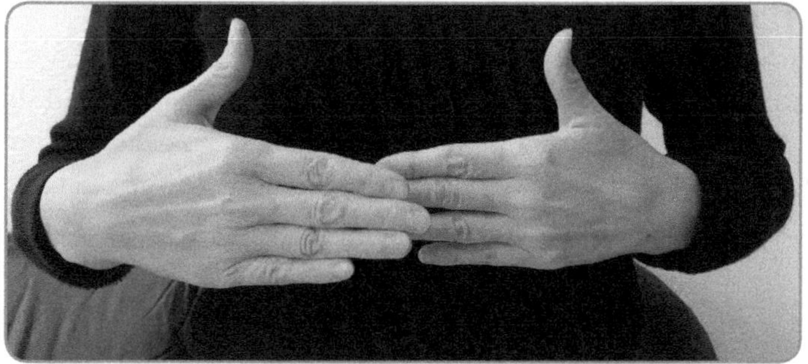

Abbildung 1: Schmetterlingsschlag – Schritt 1

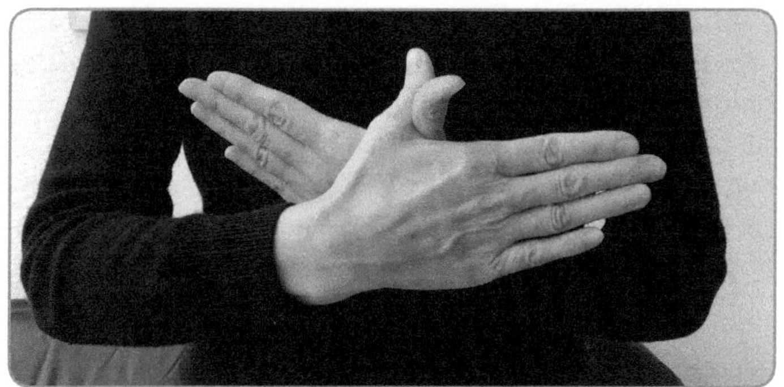

Abbildung 2: Schmetterlingsschlag – Schritt 2

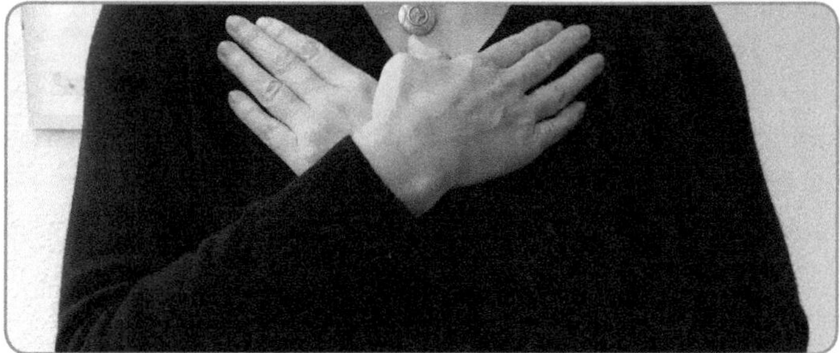

Abbildung 3: Schmetterlingsschlag – Schritt 3

In meiner Arbeit habe ich die Vier-Felder-Technik aus dem Gruppenprotokoll in die Einzeltherapie „übersetzt". Hier soll nun zunächst die genaue Vorgehensweise geschildert werden.

20.1 Wie funktioniert die Vier-Felder-Technik?

Vorausgesetzt wird, dass die Patienten über EMDR allgemein und den adaptiven Informationsverarbeitungsmechanismus (AIP) bereits aufgeklärt sind und ausreichendes Vertrauen in die Therapeutin haben. Ebenfalls nehmen wir an, dass ein gemeinsamer Entschluss getroffen wurde, mit einer bestimmten belastenden Situation zu arbeiten.

Anstelle der Fokussierung auf ein schlimmstes Bild einer belastenden Situation beginnt eine Sitzung mit der Vier-Felder-Technik allerdings mit der Erstellung eines Ressourcenbildes. Dazu wird ein weißes DIN-A4-Blatt zweimal gefaltet, sodass vier gleich große Felder entstehen. Die Patientin wird nun zuerst gebeten, in das linke obere Feld ein Bild zu malen, das ihr gute Gefühle bereiten kann. Dieses Bild muss in keinem inhaltlichen Zusammenhang mit der zu bearbeitenden belastenden Situation stehen. Nachdem dieses Bild erstellt wurde, wird noch einmal überprüft, ob es in der Patientin gute Gefühle hervorrufen kann, die möglichst auch im Körper zu spüren sind. Ist dies der Fall, wird die Patientin angehalten, diese guten Gefühle mit dem Schmetterlingsschlag zu verstärken. Die Therapeutin führt gleichzeitig den Schmetterlingsschlag aus und hat dabei die Möglichkeit, ein ruhiges, ausreichend langsames Tempo vorzugeben (ungefähr ein Schlag pro Sekunde).

Nach ungefähr zehn bis zwölf Wiederholungen fragt die Therapeutin, wie nun das körperliche Befinden ist und ob die Patientin die guten Gefühle ausreichend gut wahrnehmen kann. Auf Wunsch kann die Verstärkung der guten Gefühle wiederholt werden, so lange, bis keine Verbesserung mehr eintritt.

Sollten statt der gewünschten positiven Gefühle negative auftauchen, kann ein anderes Bild gesucht werden, das leichter positiv erlebt werden kann. Bei ausreichender Stabilität der Patientin und genügend Erfahrung mit der Vier-Felder-Technik kann auch beim Auftauchen von belastenden Gefühlen, die mit der ausgewählten Situation zusammenhängen, sogleich zur Traumabearbeitung übergegangen werden. Tauchen andere Belastungen auf, so sollten diese zunächst untersucht werden. Therapeutin und Patientin können dann gemeinsam entscheiden, welche Situation in der aktuellen Stunde im Vordergrund steht, ob Traumabearbeitung dabei sinnvoll erscheint oder ob zunächst weitere Stabilisierung notwendig ist.

Kommen wir zurück zur Vier-Felder-Technik: Wir haben also eine belastende Situation ausgewählt und schon ein Ressourcenbild malen lassen, das in der Patientin positive Körpergefühle hervorruft, die ein- oder mehrfach mit dem Schmetterlingsschlag verstärkt wurden. Als Nächstes bitten wir die Patientin, das schlimmste Bild für die belastende Situation zu finden und dieses in das rechte obere Feld zu malen. Nachdem die Patientin dieses Bild erstellt hat, fragen wir, ob alles erfasst wurde.

Wird dies bestätigt, lassen wir in der Regel die Patientin die Belastung auf der SUD-Skala einschätzen. Dann geben wir ihr die Instruktion, innerlich mit dem gemalten Bild in Kontakt zu gehen und im Weiteren geschehen zu lassen, was geschieht. Wenn das Bild sich ändert, soll sie uns ein Zeichen geben.

Wir erinnern die Patientin auch noch einmal daran, dass sie die Arbeit jederzeit mit einem Stoppzeichen unterbrechen kann. Dann beginnen wir mit der Stimulation, wobei überwiegend taktile Stimulationen zum Einsatz kommen, da die Patientin so leichter ihren inneren Bildern folgen kann. Hierfür kann Tapping auf die Hände oder die bedeckten Knie genutzt werden oder auch Vibrationen durch ein EMDR-Gerät. Denkbar ist auch, dass die Patientin selbstständig den Schmetterlingsschlag ausführt. Allerdings ist es von Vorteil, eine klare Unterscheidung zwischen Ressourcenverankerung und Traumabearbeitung zu haben. Falls die Patienten auch bei der Traumabearbeitung selber stimulieren, sollten sie hier eine andere Form der Stimulation wählen. Generell sollte die Stimulationsart mit den Patienten ausprobiert werden und die für sie angenehmste ausgewählt werden.

Zeigt die Patientin an, dass sich ihr Bild verändert hat, stoppen wir die Stimulation und bitten sie, das veränderte Bild in das linke untere Feld zu malen. Zur Sicherheit empfiehlt es sich, innerlich mitzuzählen und bei ungefähr 100 Stimulationen nachzufragen, was jetzt da ist. Die Patientin muss vielleicht erst lernen, ein verändertes Bild anzuzeigen. Um sie in ihrem Prozess begleiten zu können, müssen wir wissen, mit welchen inneren Erlebnissen sie beschäftigt ist. Ist der Prozess des Malens abgeschlossen, fragen wir wiederum, ob alles Notwendige im Bild enthalten ist und setzen, falls dies bestätigt wird und die Patientin einverstanden ist, den Verarbeitungsprozess mit weiterer Stimulation fort. Ein erneutes Bild lassen wir in das rechte untere Feld malen (Abb. 4).

Resourcenbild	**Angstbild (SUD?)**
1. Veränderung	**2. Veränderung**

Abbildung 4: Vorlage für die Vier-Felder-Technik

Geht der Verarbeitungsprozess noch weiter, benötigen wir weitere ebenfalls in vier Felder gefaltete Blätter (siehe Abb. 5).

In der Regel verändern sich die Bilder durch den adaptiven Informationsverarbeitungsprozess zum Positiven. Wir beenden den Prozess auf Wunsch der Patientin, da die therapeutische Situation der traumatischen diametral entgegenstehen und sie nicht zur Bearbeitung drängen soll. So kann es sein, dass eine Patientin bereits nach einem Bild die Vier-Felder-Technik beenden will, weil weitere Arbeit an diesem Thema zu belastend für sie ist. Das akzeptieren wir. Die Arbeit kann aber auch viele Bilder umfassen (siehe auch Hofmann 2014, S. 115 ff.). Wenn wir den Eindruck haben, dass das Bildmaterial neutral oder positiv ist, fragen wir nach, ob unser Eindruck stimmt und ob das letzte Bild das Abschlussbild sein soll. Es kann dann aber auch sein, dass die Patientin die Arbeit mit weiteren positiven Bildern fortsetzen möchte. Auch dabei richten wir uns natürlich, sofern es die Zeit erlaubt, nach der Patientin.

In der Regel verzichten wir auf die Erarbeitung der Kognitionen, um den kreativen Prozess der Bildfindung und -gestaltung nicht zu unterbrechen. Aber auch da gibt es Ausnahmen. Es kann z. B. sinnvoll sein, für eine sehr hartnäckige negative Kognition ein Bild finden zu lassen, was dann sehr gut mit der Vier-Felder-Technik bearbeitet werden kann.

3. Veränderung	**4. Veränderung**
5. Veränderung	**6. Veränderung, evtl. neues Blatt für weitere Veränderungen**

Abbildung 5: Zusätzliche Vier-Felder-Blätter für den weitergehenden Prozess

Ein erstes Beispiel soll die obigen Erläuterungen anschaulicher machen.

20.2 Beispiel: Zahnarztphobie

Eine 53-jährige komplex traumatisierte Patientin leidet zum Zeitpunkt der Behandlung sehr unter ihrer Zahnarztphobie und wünscht sich diesbezüglich dringend Erleichterung. Da sie bereits einen guten Bezug zu inneren Bildern hat, gerne malt und außerdem rasch durch ihre Gefühle überflutet wird, liegt die Arbeit mit der Vier-Felder-Technik nahe.

Das Ressourcenbild (siehe Abb. 6) zeigt den inneren sicheren Ort der Patientin, eine Landschaft mit einem großen Olivenbaum. Das Angstbild ist der schlimmste Moment beim Zahnarzt, nämlich die Anfertigung eines Abdrucks. Nach dem Tapping malt die Patientin wie sie der Zahnärztin versöhnlich die Hand gibt und sich mit diesem Abdruck einverstanden erklären kann. Im nächsten Bild ist die Patientin zu sehen, nach gelungener Anfertigung des Abdrucks. Ein Pfeil weist auf eine verschlossene Tür. Die Patientin sagt dazu, da sei etwas hinter der Türe, wo sie aber jetzt noch nicht hin wolle. Dennoch ist sie sehr zufrieden mit dieser Arbeit. In der Nachbesprechung wird deutlich, dass die Patientin bisher noch nie einen Zusammenhang zwischen der Zahnarztphobie und ihrer frühen sexuellen Traumatisierung gesehen hat.

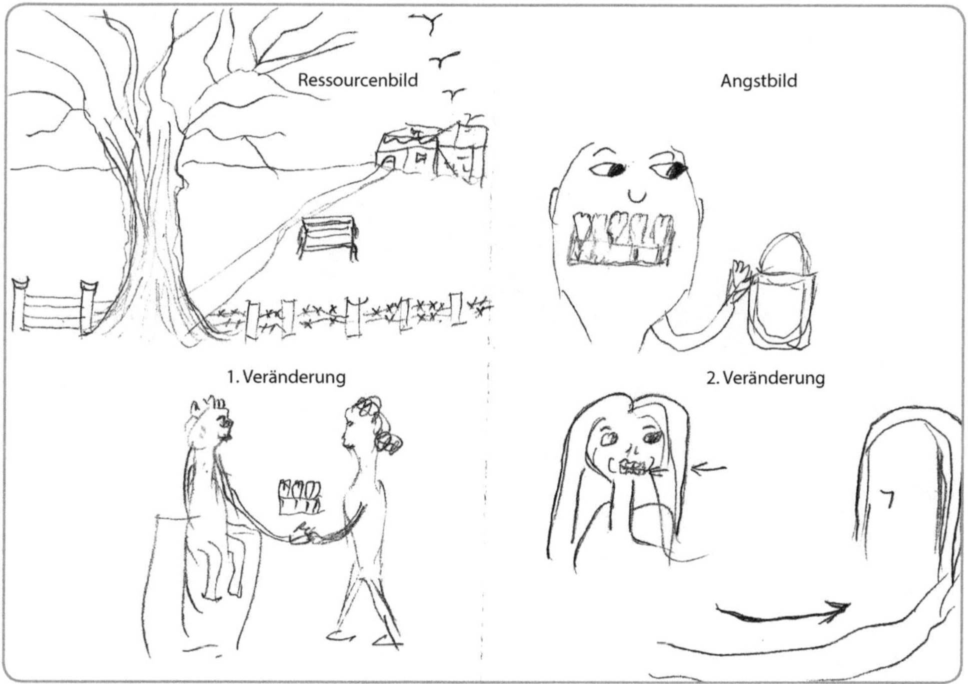

Abbildung 6: Bearbeitung einer Zahnarztphobie mithilfe der Vier-Felder-Technik

Die Ängste waren ihr deshalb unverständlich; sie schämte sich dafür und fühlte sich merkwürdig gestört, was ihr Selbstwertgefühl massiv beeinträchtigte. Sie ist jetzt erleichtert, weil sie sich selbst versteht, auch wenn damit die Ursache der Ängste noch nicht beseitigt ist. So groß ist ihre Erleichterung, dass sie anschließend liebevoll von „meiner Vier-Felder-Technik" spricht. Sie bittet mich auch, ihr eine Kopie dieses Bildes mitzugeben, das sie lange Zeit in ihrer Handtasche bei sich trägt.

Die Begegnung mit dem Trauma, das im Bild hinter der Tür bleiben kann, ist so dosiert, dass die Stabilität der Patientin nicht gefährdet wird. Es kann mit einer Triggersituation gearbeitet und ein Bezug zwischen dem Angstsymptom und der dahinter liegenden traumatischen Situation hergestellt werden. Die Patientin kann dies im Bild selber klar erkennen, aber auch bestimmen, noch nicht weitergehen zu wollen. Das hilft ihr, sich auf die weitere traumatherapeutische Arbeit einlassen zu können.

Auch das Unbewusste findet in den Bildern seinen Ausdruck. Im letzten Bild (siehe Abb. 6) malt die Patientin ein junges Mädchen mit langen Haaren, obwohl sie aktuell eine reife Frau mit Kurzhaarfrisur ist. Damit wird deutlich, dass es sich um ein früheres Trauma handelt, das in die Zeit gehört, als die Patientin jung war. Da es möglich ist, die Bilder in Ruhe anzuschauen, können solche Botschaften des Unbewussten von den Patienten gut aufgenommen und verstanden werden. Oft sind hilfreiche Aspekte darunter, die bisherige Lücken im Verständnis füllen, oder andere, die Lösungswege für die Zukunft aufzeigen. In diesem Sinne berührt die Vier-Felder-Technik die Kunsttherapie, die sich besonders mit den positiven Wirkungen des Malens und Gestaltens auf die seelische Entwicklung beschäftigt (in der Literaturliste ist hierzu weiterführende Literatur angegeben).

In den letzten zehn Jahren habe ich in über 500 Sitzungen bei 96 verschiedenen Patientinnen und Patienten im Alter von 18 bis 73 Jahren mit der Vier-Felder-Technik gearbeitet und damit positive Erfahrungen gemacht. Ich möchte nun einige weitere Beispiele zeigen, die Ihnen Anregungen für den Gebrauch der Vier-Felder-Technik in Ihrer Praxis geben können.

20.3 Beispiel: Der grausame „Defi"

Die nächste Bilderserie stammt von einem 50-jährigen Patienten, der nach einer mehrfachen Auslösung seines Defibrillators mit tödlicher Bedrohung ein posttraumatisches Belastungssyndrom entwickelt hat. In der Arbeit mit dem EMDR-Standardablauf ist der SUD in 16 Sitzungen von 10 auf 4 bis 5 gesunken, fällt aber nicht weiter ab. Vielmehr äußert der Patient, dass er den „Defi" als grausam erlebe.

Das Ressourcenbild (siehe Abb. 7) zeigt den Patienten, wie er sich genüsslich im warmen Meer treiben lässt. Seine schlimmste Vorstellung zur Auslösung seines Defibrillators (Angstbild): Er stürzt in einen bodenlosen Abgrund. Der SUD beträgt 6. Beim Tappen hat er sehr bald die Vorstellung, er hänge an einem Bungeeseil und der Defibrillator sei sein Bungeeseil, das ihn im Leben halte. Das Bungeeseil malt er in das Angstbild hinein. Wie beim Bungeeseil gibt es auch beim „Defi" einen Ruck, damit er im Leben gehalten wird. Die beiden weiteren Bilder verstärken diesen positiven Eindruck der Gelassenheit.

Die nächste Veränderung zeigt ihn auf der Weltkugel, also über den Dingen stehend, und das letzte erinnert ihn an eine Fahrt durch das Weltall und er fühlt sich aufgehoben in der Welt, empfindet einen tiefen Frieden. Auch wenn sich in dieser Arbeit deutlich ambivalente Gefühle zeigen – der Patient bemerkt, dass es im Weltall auch sehr kalt und dunkel ist und sich dort ein ständiges Werden und Vergehen ereignet –, ist sie für ihn doch sehr hilfreich. Das Bild nimmt er mit nach Hause, um es in seiner Küche aufzuhängen, wo es ihn immer an das tröstliche Gehalten-Werden im Leben durch den Defibrillator erinnert.

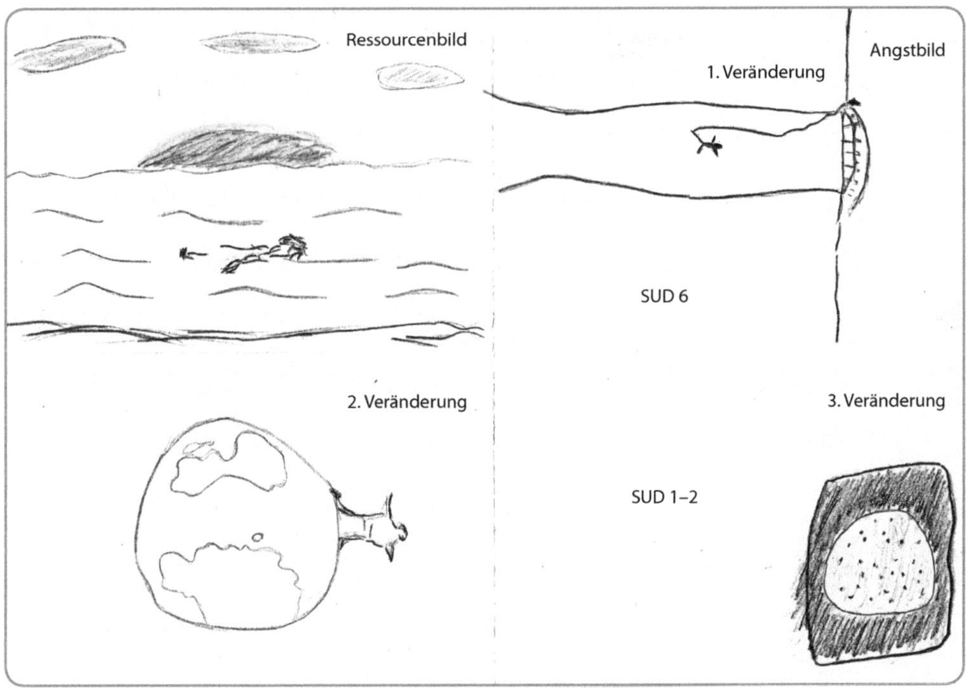

Abbildung 7: Die Vier-Felder-Technik nach Defibrillatorauslösung mit Todesangst

In der oben geschilderten Arbeit ging es darum, eine gewisse Hürde zu überwinden, nämlich den als grausam erlebten Defibrillator. Trotz Einwebens war es mit dem EMDR-Standardablauf nicht gelungen. Erst das selbst gefundene Bild verschaffte dem Patienten Zugang zu einem gesünderen Erleben.

20.4 Beispiel: Soziale Phobie und massiver Leistungsdruck

Bei einer 52-jährigen komplex traumatisierten Patientin zeigen sich eine ausgeprägte soziale Phobie und eine Tendenz zu massivem Leistungsdruck, mit nachfolgenden Versagensängsten. Letztere wirken sich derart auf die therapeutische Arbeit mit ihr aus, dass sich weder die Absorptionstechnik oder CIPOS noch der EMDR-Standardablauf als erfolgreich erweisen. In dieser Situation schlage ich ihr vor, mit der Vier-Felder-Technik zu arbeiten. Da sie zu diesem Zeitpunkt sehr unter der Angst vor ihren beiden Chefinnen leidet, wählen wir diese ängstigende Situation als Ausgangserinnerung.

Als Ressourcenbild malt die tierliebende Patientin einen Menschen mit Hund, wobei sie nur den Hund ausmalt; die Person sei unwichtig. Die ängstigende Situation stellt sie dar, indem sie die beiden Münder der keifenden Chefinnen malt, die so weit geöffnet sind, dass man die Zäpfchen sehen kann.

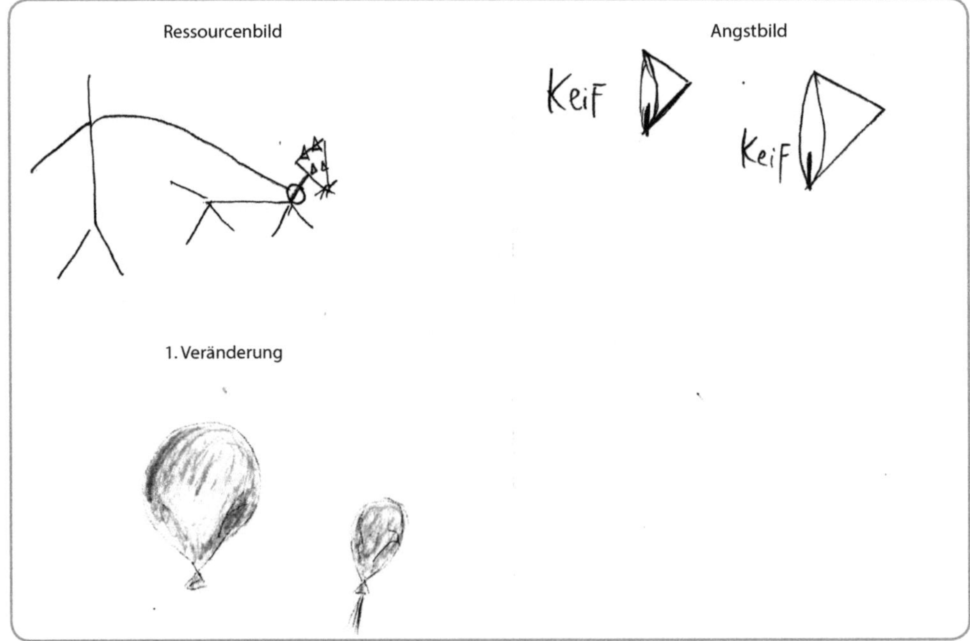

Abbildung 8: Angst vor den Chefinnen

Nach bilateraler Stimulation (Tapping) verspürt die Patientin bald Erleichterung und lacht. Sie sagt: „Denen geht die Luft aus.“ Um dies zu verdeutlichen, malt sie einen Luftballon, der zusammenschnurrt (siehe Abb. 8).

In dieser Arbeit nimmt die Patientin erstmals eine positive Wirkung des EMDR wahr, was sie motiviert, damit fortzufahren. In einer späteren Sitzung ist die Ausgangssituation keine Triggersituation, sondern ein unerträgliches Gefühlsgemisch aus Wut und Angst. Dazu malt die Patientin einen Wolf im Schafspelz. So fühle sie sich eigentlich. (Abb. 9)

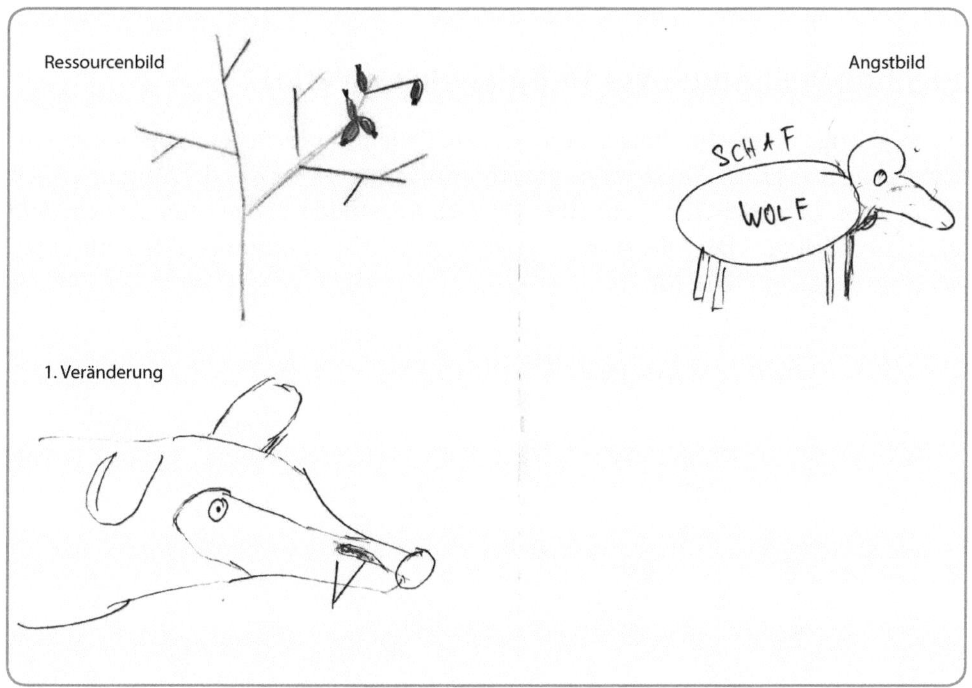

Abbildung 9: „Wolf im Schafspelz“

Die bilaterale Stimulation (Tapping) führt zu einem veränderten Bild, das sie in das linke untere Feld malt. Über den eindrucksvollen Wolf, der dabei entsteht, ist sie selbst überrascht. In der Nachbesprechung kommt sie dann dazu, diesen Wolf, den wir mit gesunder Wehrhaftigkeit verbinden und den sie mag, häufiger zeigen zu wollen. In der Folge gelingt es der Patientin, sich mehr und mehr aus der bis dahin gelebten Opferrolle zu befreien und anderen ihre Zähne zu zeigen.

In beiden dargestellten Serien habe ich die Patientin mit Bedacht nicht nach dem SUD gefragt, da diese Frage sie erfahrungsgemäß erneut unter starken Druck gesetzt hätte. In späteren Sitzungen war ihr die Einschätzung der Belastung dann aber gut möglich.

Ein weiteres Beispiel verdeutlicht eine der Stärken der Vier-Felder-Technik, die darin liegt, dass die Patienten während der Arbeit ganz konkret und für sie selbst fühl- und sichtbar tätig sind. Dieses aktive Handeln im Hier und Jetzt steht dem passiven Erleiden in der traumatischen Situation diametral entgegen und ist damit therapeutisch hochwirksam, um neue gesunde Möglichkeiten zu entwickeln.

20.5 Beispiel: Angst vor Impulskontrollverlust

Die 49-jährige massiv bindungstraumatisierte Patientin bearbeitet in der vorgestellten Sitzung ihre große Angst vor Impulskontrollverlust, den sie in der Vergangenheit bereits mehrfach erlebt hat (siehe Abb. 10). Das Angstbild mit den roten Augen, dem Stiefel im Mund und der Faust im Magen zeigt, welche Handlungen sie befürchtet, wenn sie Rot sieht (SUD 10).

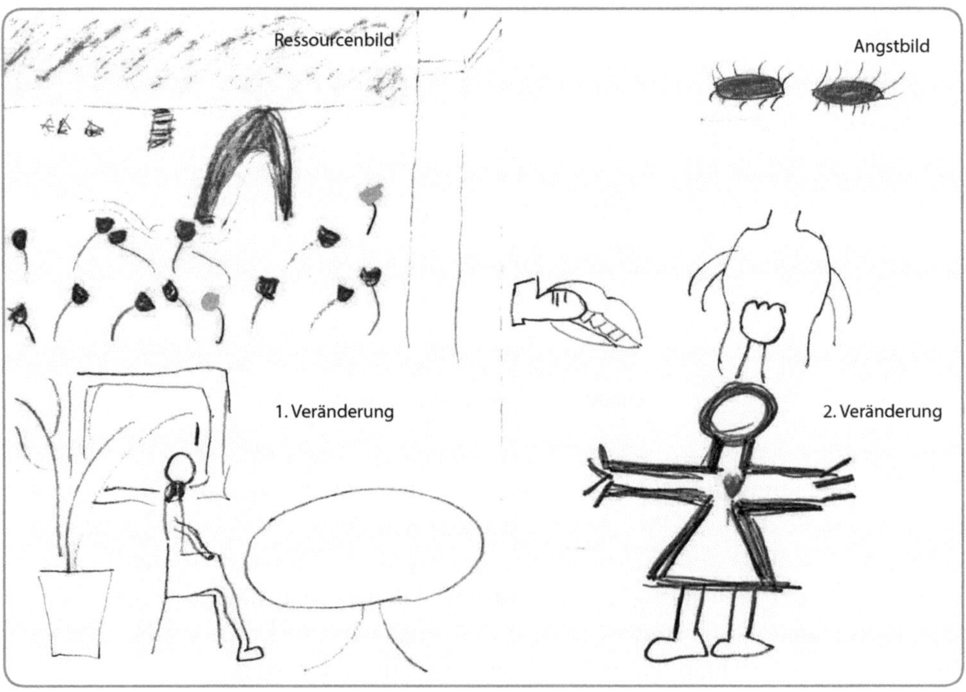

Abbildung 10: Angst, die Kontrolle zu verlieren

Bei der ersten Veränderung malt sich die Patientin ruhig in ihrem Wohnzimmer sitzend. Mit dem Malen der nächsten Veränderung beschäftigt sie sich sehr lange, indem sie immer wieder die Konturen der Figur, in deren Mitte ein rotes Herz zu sehen ist, nachzeichnet. Dabei ist sie ganz in diese Tätigkeit versunken. In der Nachbesprechung wird deutlich, wie wichtig gute und gesunde Grenzen und eine entsprechende Liebe zu sich selbst sind. Nach dieser Sitzung bleiben die Ängste vor Impulsdurchbruch als auch Impulsdurchbrüche selber dauerhaft verschwunden.

Auch bei der Arbeit mit dissoziativen Patienten, die ich nun darstellen möchte, ist der Aspekt sehr wichtig, sich immer wieder in der Gegenwart zu verorten und als aktiv handelnd zu erleben. Dies dient hier auch dazu, eine Überflutung mit bisher abgespaltenem Material zu verhindern und die Patienten sicher im „Window of Tolerance" halten zu können.

20.6 Beispiel: Allein und abgekapselt

Eine 47-jährige Patientin wendet sich an mich, weil sie in einer zurückliegenden therapeutischen Begleitung eine Sitzung EMDR gemacht hat. Sie sei danach in einen nicht zu stoppenden wochenlangen Ausnahmezustand geraten. Erst durch die Einnahme eines Antidepressivums sei es ihr langsam wieder besser gegangen.

Sie ist mit einer manisch-depressiven Mutter aufgewachsen und durch die Scheidung der Eltern sehr früh sich selber überlassen gewesen. Aktuell leidet sie unter kaum aushaltbaren starken Gefühlen der Hilflosigkeit. Sie weiß, dass diese Gefühle mit ihrer belastenden Vergangenheit zusammen hängen, hat aber große Angst erneut mit EMDR zu arbeiten.

Die Patientin kann zunehmend wahrnehmen, dass es einen bedürftigen inneren Anteil gibt, der sich im Alltag überlastet fühlt. Nach einer Phase der Stabilisierung, in der sie angeleitet wird, hilfreiche Vorstellungen zu entwickeln und zu üben, kommen auch andere Techniken wie CIPOS zum Einsatz. Dies hilft der Patientin, ihr schlimmes Gefühl beim Alleine-Sein etwas besser zu kontrollieren. Der DES (Dissociative Experiences Scale) weist mit 21,4 einen kritischen Wert auf, was auch erklärt, wieso die Sitzung mit dem EMDR-Standardablauf zu einer Destabilisierung der Patientin geführt hat. Ich schlage ihr deshalb vor, mit der Vier-Felder-Technik zu arbeiten. Da sie ihr Erlebnis aus der früheren Sitzung mit EMDR nicht wiederholen möchte, ist sie gerne bereit, es mit einer anderen Technik zu versuchen.

Als Ressourcenbild (siehe Abb. 11) malt die naturverbundene Patientin eine Blumenwiese. Als Ausgangssituation für das Angstbild geht sie innerlich mit dem hilflosen

Kind in Kontakt und erinnert eine Szene, in der die Mutter klagt, dass der Teufel in ihr stecke. Gut erkennbar ist, wie das kleine Mädchen der kranken Mutter helfen will und ihr einen Erste-Hilfe-Koffer reicht. Der Belastungsgrad auf der SUD-Skala liegt bei 6. Im nächsten Bild malt die Patientin die bedrohliche Mutter noch größer, das Kind dünner und einen schwarzen runden Bereich. In der zweiten Veränderung ruft sie den Vater um Hilfe, der aber hinter der Mauer verschwindet.

In der dritten Veränderung (siehe Abb. 12) sehen wir das geängstigte Kind alleine und abgekapselt, während die Mutter im Notarztwagen davonfährt. Im nächsten Bild ist diese Kleine dann allein im Dunklen. Beim letzten Bild liegt die erwachsene Patientin wie in einem gläsernen Sarg, nur der kleine Hund hat Zugang zu ihr.

In der Nachbesprechung berichtet die Patientin, wie sehr sie vor allem das Bild der Kleinen in dem dunklen Kreis berührt habe. Der Belastungsgrad ist hier über 6 angestiegen. Zum Bild der Frau im Glassarg äußert die Patientin, dass sie sich in der Vergangenheit so abgetrennt von ihren Gefühlen und dadurch so unlebendig gefühlt habe. Auch dies sei ein unerträgliches Gefühl.

Obwohl die Patientin sehr emotional prozessiert und viele Tränen fließen, bleibt sie sicher im Hier und Jetzt verankert. Sie kann folglich die Sitzung stabil verlassen und erlebt auch anschließend keine Verschlechterung in ihrem Befinden.

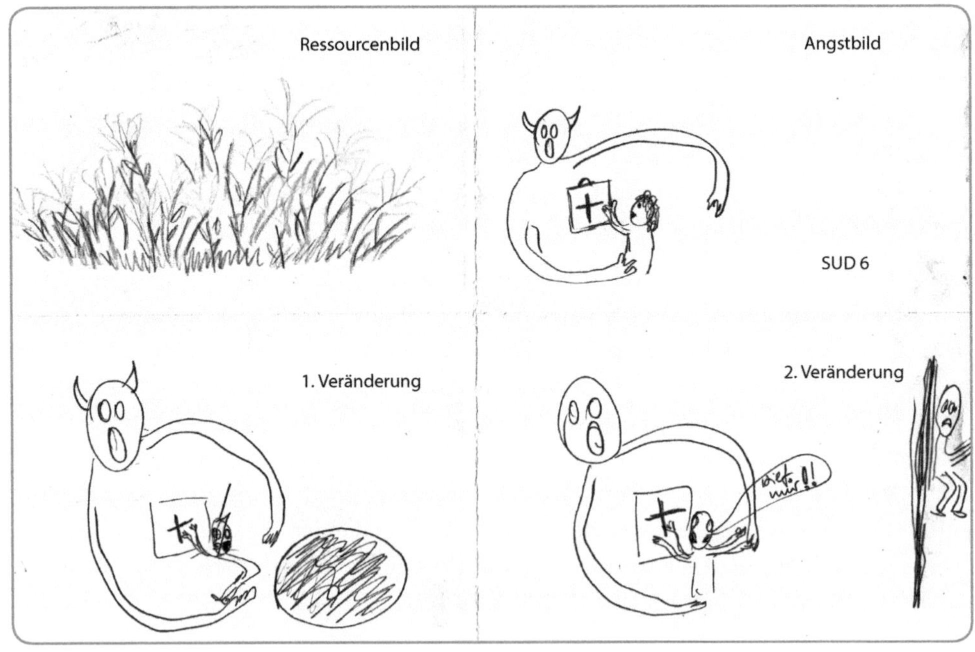

Abbildung 11: Hilflosigkeit angesichts der Krankheit der Mutter

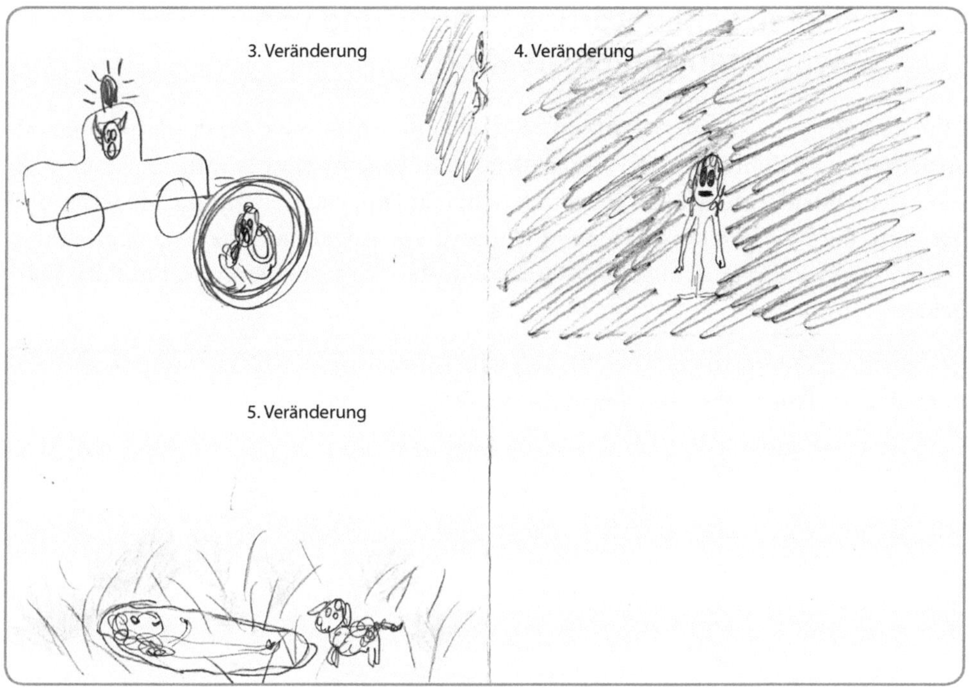

Abbildung 12: Allein und abgetrennt

Wir dürfen annehmen, dass allein die Konzentration auf das Bild bereits eine „Verdünnung" des affektiven Erlebens darstellt. Hinzu kommt, dass zunächst ein Ressourcenbild verankert wird, was neben der gemalten traumatischen Erinnerung sichtbar bleibt. Außerdem wird die Erinnerung auf das DIN-A4-Format eingeschränkt, was den Patienten hilft, das ängstigende Erleben auch in sich begrenzt zu halten. Hinzu kommt, dass nach jeder Konfrontation mit dem Erleben eine „schöpferische Pause" folgt, in der die Patienten aktiv sind und sich erwachsen und handelnd fühlen können. Auch wird ihre positive Schaffenskraft deutlich: Es gelingt ihnen, Unaussprechliches anschaulich darzustellen. Dass es keineswegs auf zeichnerische Fähigkeiten ankommt, stellen die Patienten sehr schnell selber fest, es ist aber sicher sehr hilfreich, dies immer wieder zu betonen.

20.7 Beispiel: Schlafstörungen aufgrund von Gewalterfahrungen als Kind

Eine 43-jährige dissoziative Patientin hat sowohl schlimme Gewalterfahrungen als auch extreme Erfahrungen der Verachtung und Kälte in ihrer Familie machen müssen. Aktuell leidet sie u. a. an massiven Schlafstörungen. Sie wird nachts wach und hat dann ein Bild von einstürzenden Häusern vor Augen, was sie sehr beunruhigt. Dieses Symptom ist Ausgangspunkt unserer unten dargestellten Arbeit mit der Vier-Felder-Technik.

Das Ressourcenbild (siehe Abb. 13) zeigt sie in schützender Umarmung ihres Partners. Rechts daneben ist das Angstbild (SUD 7).

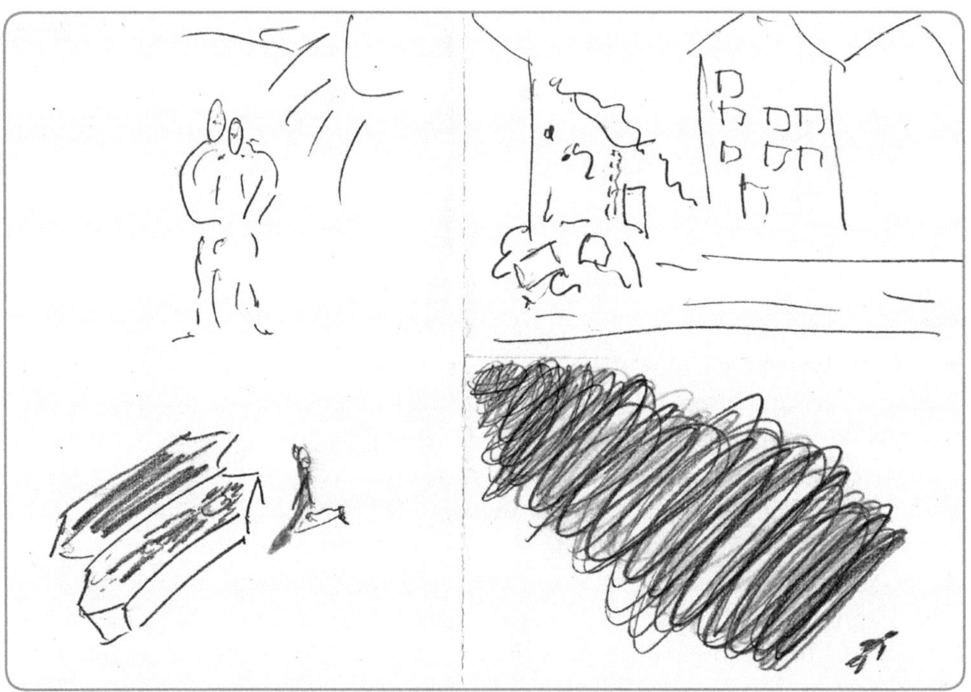

Abbildung 13: Schlafstörungen und nächtliche Ängste

Bei der bilateralen Stimulation (Tapping) prozessiert die Patientin emotional sehr heftig, kann sich dann aber beim Malen des ersten Veränderungsbildes wieder im Hier und Jetzt verorten und beruhigen. Sie sagt zu diesem Bild, sie möchte tot sein. Sie malt sich deshalb im Sarg liegend, an dem ihre tote Schwester um sie weint. Die Patientin hat eine vor ihr geborene Schwester, die aufgrund einer Erkrankung nur einen Tag leben konnte. Ihre Mutter habe dieses Kind wegen der Behinderung abgelehnt und nicht einmal sehen wollen, was sie sehr grausam gefunden habe. Im weiteren Prozess ergibt sich eine zweite Veränderung. Die Patientin malt sich nun ganz klein im Bett und bunte Spiralen stürzen auf sie ein. Das sei in der Kindheit tatsächlich so gewesen und habe sie sehr geängstigt.

Wir beschließen dann, die Sitzung mit diesem Bild zu beenden und die weitere Bearbeitung in der nächsten Stunde fortzusetzen. Die Patientin ist aufgrund des intensiven emotionalen Prozessierens sehr erschöpft, kann die Stunde aber in stabiler Verfassung verlassen.

Wie geplant, können wir die Bearbeitung mit der Vier-Felder-Technik in der nächsten Stunde fortsetzen (Abb. 14).

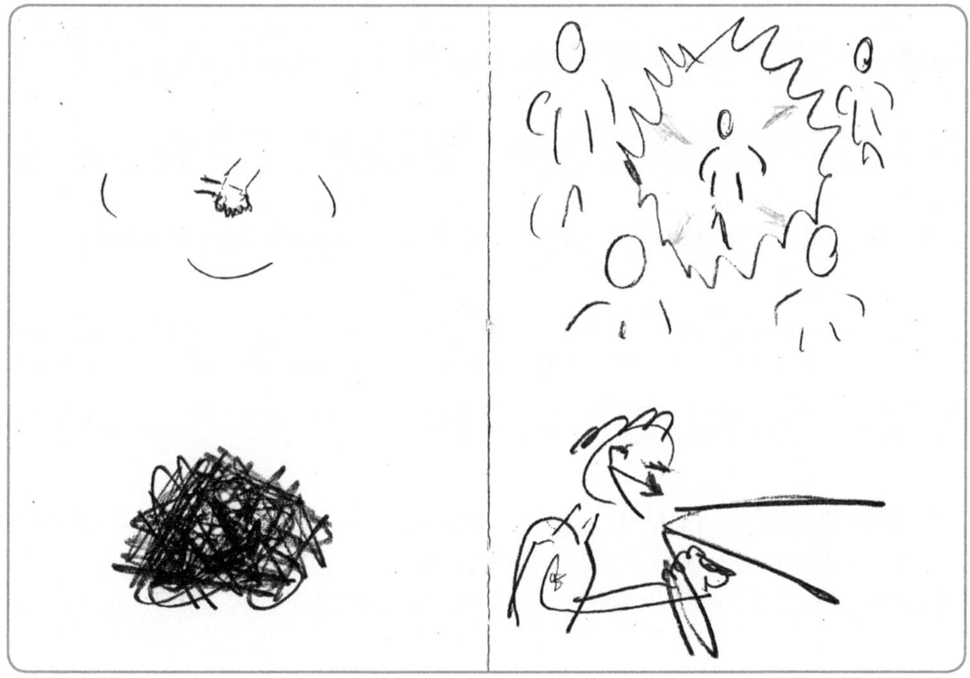

Abbildung 14: Wut und Verzweiflung

Jetzt wählt die Patientin als Ressourcenbild die Hand ihrer kleinen Tochter in ihrer großen Hand. Als Ausgangssituation wählt sie den innerlichen Druck, immer alles hinkriegen zu müssen, der für sie aktuell im Vordergrund steht. Dies entspreche auch ihrem Druckgefühl, das sie bei dem Spiralbild gehabt habe. Als Angstbild stellt die Patientin dann dar, wie sie sich immer um andere bemühen muss. Früher musste sie sich einen aushäusigen Schlafplatz sichern, zu dem sie notfalls flüchten konnte, wenn die Atmosphäre im Elternhaus zu bedrohlich war. So habe sie auch niemanden verprellen dürfen, sondern musste sich mit allen Freundinnen gut stehen. Der SUD für dieses Bild beträgt 8 bis 9. Während der Stimulation kommt die Patientin mit ihrer großen unerträglichen Einsamkeit in Kontakt und ist emotional sehr bewegt. Ich frage sie dann, welches Bild diesem Gefühl entsprechen könne, woraufhin sie sehr vehement mit Schwarz, Rot und Blau die erste Veränderung malt. Nach weiterer Stimulation malt sie dann in kräftigen Strichen ihre Wut und Verzweiflung in das rechte untere Feld.

Es meldet sich dann rasch eine andere Seite der Patientin, die die Wut gegen sich selbst richten will. An dieser Stelle können wir gemeinsam die verschiedenen Seiten untersuchen und finden heraus, dass sie ihre Wut früher als schlecht und verachtenswert erlebte. Dies führte dazu, dass sie ihre Wut zurückhielt und brav und angepasst blieb. Damit war sie am besten vor der Verachtung durch die Mutter und vor Gewaltausbrüchen des Vaters geschützt. Die Patientin kann nun erneut den Dialog zwischen den verschiedenen inneren Seiten anregen. Zwischen der sich extrem einsam und geängstigt fühlenden, der extrem wütenden, der sich selbst beschuldigenden (täterimitierenden) und der in früheren Arbeiten mit der Vier-Felder-Technik sich zeigenden verleugnenden Seite. Diese meldet sich häufig, wenn die Patientin mit bedrohlichen Erinnerungen in Kontakt ist und diese zur Darstellung bringt. Dann wirft eine innere Stimme ihr vor, dass sie übertreibe und es so schlimm doch gar nicht gewesen sei. Auch dies wird verständlich, war es doch früher ihre Aufgabe, das Leid nicht so fühlbar werden zu lassen, um damit weiter leben zu können.

Die Bilder geben dabei also immer Anlass zum Dialog zwischen den verschiedenen Seiten, die in der Patientin spürbar werden und deren Funktionen dann untersucht und verstanden werden können.

Auch wenn Bildserien nicht im positiven Material enden, so ist die Arbeit für die Patienten dennoch wertvoll. Stück für Stück können sie ihre Vergangenheit dosiert bearbeiten, ohne ihre Stabilität zu verlieren.

20.8 Beispiel: Die Angst vor dem Vater

Eine 50-jährige Patientin konnte sich trotz massiver Gewalterfahrungen in ihrem Leben lange stabil halten. Erst mit nachlassender Leistungsfähigkeit und durch die Verstrickung in eine ungünstige soziale Beziehung dekompensierte sie. Es sei so gewesen, als wären alle Konservendosen aufgegangen. Sie habe sich so labil gefühlt wie nie zuvor in ihrem Leben.

Nach einer Stabilisierungsphase von vier Monaten arbeiten wir zunächst mit der Absorptionstechnik, kommen dann aber sehr bald zur Vier-Felder-Technik, mit der wir anfangs Triggersituationen bearbeiten. Die Patientin macht damit gute Erfahrungen und arbeitet ausgesprochen gerne so. Deshalb können wir zwei Monate später die dahinter liegende Angst vor ihrem Vater in den Blick nehmen (siehe Abb. 15).

Als Ressourcenbild wählt die Patientin einen Spaziergang in der Natur, gemeinsam mit ihrem Mann. Mit der schlimmsten Angst vor dem Vater verbindet die Patientin das Bild, wie er sie schlägt (SUD 9). Nach Stimulation hat die Patientin dann schnell das Bild ihres Vaters, der jetzt nach einem Schlaganfall im Rollstuhl sitzt. Nach weiterer Stimulation erinnert sie sich an ihren Vater, wie er sie und ihre Geschwister auf dem Schlitten zieht. Die Patientin möchte, dass ich die Stimulation noch fortsetze. Sie erinnert sich dann, dass der Vater ihr zu Anfang ihrer Berufsausbildung eine Schreibmaschine schenkte, was sie sehr unterstützt habe Dieses Bild stellt keine Belastung mehr dar (SUD 0) und die Patientin möchte die Arbeit damit beenden. Sie ist während des Prozessierens sichtbar mit emotionalem Material in Kontakt, bleibt aber gefasst und kann die Sitzung stabil verlassen.

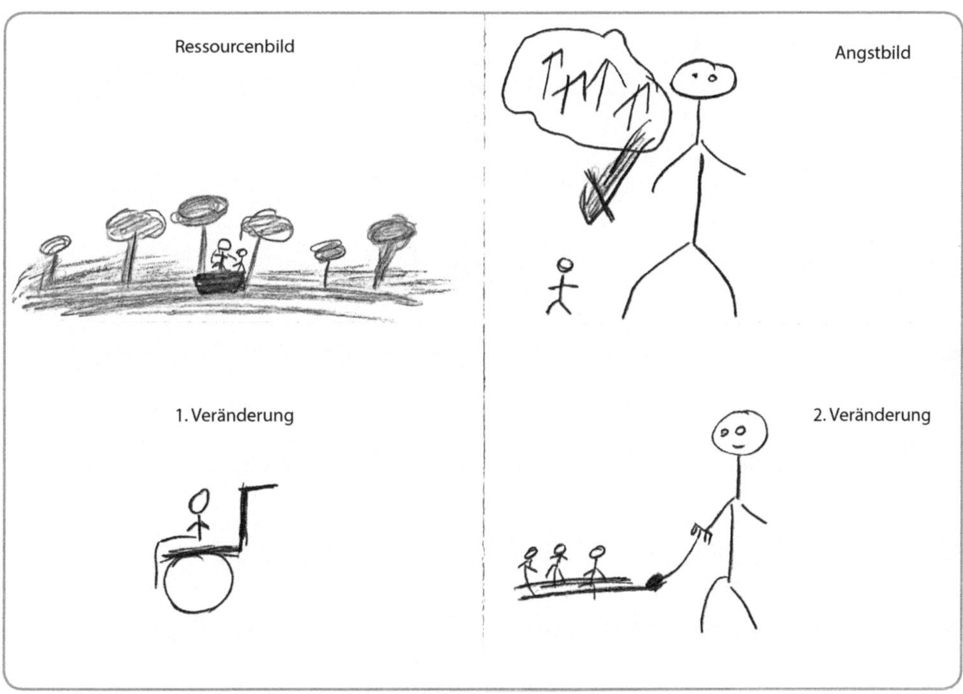

Abbildung 15: Die Angst vor dem Vater

In der nächsten Stunde setzen wir die Arbeit an der Angst vor dem Vater fort. Das Ressourcenbild zeigt die Patientin beim Spaziergang in der Natur (siehe Abb. 15). Zu der Angst vor dem Vater fällt ihr nun eine Szene ein, wo der Vater in ihr Zimmer kam und sie schlug, weil sie länger schlief, als es ihm gefiel. Sobald die Patientin das Angstbild beendet hat, fängt sie so heftig an zu schluchzen, dass ich den Eindruck habe, sie könne überflutet werden. Deshalb frage ich sie, ob ich tappen soll, was sie mit einem Nicken bestätigt. Daraufhin fange ich sofort an zu tappen und zunehmend beruhigt sich die Patientin. Kurze Zeit später zeigt sie an, dass ein neues Bild gekommen ist.

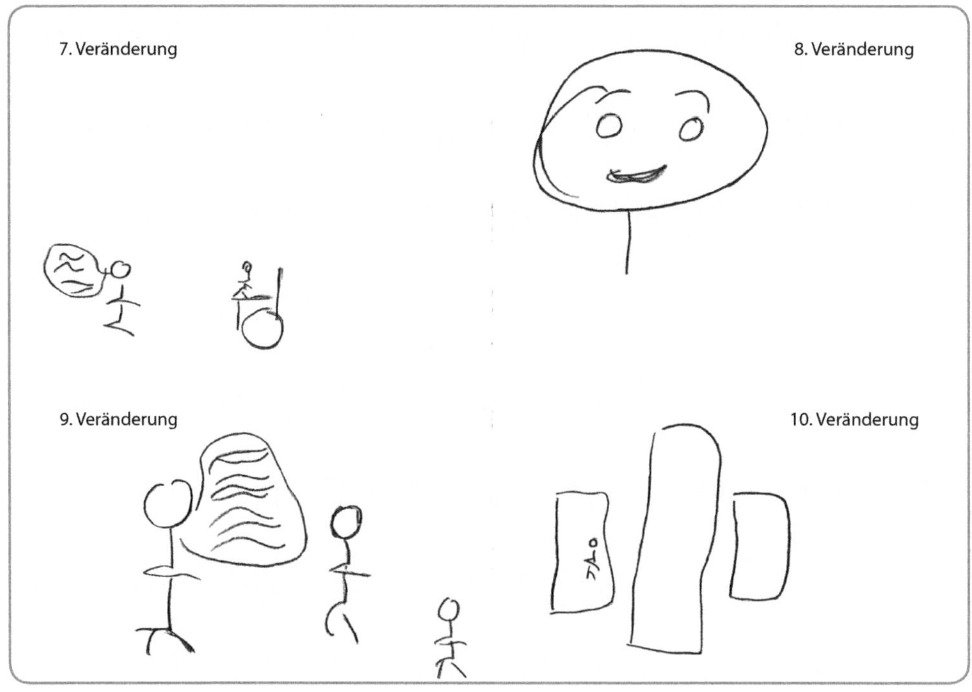

Abbildung 16: Veränderungen 7–10 – das Bild des Vaters ist nicht mehr bedrohlich

Sie erinnert sich an einen Lehrer, der sie mit seiner Begeisterung für Literatur ansteckte. Dabei fällt ihr auch ein Buch ein, das er ihr empfohlen hat. Durch weitere Stimulation erinnert die Patientin, wie sie gemeinsam mit ihrem Mann die Verfilmung dieses Buches anschaute. Bei der dritten Veränderung malt sie eine Person aus diesem Film, die sie mit ihrer jugendlichen Lebendigkeit beeindruckt hat. Als nächste Veränderung fällt der Patientin ein, wie sie mit jemandem unterwegs war, der auch so lebendig erzählt. Da dies ein sehr positives Bild ist und wir noch Zeit haben, frage ich die Patientin an dieser Stelle, ob sie bereit wäre, noch einmal zur Ausgangserinnerung zurückzugehen.

Sie ist damit einverstanden und hat nun das Bild, dass der Vater aus dem Raum geht und sich schämt Nach weiterer Stimulation malt sie sich nun auf dem Bett stehend und wehrt sich, was sie durch den Inhalt einer Sprechblase verdeutlicht. Wir setzten die Arbeit fort und die Patientin hat nun das aktuelle Bild ihres Vaters vor Augen, den sie besucht (7. Veränderung, Abb. 16). In der nächsten, der achten Veränderung malt sie den lächelnden Vater. Im Gegensatz zu früher, wo er immer böse dreingeschaut habe, sei sein Gesicht heutzutage freundlich. Als Nächstes erinnert die Patientin eine Szene, in der Vater in ihrem Beisein von einem anderen Mann angeschrien wurde (9. Veränderung). Hier ist die Patientin von sich aus zu einer belastenden Situation zurückgegangen. Der weitere Prozess führt zur zehnten Veränderung: Der Vater sitzt ganz in sich gekehrt in der Küche und ist traurig, nicht mehr bedrohlich. Auf Wunsch der Patientin setzen wir die Verarbeitung noch weiter fort und sie hat das Bild, wie freundliche Nachbarn nun in die Küche kommen. Die letzte zwölfte Veränderung zeigt die Patientin im Kreise ihrer Freunde bei einem guten Essen. Der SUD ist 0. Nun beschließen wir, die Arbeit damit zu beenden. Obwohl die Patientin beim Angstbild zu Beginn sehr heftige traurige Gefühle erlebte, kann sie die Sitzung nach 50 Minuten stabil verlassen.

Zusammenfassung

Zusammenfassend möchte ich hervorheben, dass die Vier-Felder-Technik eine EMDR-Technik ist, die bei vielen Patienten mit traumatischen Erinnerungen angewendet werden kann. Besonders eignet sie sich für Patienten, die bereits eigene Bilder mit in die Therapie bringen und sich gerne durch Bilder ausdrücken. Aber auch Patienten, die keine Neigung zum Zeichnen oder Malen haben, können – wie Sie an den obigen Beispielen gesehen haben – davon gut profitieren. Auch für Patienten, die Gefahr laufen, von ihren Gefühlen überflutet zu werden (besonders dissoziative Patienten), ist die Vier-Felder-Technik sehr nützlich. Der Wechsel von Konfrontation mit dem Trauma und der aktiven und kreativen Auseinandersetzung durch den Prozess des Malens hilft den Patienten sehr, mit einem Bein in der Vergangenheit und mit dem anderen in der Gegenwart zu bleiben. Dabei ist die Vier-Felder-Technik gut steuerbar und kann durchaus in einer Einzelstunde, teilweise auch in kürzerer Zeit, angewendet werden. Da jederzeit das belastende Bild weggeklappt und eine Fokussierung auf das Ressourcenbild vorgenommen werden kann, ist die Vier-Felder-Technik auch im Belastungsgrad gut zu dosieren.

So kann die Verarbeitung in ausreichend kleinen Dosen erfolgen und über eine lange Zeit schonend fortgesetzt werden. Dies ist gerade bei komplexen Traumafolgestörungen sehr wichtig, da nicht nur eine Erinnerung oder einige wenige belastende Erinnerungen bearbeitet werden müssen. Vielmehr zeigt meine Erfahrung, dass eine Bearbeitung der Symptome und Lebenshindernisse für diese Gruppe von Patienten ein jahrelanger Prozess ist.

Mein besonderer Dank gilt allen meinen Patienten für die Erlaubnis, ihre Geschichten und Bilder hier darzustellen, und für ihre vertrauensvolle Zusammenarbeit, die es mir ermöglichte, immer weiter zu lernen.

Literatur:

Ecker, S. & Wolff, S. (1986): *Klinische Maltherapie.* Heidelberg: Springer.

Hofmann, A. (2014): *EMDR: Praxishandbuch zur Behandlung traumatisierter Menschen.* 5. vollständig überarbeitete und erweiterte Auflage. Stuttgart: Thieme.

Jarero, I.; Artigas, L. & Hartung, J. (2006): EMDR Integrative Group Treatment Protocol: A Postdisaster Trauma Intervention for Children and Adults. *Traumatology,* Vol. 12 (2), S. 121–129.

Kraus von Beck, W. (2007): *Die Heilkraft des Malens: Einführung in die Kunsttherapie.* München: C. H. Beck.

Lansch, D. (2006): Fallbericht zur Arbeit mit der Vier-Felder-Technik. *EMDRIA-Rundbrief* Nr. 8.

Lansch, D. (2008): Die Arbeit mit der Vier-Felder-Technik. *EMDRIA-Rundbrief* Nr. 14.

Luber, M. (Hrsg.) (2012): *Eye Movement Desensitization and Reprocessing (EMDR) Scripted Protocols with Summary Sheets – Basics and Special Situations* [CD-ROM Version]. New York: Springer.

Martius, P.; von Spreti, F. & Henningsen, P. (2008): *Kunsttherapie bei psychosomatischen Störungen.* München: Urban & Fischer Verlag / Elsevier GmbH.

Riedel, I. & Henzler, C. (2008): *Maltherapie: Eine Einführung auf der Basis der Analytischen Psychologie von C. G. Jung.* Freiburg: Kreuz.

Riedel, I. (1998): *Bilder in Therapie, Kunst und Religion.* Freiburg: Kreuz.

Schemmel, H.; Selig, D. & Janschek-Schlesinger, R. (2008): *Kunst als Ressource in der Therapie: Praxisbuch der systemisch-lösungsfokussierenden Kunsttherapie.* Tübingen: DGVT-Verlag.

Schmeer, G. (2007): *Das Ich im Bild. Ein psychodynamischer Ansatz in der Kunsttherapie.* Stuttgart: Klett-Cotta.

21. Triggerbearbeitung durch Differenzierung im Schema der Vier-Felder-Technik

Anwendung in der Behandlung von Menschen mit dissoziativer Störung

Esther Ebner

Die in diesem Beitrag beschriebene Vorgehensweise habe ich im Laufe vieler Jahre in Zusammenarbeit mit meinen Patientinnen, die unter einer Dissoziativen Identitätsstörung oder einer ausgeprägten dissoziativen Störung (DDNOS) leiden, entwickelt. Hierbei wird das umgekehrte EMDR-Standardprotokoll zur Behandlung komplexer Traumatisierungen nach Dr. Arne Hofmann berücksichtigt. In der Behandlungsplanung wird folglich die Bearbeitung der Kindheitstraumata zurückgestellt und bei ausreichender Stabilität wird erst auf die Zukunftsängste und dann auf die Gegenwartsbelastungen, die in der Regel Triggersituationen sind, fokussiert. Meiner Erfahrung nach werden die aktuellen Krisen dieser Menschen durch unzählige Triggersituationen der Gegenwart ausgelöst, aber auch durch bevorstehende wichtige, aber unlösbar erscheinende Situationen der nahen Zukunft, wie z. B. Arztbesuche oder Behördengänge. Auf diese Weise kann sich keine Stabilität im Sinne von: „Ich bin heute erwachsen, sicher und handlungsfähig" einstellen. Für beide Themenbereiche hat sich das hier vorgestellte Vorgehen bewährt.

21.1 Der allgemeine Ablauf

Vor und begleitend zur Bearbeitung von Triggersituationen ist der Aufbau von Ressourcen (siehe Kapitel 20, „Die Vier-Felder-Technik") notwendig. Voraussetzungen sind: Grundkenntnisse der „Traumalandkarte", die Möglichkeit zur Distanzierung durch z. B. die Tresorübung sowie die Fähigkeit, traumabezogene Persönlichkeitsanteile (sogenannte innere Kinder, die die Emotionen, negativen Überzeugungen, Körpererinnerungen und Bilder der jeweiligen Traumatisierung tragen) zu kontaktieren und mit Mitgefühl und Verständnis zu versorgen. Letzteres kann z. B. unter Einbeziehung von inneren Helfern und eines inneren sicheren Ortes erfolgen.

Diese Vorgehensweise setzt im Kern bei der aktuellen Triggersituation an (z. B. große Schwierigkeiten der Körperpflege), unterstützt das Auftauchen der zugrunde liegenden Traumatisierung im Sinne der Affektbrücke (z. B. sexuelle Gewalt) und entkoppelt die Gegenwart (z. B. Körperpflege) durch die Differenzierung (Unterscheidung auf der visuellen Ebene) von der Vergangenheit. Die zentrale Frage, die die Differenzierung einleitet ist: **„Was unterscheidet die heutige Situation** (z. B. Körperpflege) **von der vergangenen traumatischen Situation?"** Die oben genannten Fähigkeiten der Selbstfürsorge und -beruhigung sind wichtig, um nach dieser Aktivierung der traumatischen Situation nicht in einen Flashback zu geraten und im sogenannten „Window of Tolerance", dem affektiven Toleranzfenster, zu bleiben. Es erfordert die Fähigkeit zur bifokalen Aufmerksamkeit: „ein Bein hier (erwachsene Gegenwart) und ein Bein dort (Kindheitstrauma)". Hierbei ist oft die Unterstützung des Therapeuten als Repräsentant der Gegenwart notwendig. Gelingt die Differenzierung auch emotional, so scheint sich die Vergangenheit von der Gegenwart zu entkoppeln und die alltäglichen Situationen können wieder bewältigt werden.

Da die Sprache des Inneren, und damit auch die Sprache der sogenannten inneren Kinder, Bilder sind, liegt dieser Vorgehensweise das Schema der Vier-Felder-Technik zugrunde. In Kapitel 20 wird diese ausführlich von Dorothee Lansch beschrieben.

Vor dem Beginn der Triggerbearbeitung werden das Vorgehen erklärt, die Art der Stimulation (bei meinen Patientinnen meist taktile Stimulation) und das Stoppsignal vereinbart und ausprobiert (siehe Kapitel 20).

Vorgehen:
- Feld 1: Ressource mit langsamer BLS
- Feld 2: Triggersituation nur mit Erhebung des SUD

Bringt eine Patientin andere Wahrnehmungsaspekte als Bild und SUD von sich aus ein, lasse ich diese ins jeweilige Bild malen. Nach dem Malen erfolgt die Aufforderung, auf das Bild zu schauen (parallel dazu erfolgt schnelle BLS) und ein Stoppsignal zu gebrauchen, sobald sich das Bild verändert,. Die Veränderung wird dann ins neue Feld gemalt. Erfolgt kein Stoppsignal seitens der Patientin, stoppe ich nach einiger Zeit mit der Frage „Was ist jetzt da?" und lasse die Veränderung ins neue Feld malen.

Malen und Stoppen bedeuten, selbst zu handeln. Deshalb geht hiermit eine Ressourcenaktivierung einher, die antidissoziativ wirkt. Dieses Handeln auf der Symbolebene sowie der Fokus auf das Bild bringen ein Stück der notwendigen Distanz und wirken so der Affektüberflutung entgegen. Der Assoziationskontext ist hier begrenzbarer als beim Standardvorgehen mit EMDR, der Prozess ist leichter steuerbar, was bei Dissoziationsgefahr hilfreich ist.

Vorgehensweise:

Feld 1: Ressourcenbild – langsame kurze Stimulation meistens durch Selbststimulation („butterfly hug“)

Wie im Ablauf der Vier-Felder-Technik beschrieben, ist die Ressource unabhängig von der zu bearbeitenden Situation. Es eignen sich auch Fotos, z. B. von Haustieren. Diese (meist Hunde) werden oft auch in die Stunde mitgebracht und können dann direkt kontaktiert werden.

Feld 2: Triggersituation malen lassen und Belastung erfragen (SUD)

Eine bilaterale Stimulation wird durchgeführt, bis eine Veränderung des Bildes eintritt (Patientin stoppt).

Taucht spontan eine Affektbrücke in eine vergangene traumatische Szene auf, dann *nicht* weiter stimulieren!

Zunächst wird eine Differenzierung zwischen Ausgangs- / Triggersituation und Traumaszene durchgeführt: „Was unterscheidet die Ausgangssituation / Gegenwart (Feld 2) von der traumatischen Erfahrung / Vergangenheit (z. B. Feld 3 oder später)?“

Diese Differenzierung lasse ich ins nächste Feld malen. Wenn die Patientin von sich aus keine ausreichende Differenzierung benennen kann, ist Einweben sinnvoll, z.B.: „Wie groß sind Sie heute? Wo ist das Kind von damals? Welche Möglichkeiten haben Sie heute in dieser Situation, im Vergleich zur damaligen Erfahrung?“

Danach weiterstimulieren, bis die Patientin wieder unterbricht, um eine neue Veränderung zu malen. Dies wird so lange wiederholt: Malen – Stimulation – Stopp – ins nächste Feld malen usw. –, bis entweder die nächste Affektbrücke auftaucht (die dann wieder differenziert werden muss) oder bis sich die Triggersituation aufgelöst hat – dann wird das Vorgehen beendet. Wenn am Ende ein entspanntes Bild entstanden ist, kann dieses eventuell mit langsamer Stimulation verankert werden.

21.2 Fallbeispiel A

Eine Patientin mit ausgeprägter dissoziativer Störung (DDNOS) befindet sich bei mir in langjähriger ambulanter Einzeltherapie. In einer stationären Behandlung konnte jetzt mit Traumabearbeitung begonnen werden.

Triggersituation: Bevorstehende Zahnoperation

In der vorangegangenen Stunde ist die erste Triggerbearbeitung erfolgt, mit der hier vorgestellten Vorgehensweise. Hierbei wurden die Trigger „auf dem OP-Tisch zu liegen" und „ausgeliefert zu sein" von der Kindheitstraumatisierung (sexuelle Gewalt durch den Vater) differenziert / bearbeitet, was zu einer deutlichen Entlastung führte.

In die Folgestunde kommt die Patientin mit einem neuen Belastungsaspekt, der viel inneren Stress auslöst: „Ich liege, hab den Impuls zu fliehen, mich zu wehren und muss alles in mir zurückhalten." Der innere Zusammenhang ist uns beiden unklar.

In den nun folgenden Abbildungen kommt zuerst der Gesamtprozess (Abb. 1), der nur vier Felder umfasst. Dann werden die einzelnen Felder kommentiert; anschließend folgen noch Ergänzungen.

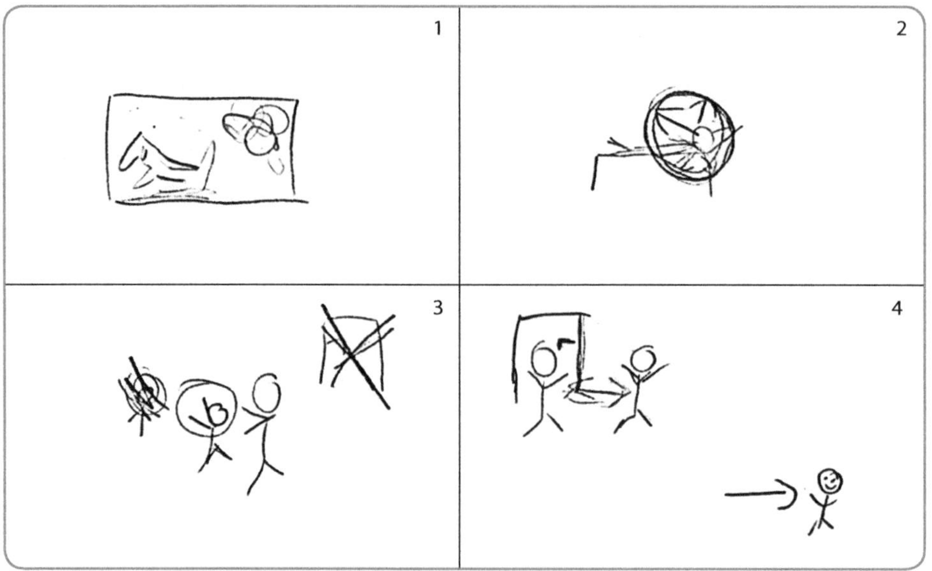

Abbildung 1: Der Gesamtprozess

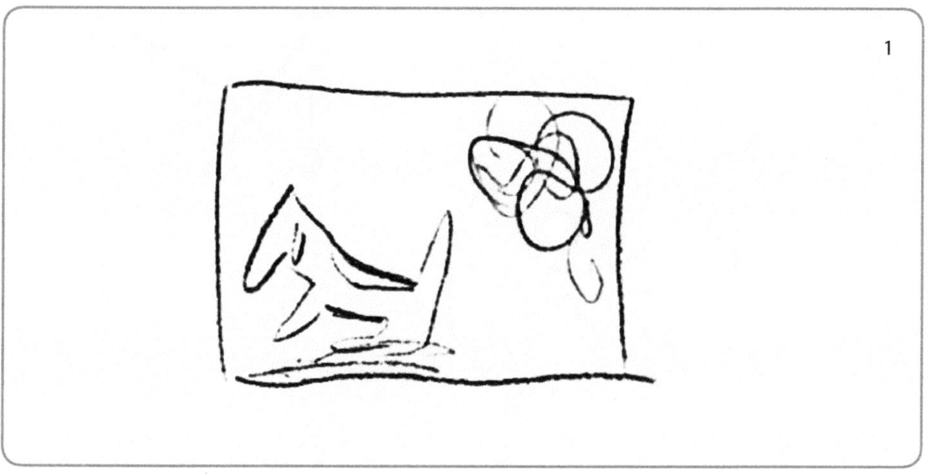

Abbildung 2: Feld 1 – Ressource: Hund, langsame bilaterale Stimulation (der Hund ist in der Stunde dabei)

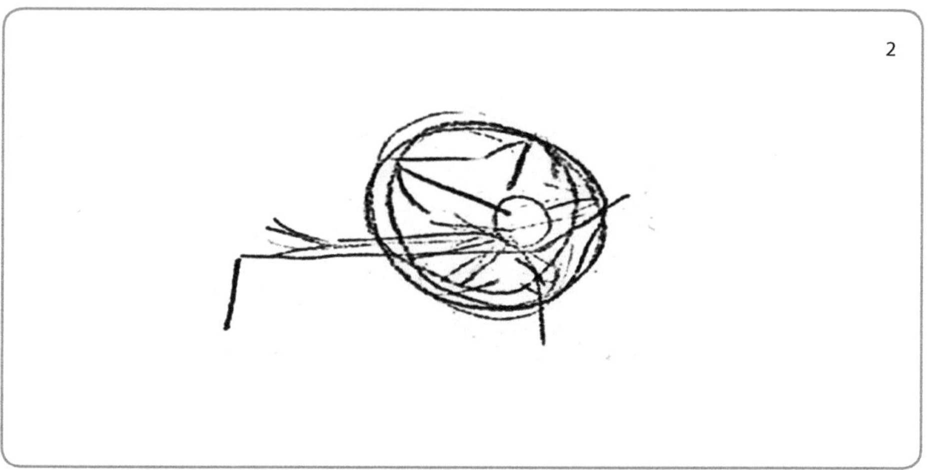

Abbildung 3: Feld 2 – Triggersituation: „Ich liege freiwillig, muss aber alle Flucht- und Kampfimpulse zurückhalten." SUD 8, schnelle Stimulation.

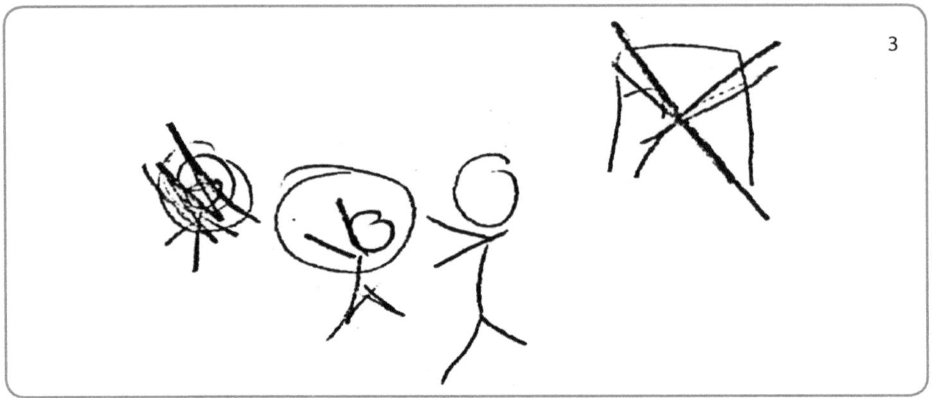

Abbildung 4: Feld 3 – Affektbrücke: „Ich habe mich nicht gegen meinen Vater gewehrt, ich hätte ihn umbringen können und habe stattdessen alles zurückgehalten." Die Therapeutin webt ein: „Was unterscheidet Feld 2 (Gegenwart/Triggersituation) von Feld 3 (Affektbrücke, Vergangenheit)?" Keine Stimulation.

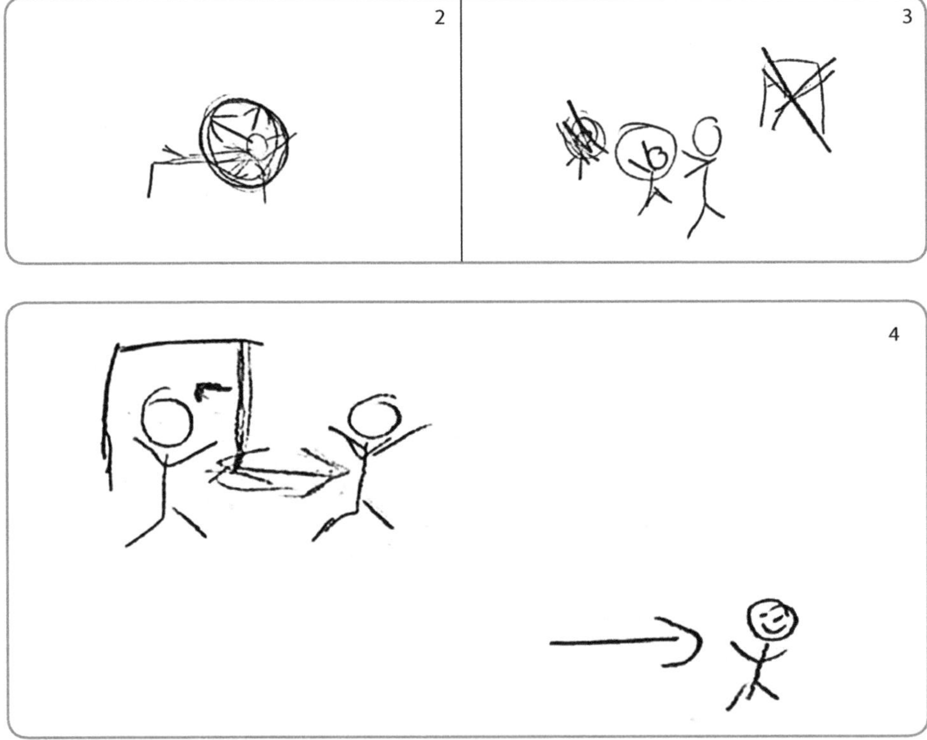

Abbildung 5: Feld 4 – Differenzierung: „Ich gehe freiwillig hin, d. h., ich kann jederzeit gehen. Ich bin auf der gleichen Ebene, der Zahnarzt hilft mir, Wochen später geht es mir viel besser."

Nach dem Malen von Feld 4 ist die Patientin sehr überrascht: „Krass, vorher so viel Stress, jetzt gar keiner." Wir beenden damit das Vorgehen erst mit schneller Stimulation (ähnlich dem EMDR-Standardvorgehen in Phase 4, SUD = 0, schnelle Stimulation). Es kamen keine neuen Aspekte hinzu, also lasse ich sie auf das Bild schauen und die Erleichterung wahrnehmen. Mit Ressourcenstimulation (langsam und kurz) schließe ich ab.

Die Patientin ist sehr erleichtert, eine Seite in ihr ist aber noch sehr skeptisch: „Ob es wohl anhält?"

Die nachfolgende Zahnoperation ist natürlich anstrengend, aber die bearbeiteten Aspekte werden nicht getriggert. Die Patientin kann sie gut bewältigen.

21.3 Fallbeispiel B

Die Patientin mit Dissoziativer Identitätsstörung befindet sich in einer langjährigen ambulanten Therapie bei mir. Ihr ist eine gute Innenkommunikation möglich, d. h., die Traumalandkarte ist weitgehend bekannt, sie kann die zugehörigen Persönlichkeitsanteile kontaktieren, verstehen und meist gut versorgen. Die belastenden Erinnerungen kann sie distanzieren (mittels Tresorübung).

Zum damaligen Zeitpunkt war noch keine Traumabearbeitung möglich.

Die erwachsene Alltagspersönlichkeit kann gut differenzieren, ihr ist auch die Affektbrücke (orale sexuelle Gewalt) verständlich und bewusst. Trotzdem ist ihr Zähneputzen kaum mehr möglich.

Da der Gesamtprozess 21 Felder umfasst, sind immer vier Felder (d. h. je eine Seite) mit Kommentar abgebildet.

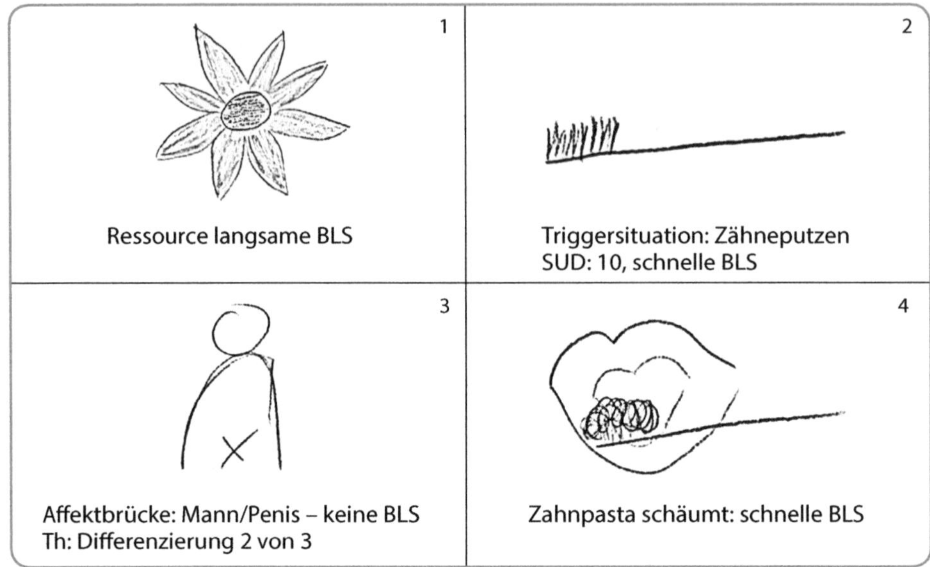

Abbildung 6: Felder 1–4

Feld 1: Die Ressource symbolisiert ein Sonnenblumenfeld, als weitere Ressource hat sie ihren Hund dabei.

Differenzierung durch Einweben (zwischen 2 und 3) bedeutet: „Welchen Unterschied gibt es zwischen der heutigen Situation des Zähneputzens (Feld 2: Triggersituation) und der vergangenen traumatischen Situation der sexuellen Gewalt als Kind (Feld 3: Affektbrücke)?“

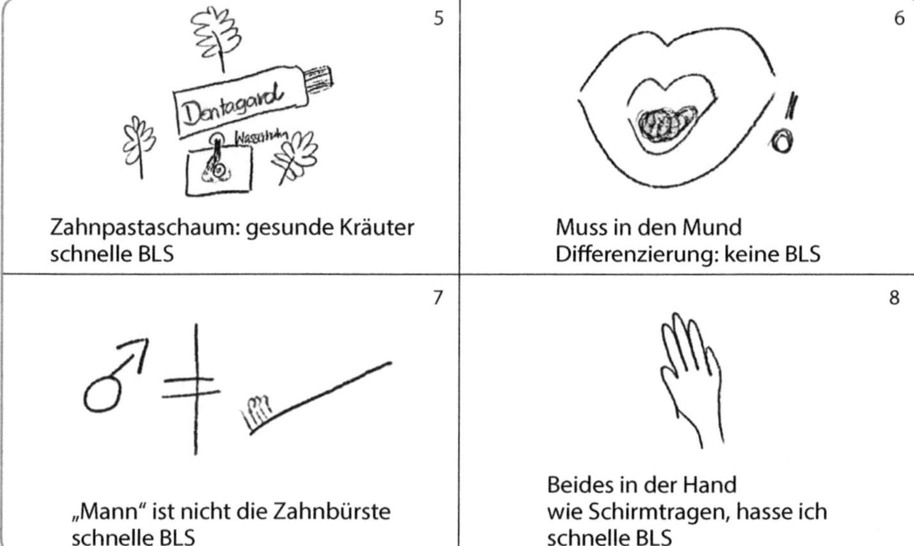
5
Dentagard
Zahnpastaschaum: gesunde Kräuter
schnelle BLS
6
Muss in den Mund
Differenzierung: keine BLS
7
„Mann“ ist nicht die Zahnbürste
schnelle BLS
8
Beides in der Hand
wie Schirmtragen, hasse ich
schnelle BLS

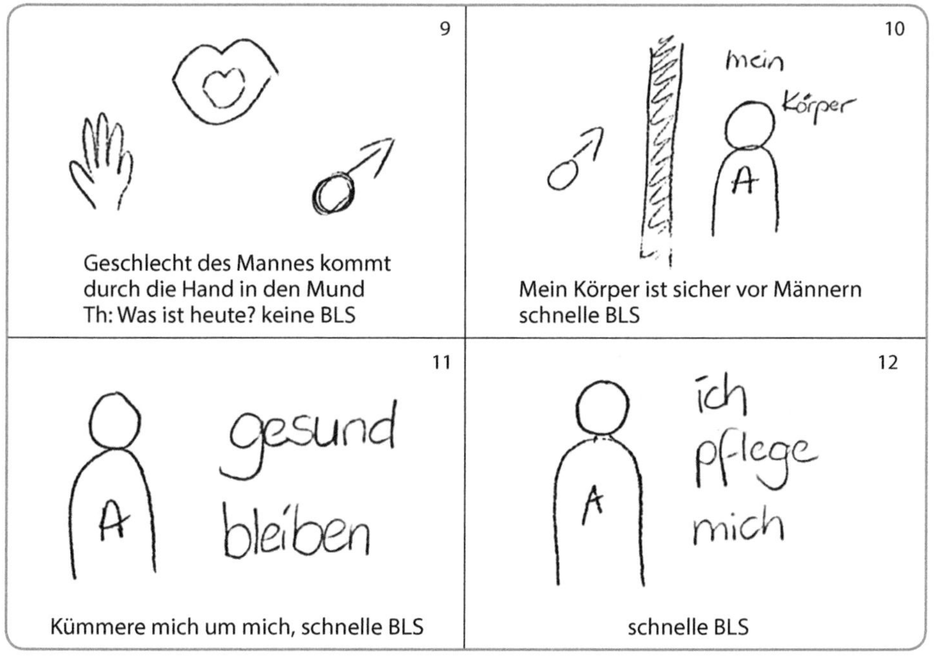
9
Geschlecht des Mannes kommt
durch die Hand in den Mund
Th: Was ist heute? keine BLS
10
mein
Körper
A
Mein Körper ist sicher vor Männern
schnelle BLS
11
A
gesund
bleiben
Kümmere mich um mich, schnelle BLS
12
A
ich
pflege
mich
schnelle BLS

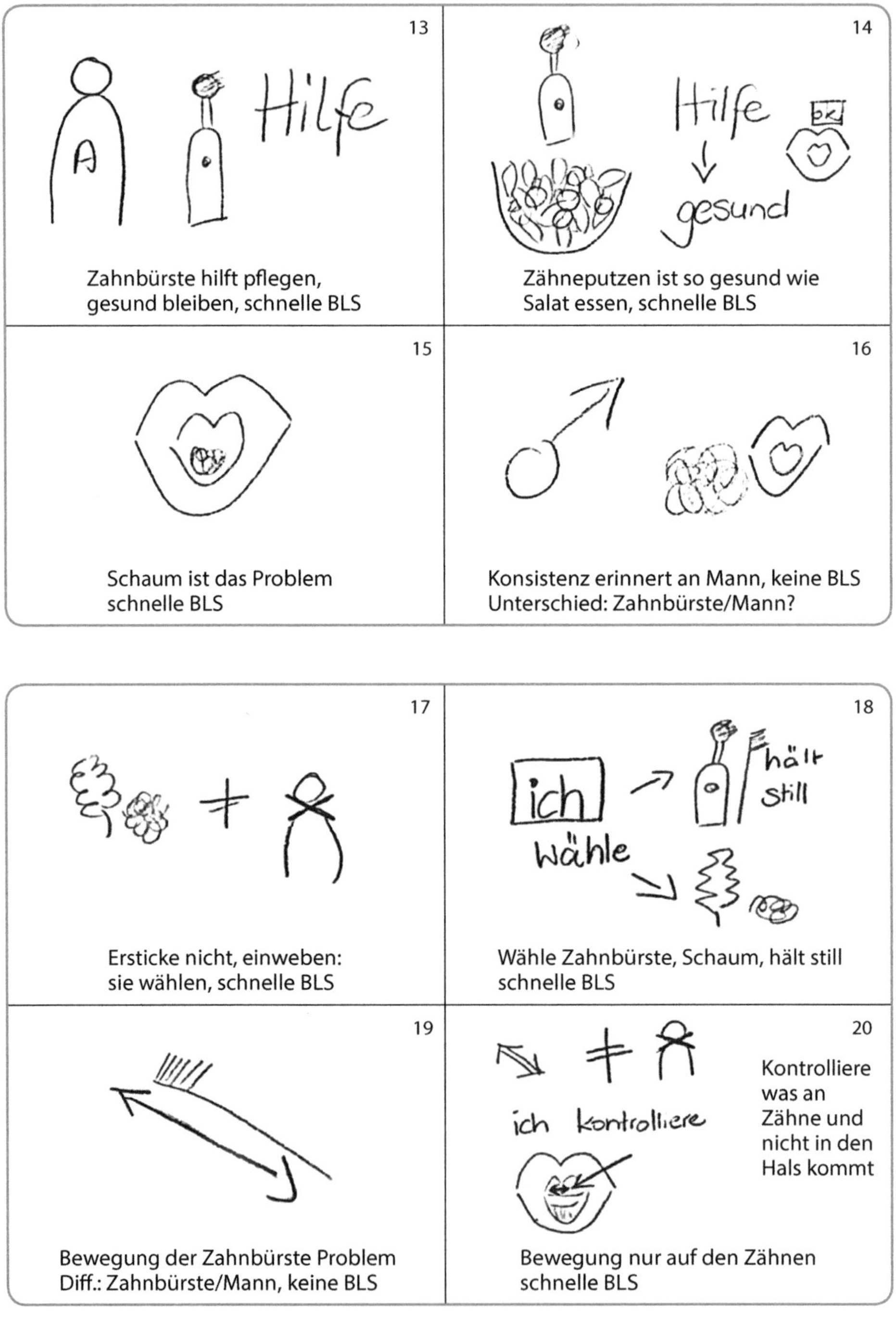

13

Hilfe

Zahnbürste hilft pflegen, gesund bleiben, schnelle BLS

14

Hilfe ↓ gesund

Zähneputzen ist so gesund wie Salat essen, schnelle BLS

15

Schaum ist das Problem schnelle BLS

16

Konsistenz erinnert an Mann, keine BLS Unterschied: Zahnbürste/Mann?

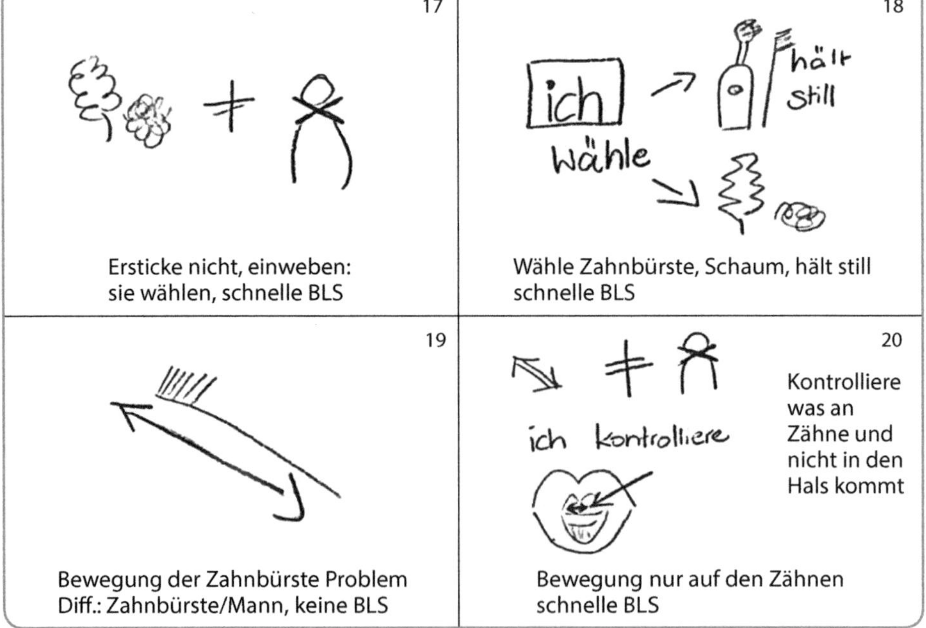

Abbildung 7: Die weiteren Differenzierungen und Veränderungen, Felder 5–20

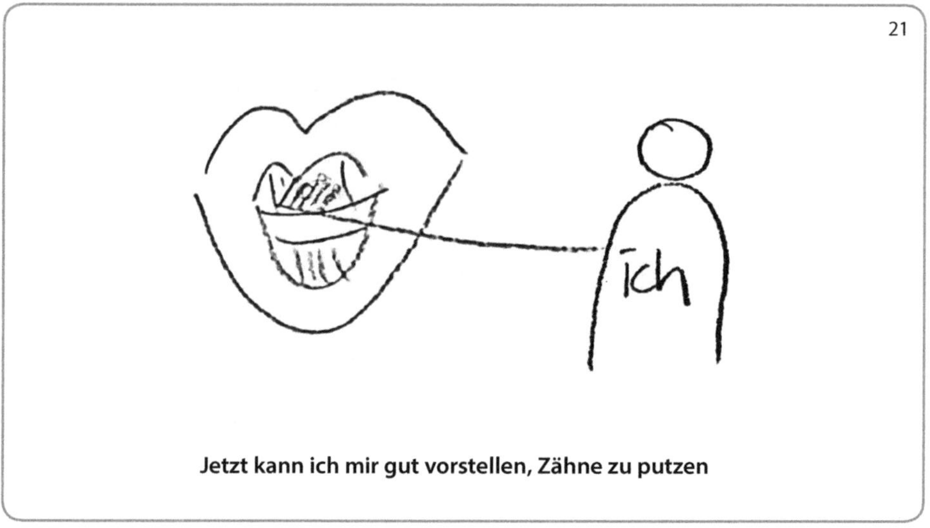

Jetzt kann ich mir gut vorstellen, Zähne zu putzen

Abbildung 8: Feld 21 – Abschlussbild: „Jetzt kann ich mir gut vorstellen, Zähne zu putzen."

Die Affektbrücke ist der Patientin schon vorher klar (orale sexuelle Gewalt), die einzelnen als Trigger wirkenden Details sind vorher nicht bewusst differenziert. Erst beim Malen zeigen sie sich und tauchen nacheinander auf: die Zahnbürste, die Hand, die sie anfasst; der Schaum, die Bewegung der Zahnbürste. Jeder Aspekt wird einzeln durch das Malen sichtbar gemacht und differenziert (Abb. 7).

Erst als der letzte Unterschied differenziert ist, kann sich die Triggersituation auflösen. Danach ist das Zähneputzen kein Problem mehr (Abb. 8).

21.4 Mögliche Schwierigkeiten sowie Umgangsmöglichkeiten mit diesen

Die dahinter liegende Traumatisierung taucht nicht von selbst auf: Dann kann es sinnvoll sein nachzufragen (Affektbrücke induzieren): „Woran erinnert es Sie?" Oder: „Woher kennen Sie dies?" Es kann nur differenziert werden, was auftaucht/ gemalt wird.

Beim Malen der Triggersituation oder der Affektbrücke wird vermieden, den Kern der Belastung sichtbar zu machen (zu malen / zu symbolisieren): Die Therapeutin kann dann eine Frage einweben, wie z. B.: „Was war an dieser Situation das Schlimmste?" Sie kann anschließend auffordern, dies im jeweiligen Bild zu ergänzen.

Ist dies nicht möglich, wird meiner Erfahrung nach **die Differenzierung zum Kern der traumatischen Erfahrung sehr schwierig und der Trigger löst sich u. U. nicht auf**: Meine Hypothese hierzu ist, dass der betroffene Persönlichkeitsanteil dann nicht genug aktiviert ist und dadurch den Unterschied zur erwachsenen sicheren Gegenwart im Bild nicht ausreichend wahrnehmen kann. Gelingt diese Wahrnehmung der Gegenwart, ist häufig die Belastung stark reduziert, als würde sich ein Schalter umlegen.

Es wichtig, am Ende der Stunde den Persönlichkeitsanteil, der die traumatische Erinnerung (die in der Affektbrücke sichtbar wurde) trägt, von der Patientin gut versorgen zu lassen sowie die traumatische Erinnerungsszene beispielsweise in den Tresor zu distanzieren. Da während dieser Art der Triggerbearbeitung die traumatische Erfahrung aktiviert, danach differenziert und distanziert, aber nicht bearbeitet wird, besteht ansonsten die Gefahr, dass nach der Stunde die traumatische Erinnerung weiter aktiviert ist und zu Flashbacks führen kann.

Häufig vorkommende wichtige Aspekte der Differenzierung, die meist gemalt werden sollten:

Der Tresor (gemalt) ist ein Symbol der Distanzierung und besagt: Heute ist es vorbei, **vergangen**, aber damals war es traumatisch / unerträglich.

„Heute bin ich groß." Der traumatisierte Persönlichkeitsanteil existiert in der Seele der Erwachsenen, aber nicht mehr als heutige äußere Realität. Das „innere Kind" ist also sicher. Eine Metapher dafür ist der innere sichere Ort, an dem das „innere Kind" liebevoll versorgt wird. Die heutige erwachsene Realität bezieht sich darauf, dass die traumatische Erfahrung vorbei ist, und beinhaltet positive Überzeugungen, wie z. B.: „Heute habe ich Kraft, ich kann mich schützen, wehren, Nein sagen."

Die Situation, die zu Beginn der Bearbeitung als unerträgliche Triggersituation erlebt wird, ist **heute** eine meist **sinnvolle** Situation, die z. B. für die Gesundheit, den Alltag wichtig ist.

Die Erwachsene entscheidet sich bewusst dafür, d. h., es ist eine freiwillig und selbst getroffene Entscheidung, die beinhaltet: „Ich kann kommen und gehen, wie ich will" **(Kontrolle, Wahlmöglichkeiten)**.

21.5 Fallbeispiel C: Triggersituation Differenzierungsbild – Ressourcenbild

Die Patientin mit der Diagnose einer Dissoziativen Identitätsstörung kommt massiv getriggert in die Stunde. Unter ihr sind neue Mitbewohner mit Hunden (Rüden, Rottweiler) eingezogen. Die Hunde kommen im Hausflur auf sie zu und haben Körperkontakt. Um das Haus zu verlassen, muss sie an dieser Tür vorbei.

Die Affektbrücke ist bewusst (sexuelle Gewalt in Gegenwart dieser Hunderasse).

Die Patientin wird zu Beginn der Stunde reorientiert und stabilisiert.

Durch die Kürze der Zeit und die große Not erfolgt experimentell die Differenzierung zwischen der heutigen Gegenwart und der bekannten Affektbrücke durch das Malen der zwei Bilder, zuerst ohne Stimulation. Bei der Differenzierung muss ich die Unterschiede „einweben“: „Wie groß sind Sie heute? Wer hat heute den Schlüssel?“ Usw.

Die Differenzierung wird durch langsame Stimulation nochmals verankert, allerdings ist die Patientin am Ende der Stunde noch nicht richtig stabil, sodass ich ihr als Hausaufgabe auftrage, das Differenzierungsbild (s. Abb. 9) groß zu malen und die Affektbrücke nur klein als Tresor zu symbolisieren.

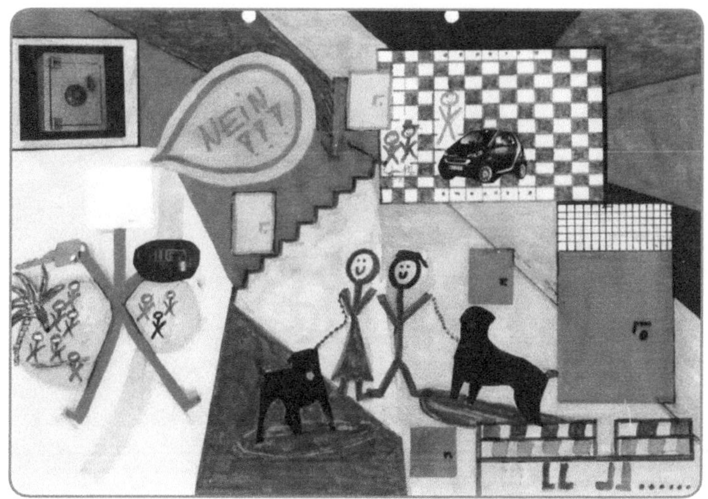

Abbildung 9: Das Differenzierungsbild

In der nächsten Stunde ist die Patientin deutlich stabiler, die Hunde werden nicht mehr als Problem thematisiert.

Die Patientin nimmt sich zu Hause das Ressourcenbild und erinnert sich an die traumatische Situation: „Damit konnte ich mir Sachen anschauen, die mir vorher nie möglich waren."

Bald danach hat die Patientin einen geplanten Klinikaufenthalt mit beginnender Traumabearbeitung, unter Zuhilfenahme des Ressourcenbildes / der Differenzierung.

Die Fähigkeit zur Differenzierung, d.h. zur Realisierung der erwachsenen, sicheren Gegenwart, auf die Einfluss genommen werden kann, ist die Voraussetzung zur Traumakonfrontation sowie zu deren Bearbeitung.

Ich bedanke mich ganz herzlich bei meinen Patientinnen für das Vertrauen, die Genehmigung, diese Prozesse abzubilden und mitzuteilen, sowie für all das gemeinsame Lernen.

22. Mit EMDR am Symptom Albtraum arbeiten

Die „Regisseurtechnik“ – eine Vorgehensweise zur Unterstützung der Selbstheilung, eingebettet in das EMDR-Standardprotokoll

Tanos Freiha

22.1 Posttraumatische Albträume – Fragmente und Rätsel im Gehirn?

Die Reaktion auf schwere Belastungen in der Akutphase kann zunächst als ein natürlicher Vorgang angesehen werden. Dadurch kann der Mensch sich besser schützen. Dies beinhaltet alle Symptome, die nach den Kriterien des DSM-IV (Saß et al. 2003) aufgelistet werden: Wiedererleben des Ereignisses, anhaltende Vermeidung von traumaassoziierten Reizen sowie eine erhöhte Erregung.

Wenn diese Symptome länger als einen Monat anhalten und die Person dabei eine Beeinträchtigung in lebenswichtigen Funktionsbereichen erlebt, kann in diesem Fall die Diagnose der Posttraumatischen Belastungsstörung (PTBS) gestellt werden. Hier sind in der Regel strenge diagnostische Kriterien zu berücksichtigen. In der psychotherapeutischen Arbeit haben wir es nicht immer mit Patienten zu tun, die unter einem Vollbild einer Posttraumatischen Belastungsstörung leiden. Eine gute Diagnostik soll die Symptome, die länger anhalten, genau erfassen. Wenn zum Beispiel beim Wiedererleben Nachhallerinnerungen immer wieder auftauchen und die Person dadurch nicht mehr richtig „funktionieren“ kann, kann hierauf der therapeutische Schwerpunkt gelegt werden.

Neuropsychologisch gesehen bedeutet dies, dass die Integration von Teilen der Erinnerung nicht gelingt. Die akustischen und bildlichen Sinneswahrnehmungen und die körperbezogenen Wahrnehmungen sind so überwältigend, dass sie in das episodische bzw. das Langzeitgedächtnis nicht integriert werden können. Eine spontane Umkodierung vom Kurzzeitgedächtnis in das Langzeitgedächtnis während der Akutphase wird dadurch unmöglich.

Eine weitere Konsoldierung der Gedächtnisinhalte geschieht während des Schlafs (Stickgold & Walker 2005). Einige Patienten mit einer funktionalen Amnesie berichten über Schlafstörungen (Loewenstein 1991). Es wurden mäßige Korrelationen zwischen Dissoziativ-Erfahrungen und Schlafstörungen gefunden. Ihre Bedeutung ist jedoch bislang nicht geklärt (Lynn et al. 2012). Möglicherweise kann man Albträume als misslungene Versuche beschreiben, Teile der erlebten Ereignisse in das Langzeitgedächtnis zu integrieren.

Wenn die Inhalte einer Erinnerung das Leben der Person ernsthaft bedrohen, kann hier auch eine totale Amnesie für große Teile des Ereignisses eintreten, bis hin zur Dissoziation. Dieses Phänomen tritt relativ häufig auf. Manche Menschen zeigen nach einem belastenden Ereignis, das sie nicht bewältigen können, gar keine Symptome. Erst viele Monate oder Jahre später können plötzlich Fragmente der Erinnerung auftauchen und teilweise das Alltagsleben destabilisieren. In diesem Fall spricht man von einem verzögerten Ausbruch der Symptomatik einer Posttraumatischen Belastungsstörung. Die Symptome tauchen oft in einer späteren sicheren Lebensphase auf, in der eine reale Bedrohung nicht mehr vorhanden ist. Es gibt Patienten, die sich in einer aktuellen sicheren Lebensphase durch schwere oder banale Auslöser an Fragmente des belastenden Ereignisses erinnern und diese auch beschreiben können. Andere erleben diese Fragmente, ohne dass sie sich an das Geschehen erinnern können.

Diese Fragmente können beispielsweise Körpergefühle wie Schwindel oder ein organisch ungeklärter Schmerz sein. Es kann auch ein Flashback auftauchen, indem der Patient kurz auftauchende Bilder sieht, die er einem Ereignis zuordnen kann oder auch nicht. Es können laute akustische Sequenzen sein, die der Patient ebenfalls einem konkreten Geschehen oder keinem Geschehen zuordnen kann. Es können auch emotionale Zustände wie Trauer, Wut oder Angst und Panik sein, ohne dass es dafür in der Gegenwart objektiv erklärende Gründe gibt. Diese Fragmente können im Wachzustand auftauchen, aber auch während des Schlafes in Form von Albträumen.

Diese Beschreibung soll die komplexe Form von Albträumen zeigen, die bei einer Posttraumatischen Belastungsstörung auftreten kann. Die Erweiterung der Diagnostik auf dissoziative Zustände sollte bei der Behandlung von Albträumen bei Posttraumatischen Belastungsstörungen bei jedem Patienten erfolgen. Wenn Menschen in einer früheren Phase ihres Lebens Traumata erlebt haben, die nicht in ihrem episodischen Gedächtnis integriert sind, dann werden diese Erlebnisse, die in der Amygdala „eingefroren“ wurden, möglicherweise im Erwachsenenalter wiedererlebt. Wenn diese Patienten unter Albträumen leiden, dann tauchen bei ihnen häufig nicht die realen Bilder als Inhalt im Albtraum auf, sondern manchmal auch Symbole und Metaphern. Dies hängt davon ab, in welcher Entwicklungsstufe diese schlimmen Ereignisse stattgefunden haben.

Dissoziative Patienten erleben solche Albträume oft wie Rätsel. Manche haben Angst, dass der Therapeut oder die Bezugspersonen in ihrem Umfeld ihnen nicht glauben könnten, wenn sie von ihren Albträumen berichten, deren Inhalt oft als Fragment auftaucht.

Beispiel 1:

Eine 15-jährige Patientin erzählt von einem wiederkehrenden Albtraum, in dem sie die Silhouette eines Kindes sieht, sich erschreckt, schwitzend aufwacht und dann den Rest der Nacht nicht mehr weiterschlafen kann. Dies ist für die Patientin sehr verwirrend. Wenn sie jemandem von ihrem Albtraum berichtet, denkt sie, würde sie für verrückt erklärt und in die geschlossene Psychiatrie gebracht werden.

Im weiteren Verlauf der Behandlung stellt sich heraus, dass sie ein unglaubliches Erlebnis im Alter von vier Jahren hatte. Sie musste auf Veranlassung eines Kommandanten eine ihrer besten Freundinnen umbringen. In dem Land herrschte Bürgerkrieg und die Kinder wurden in Heimen gesammelt und von Soldaten überwacht.

Beispiel 2:

Eine 45-jährige Frau hat einen wiederkehrenden Albtraum, in dem sie eine Lokomotive durch die Wand in ihr Zimmer eindringen sieht, dann Lärm hört und aufwacht. Durch die Albtraumbehandlung mit der Regisseurtechnik assoziiert sie ein Ereignis: Sie sieht ihren Vater in ihr Zimmer kommen, um ihr wehzutun. Zu dieser Zeit war sie fünf Jahre alt.

Dies bedeutet, dass eine Albtraumbehandlung einen Teil der Amnesie „aufwecken“ bzw. aufdecken kann. Aus diesem Grund sollten die Kollegen, die Albträume behandeln, immer auch Erfahrungen in der Traumatherapie und in der Behandlung von dissoziativen Patienten haben. Thünker (2011) empfiehlt bei der Behandlung von Albträumen bei Patienten mit Posttraumatischer Belastungsstörung eine zusätzliche Psychotherapie. Nach ihrer Meinung kann die Behandlung von Albträumen zu einer Destabilisierung führen, da sie bei dieser Patientengruppe eine Konfrontation mit dem Trauma unumgänglich macht.

22.2 Andere Albträume

Neben den posttraumatisch bezogenen Albträumen sind auch Angst- und Albträume im Kindes- und Jugendalter sowie in jeder Entwicklungsstufe des Menschen möglich. Säuglinge und Kinder im Vorschulalter erleben ständig neue Situationen, in denen sie viel lernen, ihre Erfahrungen und Sprache weiter ausbauen. Die Perfektion des Lernprozesses erfolgt in der Nacht bzw. während des Schlafes in den REM-Phasen.

Kinder und Jugendliche schlafen oft unruhig, wenn sie am Tag oder an den Tagen zuvor viel Spannung und Aufregung erlebt haben. Diese Erfahrungen sind positiv oder negativ behaftet und müssen in das Langzeitgedächtnis integriert werden. Bei einer guten und gesunden Bindung kommt es mit den Erwachsenen zu einem regen Austausch über diese Erfahrungen. Dieser kann die Integration der Erfahrungen und den Lernprozess fördern und beschleunigen.

Bei Überforderung im Alltag entwickeln Kinder und Erwachsene häufig Ängste und haben oft einen unruhigen Schlaf. Bei Kindern mit Entwicklungsstörungen kann es zu einer chronischen Überforderung kommen, wenn sie nicht geschützt werden. Die Integration des Erlebten kann nicht gelingen, weil es keinen Platz im Langzeitgedächtnis hat bzw. in keine Kategorie der früheren Erfahrungen passt. Ungefähr bis zum Ende des sechsten Lebensjahres haben Kinder ein emotionales Gerüst entwickelt, wie sie mit Stress und Überforderung umgehen können. In dieser Phase gehören Angstträume zur normalen Entwicklung dazu. Kinder entwickeln Angstfantasien, weil sie noch nicht gelernt haben, mit Angst umzugehen. Bei guter Bindung entwickeln sie zunehmend Sicherheit und neue hilfreiche Strategien. So können sie in ähnlichen zukünftigen Situationen, bewusst oder unbewusst, auf diese Bewältigungsstrategien zurückgreifen.

Die Symptomatik der Albträume sieht ähnlich aus, unabhängig davon, ob es sich um eine entwicklungsbedingte Symptomatik (wie bei Kinderängsten und Albträumen) handelt oder um einen Albtraum als Ausdruck des Wiedererlebens eines bildhaften Fragmentes, begleitet von einem überwältigenden emotionalen Erleben. Eine Behandlung orientiert sich oft an dem signifikanten Leiden des Individuums. Hier spielen subjektive und individuelle Faktoren eine wichtige Rolle.

Wenn ein Patient zu Beginn der Therapie eine signifikante Störung im Schlaf-Wach-Rhythmus hat, wie zum Beispiel eine Schlafstörung in Kombination mit Albträumen, dann bekommt die Albtraumbehandlung Priorität in der Therapieplanung. Hier ist an die Diagnose Albträume zu denken (ICD-10: F 51.5). Der Schweregrad ist durch die Häufigkeit des Auftretens zu bestimmen. Haben Erwachsene zum Beispiel mehr als einmal im Monat Albträume, ist das als schwer einzustufen. Bei Kindern ist das Auftreten von Albträumen mehr als zweimal in der Woche als schwer einzustufen.

Es ist sehr wichtig, Albträume in der Diagnostikphase nach deren Ätiologie zu klassifizieren:

a. Situativ, akut oder chronisch
b. Disposition (beispielsweise ängstliche Persönlichkeit)
c. Traumabezogene wiederholte Albträume
d. Albträume als Folge einer medikamentösen Umstellung; medikamenten- oder drogeninduzierte Albträume
e. Differenzialdiagnostisch: Pavor nocturnus. Ein wesentlicher Unterschied besteht darin, dass Patienten mit Pavor nocturnus keine lebhafte Erinnerung an den Trauminhalt haben, im Gegensatz zu Traumapatienten, die oft eine lebhafte Erinnerung an den Inhalt des Albtraums haben.

Im Rahmen einer EMDR-Behandlung sind die Anamnesedaten in den Phasen 1 und 2 zu erheben bzw. vor der Bewertungs- und Desensibilisierungsphase. Eine Durchführung von mindestens einem Dissoziationsscreening ist notwendig, beispielsweise eignet sich hier das Heidelberger Dissoziationsinventar, für Erwachsene und Jugendliche (HDI, Skala dissoziative Erfahrungen für Jugendliche SDE-J und Skala dissoziative Erfahrungen für Erwachsene SDE-E, Brunner et al. 1999) oder der Fragebogen zu Dissoziativen Symptomen (FDS, für Erwachsene Spitzer et al. 2014). Auch die Führung eines Tagebuches über die Albträume, insbesondere über deren Inhalt und die Häufigkeit, ist hilfreich.

22.3 Die Regisseurtechnik

Die Regisseurtechnik (Freiha 2009) kann als ein schrittweise verstärktes Reprozessieren im Rahmen einer EMDR-Behandlung definiert werden. Der Patient wird schrittweise durch seine eigene Imagination in die Fortsetzung des unterbrochenen Albtraumes geführt. Die Auswahl eines Bildes (englisch: „image") ist wichtig, damit der Patient sich nicht mit einem ganzen „Film", mit viel Inhalt, Bewegung und Belastung beschäftigen muss. Einige Patienten, insbesondere Erwachsene mit multiplen Traumata, können zunächst häufig erst mal nur mit ihrem Bild in Schwarz-Weiß arbeiten, da sie sonst durch die Imagination des belastenden Albtraumbildes überwältigt würden.

Warum wurde der Begriff „Regisseurtechnik" gewählt?

Ein Regisseur ist die entscheidende schöpferische Kraft bei der Entstehung eines Filmes. Wer Regie führt, improvisiert und probiert etwas aus. Er betrachtet und korrigiert. Er lässt vorspielen und wiederholen. Jeder von uns kann Regisseur werden. Es gibt keine Vorrausetzung, die erfüllt werden muss, damit ein Mensch kreativ wird. In diesem Sinne erfüllt diese Technik auch den Anspruch auf eine Selbstheilung, wenn genügend Ressourcen vorhanden sind.

Der Regisseur im Sinne dieser Technik ist zusätzlich auch Drehbuchautor seines Traumes. In manchen Fällen, in denen der Regisseur nicht mehr weiß, wo Anfang und Ende des Albtraumes liegen, benötigt er einen Betrachter, der ihm dies rückmelden kann. Diese Rolle übernimmt dann der Therapeut, wie bei den üblichen EMDR-Sitzungen. Bei manchen Patienten ist es von großer Bedeutung, das „kognitive Einweben" (siehe Kapitel 7, „Bewährte Techniken im EMDR") anzuwenden, um das Prozessieren anzustoßen bzw. zu beschleunigen.

Integration der Regisseurtechnik in das EMDR-Standardprotokoll

Phase 3 – Bewertungsphase: Die Bewertungsphase wird, genau wie im EMDR-Ablaufschema vorgesehen, durchgeführt. Der Patient kann den Traum erzählen. Die minimale Einschränkung liegt bei der Auswahl des Fokus. Dieser bzw. das Ausgangsereignis für eine Albtraumbehandlung mit der Regisseurtechnik ist das letzte Bild im Albtraum bzw. das schlimmste Bild/die schlimmste Erinnerung (an den Albtraum), die der Patient hat, bevor er aus dem Schlaf aufwacht. Nach dem Standardprotokoll (Vergangenheits-, Gegenwarts- und Zukunftsperspektive) können Albträume als Trigger in der Gegenwart angesehen werden.

1. **Bild / Fokus:** das letzte Bild im Albtraum.
2. Negative Kognition: Gibt es Worte, die das Bild bei Ihnen auslöst?
3. **Positive Kognition:** Wie würden Sie gerne über sich denken, wenn Sie an das Bild denken, anstelle des negativen Gedankens (…)?
4. **Stimmigkeit der positiven Kognition** (VoC) Wenn Sie sich das Bild vorstellen, wie stimmig fühlt sich der positive Satz (…) auf einer Skala von 1–7 an, wobei 1 gar nicht stimmig und 7 ganz stimmig bedeutet.
5. **Emotionen / Gefühle:** Welche Gefühle kommen in Ihnen auf, wenn Sie an das Bild und an den negativen Gedanken (…) denken?
6. **Grad der Belastung** (SUD): Wie belastend fühlt sich das Bild für Sie auf einer Skala von 0–10 an, wobei die 0 nicht belastend oder neutral bedeutet und die 10 maximale Belastung?
7. **Lokalisierung im Körper:** Wenn Sie an das Bild denken, wo in Ihrem Körper spüren Sie die Belastung?

Phase 4 – Desensibilisierung / Prozessierung: Hier bleibt nur die erste Instruktion gleich. „Bitte stellen Sie sich das Bild zusammen mit dem negativen Gedanken xy und dem Körperempfinden vor und geben Sie mir ein Zeichen, wenn Sie damit in Kontakt sind." Hier folgt wie im EMDR-Standardprotokoll ein Set von 25–30 Augenbewegungen. Dann sagen Sie: „Ausblenden, was ist jetzt?" Der Patient berichtet über das, was gerade in seinem Kopf oder Körper vorgeht.

Eine Modifikation des EMDR-Ablaufschemas ist vor dem zweiten Augenbewegungs-Set zu beachten. Grundsätzlich bleibt der Patient in dem „Freien-Assoziieren-Modus". Dieser wird aber schrittweise und behutsam durchgeführt. Es muss unbedingt ein Stopp-Signal mit dem Patienten vereinbart werden, wenn er mit dem Prozessieren nicht mehr weitermachen möchte.

Nachdem der Patient das erste Bild mit dem negativen Gedanken und dem negativen Körpergefühl unter bilateraler Stimulation „aufgerufen und erlebt" sowie etwas darüber berichtet hat, wird er aufgefordert, das nächste Bild im Albtraum zu „erfinden". Die Frage bzw. die Aufforderung könnte wie folgt lauten: „Wenn Sie den Traum weitergeträumt hätten, wie könnte nun das folgende bzw. das nächste Bild aussehen?" Die Imagination des zweiten Bildes geschieht unter bilateraler Stimulation (während des zweiten Stimulations-Sets). Dann folgt eine Beschreibung des Bildes, das der Patient imaginiert und sich möglicherweise früher nie vorgestellt hat. Dann wird der Patient aufgefordert, unter der nächsten bilateralen Stimulation (das dritte Stimulations-Set) das erste Bild mit dem zweiten Bild zu verbinden bzw. beide Bilder nacheinander zu imaginieren. Anschließend kann der Patient etwas berichten, wenn er möchte. Dann folgt eine Aufforderung, das nächste Bild zu imaginieren bzw. das dritte Bild unter der vierten bilateralen Stimulation. Dann erzählt er etwas, bevor er unter der nächsten bilateralen Stimulation alle Bilder (1–3) nacheinander unter der fünften bilateralen Stimulation imaginiert.

Diese Vorgehensweise wird fortgesetzt, bis zwei neutrale oder positive Bilder am Ende der Bilderreihe auftauchen (siehe schematischer Ablauf, Abb. 1). Danach wird wie beim EMDR-Ablaufschema weiter verfahren. Also zurück zum Ausgangsereignis und die Frage nach dem, was noch da ist. Nach der Antwort wird auch weiter stimuliert. Wenn kein belastendes oder neues Material berichtet wird, wird nach dem Belastungsgrad gefragt: „Wenn Sie jetzt an das Ereignis (Albtraum) denken – auf einer Skala von 0 bis 10 –, wie belastend fühlt es sich jetzt an?" Wenn der SUD nicht 0 ist, fragen Sie: „Was macht es aus, dass es noch (...) ist?" Diese Antwort wieder stimulieren; auch den SUD von 0 noch einmal stimulieren. Der SUD sollte 0 sein, bevor Sie mit der Verankerung (Phase 5) beginnen.

Es folgen die Fragen nach der Gültigkeit der positiven Kognition („Passt ihr positiver Satz (...) noch oder gibt es einen besseren / passenderen?") und der Stimmigkeit dieser Kognition (VoC 1–7) und wo dies im Körper gespürt wird. Nachdem verankert wurde, folgen wie gewohnt die Phasen 6 und 7.

Wenn der Albtraum nicht in einer Sitzung komplett bearbeitet werden kann, dann wird am Ende der Sitzung eine Distanzierungstechnik angewendet, wie z. B. die Tresor-Übung oder der Sichere Ort. Mit Beginn der nächsten Sitzung wird dann die Bewertungsphase aktualisiert und das Prozessieren fortgesetzt.

Auch wenn während der Anwendung der Regisseurtechnik eine Erinnerung auftaucht, die als ein „neues Thema" eingestuft wird, sollte hier auch der Patient geschont werden. Er wird gebeten, die neue Erinnerung in den Tresor zu legen, oder es wird eine andere Distanzierungstechnik angewandt. Diese Erinnerung wird nach Wunsch des Patienten in einer späteren Sitzung bewertet und prozessiert.

Anweisungen des Therapeuten	Grafische Darstellung	Was der Patient imaginiert
Neu ab Phase 4: ABW-**Set 1**: ***„Denken Sie an das Bild, den negativen Satz (Negative Kognition) und das negative Körpergefühl)"***, dann ABW	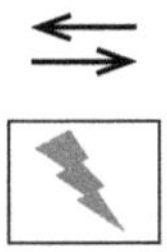	Bild 1 / das letzte Bild im Albtraum vor dem Aufwachen – UNTER BILATERALER STIMULATION
Nach dem ersten Set: Dem Patienten überlassen ob er etwas berichten möchte.		
Sagen Sie vor dem zweiten Set: ***„Wie könnte das nächste Bild aussehen?" Oder: „Wie könnte das nächste Bild im Albtraum aussehen?"*** **Set 2**	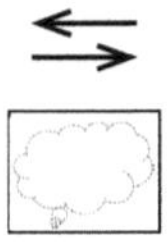	Patient stellt sich das zweite Bild zum ersten Mal vor bzw. erfindet das Bild – UNTER BILATERALER STIMULATION
Dem Patienten überlassen, ob er etwas berichten möchte.		
Sagen Sie vor dem dritten Set: ***„Gehen Sie jetzt zum ersten Bild und verbinden es mit dem zweiten Bild!"*** **Set 3**	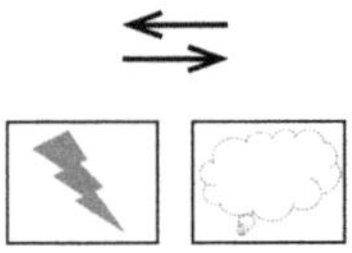	Patient stellt sich das erste und das zweite Bild nacheinander vor – UNTER BILATERALER STIMULATION Hier wird häufig ein längeres Set benötigt.
Dem Patienten überlassen, ob er etwas berichten möchte.		
Sagen Sie vor dem vierten Set: ***„Wie könnte das nächste Bild aussehen?"*** **Set 4**	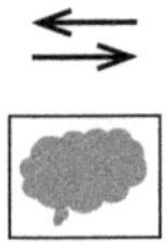	Patient stellt sich das dritte Bild zum ersten Mal vor bzw. erfindet das Bild neu – UNTER BILATERALER STIMULATION
Dem Patienten überlassen, ob er etwas berichten möchte.		
Sagen Sie vor dem fünften SET: ***„Gehen Sie jetzt zum ersten Bild und verbinden Sie es mit dem zweiten und dem dritten Bild!"*** **Set 5**	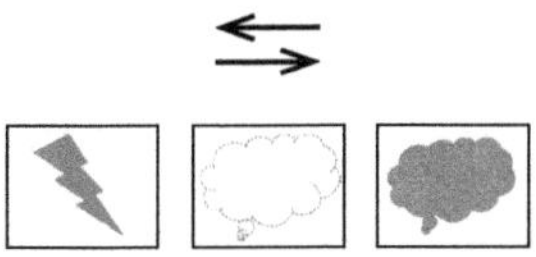	Patient stellt sich das erste, zweite und dritte Bild nacheinander vor – UNTER BILATERALER STIMULATION Hier wird häufig ein längeres Set benötigt.

Abbildung 1: Instruktion und schematischer Ablauf der Regisseurtechnik

Anweisungen des Therapeuten	Grafische Darstellung	Was der Patient imaginiert
Dem Patienten überlassen, ob er etwas berichten möchte.		
Sagen Sie vor dem sechsten Set: ***„Wie könnte das nächste Bild aussehen?"*** **Set 6**	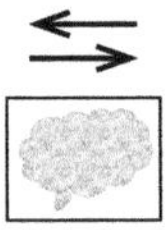 ⇄	Patient stellt sich das vierte Bild zum ersten Mal vor bzw. erfindet das Bild neu – UNTER BILATERALER STIMULATION
Dem Patienten überlassen, ob er etwas berichten möchte.		
Sagen Sie vor dem siebten Set: ***„Gehen Sie jetzt zum ersten Bild und verbinden Sie es mit dem zweiten, dritten und vierten Bild!"*** **Set 7**	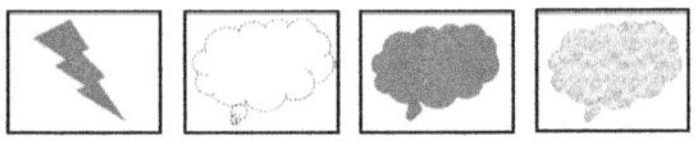	Patient stellt das erste, zweite, dritte und vierte Bild nacheinander vor, UNTER BILATERALER STIMULATION Hier wird häufig ein längeres Set benötigt.
Dem Patienten überlassen, ob er etwas berichten möchte.		

Abbildung 1a: Schematischer Ablauf der Regisseurtechnik bis zum Set 5

Der Umgang mit Blockaden

Wenn der Patient nicht spontan zu neutralen oder positiven Bildern kommt, erfolgt nach mindestens zwei negativen Bildern, die mit dem gleichen Thema zusammenhängen, folgende Intervention:

a. Längere Sets, Richtungswechsel, Stimulations-Modus-Wechsel bzw. Wechsel zur taktilen bilateralen Stimulation
b. Wenn weder negative noch positive Bilder auftauchen: Anwendung des kognitiven Einwebens: „Was könnte helfen?" oder „Wer kann helfen?" oder „Was wäre wenn …?" oder andere Fragen / Interventionen im Rahmen des kognitiven Einwebens im EMDR-Prozess

Vorrausetzung für die Anwendung der Regisseurtechnik

Die Regisseurtechnik ist gedacht für die Anwendung durch EMDR-Therapeuten, die den fortgeschrittenen Kurs absolviert haben, bzw. für Psychotherapeuten, die den Einführungskurs abgeschlossen haben und bereits Erfahrungen mit komplex traumatisierten Patienten haben. Grund hierfür ist, dass bei der Regisseurtechnik nicht immer ein positiver Verlauf bei der vorgestellten Fortsetzung des Albtraumes zu erwarten ist. Das Reprozessieren bei traumatisierten Patienten, die unter Dissoziationen leiden, kann sehr belastend für die Patienten sein. Hier benötigt der Therapeut Techniken, um den Patienten zu einem „ruhigeren Hafen" führen zu können. Hierunter ist eine Vielzahl von Stabilisierungstechniken zu verstehen. Eine aktivere Beteiligung des Therapeuten im Verlauf der Behandlung ist erforderlich, wie zum Beispiel beim kognitiven Einweben.

Mögliche Verläufe bei der Anwendung der Regisseurtechnik

Nach zehnjähriger Erfahrung mit dieser Technik konnten vier Verlaufstypen identifiziert werden:

1. Ein schneller und positiver Verlauf. Der Patient wird positiv überrascht über die von ihm „erzeugten" positiven Bilder. Das passiert beispielsweise bei einer Frau, die einen Albtraum hatte, der sich mehrmals im Jahr wiederholte: das Fallen in ein schwarzes Loch. Im Anschluss an das erste bilaterale Set hatte die Frau nach der Frage: „Wie könnte das nächste Bild aussehen, wenn Sie nicht aufgewacht wären?" das nächste Bild. Es war das Sich-Befinden in einem Warmwasserbecken. Danach blieb es bei den positiven Bildern und der Albtraum wurde nicht mehr erlebt.

2. Der Patient geht in die befürchtete Richtung bzw. imaginiert schlimme oder die schlimmsten Bilder und Ausgänge des Albtraums. Danach kann ein spontaner positiver Verlauf folgen, der manchmal auch durch das kognitive Einweben eingeleitet werden kann. Ein zehnjähriger Junge hatte einen wiederholten Albtraum über einen Dieb, der sich immer im Aufzug versteckte. Danach wachte der Patient auf. Bei der Anwendung der Regisseurtechnik tauchten Bilder auf, die mehr Angst erzeugten, bis die Polizei den Dieb verhaftete. Dann war der Patient in Sicherheit.

3. Der Patient, dies betrifft insbesondere Jugendliche und Erwachsene, erinnert eine reale belastende Situation oder ein Ereignis und es kommt zu einem deutlich emotionalen Reprozessieren. Dieser Prozess geschieht oft bei Personen, bei denen eine Dissoziation eines Ereignisses vorliegt. In anderen Worten, das neu auftauchende negative Bild ist ein Fragment aus der Realität, das bis zu diesem Zeitpunkt verborgen war. Das symbolische Bild des Albtraums wird während des Prozessierens mit dem Bild eines realen Ereignisses ausgetauscht. Bei dem oben erwähnten Beispiel über den Albtraum, in dem eine Lokomotive durch die Wand eindringt, entsteht durch ein Bild eine Affektbrücke in eine reale Erinnerung. Es war das Bild des Vaters, der in das Zimmer eindringt. Es folgte ein schmerzhaftes emotionales Prozessieren. Ein dissoziierter Teil aus der Amnesie wurde wiedererlebt. Diese Frau hat mit ca. 40 Bildern in der Regisseurtechnik einen „Prozess“ geführt. In den imaginierten Bildern ging es um die Verhaftung des Vaters durch die Polizei, die Vorstellung vor dem Richter und die Urteilsverkündung. Der Vater hatte sich 26 Jahre vor der Therapiesitzung suizidiert.

4. Der Patient möchte nach der ersten Stimulation nicht mehr weiter prozessieren bzw. kann das nächste Bild nicht imaginieren. Dies geschieht nur sehr selten. Die Patienten vermuten, dass eine Belastung nach einem eventuellen Prozessieren zu erwarten ist. Deswegen lehnen sie intuitiv ein Prozessieren ab. Hier muss unbedingt mit dem Prozessieren gestoppt werden.

Dies geschieht z.B. bei besonders quälenden Albträumen, bei Täterkontakt oder wenn Kinder Angst haben, etwas zu verraten, was sie nicht verraten dürfen!

Bei Kleinkindern und Kindern, die eine gute Bindung zu ihren Eltern haben, kann die Bearbeitung von Albträumen mit der Regisseurtechnik schmerzlos verlaufen. Sie wird eher als sehr entlastend empfunden und kann sehr schnell vonstattengehen. Bei Jugendlichen und Erwachsenen kann es aufgrund vieler Assoziationen, die sich mit dem Thema des Albtraumes über die Jahre gebildet haben, etwas länger dauern, bis ein positiver Verlauf der Bilder auftaucht.

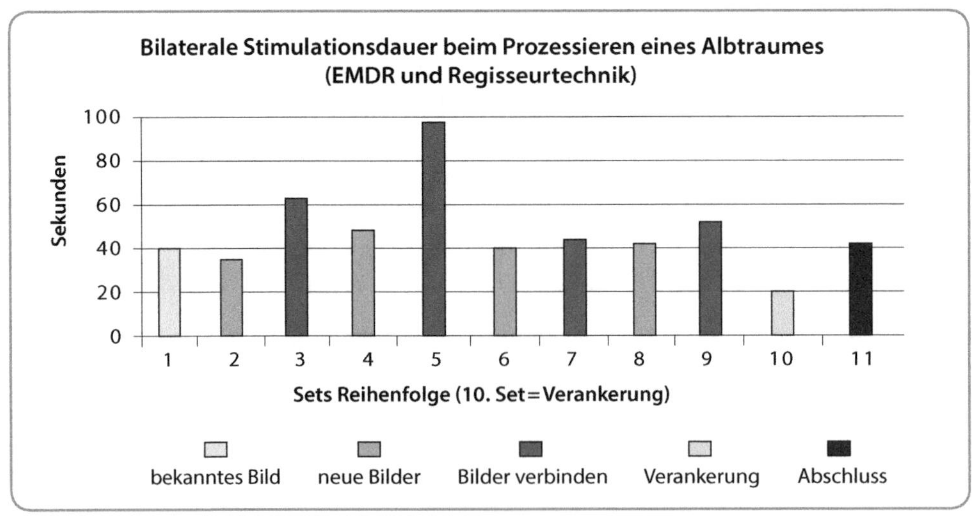

Abbildung 2: Albtraumbehandlung bei einem zehnjährigen Kind

Beispiel einer Albtraumbehandlung bei einem zehnjährigen Kind mit Auswertung der bilateralen Stimulationszeit. Es wurden vier negative Bilder imaginiert, in denen der Patient weitere Gefahren durch einen Dieb sah, der sich versteckt hatte. Beim letzten Bild wurde der Dieb verhaftet, und die Gefahr war vorüber. Dann erfolgte eine Verankerung. Der Patient benötigte mehr Zeit (verlangte nach mehr Zeit) bei der Verbindung der Bilder mit dem neuen Bild.

Kontraindikationen bei der Anwendung der Regisseurtechnik

Die Behandlung einer Albtraumsymptomatik in einer Phase mit einem weiter aktiven Stress würde keinen Erfolg bringen. Bei einem Versuch, eine Behandlung durchzuführen, würden keine positiven Bilder entstehen, wenn der Stress nicht zu vermeiden ist. Vielmehr ist es in diesem Fall sinnvoll, Strategien zur Stressreduktion in der Psychotherapie zu diskutieren. Diese Situation ist vergleichbar mit dem Verlauf, der oben erwähnt wurde, und analog zum Täterkontakt. Auch bei Albträumen, die durch Medikamenten- und Drogenwirkung entstehen, soll die Regisseurtechnik nicht angewendet werden. Wie bereits oben mehrfach erwähnt, soll diese Methode nur durch in Traumatherapie erfahrene Psychotherapeuten eingesetzt werden.

Zusammenfassung / Hypothese und Ausblick

Die Regisseurtechnik ist ein Baustein in der EMDR-Behandlung, die durch eine spezifische Vorgehensweise zur Behandlung von Albträumen entwickelt wurde. Dabei wird das AIP-Modell (Shapiro 1998) berücksichtigt. Dysfunktional gespeicherte Gedächtnisinhalte werden so schrittweise und behutsam prozessiert. Die Bildung eines neuen Gedächtnisses, nachdem das alte Gedächtnis prozessiert wurde, ist möglicherweise ein Hauptfaktor für die Reduktion der subjektiven Belastung. Das Erleben von ähnlichen Situationen nach der Behandlung kann nicht mehr zu einer Überflutung der Wahrnehmung (im Alltag) führen. Es kann hypothetisiert werden, dass nach der Integration von Gedächtnisinhalten, die bis zur Behandlung im Gehirn „eingefroren" waren, die Albtraumsymptomatik (im Schlaf) nicht mehr auftreten kann.

Die Anwendung der Methode kann auch bei einer Symptomatik von ständigen Intrusionen nach einem Trauma in der Akutphase experimentell angewendet werden. Ich habe sie bei einer zehnjährigen Patientin erfolgreich angewandt, die ein quälendes Bild ständig vor Augen hatte. Gleich beim nächsten Bild konnte die Patientin sehen, wie der überraschend verstorbene Großvater mit seiner Hand winkte und sich von ihr verabschiedete. Der Trauerprozess wurde hierdurch beschleunigt.

Ich möchte die Kollegen ermutigen, bei Patienten, die sie gut kennen, nach Albträumen zu fragen.

Literatur

Brunner, R.; Resch, F. & Parzer, P. (2008): *HDI – Heidelberger Dissoziationsinventar.* Frankfurt: Pearson.

Freiha, T. (2009): The Image Director Technique for Dreams. In: Luber, M. (Hrsg.): *Eye Movement Desensitization and Reprocessing EMDR Scripted Protocols: Basics and Special Situations,* S. 111–118. New York: Springer.

Loewenstein, R. J. (1991). Psychogenic Amnesia and Psychogenic Fugue: A Comprehensive Review. *American Psychiatric Press Review of Psychiatry,* Vol. 10, S. 189–222.

Lynn, S. J.; Lilienfield, S. O.; Merckelbach, H.; Giesbrecht, T. & van der Kloet, D. (2012): Dissociation and Dissociative Disorders: Challenging Conventional Wisdom. *Current Directions in Psychological Science,* Vol. 21 (1), S. 48–53.

Sass, H.; Wittchen, H.-U. & Zaudig, M. (2003): *Diagnostisches und statistisches Manual psychischer Störungen DSM-IV-TR.* Göttingen: Hogrefe.

Shapiro, F. (1998): *EMDR Grundlagen und Praxis. Handbuch zur Behandlung traumatisierter Menschen.* Junfermann. Paderborn.

Spitzer, C.; Stieglitz,R.-D. & Freyberger, H.-J. (2014): *Fragebogen zu Dissoziativen Symptomen. Ein Selbstbeurteilungsverfahren zur syndromalen Diagnostik dissoziativer Phänomene.* Deutschsprachige Adaptation der dissociative experience Scale (DES) von E. Bernstein-Carlson und F. W. Putnam inkl. Kurzform FDS-20. Hogrefe. Göttingen.

Thünker, J. (2011): *Albträume in der evidenzbasierten Psychotherapie: Evaluation eines standardisierten Albtraum-Therapieverfahrens.* Inaugural-Dissertation zur Erlangung des Doktorgrades der Mathematisch-Naturwissenschaftlichen Fakultät der Heinrich-Heine-Universität Düsseldorf.

Stickgold, R. & Walker, M. P. (2005): Memory Consolidation and Reconsolidation: What is the Role of Sleep? Trends in *Neurosciences,* Vol. 28 (8), S. 408–415.

23. EMDR-Erzählgeschichten bei Kindern

Dagmar Eckers

Geschichten, die Kindern und Erwachsenen erzählt werden, haben – wie wir alle wissen – eine uralte Tradition der Weitergabe von Wissen, Lebenserfahrung, Bewältigungsstrategien und Weisheit. Sie sind meist entworfen nach einem bestimmten Muster: Zu Beginn wird der Protagonist mit seinen Lebensumständen und persönlichen Charakteristiken vorgestellt, sodass sich die Zuhörer einfühlen und teilweise mit ihm / ihr identifizieren können. Im Mittelteil entwickelt sich das Thema der Geschichte; mit Detailbeschreibungen und emotionalen Anreicherungen wird Spannung aufgebaut und die Geschichte strebt auf den Höhepunkt zu. Im Schlussteil wird der neue Status quo beschrieben, Lösungsorientierung und beruhigende Sicherheiten werden vermittelt.

Die EMDR-Narrative haben einiges gemeinsam mit der Tradition der allgemeinen Erzählgeschichten und Märchen, es bestehen aber auch wichtige Unterschiede.

Gemeinsam ist der neutrale oder positive Beginn der auf das Trauma bezogenen Narrative. Oft werden (gerade in der Arbeit mit Kleinkindern) zu Beginn Einzelheiten benannt, die das Kind mag (z. B. Hobbys oder Lieblingstätigkeiten), sodass sich das Kind gut mit der Figur in der Geschichte identifizieren kann. Gemeinsam ist auch ein Ende der Geschichte, in dem das Kind Ressourcen, Lösungsstrategien und eine neu gewonnene Sicherheit finden kann.

Im Mittelteil, der die Benennung des traumatischen Geschehens enthält, ist unsere Orientierung im Entwurf dieses Narrativs, so viele konkrete Details (Anblick, Geräusche, Gerüche, kinästhetische Wahrnehmung und die Wirkung auf das Kind) zu benennen, dass das Kind sich darin wiederfindet, auch wenn es nicht explizit sagt: „Das habe ich auch erlebt!" Damit die Benennung der traumatischen Ereignisse nicht zu belastend wirkt, wird durch Einflechten von Ressourcen (glückliche Umstände, unterstützende Menschen oder förderliche Fähigkeiten des Kindes) oder Distanz schaffende Darstellungen jedoch genügend Möglichkeit gegeben, das zuhörende Kind innerhalb des Affekttoleranzfensters zu halten. Auch wenn man viele Details kennt, müssen diese nicht alle benannt werden. Man kann auch bewusst sagen „… und ich weiß nicht, was das Kind im Einzelnen dort erlebt hat, aber …". Vielleicht ist der Begriff „vage-präzise" eine passende Orientierung: *Präzise* (und von den Therapeuten durchaus überlegt) soll die Hinführung auf das traumatische Geschehen sein. Dabei dürfen keine Bestandteile der Geschichte erfunden oder Vermutungen als Tatsachen eingebaut werden; Suggestion von nicht zutreffenden Details verwirren die Kinder und verändern in unzulässiger Weise ihren Zugang zur eigenen Erinnerung. *Vage* soll die Darstellung bleiben, wenn wir eine Annäherung oder Entfernung, Identifizierung oder erleichternde Distanzierung ermöglichen wollen, um für das Kind einen Freiraum für eigene Assoziationen zu schaffen. Das Kind muss dann nicht innerlich abschalten oder dissoziieren, gerät aber auch nicht in zu große Angst.

23.1 EMDR-Narrative bei Kleinkindern

Je jünger Kinder sind, desto mehr müssen wir (im Vergleich zu älteren Kindern) die Unterschiede in der emotionalen und kognitiven Verarbeitung berücksichtigen. Kleine Kinder sind real abhängig von Erwachsenen, sie leben mit ihnen zusammen und sind angewiesen auf Schutz und Versorgung durch sie. Darüber hinaus formt sich das Gehirn des Kindes in seiner Entwicklung wesentlich durch das spezifische Bindungsangebot der Bezugspersonen, das Angebot altersentsprechender Anreize (Spiel, Sprache usw.) und die Affektregulation durch die Bindungspersonen.

Wenn in der präverbalen Zeit oder der Phase der Sprachentwicklung eine ein- oder mehrmalige Traumatisierung geschieht und diese Traumatisierung durch Bezugspersonen wahrgenommen wird, kann mit den Kindern und in der Regel mit den Eltern zur Verarbeitung des Traumas mit einer EMDR-Erzählgeschichte gearbeitet werden. Das EMDR-Narrativ fasst für die Kinder in Worte, was sie empfinden und (teilweise) vielleicht verstehen, aber noch nicht selbst formulieren können. Es gibt dem Erlebten Worte und damit sowohl eine einordnende Wahrnehmung als auch Anerkennung der Auswirkungen für das Kind.

Beispiel: Annika

Annika ist heute zwei Jahre alt. Sie hat das Problem, dass sie bei hoher Belastung schreit, einen Stimmritzenkrampf bekommt und ohnmächtig wird. Erstmalig trat dieser Ablauf im Alter von ein bis zwei Jahren in der Kita auf. Danach gab es mehrere unterschiedlich intensive Vorfälle, erst nur in der Kita, dann auch zu Hause und bei der Kinderärztin. Auf Basis der Angaben der Eltern schrieb ich ein EMDR-Narrativ. Die Mutter brachte zu den Sitzungen Fotos aus unterschiedlichen Altersabschnitten mit, als Baby, als Einjährige zu Hause und in der Kita. In der Sitzung las ich die Geschichte vor, die Mutter übernahm die bilaterale Stimulation, indem sie Annika auf den Schoß nahm, die Arme um sie legte und abwechselnd links und rechts leicht auf ihren Armen klopfte (durchgehende Stimulation).

Annikas Geschichte

(Die Fotos 1–3 werden gezeigt) Schau mal, Annika, hier auf dem Bild bist du zu sehen, als du noch ein kleines Baby warst. Ein schönes Bild, du schaust ganz zufrieden aus. Auf diesen Bildern bist du ja mit deiner Mama und deinem Papa zusammen. Man kann sehen, dass Annika und die Eltern sich sehr wohlfühlen.

Als Annika ein Jahr alt ist und schon sitzen und krabbeln kann, bringt Papa sie in die Kita, wo viele andere Kinder sind. Papa ist mit Annika zusammen da, und Annika lernt die Kinder und ihre Lieblingserzieherin Carlotta kennen. (Foto 4): Hier ist Papa mit Annika auf dem Bild zu sehen, sie sind in der Kita.

Dann muss Papa leider wieder zu seiner Arbeit gehen und Mama auch. Carlotta nimmt Annika oft auf den Arm und trägt sie, weil sie noch nicht laufen kann. Weil aber so viele Kinder da sind, passiert es, dass Carlotta auch den anderen Kindern helfen oder etwas holen muss. Dann setzt sie Annika auf den Boden und geht weg.

Annika weint, weil sie sich plötzlich ganz allein fühlt. Sie kann nicht weg, weil sie noch nicht laufen kann. Sie kann nicht hinter Carlotta her. Sie sitzt auf dem Boden und ist ganz traurig. Annika weint und weint und schreit und schreit. Irgendwann schreit sie so doll, dass sie keine Luft mehr holt, sie atmet nicht mehr so wie vorher. Alles fühlt sich eng an in der Brust und es geht Annika ganz schlecht. Als Annika keine Luft mehr bekommt, fällt sie um. Die Erzieherinnen sind ganz doll erschrocken und wissen nicht, was los ist mit Annika. Sie pusten sie an und bespritzen sie mit kaltem Wasser. Da wird Annika wieder wach.

Später erzählen die Erzieherinnen Mama und Papa, was passiert ist. Mama und Papa sind auch sehr erschrocken und fahren mit Annika ins Krankenhaus. Die Ärzte sagen, dass Annika ganz gesund ist, sie hat sich nur ganz doll aufgeregt und die Luft angehalten.

Das passiert in der Kita nun öfters. Wenn Annika sich aufregt, weint und schreit, hört sie manchmal auf zu atmen und fällt um. Danach ist sie oft ganz durcheinander und müde. Alles ist zu viel.

Auch zu Hause kann es passieren, dass Annika sich wehtut. Sie schreit wieder ganz doll, und jetzt hält sie auch zu Hause die Luft an und atmet nicht mehr. Sie fällt um, ihr Gesicht wird ganz weiß, und Mama und Papa sind ganz doll erschrocken. Sie nehmen ihre Annika auf den Arm und beruhigen sie.

Im Sommer ist Annika mit Mama einmal bei der Kinderärztin. Als sie geimpft wird und mit der Spritze kurz gepiekst wird, schreit sie wieder los und holt keine Luft mehr. Ihr ganzer Körper streckt sich, alles ist verkrampft und es geht ihr ganz schlecht. Mama und die Ärztin sind sehr erschrocken, Mama fährt mit Annika ins Krankenhaus. Aber wieder sagen die Ärzte dort, dass Annika ganz gesund ist. Mama und Papa wollen Annika helfen. Mama holt Annika früher als vorher von der Kita ab. Da freut Annika sich. Im Sommer ist Annika mit Mama und Papa im Urlaub, das ist wunderschön und macht Spaß!

Langsam geht es Annika in der Kita besser. Sie kennt jetzt viele Kinder und Erzieherinnen. Annika kann schon längst laufen und klettern und hat viele schöne Erlebnisse in der Kita.

(Fotos 5–6): Hier sind Fotos von der Kita, wo Annika viel Spaß hat.

Annika merkt, dass sie jetzt in der Kita sicher ist und sich überallhin bewegen kann, wo sie will. Manchmal passiert es noch in der Kita und zu Hause, dass Annika sehr wütend ist oder sich nicht gut fühlt. Dann weint und schreit sie und hält die Luft an und kippt um.

Zum Glück merkt Annika immer mehr, dass sie heute frei atmen und reden kann, wenn es ihr nicht gut geht. Sie bekommt Schutz und wird getröstet und weiß, dass die Erwachsenen ihr helfen. Ihr Körper und ihr Herz fühlen sich sicher, sie kann auch atmen, wenn sie traurig ist, sie kann atmen, wenn sie wütend ist, und alle zusammen helfen Annika, dass sie sich wohl- und sicher fühlt.

In der Geschichte wird deutlich, dass es um das Kind selbst geht, dass mithilfe der Fotos noch mehr Anschaulichkeit und Bezug zum Geschehen bewirkt werden sollen und dass im Mittelteil des Narrativs das Geschehen klar benannt, aber nicht dramatisiert wird.

Es kann jedoch sein, dass die Vermeidung des Kindes so groß ist, dass es sinnvoller scheint, mit Aliasgeschichten zu arbeiten. Dann handelt die Geschichte eher von „einem Kind“ oder (noch schonender) von einem Tier. Die oben dargestellte Thematik könnte dann so beginnen:

Es war einmal ein kleines Fuchsmädchen, das mit Mama- und Papafuchs in einem gemütlichen Bau wohnte. Es hatte viel Spaß und spielte besonders gern mit der Fuchsmama Fangen.

Eines Tages mussten beide Fuchseltern zu einem großen Treffen der Waldtiere gehen. Sie brachten das kleine Fuchsmädchen deshalb zur Nachbarin, Frau Eule. Leider konnte Frau Eule nicht die ganze Zeit mit dem Fuchsmädchen spielen, weil sie auch noch auf zwei kleine Bärenkinder aufpasste. Da weinte und jaulte das Fuchsmädchen so doll, dass es schließlich vor Erschöpfung umfiel. (…)

Falls das Kind dann spontan ergänzt, dass ihm das auch passiert ist, können wir zur Geschichte des Kindes übergehen. Auch wenn das nicht geschieht, sind die Aliasgeschichten aus meiner Erfahrung hochwirksam. Wir können mit den Geschichten in der Therapie auch mehrfach arbeiten, wenn sich beim Kind weitere Themen ergeben.

23.2 Bearbeitung von Traumata aus dem Kleinkindalter

Oft werden psychisch schwere Belastungen im Umfeld von Kindern übersehen. Wenn z. B. bei einem schweren Autounfall der Vater am Steuer schwer verletzt wird, das Kleinkind auf dem Rücksitz aber nicht oder kaum verletzt ist, richtet sich das Augenmerk verständlicherweise sowohl während des Unfalls wie in der langen Genesungszeit vor allem auf den Vater. Das sieht aus der Perspektive des Kindes jedoch eher so aus: In einem völlig unvorhersehbaren Moment zerfällt seine vorher immer als selbstverständlich gesehene Sicherheit. Es erlebt die unmittelbaren Eindrücke des Unfalls (laute Geräusche: Blech, das gegen Blech kracht, Geschrei, Bilder vom blutenden Vater, Nicht-Ansprechbarkeit des Vaters, fremde Menschen, die das Kind vom Vater trennen), erfährt aber auch in den Folgewochen, dass sich alle um den Vater Sorgen machen; dass er nicht mehr stark und schützend wie zuvor ist, sondern verletzt im Krankenhaus liegt; dass die ganze Familie Angst hat, dass der Vater stirbt oder fast gestorben wäre. Vielleicht erlebt das Kind auch die Mutter als geistesabwesend, voller Sorgen, belastet und weniger für das Kind präsent. Hinzu kommt die unmittelbare posttraumatische Symptomatik beim Kind, dass es möglicherweise Albträume, Schlafstörungen, Trennungsängste und hinsichtlich Autos und Straßenverkehr ein starkes Vermeidungsverhalten entwickelt.

Unbehandelt können die Ängste und das Vermeidungsverhalten chronifizieren und nur bei sorgfältiger Anamnese wird vielleicht deutlich, wann die Probleme des heutigen Schulkindes oder Jugendlichen begonnen haben. Letzteres / Letzterer erinnert sich vermutlich kaum an den Unfall, dennoch stecken die Folgen des Geschehens in Körper und seelischem Erleben fest. Dann bietet EMDR mit einem Narrativ eine gute Möglichkeit, die Körpererinnerungen, das spontane Erschrecken bei bestimmten Auslösern, die bruchstückhafte Erinnerung und die zugehörigen Emotionen zusammenzufügen und neu zu verarbeiten. Anhand dieses Geschehens könnte die Arbeit mit einem – heute vielleicht elfjährigen – Jungen so aussehen, dass die Mutter mir als Therapeutin vorab den damaligen Unfall mit allem schildert, was sie davon erinnert. Angesichts seines Alters würde ich mit dem Elfjährigen allein arbeiten und nicht mit der Mutter zusammen. Zur Annäherung an die Thematik bespreche ich mit dem Jungen den Zusammenhang, den ich zwischen seiner Symptomatik und dem Unfall samt den Folgen sehe, und schlage ihm vor, mit dem Narrativ dazu zu arbeiten. Oft lese ich die Geschichte im Ganzen vor. Zur bilateralen Stimulation bietet sich eher das abwechselnde Tippen auf den Handrücken an (oder akustische bilaterale Stimulation mit einem entsprechenden Gerät).

In der nächsten Therapiestunde (ggf. auch in mehreren Therapiesitzungen) arbeiten wir mit der gleichen Geschichte; allerdings unterbreche ich sie an wichtigen Punkten und frage den Jungen z. B.: „Wenn du daran denkst, wie es dem kleinen Jungen damals ging, was hätte er gebraucht?“ Oder: „Wenn du die Geschichte hörst, wie geht es deinem Körper jetzt gerade?“ Oder auch: „Wenn du dich als heute Elfjähriger neben den kleinen Jungen von damals stellst, was würdest du zu ihm sagen?“ Wenn mein Klient die Fragen beantwortet – z. B. auf die letzte Frage „Ich würde ihm sagen: ‚Es ist o. k., Papa hat überlebt!‘“ –, dann fordere ich ihn auf, dies wahrzunehmen, und setze die bilaterale Stimulation fort. Nach einem weiteren Set frage ich: „Was ist jetzt?“ Der Klient antwortet, ich stimuliere wieder. Das bedeutet, dass ich an zentralen Punkten der Geschichte „anhalte“ und durch Nachfragen zu inneren Bildern, Gedanken, Emotionen oder Körpergefühlen den Bezug des Klienten zum Inhalt der Geschichte aktiviere, vielleicht dadurch auch intensiviere. An diesen Punkten entstehen sozusagen „Minikanäle“ wie im regulären Desensibilisierungsprozess des EMDR. Wenn diese zu einem neutralen oder positiven Ende kommen und kein neues Material auftaucht, gehen wir zur Geschichte zurück und setzen sie fort.

Wenn wir mit „Aliasgeschichten“ arbeiten, können wir zu der Figur in der Geschichte Fragen stellen (in der Annahme, dass der Klient sich zumindest teilweise mit der Figur identifizieren kann) wie: „Und was glaubst du, was das kleine Fuchsmädchen da dachte / fühlte / sich gewünscht hätte?“ Dann folgen wir den Assoziationen, die beim Kind dadurch entstehen.

Ich kann aber auch das Kind direkt zu seinem Empfinden fragen wie „Wenn du hörst, was dem kleinen Fuchsmädchen da passiert, wie geht es deinem Körper gerade?“ Oder: „Was für ein Gefühl hast du, wenn du an das Fuchsmädchen denkst, – bekommst du eher Angst oder bist du traurig oder wütend?“

Aus meiner Erfahrung haben beide Durchführungsmöglichkeiten (das Narrativ, ohne Unterbrechung mit bilateraler Stimulation vorzulesen, oder das Narrativ, vertiefend zu unterbrechen und sich mit „Minikanälen“ dem regulären Ablaufschema stark anzunähern) eigene Vorteile. Bei sehr kleinen Kindern führt das Vorlesen ohne Unterbrechung dazu, dass sie trotz kurzer Aufmerksamkeitsspanne der Geschichte folgen können. Eine Unterbrechung darf ggf. nur kurz sein, damit der Fluss der Geschichte nicht gestört wird – sonst besteht eine große Wahrscheinlichkeit, dass das

Kind abbricht, weil die Spannung zu stark wird. Das Vorlesen ohne Unterbrechung kann schonender sein oder kann das Kind erstmals an die Thematik heranführen.

Bei der Anwendung mit Unterbrechungen bewirken die Minikanäle und die damit geschaffene Annäherung an das freie Assoziieren in Phase 4 des regulären Ablaufschemas, was im normalen Vorgehen auch geschieht: Wir können den Rückmeldungen des Kindes in allen Wahrnehmungsmodalitäten und mit allen auftauchenden Assoziationen folgen und unser Vertrauen auf die konstruktiven Fähigkeiten des Inneren setzen. Die Nachfragen bewirken kurzfristig zwar eine explizitere Wahrnehmung, auch zu Belastungspunkten. Dennoch merkt das Kind, dass wir seinem Prozess ganz und gar folgen, solange keine Blockaden eintreten. Manchmal weicht das Kind sehr weit von der vorgegebenen Geschichte ab. Das ist jedoch kein Problem, da wir dann das Ziel der Erzählgeschichte erreicht haben: dass das Kind sein ureigenstes Erleben verarbeitet. Wenn ich die Geschichte vorab noch nicht vorgelesen habe, kann es sein, dass ich nach dem eigentlichen Prozessieren nur noch frage: „Und soll ich dir noch den Schluss der Geschichte von dem Fuchsmädchen vorlesen, damit du weißt, wie sie ausgegangen ist?“ Dann bejahen die Kinder die Frage, aber es wird deutlich, dass die vorherige Spannung nicht mehr da ist, weil das Thema vom Kind verarbeitet wurde. Beispielsweise folgte es eigenen Emotionen und Körperprozessen, bis sich die Belastung völlig gelöst hatte.

23.3 Entwicklungserzählgeschichten

Die Bearbeitung früher Belastungen ist sehr häufig ein Thema für Kinder aus Heimen sowie für Pflege- und Adoptivkinder. Bindungstraumatisierung, Beziehungsabbrüche, oft auch Vernachlässigung und verschiedene Formen von Gewalt sind die Regel bei Fremdunterbringung. Belastungen beginnen teilweise schon vor der Geburt und umfassen zumindest die Zeit bis zur ersten Fremdunterbringung. Aufgrund der frühen und chronischen Traumatisierung sind dissoziative Verarbeitungsstrategien die Regel. Viele Pflege- und Adoptivkinder haben zwar einige Erinnerungen an die Zeit in der Ursprungsfamilie, zum Teil auch aus den nachfolgenden Umgangskontakten mit den leiblichen Eltern. Vieles ist jedoch stark abgetrennt vom subjektiven Erleben, vor allem emotional. Oft ist körperliche Dissoziation (z. B. Unempfindlichkeit gegen Schmerz und Kälte) eine beobachtbare Folge.

Die Arbeit mit einem EMDR-Narrativ zur frühen Entwicklung des Kindes kann hilfreich und oft sehr entwicklungsfördernd sein. In dieser Art des Narrativs wird vor oder mit der Geburt des Kindes begonnen; ein Schwerpunkt liegt auf der Betonung der Stärken des Kindes und – trotz aller Probleme – auf den doch guten Umständen in seiner Entwicklung. Die Zielrichtung ist, einen realitätsbezogenen, aber durchgehend positiven Blick auch für die Selbstwahrnehmung des Kindes zu eröffnen, wobei die vorhandenen Traumatisierungsmomente nicht verschwiegen werden sollen.

Durch die Geschichte soll benannt werden, was es trotz allem Positives an den leiblichen Eltern gab. Auch wenn die Eltern ihr Kind nicht gut betreuen konnten, wird es im Narrativ eher betont, dass z. B. die Mutter ihr Kind nicht versorgen konnte, weil sie es selbst nicht erlebt und gelernt hat. Das greift auch den Aspekt auf, dass die Kinder diffus den Eindruck haben, sie seien – wie die leiblichen Eltern – irgendwie nicht in Ordnung oder schuld daran, dass sie abgegeben wurden. Durch die positive Orientierung wird den Kindern ermöglicht, ein Gefühl von Verwurzelt-Sein und Zugehörigkeit zu entwickeln, das ihnen vorher oft fehlte.

Die Rückmeldung einer Pflegemutter nach der Entwicklungserzählgeschichte mit ihrer siebenjährigen Pflegetochter war, dass diese seit Aufnahme in die Familie vor vier Jahren erstmals Nähe zu den Pflegeeltern zuließ und zunehmend selbst herstellte. Vorher hatte sie nahe Situationen entweder durch eigenes Problemverhalten zerstört oder war auf körperliche Distanz gegangen.

Beispiel: Don

Don ist heute neun Jahre alt. Er kam mit zwei Jahren in seine jetzige Pflegefamilie, war in seiner Entwicklung insgesamt retardiert, auch in seinem körperlichen Wachstum stark verzögert. Was die Pflegeeltern an Förderung geben konnten, gaben sie ihm. Dennoch gab es fast täglich „Unfälle", nach denen Don meist lächelnd aufstand und sagte, es sei nichts gewesen. Auch bei emotional eigentlich belastenden Anlässen zeigte Don keine Reaktion. Sein Gefühl für Hunger, Durst und Kälte war wenig ausgeprägt. So schien es ihm nichts auszumachen, auch bei Minusgraden im T-Shirt auf die Straße zu gehen. Das Narrativ, mit dem wir arbeiteten, hatte eine wie oben beschriebene Prägung.

Dons Geschichte

Dies ist die Geschichte von Don. Seine Mutter Sabine hatte sich sehr in ihren Arbeitskollegen verliebt und merkte eines Tages, dass sie schwanger war. Leider stritten sie und Dons Vater immer wieder, weil Dons Vater zu viel Alkohol trank. Sabine trennte sich von Dons Vater noch vor Dons Geburt. Die Geburt verlief sehr schnell und ohne Probleme. Don war ein niedlicher kleiner Junge mit blauen Augen und dunklen Haaren. Sabine lebte mit ihm zusammen und wollte eine gute Mutter sein. Leider hatte sie selbst als Kind keine gute Versorgung durch ihre Eltern erlebt und fühlte sich oft hilflos, wie sie ihren Sohn versorgen und beruhigen sollte.

Weil sie es nicht schaffte, sich Unterstützung und Hilfe in der Versorgung von Don zu holen, lief sie manchmal aus der Wohnung und ließ Don allein. Don schrie oft, er hatte Hunger und Durst, seine Windeln waren nass und manchmal hatte er Bauchweh. Zum Glück verlor der kleine Don nie ganz seinen Lebensmut, weil er ein starkes Kind war.

Eines Tages hörten die Nachbarn wieder das Weinen von Don und riefen beim Jugendamt an, damit die Menschen dort sich um den kleinen Don kümmern sollten. Eine freundliche Frau kam in die Wohnung, nahm Don mit und brachte ihn in eine Familie, in der er gut versorgt werden sollte. Die Frau vom Jugendamt redete mit Dons Mutter und bot ihr Hilfe an. Schließlich sagte Sabine: „Es ist gut, wenn Don in dieser Familie gut versorgt wird, ich möchte, dass er da bleibt. Dort kann ich ihn immer wieder besuchen. Ich merke, dass ich für Don nicht gut sorgen kann." So blieb Don in seiner neuen Familie, wo sich seine Pflegemutter Anne und sein Pflegevater Peter gut um ihn kümmerten. Er bekam immer zu essen und zu trinken, wenn er hungrig und durstig war, er bekam trockene Windeln, seine Pflegeeltern redeten, lachten und spielten mit ihm. Der kleine Don lernte zu sprechen und entdeckte viele spannende Dinge in der Wohnung und draußen im Park. Nach den Besuchen von seiner Mutter Sabine wurde er oft an die Zeit bei ihr erinnert und er hatte Angst, dass er wieder Hunger, Durst und Schmerzen bekommen könnte. Aber Anne und Peter beruhigten ihn und sagten, dass er immer bei ihnen versorgt werden wird und heute sicher ist.

Don wächst und wird größer und kann heute Anne und Peter und anderen Menschen, die er mag, seine Gefühle und seine Wünsche besser zeigen. Er merkt immer stärker, dass sich seine Gefühle nicht mehr so riesig und schlimm anfühlen, weil er heute ein sicheres Zuhause hat.

Bei diesem Narrativ arbeitete ich mit Don im Beisein der Pflegemutter, auch um den Transfer der Thematik aus der Therapie in die Pflegefamilie zu sichern. Für eine erste Annäherung an das Thema tippte ich während der ganzen Erzählung abwechselnd auf Dons Handflächen.

Zu Hause sprach Don nicht weiter über das Thema, kam aber von sich aus beim nächsten Therapietermin darauf zurück und sagte, er habe oft Angst gehabt, dass seine leibliche Mutter ihn „wegklauen" könnte von Anne und Peter. Manchmal habe er sich gewünscht, Sabine würde nie mehr wiederkommen.

Zu diesem Zeitpunkt schien es für Don zu viel zu sein, weiter mit der Geschichte zu arbeiten. Wir kamen bei entsprechenden Auslösesituationen in den nächsten Monaten in der Therapie jedoch auf die Geschichte zurück und arbeiteten noch zweimal damit. Bei diesen Durchgängen hielt ich immer wieder inne und fragte Don z. B., was der kleine Don damals gebraucht hätte, als seine Mutter aus der Wohnung lief. Erst zuckte er mit den Schultern. Als ich die Frage allgemeiner formulierte und fragte, was kleine Babys denn brauchen, wenn sie hungrig sind, sagte Don: „Ein Fläschchen!" Ich fragte ihn, was Anne getan hätte, wäre sie in einer solchen Situation hinzugekommen, in der der kleine Don Hunger hat. Er antwortete: „Sie würde mir das Fläschchen geben!" Ich forderte ihn auf, daran zu denken, und stimulierte erneut. Wir vertieften die Thematik, indem ich ihn fragte, wo im Körper Kinder denn merken, wenn sie satt sind, und er antwortete: „Im Bauch." Später fragte ich ihn, ob er in seinem Körper jetzt etwas fühlen könnte, und er sagte, es sei ein gutes Gefühl („in meinem Herzen").

Bei anderen Kindern gestaltete ich die Arbeit mit der Entwicklungserzählgeschichte so, dass sie auf dem Schoß der Pflegemutter oder des Pflegevaters saßen, wobei diese oft die bilaterale Stimulation übernahmen. Wenn die Kinder selbst keine positiven Perspektiven wahrnehmen können und der Prozess blockiert ist, besteht eine gute Möglichkeit darin, dann z. B. den Pflegevater zu fragen, ob er denkt, dass Kinder in Pflegefamilien nicht liebenswert sind. Die positive Antwort des Pflegevaters ermöglicht dem Kind dann eher einen Perspektivwechsel. Ich kann die emotionale Reaktion des Kindes aufgreifen und wieder fragen, wie es sich für das Kind anfühlt, wenn es das hört. Selbst in der Nachfrage zu Gefühlen kann es notwendig sein, dann mehrere Gefühle aufzuzählen und zur Auswahl anzubieten: Fühlt es sich jetzt eher zufrieden, traurig, froh oder unsicher? Wenn das Kind einen Begriff wählt, können wir nachhaken und fragen, wo im Körper das Kind dieses Gefühl spüren kann. Gibt das Kind eine Antwort, fordern wir es wieder auf, darauf zu achten, und stimulieren weiter.

Hier wird deutlich, dass vor allem bei früh und chronisch traumatisierten Kindern das EMDR-Narrativ einen Rahmen bietet, um die eigene Geschichte und die dazugehörigen Gedanken, Emotionen und Körperempfindungen – zum Teil erstmalig – wahrnehmen und thematisieren zu können. Da diese Gefühle jedoch schon früh und dann immer wieder dissoziiert wurden, ist auch der Zugang im Narrativ nicht einfach. Wir müssen als Therapeuten aktiver sein und vor allem in Frageform das Kind immer wieder einbeziehen und es in Kontakt zur eigenen Entwicklungsgeschichte bringen. Dabei müssen wir aber gleichzeitig abwägen und beim Kind beobachten, ob es noch „im Affekttoleranzfenster" ist, weder innerlich aussteigt noch überlastet ist.

Auf diesem Hintergrund gibt es verschiedene Varianten des EMDR-Narrativs, die vor allem die (sanfte!) Überwindung des Widerstands und der Vermeidung beim Kind zum Ziel haben.

23.4 Arbeitsweise bei Widerstand und Vermeidung

Beispiel: Johanna

Johanna, ein Grundschulkind, kannte bereits die Arbeitsweise mit EMDR zu anderen Themen. Jetzt rief die Mutter an und berichtete, dass Johanna eine furchtbare Behandlung beim Zahnarzt erlebt hatte. Seither verweigerte sie die notwendige Weiterbehandlung mit allen ihr zur Verfügung stehenden möglichen Kräften. Sie wollte auch nicht darüber sprechen.

Als sie mit ihrer Mutter in die Therapiesitzung kam, schlug ich ihr Folgendes vor: „Pass auf, Johanna, ich habe von deiner Mutter gehört, dass du eine schlimme Behandlung beim Zahnarzt hattest. Ich würde von deiner Mutter gern mehr erfahren, aber ich weiß auch, dass du gar nicht darüber sprechen willst. Willst du vielleicht, während ich mit deiner Mutter rede, einen Kopfhörer aufsetzen? Es gibt die ganze Zeit abwechselnd Töne rechts und links, dann brauchst du gar nicht zuzuhören." Johanna willigte ein, setzte den Kopfhörer auf und ich startete das Gerät.

Zur Erläuterung: Es gibt für die akustische oder auch taktile bilaterale Stimulation entsprechende Geräte, wobei entweder Kopfhörer oder leicht pulsierende „Tapper", die man in die Hand nehmen kann, die alternierende Stimulation bewirken. Man kann auch beide Stimulationen kombinieren.

Während also Johanna mit Kopfhörern im Sessel saß und nebenbei malte, ließ ich mir von der Mutter ausführlich von der Behandlung berichten (das Vorgehen war vorab so besprochen worden). Zwischendurch fragte ich Johanna dann „nebenbei" nach Details oder nach ihrer Sicht oder ihren Reaktionen. Manchmal brachte ich bewusst auch Ungewissheiten, kleine Fehler oder falsche Annahmen in meine Nachfragen ein und fragte Johanna dann z. B.: „Wie war das, du kamst dann gleich dran, oder?" (Da die Kopfhörer keine Ohrstöpsel sind, kann man trotz laufender akustischer Stimulation durchaus verstehen, was im Raum gesprochen wird.) Johanna antwortete ganz empört: „Nein, wir mussten noch warten, obwohl ich einen Termin hatte!" Ich kommentierte das mitfühlend, wandte mich aber wieder der Mutter zu und sprach mit ihr weiter. Beim nächsten wichtigen Punkt im Bericht fragte ich Johanna dann erneut: „Wie war das, hat der Zahnarzt dich denn nicht vorbereitet, dass es weh tun könnte?" Und da es Johanna wichtig war, ihre Empörung auszudrücken, beantwortete sie auch diese Frage mit: „Nein, hat er nicht!" Ich bestätigte ihr, dass das aber blöd war, und sprach weiter mit der Mutter.

Johanna war es im Verlauf des Berichts an zentralen Punkten möglich, eine Antwort auf meine Fragen zu geben, auch zu ihren Gefühlen und den Schmerzen und was sie gebraucht hätte zur Unterstützung. Zwei- oder dreimal ergänzte sie dann auch spontan etwas, das ihr wichtig war. Als das Gespräch mit der Mutter beendet war, zog Johanna die Kopfhörer ab, machte das Gerät aus und sagte: „Die brauch ich jetzt nicht mehr!" Sie kommentierte den Ablauf der Therapiestunde nicht weiter, war danach aber bereit, die Zahnbehandlung bei einer anderen Zahnärztin fortzusetzen.

Wir können die hohe Belastung des Kindes (und damit die Vermeidungsreaktion zu den entsprechenden Themen) auch reduzieren, indem wir eine dritte Figur in unseren Therapiekontakt hineinbringen, z. B. eine Handpuppe oder ein Kuscheltier.

Beispiel: Mareike

Mareike, neun Jahre alt, hatte verschiedene Ängste, die sie in ihren Handlungsmöglichkeiten und ihrer Lebensfreude erheblich einschränkten. Ein Thema war ihre Flugangst. Sie war früher schon geflogen, hatte aber dann einmal erlebt, dass wegen eines technischen Defektes an der Maschine der Flug der Familie um eine Stunde verschoben werden musste. Aus Gesprächen der Wartenden wurde ihr zum ersten Mal deutlich, dass Flugzeuge tatsächlich auch abstürzen können. Später verstärkte sich ihre Angst durch einen Fernsehbericht über einen Flugzeugabsturz. In der Familie führte das zu einem großen Konflikt, weil Mareike nicht mehr fliegen wollte.

In der Therapie zeigte ich Verständnis für ihre Angst und sagte ihr, ich würde das Thema auch schon von „Robert" kennen, einer großen Therapiehandpuppe, die man bespielen kann, indem man die eigenen Hände in die Hände oder den Kopf der Puppe steckt. Ich erklärte Mareike, auch Robert habe große Flugangst, und ich hätte schon überlegt, ob ich ihm nicht helfen könnte mit einer Geschichte zum Heilen der Flugangst. Ich bat Mareike, weil sie ja eine richtige Expertin bei dem Thema sei, mir bei einer solchen Geschichte für Robert zu helfen.

In dieser veränderten Position – das Kind ist das helfende, das heilende, das Expertenkind und nicht die ängstlich-unsichere Patientin, die das Gefühl hat, nicht in Ordnung zu sein – gelingt es den Kindern oft, an einer (kraftorientierten) Geschichte mitzuarbeiten. Die Mitarbeit beschränkt sich dann nicht auf den Entwurf der Geschichte, sondern geht auch in der Durchführung weiter. Wir können in die Hände der Puppe schlüpfen und bitten das Kind, abwechselnd auf Roberts Hände zu klopfen, während ich die Geschichte „für Robert" vorlese. Anschließend kann Robert auch vorschlagen, dass jetzt er bei Mareike klopfen will. Oder sie schlagen, während ich die Geschichte abschnittsweise vorlese, beide auf eine Trommel.

Vertieft wird die entworfene Geschichte, indem ich Mareike frage, was sie denkt, wie es Robert jetzt wohl geht, welche Hilfe ihm guttun könnte … Oder ich lasse das

Kind die Puppe nehmen und spreche diese an: „Robert, wie geht's deinem Körper gerade?“ Und das Kind antwortet für die Puppe: „Besser!“ Die gesamte Behandlung mithilfe des EMDR-Narrativs läuft dann so ab, dass ich sowohl Robert als auch Mareike fragen kann – zur jeweiligen Verfassung des/der anderen oder zum eigenen Empfinden. Ich frage also Mareike, wie es Robert gerade geht bei der Geschichte, und Mareike antwortet: „Er hat Angst.“ Ich frage nach: „Robert, stimmt es, was Mareike sagt, hast du Angst?“ Und Mareike spricht mit der „Robert-Stimme“: „Ja!“ Umgekehrt kann ich Robert zu Mareike fragen und bei Mareike nachfragen, ob es richtig ist, was Robert meint. In diesem spielerischen Austausch fällt es den Kindern deutlich leichter, etwas über Gefühle oder Gedanken mitzuteilen.

Wir könnten diese helfende Expertenrolle auch ausweiten, indem wir das Kind fragen, ob es bereit wäre, zu dem Thema eine Art Comic („für andere Kinder, die auch Flugangst haben“) zu zeichnen. Dann nähert sich die Arbeit mit dem EMDR-Narrativ der Vier-Felder-Technik an. Wir überlegen, welche Figur die Hauptrolle spielen soll (Mädchen? Junge? Tier? Name?) und malen das erste problembezogene Bild. Dann kann so lange getappt werden, bis beim Kind eine neue Idee für das nächste Comicbild entsteht, das es dann malen kann. Parallel bin ich als Therapeutin die „Sekretärin“, die den kommentierenden Verlauf des Comics aufschreibt. Wenn der Comic aus Sicht des Kindes fertig ist, schlage ich vor, die begleitende Erzählgeschichte noch mal vorzulesen (mit bilateraler Stimulation), und frage zwischendurch, ob es so stimmt, ob dem Kind noch etwas dazu einfällt, was der Comic-Held jetzt wohl für Gefühle hat etc.

Beispiel: Franziska

Eine weitere indirekte Art ist, von einem (imaginären) anderen Therapiekind („Ella“) zu sprechen, das ein entsprechendes Problem hatte. Und Ella habe eine bestimmte Geschichte geholfen. In diesem Ansatz arbeiten wir mit einer „Geschichte in der Geschichte“. Da gibt es einmal die Geschichte von Ella, die ähnliche Probleme wie Franziska hatte. Und in dieser Geschichte steckt die Erzählgeschichte, die Ella gut geholfen hat. So wird verständlicherweise die Neugier unseres (jetzigen realen) Therapiekindes Franziska geweckt und wir können von Ella sprechen, ohne dass Franziska sich zu sehr bedrängt und konfrontiert fühlt. Wir könnten auch als Idee anbieten, die Erzählgeschichte habe Ella so gut geholfen, dass sie erlaubt hat, die Geschichte auch anderen Kindern zu erzählen (Einbezug der Schweigepflicht!). Ella hat außerdem die Erlaubnis gegeben, die Geschichte weiter auszubauen oder zu verändern.

Wenn wir „Ella“ in die Gegenwart verlegen („Gerade vor zwei Wochen habe ich mit einem anderen Kind ein ähnliches Problem bearbeitet!“), eröffnet sich sogar die Möglichkeit, dem imaginären Therapiekind Ella – wenn gewünscht – im Auftrag des realen Therapiekindes Franziska Rückmeldungen über die Wirkung des Narrativs zu senden. Und man kann imaginäre Antworten von Ella an Franziska übermitteln. Für den Fall, dass Franziska Ella kennenlernen will, müssen wir natürlich auf die Schweigepflicht verweisen und darauf, dass Ella „weit weg“ wohnt.

23.5 Akuttraumatisierung

Gerade bei kleinen Kindern hat sich aus meiner Erfahrung die Verwendung des EMDR-Narrativs auch bei akuter Traumatisierung bewährt. Ich habe das in einer Zeitspanne von drei Wochen bis drei Monaten nach dem auslösenden Ereignis mit Narrativen getan. In dieser Zeitspanne sind die unmittelbaren Schockreaktionen vorbei, die Diagnose einer Posttraumatischen Belastungsstörung wird frühestens nach einem Monat vergeben.

Der Einsatz der Erzählgeschichte bei kleinen Kindern in der Akutphase hat die Zielrichtung, möglichst alles wesentliche Material „einzusammeln“. Kleinkinder können noch nicht ausdrücken, ob das gespeicherte Material bei ihnen fragmentiert vorliegt. Es kann auch sein, dass eine gewisse Vermeidung auftritt, die durch das „Einsammeln“ des Geschehenen mit dem Trauma-Narrativ geringer ausgeprägt ist. Hilfreich kann auch sein, dass die Erinnerung mithilfe der Geschichte eine „hippocampale“ Form mit Anfang, Mitte und Ende bekommt. Was auch immer zusammenwirkt, aus meiner Erfahrung ist der Einsatz der Erzählgeschichte sehr hilfreich für kleine Kinder. Bei größeren Kindern und Jugendlichen kann das Akutprotokoll wie bei Erwachsenen eingesetzt werden.

Die Traumaerzählgeschichte wird mit den Eltern und dem Kind gemeinsam entwickelt oder nur mit dem Kind, in der Regel im Beisein der Eltern. Als Rahmen können wir setzen, dass wir von den Eltern so ungefähr gehört haben, was passiert ist, dass wir das Geschehene aber noch einmal genauer festhalten wollen.

Beispiel: Mathilda

Ich kann als Therapeutin beginnen und dem Kind sagen: „Soweit ich weiß, fing es damit an, dass du mit deinem Bruder wie immer schlafen gegangen bist. Magst du mir sagen, wie das bei euch meistens ist, wenn ihr schlafen geht? Liest euch jemand was vor? Seid ihr dann schon beide im Bett?“ Während Mathilda mir die übliche Routine beschreibt (neutraler Beginn der Geschichte), notiere ich mir ihre Schilderung für die spätere Erzählgeschichte. Dann kann ich fortfahren und wieder etwas von dem sagen, was ich bisher von den Eltern gehört habe: „Ich glaube, als Nächstes hat eure Mama dich und deinen Bruder mitten in der Nacht geweckt, weil der Schuppen neben eurem Haus plötzlich brannte. Was hast du denn davon mitgekriegt, als du aufgewacht bist? Hast du etwas gerochen oder etwas gesehen oder gehört?" Jetzt kann Mathilda (gerade bei den aufgeführten Wahlmöglichkeiten) recht einfach einhaken und antworten: „Ich hab gleich das Feuer gesehen, da war schon ein großes Feuer!" Ich kann dann noch mal nachfragen: „Ich habe jetzt aufgeschrieben: *Als Mama Mathilda weckte, sagte sie „Der Schuppen brennt, ihr müsst aufstehen." Mathilda hat dann gleich das Feuer gesehen.* Ist es so richtig oder soll ich lieber schreiben, *Mathilda hat dann gleich das große Feuer gesehen?"*

Auf diese Weise ist Mathilda ganz mit der Aufgabe beschäftigt, einen möglichst zutreffenden Bericht mit mir zu verfassen. Wenn es für Mathilda zu schwierig scheint, kann ich immer anbieten: „Soll ich deine Mama fragen, wie es dann weiterging?" Und Mathilda kann erst mal ihre Mutter berichten lassen, wobei ich immer wieder Mathilda frage, ob mein aufgeschriebener Text (in einfacher altersangemessener Sprache) so in Ordnung ist.

Mit dem Fokus auf dem Zusammenfügen des Ablaufs tritt die emotionale Belastung bei Mathilda stark in den Hintergrund. Ich kann entscheiden, ob ich jetzt schon Einzelheiten erfrage, vermutlich ist eine faktische Zusammenstellung jedoch am schonendsten. Dann bleiben die Anreicherung mit Details und die Nachfrage nach Emotionen und Körpergefühlen dem späteren Durchgehen mit bilateraler Stimulation vorbehalten.

Wenn der Ablauf zusammengefügt ist, lobe ich Mathilda, wie gut sie alles erinnert und dass sie mir geholfen hat, alles in der richtigen Reihenfolge aufzuschreiben. In der nächsten Stunde kann ich Mathilda bitten, dass sie mir sagt, ob alles so richtig ist, wenn ich ihr jetzt die Geschichte noch einmal erzähle (mit bilateraler Stimulation beim Vorlesen). Ich kann dann entsprechende Fragen stellen und Ressourcen einbauen. Zu dem oben beschriebenen Moment kann ich Mathilda fragen: „Sag mal, das war ja völlig ungewöhnlich, dass eure Mama euch nachts geweckt hat. Warst du da überrascht oder hattest du Angst oder warst du traurig? Oder war sonst ein Gefühl da?" Mathilda kann wieder recht unkompliziert auswählen und sagen: „Ich hab Angst gehabt!" Dann kann ich ihr bestätigen, dass es jedem Kind so ginge, dass ich aber verstanden habe, dass sie als Erstes ihren Teddy geschnappt hat; und das ist ja richtig klasse, dass sie an so etwas Wichtiges sofort gedacht hat. „Wie fühlt sich das für dich an, wenn du jetzt daran denkst, dass du so schnell denken kannst und genau das Richtige gemacht hast?" Die Antwort „gut" liegt dann auch für kleine Kinder auf der Hand. Ich kündige an, dass ich das in die Geschichte so einbauen will: „Dann schreibe ich jetzt *Und weil Mathilda so schnell denken kann und genau weiß, was das Wichtigste ist, schnappt sie sich ihren Teddy und rettet ihn.* Ist das so richtig?"

So wird die Geschichte zuerst mit den wichtigen Fakten zusammengefügt und anschließend in einem zweiten oder dritten Durchgang vertieft. Durch Fragen nach Details, heutigen Emotionen, Körpergefühlen und hilfreichen Ressourcen fächert sich das Ganze so auf, dass die Kinder die durch das Trauma bedingte Belastung loswerden und das Geschehen integrieren können.

Durch diese Art des Zusammenfügens wird die bisher fragmentierte Erinnerung also in eine Erzählstruktur überführt und bekommt eine „hippocampale" Form mit Anfang, Mitte und Ende (samt heutiger wiedergewonnener Sicherheit). Die Schwierigkeit, in der Phase der Akuttrauma-Situation Emotionen und Körperwahrnehmungen zur verursachenden Situation wahrzunehmen und zu benennen, wird abgebaut durch die nachfragenden Unterbrechungen der Therapeutin.

23.6 Übersetzung von therapeutischem Spiel in Traumabearbeitung

Manchmal spielen Kinder in den Therapiestunden traumabezogene Aspekte nach. Noch häufiger jedoch wollen sie in der Therapie „nur spielen", vermeiden möglichst die Thematisierung der Traumaaspekte und oft auch jede von Therapeuten angekündigte Annäherung an Traumamaterial. Dennoch tauchen im Spiel Themen auf, die viel mit Trauma oder anhaltenden Belastungen zu tun haben. Es kann sein, dass ein Kind immer wieder mit Playmobil „Ritter" inszeniert und dem Therapeuten Spielanweisungen gibt, die bewirken, dass der Therapeut jedes Mal verliert und in eine aussichtlose Position gerät. Die Ohnmacht ist deutlich vom Therapeuten spürbar, jedoch nur schwer thematisierbar.

Ein hilfreicher Zugang kann dann das Aufgreifen des konkreten Spielgeschehens sein, das wir in eine „Spiel-Geschichte" umwandeln und dem Kind in der nächsten Stunde anbieten. Da es ja das vom Kind gestaltete Spielgeschehen ist, erlebt es nicht nur eine große Wertschätzung, sondern es taucht mit einer ganz anderen Wahrnehmung und mit anderer Aktivierung (durch die bilaterale Stimulation) erneut in das Spielgeschehen ein.

Beispiel: Fynn

Fynn, acht Jahre alt, lebt im Heim, da sein Vater seine Mutter getötet hat und jetzt im Gefängnis ist. Dieses Geschehen hat ihn verständlicherweise sehr „aus der Bahn" geworfen, aber häufig erlebt er auch im Heim, dass er wenig Einfluss auf seine Situation nehmen kann und von Verfügungen über seinen Kopf hinweg betroffen ist. Seine

Wünsche passen „nicht in den Plan", die Beziehungen zu Erziehern und zu Personen außerhalb des Heims sind nicht wirklich verlässlich. Die Bezugserzieherin beispielsweise wechselt nach einem Jahr, zu dem neuen Bezugserzieher ist der Kontakt nicht so warmherzig wie zu der vorigen Erzieherin.

Im therapeutischen Spiel inszeniert Fynn wechselnde Spiele, z. B. „Einkaufen" oder „einen Ausflug machen". In all diesen unterschiedlichen am Alltag orientierten Rollenspielen lasse ich mich als Therapeutin auf bestimmte Pläne ein. Kurz vor der hoffnungsvollen Realisierung sagt Fynn jedoch immer: „Du kannst das nicht kaufen, es ist alles ausverkauft!" Oder: „Du kannst leider nicht mitkommen, die Fähre macht jetzt eine Pause."

Zu diesem Inhalt wird für ihn eine „Spiel-Geschichte" entworfen. Zu Beginn der nächsten Stunde sage ich: „Weißt du, Fynn, ich habe noch mal nachgedacht über unser Spiel, das wir so oft spielen, wenn ich in den Laden einkaufen komme oder einen Ausflug mache. Was ich total spannend finde, ist, dass immer was dazwischenkommt, gerade wenn ich denke, jetzt kann ich mich freuen. Und weil ich unsere Geschichte so spannend finde, habe ich sie aufgeschrieben. Das Tolle ist ja auch, dass dir immer was Neues einfällt, was dazwischenkommt – das Spiel wird nie langweilig! Ich würde dir die Geschichte gern vorlesen, und wenn du magst, kannst du dabei die Tapper nehmen. Die kennst du ja schon, als wir den Wohlfühlort gemalt haben, da wurden die guten Gefühle in der Brust ja noch besser. Und von anderen Kindern weiß ich, dass ihnen zu den Geschichten, die ich ihnen vorgelesen habe, dann immer noch tolle Sachen eingefallen sind, wenn sie die Tapper bei den Geschichten mit dazugenommen haben."

Die Geschichte fängt dann so an: *Es war einmal eine Frau, die ging sehr gerne einkaufen. Sie freute sich auf die Gerichte, die sie mit den Lebensmitteln später kochen konnte, und hatte alles gut geplant. Sie ging los, hatte ihre Einkaufstasche und ihr Portemonnaie dabei. Als sie im Geschäft war, sagte sie dem Verkäufer: „Ich möchte gern gefrorene Himbeeren, einen halben Liter Sahne und ein Kilo Zucker!" Der Verkäufer sagte ihr: „Wir haben heute keine Himbeeren!" Die Frau überlegte sich, dass sie vielleicht Erdbeeren nehmen könnte, und fragte: „Haben Sie denn Erdbeeren?" Und der Verkäufer sagte wieder: „Nein, die letzten haben wir eben verkauft, es gibt keine mehr!" Die Frau war ganz enttäuscht, aber sie machte noch einen Versuch und sagte: „Na gut, dann geben Sie mir das Obst, das Sie haben!" Aber auch da sagte der Verkäufer: „Wir haben gar kein Obst, und jetzt mache ich Mittagspause, das Geschäft wird geschlossen!"…*

Ich kann dann immer wieder Fragen zur Geschichte stellen: „Sag mal, Fynn, ist die Geschichte denn so richtig? Oder fällt dir noch was anderes ein, was wir in die Geschichte mit hineinnehmen sollten?" Ich kann auch fragen: „Sollen wir noch was zu der Frau schreiben? Ist sie total wütend oder traurig oder fühlt sie sich ganz hilflos?“ Die so erweiterte Geschichte kann ich dann abschließend noch einmal vorlesen (wieder mit bilateraler Stimulation).

Bei Fynn zeigt sich in den folgenden Therapiestunden, dass sich sein Spiel deutlich verändert; es gibt mehr Flexibilität und mehr Hoffnung für „die Frau“.

Manchmal ergibt sich durch die jetzt in Worte und das Bewusstsein gehobene Thematik auch leichter die Möglichkeit, eine explizite Brücke zur entsprechenden Geschichte des Therapiekindes zu schlagen. Aber auch die oben geschilderte Art des Einsatzes der „Spiel-Geschichte“ (ohne bewusste Benennung der Entsprechung beim Therapiekind) führt bei Kindern oft zu durchgreifenden Veränderungen.

23.7 Arbeit mit Albträumen

Als letzte Ergänzung zur Arbeit mit EMDR-Narrativen möchte ich noch erwähnen, dass ich sie gelegentlich bei Albträumen einsetze. Auch hier wird durch das Aufgreifen und Erfassen in einem EMDR-Narrativ die nonverbale Sprache der Bilder auf die verbale Ebene gehoben.

Wir laden das Kind ein, uns kurz den Verlauf des Albtraums zu erzählen, bis zum Moment des Aufwachens. Dann schlagen wir vor, dass das Kind hier im Wachsein (wo es nicht allein ist) den Traum wie einen Film weiterlaufen lassen und „zu Ende träumen“ kann. Wir fokussieren kurz den schlimmen Moment des Albtraums beim Wachwerden, fragen nach dem Belastungsgrad und dem Körpergefühl und bitten das Kind, ein Stoppzeichen zu machen, wenn etwas Neues auftaucht. Mit Tappen oder Augenbewegungen stimulieren wir, und nach dem Stoppzeichen erzählt das Kind, wie „der Traum“ jetzt weitergeht. Dann stimulieren wir wieder, bis die Albtraumgeschichte schließlich zu einem ruhigen bzw. guten Ende gekommen ist. Zum Schluss können wir die Geschichte noch einmal im Ganzen vorlesen (erneut mit bilateraler Stimulation).

Zusammenfassend möchte ich ergänzen, dass ich davon ausgehe, dass wir das Kind vom ersten Satz an in Kontakt mit der Belastung bringen; das ist die Zielsetzung der Arbeit mit Trauma-Narrativen. Ich stimuliere die Geschichten deshalb immer zügig. Langsame Stimulation, weil man befürchtet, das Kind könnte bei schneller Stimulation in Belastungsmaterial „abrutschen“, macht also keinen Sinn, auch nicht am Anfang, wo die Geschichte noch neutral oder positiv ist.

Alle genannten Anwendungsmöglichkeiten der EMDR-Narrative haben sich aus der Arbeit mit Kindern entwickelt und wirken gut bei ihnen. Sie schaffen oft einen impliziten Zugang, wenn eine explizite Annäherung (noch) nicht möglich ist, wenn der Traumainhalt für das Kind nicht gut greifbar ist oder altersentsprechend noch wenig Sprachfähigkeit vorhanden ist. Wie bei anderen EMDR-Techniken, die ursprünglich aus dem Kinderbereich kamen, kann die Arbeit mit EMDR-Narrativen natürlich auch mit Erwachsenen durchgeführt werden (Arbeit mit Albträumen, Entwicklungserzählgeschichte …). Auch mit ihnen wirkt sie oft sehr intensiv, bewirkt in der Therapie manchmal regelrechte Entwicklungssprünge.-

24. Einsatz von Geschichten in Kombination mit EMDR bei Erwachsenen

Christine Rost

Der Einsatz von Geschichten hat in der Psychotherapie eine lange Tradition. Bestimmte Sinninhalte und Aussagen lassen sich so in einer distanzierten, symbolisierten Form anbieten, die zum Nachdenken einlädt. In den Geschichten werden oft lösungsorientierte Konzepte entwickelt, die helfen, neue Herangehensweisen an Probleme denkbar zu machen.

24.1 Der Einsatz von Imagination in der Therapie

In der Therapie verwenden wir häufig Bilder, um bestimmte Ideen verständlich zu machen. Und wir nutzen Vorstellungen und Bilder (Imaginationen), um Einfluss auf Belastungen zu nehmen, die bewusst noch nicht kontrolliert werden können. Wir tun dies in dem Wissen, dass bei Imaginationen die gleichen Nervenbahnen genutzt werden wie beim aktiven Tun. Wenn wir also z. B. beruhigende Bilder für die Übung des Sicheren Ortes in der Imagination aufbauen, dann suchen wir nach Vorstellungen, bei denen es uns in der Realität gut gehen würde. Das kann z. B. ein Sofa im Wohnzimmer sein (Sensorik und Atmosphäre: gemütlich), mit Kamin (Optik und Gehör), schöner Musik (Gehör und Affekt) und einer Tasse Tee (Geschmack und Geruch). Oder ein schöner Strand (Atmosphäre: friedlich, Optik und Geruch) mit feinem Sand (Optik und Sensorik), Sonnenschein (Optik und Sensorik), einer milden Brise (Sensorik und Geruch), dem Geschrei von Möwen (Gehör und Optik), dem Gefühl des nassen Sandes (Sensorik) unter unseren Füßen und das Geräusch der auflaufenden Wellen (Gehör) usw. Je mehr Details in der Beschreibung vorhanden sind und je mehr Sinne angesprochen werden, umso lebendiger kann die Vorstellung werden.

Dies versuchen wir auch zu nutzen, wenn es um die Beruhigung nach Triggerung von Belastungen aus der Kindheit geht. Wenn die Klienten erstmals in Kontakt mit belastenden Erinnerungen bzw. belastenden Gefühlen aus der Kindheit kommen, dann erleben sie sich häufig als überflutet und wie zurückversetzt in die Vergangenheit. Dabei kann das Gefühl für den Körper und die eigene Person deutlich verändert sein, d. h., die Klienten können sich plötzlich deutlich kleiner und jünger erleben, als es ihrem aktuellen Alter entspricht. Die Hirnforschung liefert uns heute eine Erklärung dafür: Dysfunktional gespeicherte Erinnerungen sind mit keinem Gefühl für eine zeitliche Zuordnung verbunden. Diese erfolgt erst bei einer Speicherung im Hippocampus. Die wiedererlebte Erinnerung wird also als jetzt stattfindend erlebt, egal ob es den Affekt, das Körperempfinden, die Handlung oder andere Sinneseindrücke betrifft oder alle gleichzeitig (Flashback). Um beruhigend auf sich selbst einwirken zu können, müssen die Klienten zuerst den Unterschied zwischen der Gegenwart, die sicherer sein sollte als früher, und der belastenden Vergangenheit wahrnehmen. In Kontakt mit beiden Wahrnehmungen sein zu können, Zugang zu haben zu den Fähigkeiten und Ressourcen der erwachsenen Person und zu der Erinnerung aus der Vergangenheit, ohne von den Gefühlen von früher überflutet zu werden oder dabei zu dissoziieren, setzt schon eine gewisse Stabilität und Kompetenz voraus. Dies muss in der Therapie meist erst erarbeitet werden und macht die Stabilisierungsphase so wichtig.

24.2 Die Arbeit mit dem Inneren Kind

Eine der Techniken zum Aufbau der Fähigkeit der Selbstberuhigung ist der Ansatz der Arbeit mit dem Inneren Kind. Über Vorstellungen, welche die Empfindungen in eine bildliche Sprache übersetzen, versuchen wir Einfluss auf die Übererregung zu nehmen. Wichtig bei diesem Ansatz ist allerdings, dass die Bilder nicht vorgegeben werden, sondern es wird geprüft, ob solche Bilder durch die Fokussierung auf das Empfinden von alleine entstehen. Wenn die Angst im Heute als kindlich wahrgenommen wird, kann auf die Frage, wie alt sich dieses Gefühl denn heute anfühlt, manchmal eine deutliche Zuordnung entstehen (z. B. vier Jahre alt) und dabei auch das Bild eines kleinen Kindes auftauchen. Dieses Kind wird dann häufig nicht in einer spezifischen Situation erlebt, sondern eher in einem bestimmten Gefühlszustand, z. B. verängstigt, einsam, wütend usw. Jetzt kann die Therapeutin die Klientin fragen, was das Kind denn gebraucht hätte und wie sie heute als Erwachsene mit so einem Kind umgehen würde.

Die Vorgehensweise wird erst kognitiv erarbeitet. Wenn sie angemessen und sinnvoll erscheint, fragt die Therapeutin die Klientin, ob sie sich diese Handlung jetzt auch innerlich vorstellen kann, wenn sie an das Gefühl und ihre Vorstellung eines kleinen Kindes denkt. Meistens ist diese Vorstellung nicht sofort umsetzbar, sondern braucht einen kleinschrittigen, überprüfenden Ansatz: Ist es Ihnen gelungen, Ihre Vorstellung umzusetzen? Wie hat das Kind darauf reagiert? Was haben Sie genau gemacht? Und wie hat das Kind darauf reagiert?

Je reifer die erwachsene Person ist und je besser ihre Fähigkeiten in Bezug auf Beziehungsgestaltung sind, umso leichter fällt die Umsetzung der Vorstellung. Je früher deutliche Belastungen in der Kindheit stattgefunden haben und je weniger gute Beziehungserfahrungen erlebt wurden, umso schwieriger gestaltet sich meist die Umsetzung.

24.3 Der Einsatz von Geschichten in Kombination mit EMDR

Wenn es also schwerfällt, positive Bilder der Beruhigung und Tröstung zu entwickeln, kann die Therapeutin versuchen, mit der Klientin eine Geschichte zu entwerfen, die diese Vorstellungen transportiert. Die Autorin bekam die Anregung über einen Workshop (EMDR bei Bindungsstörungen, 2010) mit Debra Wesselmann, einer amerikanischen Therapeutin, die in einem Zentrum für Adoptiv- und Pflegekinder arbeitet. Sie schlägt vor, auch mit erwachsenen Klienten eine Geschichte zur Rettung des Kindes zu entwickeln. Diese soll der zeitlichen und örtlichen Orientierung des betroffenen inneren Anteils dienen und vermitteln, dass die belastende Situation ein Ende gefunden hat, weil das Leben weitergegangen ist. Der Persönlichkeitsanteil, der die Erinnerung trägt, soll dadurch mehr in die Gegenwart orientiert werden.

Eine Geschichte stellt zum einen eine distanzierte Form der Beschäftigung mit einem Problem dar: Es wird nach außen verlagert in eine Erzählung, die in der dritten Person (das Kind, die Jugendliche, die Erwachsene) oder sogar völlig verfremdet (Tiergestalt) geschildert. Die Gefahr einer affektiven Überlastung verringert sich so.

Auffällig bei der Arbeit mit Geschichten ist, dass es leichter fällt, etwas als Geschichte zu formulieren, als es sich imaginativ vorzustellen. Auf der anderen Seite entstehen oft im Laufe der Arbeit mit der Geschichte dazu auch innere Bilder.

24.4 Die Technik der Rettungsgeschichte für ein Kind

Bei der Rettungsgeschichte für ein Kind lassen wir am Anfang den emotionalen Zustand des Kindes in der Vergangenheit kurz schildern, möglichst nur in ein bis zwei Sätzen. Die auslösenden Umstände und Ereignisse werden meist gar nicht beschrieben, und wenn doch, dann nur kurz und sachlich. Wir wollen nicht, dass die Klienten zu tief einsteigen in die Belastung. Sie sollen in der Lage sein, sich zu erinnern und zu beschreiben, ohne dabei in ein Miterleben hineinzurutschen.

In der Geschichte soll bei dem Kind dann ein Retter auftauchen. Das ist meistens eine andere Person als die Klientin heute. Wenn sie sich allerdings in der Lage fühlt, dass Kind selbst zu retten, so darf sie dies natürlich tun. Je früher traumatisiert und je bindungsgestörter unsere Klienten aber sind, umso weniger sind sie dazu anfangs in der Lage. Der Retter darf eine menschliche Person (aber keine reale Person aus der Gegenwart), ein Wesen (Engel, Fee, Zauberer usw.), ein Tier, ein Fabelwesen oder auch ein Stofftier sein. Was immer er auch ist: Der Retter muss auf jeden Fall sprechen können.

Zuerst soll sich der Retter einmal vorstellen (schließlich lernt jedes Kind, dass man mit Fremden nicht einfach mitgehen darf). Dann soll er dem Kind empathisch vermitteln, dass er verstehen kann, wie es dem Kind geht, und eventuell auch, dass er die Ursache dafür kennt und nicht gutheißt. Im nächsten Schritt erklärt der Retter dem Kind, dass die Situation zu Ende und das Leben inzwischen weitergegangen ist. Da kann es hilfreich sein, die Klientin tatsächlich ausrechnen zu lassen, wie lange das Geschehen jetzt schon zurückliegt. Diese Tatsache (Zeit ist vergangen) ist die Begründung, warum der Retter das Kind aus der Situation herausholen und in die Gegenwart mitnehmen kann.

Dann wird besprochen, wie die beiden, der Retter und das Kind, nun in die Gegenwart kommen. Haben sie einen fliegenden Teppich, ein Auto, Siebenmeilenstiefel? Gibt es eine Tür in die Gegenwart, Feenstaub, einen Strom der Zeit oder kann der Retter fliegen? Usw. Wir sind ja in einer Geschichte, also muss das Ganze auch bildlich stattfinden.

Es ist dabei auch möglich, bestimmte besondere Lebensabschnitte zu beschreiben, wie z.B. „Du hast inzwischen die Schule abgeschlossen, einen Beruf gelernt, eine Familie gegründet, eine eigene Wohnung bekommen“ usw. Dabei fokussiert man auf die positiven Entwicklungen, nicht auf Scheitern oder Probleme (nicht: „Du hast leider keinen Beruf erlernt, leider keine Beziehung entwickelt, leider keine Kinder bekommen“ usw.). Die Entwicklung kann auch weggelassen und nur beschrieben werden, wie das Leben heute aussieht. Was sinnvoller ist, entscheidet die Klientin.

Der Retter erzählt dem Kind, dass er es mitnehmen kann an einen sicheren Ort in der Gegenwart. Dass dieser Ort in der Gegenwart liegt und nicht in der Vergangenheit, ist wichtig. Häufig wird er zuerst in der Vergangenheit konzipiert, was die Therapeutin nicht zulassen sollte. Es entspricht zum einen nicht der Realität: Die Erwachsene lebt im Heute und das Innere Kind damit auch, selbst wenn es sich noch immer in der Vergangenheit gefangen fühlt. Zum anderen war die Vergangenheit nicht sicher und damit kann eine Vorstellung von einem sicheren Ort in der Vergangenheit nicht wirklich sicher werden.

Die Vorstellung von diesem sicheren Ort in der Gegenwart wird von der Klientin und der Therapeutin gemeinsam entwickelt. Es sollte nicht die reale Wohnung der Klientin sein, höchstens z. B. ein Raum, der dazu imaginiert wird, oder ein Baumhaus im Garten oder etwas Ähnliches, denn die reale Wohnung ist „besetzt" von der Realität. Es sollte auch nicht der sichere Ort der Erwachsenen sein, denn den braucht sie selbst zum Ausruhen und Erholen. Das würde nicht mehr gelingen, wenn jetzt dort plötzlich ein Kind versorgt werden soll. Der jetzt zu findende Ort soll den Bedürfnissen des Kindes entsprechen. Ist das Kind noch recht klein, braucht es an diesem Ort auch eine versorgende Person. Dies kann der Retter selbst sein oder auch eine andere Person, wenn der Retter als Versorger nicht geeignet ist (z. B. ein Ritter ist, ein Drache usw.). Es kann nicht direkt die Erwachsene sein, weil diese ja ihren Alltag leben muss und nicht dauernd innerlich anwesend sein kann. Die Erwachsene kann aber das Kind kennenlernen, vielleicht auch am sicheren Ort begrüßen, wenn dies sinnvoll und möglich erscheint.

Wenn beide dort angekommen sind, braucht es noch einen guten Abschluss. Dieser kann darin bestehen, dass die vordringlichsten Bedürfnisse des Kindes dort gestillt werden (es bekommt etwas zu essen, kann erst mal ausruhen, hat Gesellschaft usw.) und das Kind die Zusicherung erhält, dass es für immer dort bleiben kann und nun keine Pflichten mehr hat, weil die erwachsene Person den Alltag managt.

Wenn die Geschichte gemeinsam entwickelt wurde, liest die Therapeutin sie noch einmal vor und die Klientin hört kritisch zu, ob sie so stimmt oder ob noch etwas verändert werden soll. Erst dann wird die endgültige Geschichte unter Stimulation vorgelesen. Die Stimulation kann durch Schmetterlingsumarmung erfolgen oder über EMDR-Geräte. Das Vorlesen erfolgt kontinuierlich, ohne Pausen. Die Stimulation bei Erwachsenen sollte, wie bei der Ressourcenaktivierung, langsam erfolgen, da der Anreiz für assoziatives Prozessieren nach unserer Erfahrung zunimmt, je schneller die BLS erfolgt. Nach Aussage von Wesselmann (1998, 2010) ist bei diesem Vorgehen die Gefahr für Affektbrücken in Belastungen gering. Das entspricht auch der Erfahrung der Autorin. Nach dem Vorlesen unter langsamer BLS fragt die Therapeutin die Klientin, wie es ihr dabei ergangen ist. Meistens wirkt das Vorlesen unter Stimulation beruhigend und kann dazu führen, dass innerlich Bilder zu der Geschichte entwickelt werden, die hilfreich wirken.

Die Geschichte wird dann auch in schriftlicher Form der Klientin mitgegeben, sodass sie diese auch zu Hause verwenden kann, wenn sie den Eindruck hat, dass Erinnerungen aus dieser Zeit getriggert wurden.

Manchmal braucht es mehrere Stunden, um die Geschichte zu entwickeln, meistens reicht aber eine aus. Die Geschichte kann nachprozessieren, so wie wir es auch aus den normalen EMDR-Prozessen kennen. Deswegen ist es auch hier wichtig, in der nächsten Stunde (Phase 8) nachzufragen, wie es nach der Stunde weiterging und welche Auswirkungen (Träume, Erinnerungen, Veränderungen in der Wahrnehmung und im Verhalten) beobachtet werden konnten.

Beispiel: Rettung eines Säuglings

Eine Klientin hat eine schwierige Beziehung zu ihrer Mutter. Vor der Geburt der Klientin hatte die Mutter eine Totgeburt gehabt. Die Klientin selbst kam mit Nabelschnurumschlingung und blau angelaufen auf die Welt.

Rettungsgeschichte für einen Säugling

Der Säugling bekommt kaum Luft und kämpft um sein Leben.

Da tritt Gott zu dem Säugling und sagt: „Schön, dass du da bist. Du bist jetzt bei mir sicher. Alles, was dir Angst gemacht hat, liegt schon lange zurück. Dein Leben ist weitergegangen – ganze 50 Jahre lang. Du bist inzwischen eine erwachsene Frau, die selbstständig ist und eigene Entscheidungen treffen kann. Die Erwachsene ist Krankenschwester und macht ihren Beruf, in dem sie Menschen helfen kann, gerne. Sie hat eine eigene Wohnung, gute Freunde und eine Gemeinde, in der sie sich wohlfühlt und die ihr guttut."

Gott sagt: „Ich nehme dich jetzt auf meinen Arm und bringe dich zu der erwachsenen Frau in die Gegenwart. Schau mal, hier ist euer Haus und da ist dein eigenes, warmes und ruhiges Zimmer, in dem schon die liebevolle Amme wartet, die dich ab jetzt versorgen wird. Hier sind deine Wiege, ein Wickeltisch, eine Spieldecke mit Spielzeug – Bausteine und Rasseln. Und wenn du Hunger hast, dann kannst du jederzeit etwas zu essen bekommen. Und hier kannst du dich in Ruhe weiterentwickeln."

Gott sagt: „Und schau, da kommt auch die erwachsene Frau, zu der du geworden bist. Sie wird auch immer mal nach dir schauen und ihr könnt euch mit der Zeit kennenlernen. Und ich wache ständig über dir."

In dieser Situation der Lebensgefahr für den Säugling wird Gott als Retter von der Klientin gebraucht. Die Details über die Entwicklung des Lebens werden kurz gehalten, da sie für einen Säugling noch nicht so wichtig sind. Der sichere Ort ist ein zusätzliches imaginiertes Zimmer im Haus der Klientin. Als Versorgerin wird eine Amme eingesetzt, die immer da ist. Für die alltägliche Versorgung ist Gott nicht geeignet, aber er bleibt als Wächter erhalten. Die Erwachsene wird am Ende der Geschichte dazugeholt und eine Entwicklung sowohl des Säuglings wie auch der

Beziehung zwischen dem Säugling und der Erwachsenen in Aussicht gestellt. Hier wird also eine Entwicklung für möglich erklärt.

Indikation für eine Rettungsgeschichte

Anlass für die Entwicklung für eine Rettungsgeschichte kann eine Triggerung eines belastenden Zustandes aus der Kindheit sein. Sie kann aber auch in der Vorbereitung zur Bearbeitung einer traumatischen Situation eingesetzt werden, wenn der Eindruck besteht, die Klientin könnte Gefahr laufen, durch die Konfrontation mit dem Affekt überlastet zu werden. Die Geschichten helfen zu verstehen, dass die Zeit von damals wirklich vorbei ist, auch wenn noch nicht alle Folgen überwunden wurden. Es kann notwendig sein, jeweils für verschiedene Altersstufen Rettungsgeschichten zu entwickeln.

Umgang mit entstandenen Schwierigkeiten bei der Rettungsgeschichte

Gelingt es nicht, eine hilfreiche Rettungsgeschichte zu entwickeln, oder führt das Vorlesen zu keiner Beruhigung, so ist dies häufig ein Hinweis auf das Ausmaß der strukturellen Störungen bei den Klienten. Diese Erkenntnis sollte dann wieder Einfluss auf die Gestaltung der Therapie haben und dazu führen, dass noch mehr an der Stabilisierung gearbeitet wird. Eine traumakonfrontative Arbeit mit EMDR ist dann jedenfalls zu diesem Zeitpunkt an diesen frühen Traumatisierungen noch nicht möglich.

24.5 Die Technik der Geschichte zum Leben

Eine weitere Technik, die in Form einer Geschichte eingesetzt wird, ist die Geschichte zum Leben von Joan Lovett (2000), einer amerikanischen EMDR-Kinder- und Jugendtrainerin. Hierbei wird nicht nur auf das belastendende Ereignis fokussiert, sondern es wird in den Gesamtzusammenhang des Lebens des Klienten gestellt.

Der Beginn ist wie in einem Märchen: *Es war einmal …* Egal wie schwierig das Leben des Klienten war oder auch noch immer ist: Der Anfang der Geschichte soll positiv sein. Bereits hier zeigt sich dann auch, ob es die Fähigkeit gibt, bei allen bestehenden Belastungen auch das Positive im Leben wahrzunehmen (Ressourcen).

Dann kommt eine Standardsatz: *Wie alle Kinder erlebte es Glück und Unglück.* Mit diesem Satz wird eine Verbindung zu anderen Menschen hergestellt und damit auch gleichzeitig ein Gefühl von Normalität vermittelt.

Dann wird zuerst auf das Positive in der Vergangenheit fokussiert: *Ein Glück war, …* Die Beschreibung der positiven Situation geht ins Detail und soll damit Affekte transportieren und zeigen, wie schön dieses Erleben früher tatsächlich war.

Dann wird auf die Belastung fokussiert. An dieser Stelle wird eine verkürzte Phase 3 durchgeführt: Der schlimmste Moment wird geschildert. *Ein Unglück war, …* Hier wird das Erlebnis nur kurz und sachlich in ein bis zwei Sätzen beschrieben, um den Klienten nicht zu sehr zu triggern. Anschließend wird formuliert, wie sich das Kind damals fühlte: *Deswegen fühlte sich das Kind …* Und im Anschluss wird formuliert, welches Selbstbild das damals auslöste: *Deswegen dachte das Kind über sich …*

Dann wird der wichtige Abschluss entwickelt, der ein Gegenbild zur damaligen belastenden Situation enthält. Die Situation wird kommentiert aus der Sicht des Klienten heute: *In Wahrheit weiß der Erwachsene heute, dass er …* Dabei sollen Aspekte der früheren belastenden Situation aufgenommen und durch die Einschätzung und das gegenteilige Erleben in der Gegenwart entlastet werden. Die Formulierungen müssen der Realität entsprechen, sonst sind sie nicht wirksam (z. B.: Der Erwachsene weiß heute, dass er liebenswert ist, und er kann es manchmal auch im Kontakt mit seiner Frau und seinen Kindern fühlen). Die Formulierungen müssen aber auch emotional genug aufgeladen sein, um wirksam werden zu können.

Auch hier wird die Geschichte gemeinsam in der Therapiestunde entwickelt und am Ende noch einmal vorgelesen, wobei der Klient kritisch zuhört und eventuell noch Korrekturen einfügt. Erst dann wird die gesamte Geschichte wieder unter langsamer Stimulation (Schmetterlingsumarmung, EMDR-Geräte) vorgelesen. Sollte es beim Vorlesen des Teils über das Unglück zu deutlichen belastenden Affekten kommen, kann schnell stimuliert werden, bis der Affekt durchgearbeitet ist (kurze Kanäle wie beim EMDr oder R-TEP mit dem Teleskop prozessieren, siehe Kapitel 11, „EMDR-Protokolle nach kurz zurückliegenden Traumatisierungen"). Der Abschluss, der die Einstellung des Klienten über sich enthält, wird dann wieder langsam stimuliert.

Beispiel einer Geschichte fürs Leben

Die Klientin kam zuerst durch eine depressive Dekompensation in die ambulante Behandlung. Das zugrunde liegende Trauma, eine Vergewaltigung, lag schon mehr als 20 Jahre zurück. Mit der Geschichte zum Leben versuchten wir, das Trauma im Kontext ihres Lebens als Frau zu sehen, nachdem wir bereits mit dem EMDR-Ablaufschema daran gearbeitet und eine deutliche Entlastung erreicht hatten. Aber noch nicht alle Symptome der Traumafolgestörung waren aufgelöst worden.

Es war einmal eine junge Frau, die war sportlich sehr aktiv. Sie hat Tennis und Bowling gespielt und dadurch viele Leute kennengelernt. Das Bowling erfolgte im Kollegenkreis. Sie hat mit diesen Leuten auch andere Sachen unternommen. Außerdem ging sie mit einer Freundin in eine Stammkneipe. Sie konnte dort sogar alleine hingehen und sich an die Theke setzen. Der Wirt gehörte mit der Zeit auch zum Kreis ihrer Bekannten und es kamen auch noch andere dazu, sodass sie dort nie wirklich alleine war. Sie fühlte sich dort sehr wohl.

Wie jeder Mensch erlebte sie Glück und Unglück.

Ein Glück war, dass sie in der Kneipe auch ihren späteren Freund kennenlernte, einen Griechen. Er hatte sie angesprochen. Er war noch nicht lange in Deutschland und konnte auch noch nicht so gut Deutsch sprechen. Trotzdem haben sie sich stundenlang unterhalten und sie hat ihm neue Worte beigebracht. Es war oft sehr lustig. Was ihr am meisten gefiel war, dass er keinen Alkohol trank.

Ein Unglück war, dass bei der Frau mehrfach eingebrochen wurde. Bei zwei Einbrüchen war sie nicht da, bei dem dritten war sie zu Hause und dabei kam es zu einer Vergewaltigung.

Deswegen fühlte die Frau Todesangst, Scham und Unsicherheit. Und sie fühlte sich danach nutzlos im Leben.

Deswegen dachte die Frau über sich, sie hätte etwas falsch gemacht, und es sei ihr deshalb passiert. Sie suchte nach einer Erklärung für die Schuld, die sie empfand.

In Wahrheit weiß die Frau aber heute, dass sie keine Schuld trifft. Sie hat nichts Unrechtes getan und in dieser Nacht hat sie ihr Bestmöglichstes getan. Nach 20 Jahren des Stillschweigens hat sie eine Therapie begonnen. Im Verlauf dieser drei Jahre geht es ihr immer besser. Sie merkt, dass die Lebensfreude zurückkommt und sie wieder Mut hat, Dinge zu unternehmen, und dass sie Selbstbewusstsein entwickelt.

Das Erstaunliche nach dieser Bearbeitung war, dass die Klientin wieder deutlich mehr Zugang zu ihren Fähigkeiten aus der prätraumatischen Phase ihres Lebens gewann und einen Teil des Vermeidungsverhaltens aufgeben konnte, der sie vorher sehr einschränkte.

Indikation für die Technik „Geschichte zum Leben"

Die Indikation für die Technik der Geschichte zum Leben kann sowohl eine Form der Traumakonfrontation sein, die das belastende Geschehen in einen größeren Rahmen setzt und gezielt am Anfang und am Ende Ressourcenzustände aktiviert.

Sie kann aber auch gezielt gegen Ende der Therapie eingesetzt werden, nachdem bereits mit EMDR am Trauma gearbeitet wurde und es jetzt mehr um eine Integration in das Selbstbild des Klienten geht. Dabei können auch bestimmte Themen ausgewählt werden wie die berufliche Entwicklung oder Entwicklung als Frau oder als Mann, die Emigration usw.

Diese Art der Geschichte bringt Klienten deutlich mehr in Kontakt mit belastenden Gefühlen als die Rettungsgeschichte und kommt deswegen meist später im Verlauf der Therapie zum Einsatz. Aber ähnlich wie bei der Rettungsgeschichte sind in der Phase der Erarbeitung meist deutlich mehr Gefühle spür- und sichtbar, während beim Vorlesen unter langsamer BLS oft eine Beruhigung eintritt. Wie immer fragt die Therapeutin am Ende, wie das Ganze erlebt wurde, und überprüft die Entwicklung auch in der nächsten Stunde (Phase 8).

Fazit

Der Einsatz von Geschichten mit EMDR wird sicher nicht auf diese beiden Versionen beschränkt bleiben, da diese Technik einen sehr strukturierten und gleichzeitig ausgesprochen kreativen Zugang zu belastenden Erlebnissen bietet, die teilweise auch noch im vorsprachlichen Bereich liegen können (wie Geburtstraumata) und dies gleichzeitig in einer sehr sanften und distanzierten Form erfolgt. Andererseits ist diese Technik, Geschichten mit EMDR zu verbinden, aber noch experimentell, da es bisher noch keine Studien zu dieser Kombination gibt.

Literatur

Lovett, J. (2000): *Kleine Wunder – Heilung von Kindheitstraumata mit Hilfe von EMDR.* Paderborn: Junfermann

Rost, C. (2014a): Kombination von Geschichten mit EMDR. In: Rost, C., *Ressourcenarbeit mit EMDR,* S. 39–45. Paderborn: Junfermann.

Rost, C. (2014b): Erzählgeschichten. In: Rost, C., *EMDR – Praxishandbuch zur Behandlung von traumatisierten Menschen,* S. 119–121. Stuttgart: Thieme.

Wesselmann, D. (2010): Arbeit an Bindungstraumata mit EMDR. In: Spezialseminar in Köln.

Wesselmann, D. (1998): *The Whole Parent: How to Become a Terrific Parent Even if You Didn't Have One.* Cambridge: Da Capo Press.

25. EMDR und Sandspielarbeit

Gisela Roth

Im Folgenden wird die Anwendung von EMDR bei Kindern (und zu einem geringen Teil bei Erwachsenen) unter Einbeziehung des Sandspiels vorgestellt. Am Anfang stehen einige theoretische Grundlagen des Spiels, des Sandspiels und des EMDR bei Kindern (im Unterschied zum EMDR bei Erwachsenen), dann folgen Vorteile der Kombination beider. Schließlich sollen Beispiele diesen Zugang verdeutlichen.

25.1 Kinder spielen

Kinder verarbeiten ihre Lebenserfahrungen im Spiel, es ist „*die* kindgemäße Ausdrucks- und Verarbeitungsform". Die beschriebene Erfahrung von Herbert G. Wells bestätigt sich immer wieder: „Kinder spielen, wo immer sie sich auf unserem Erdball befinden. Sie benützen dazu das, was sich in ihrer Umgebung anbietet. Sie lassen ihrem Tun und ihrer Fantasie freien Lauf und sind damit völlig unbewusst mit ihrer seelischen Befindlichkeit in einem engen Kontakt" (Boss-Baumann 2008, S. 50). Für Kinder scheint zunächst einmal nur wichtig zu sein, Dinge spielerisch zu wiederholen, bis sie sie für sich abschließen können. „Das Spielen im therapeutischen Raum gibt dem Kind die Möglichkeit, angesammelte Gefühle wie Spannungen, Frustration, Unsicherheit, Angst, Aggression etc. ‚auszuspielen'. Und nicht nur dies: Das Spielen führt das Kind immer auch zu seinen ihm innewohnenden Ressourcen" (Boss-Baumann 2008, S. 56). Wo Spiel ohne Progression immer wieder eine traumatische Situation wiederholt, entsteht keine Lösung mehr. Wir sprechen dann von traumatischem Spiel.

Kinder haben leichten Zugang zu allen spielerischen Formen. Traumaverarbeitung ist für Kinder wie für Erwachsene ein schmerzhafter Prozess, dem sie sich gerne entziehen. Von daher ist es wichtig, diesen Prozess für Kinder so einfach und attraktiv wie möglich zu machen. „Das Gestalten im Sandkasten ist ein beglückendes Erlebnis" (Ammann 2008, S 49).[8] Der Einbezug von spielerischen Mitteln in den

8 Aus Ruth Ammanns Beschreibung des Sandkastens als „Garten der Seele": „Zur Dynamik dieses Bildes gehört auch die Schaffensfreude: Vergessen wir nicht, dass im Garten nicht nur gearbeitet werden muss. Der Garten macht auch Freude. Seine schönste Eigenschaft ist doch, die Menschen zu beglücken. So ist es auch beim Sandspiel. Das Gestalten im Sandkasten ist ein beglückendes Erlebnis" (Ammann 2008, S. 48).

verschiedensten Formen ist normaler Bestandteil von Traumatherapien mit Kindern (Adler-Tapia & Settle 2008, S. 39).

Nebenbei eignen sich kindgerechte Zugangswege zur Traumaverarbeitung auch für Erwachsene, insbesondere solche mit kindlichen Ego-States[9] (s. a. Leutner in Hofmann 2014, S. 168 ff. und Rost 2014, S. 53 ff.) und mit Schwierigkeiten des verbalen Zugangs zum Trauma. Solche Schwierigkeiten können auch auf mangelnder gemeinsamer Sprache zwischen Therapeuten und Klienten beruhen. „Die Sandspieltherapie nach Dora Kalff und auf den Grundlagen der Jung'schen Tiefenpsychologie ist eine lange erprobte Heilmethode. Denn da, wo Sprache gänzlich versagt, ist der Mensch in der Lage, sich mit künstlerischen Mitteln (hier Sand, Wasser und Miniaturen aus aller Welt) gleichsam Kryptogramme innerlicher Befindlichkeit anzufertigen und mithilfe der Therapeuten zu entziffern. So werden die Selbstheilungskräfte der Seele aktiviert. Ein unschätzbarer Wert in der Arbeit mit nonverbaler oder präverbaler Problematik von Erwachsenen, Jugendlichen und Kindern, auch internationaler Herkunft" (DGST 2015, Seite „Allgemeines").

25.2 Sandspiel

Wie sieht Sandspiel konkret aus? In Tischhöhe befindet sich ein Sandkasten. Der Sand kann trocken sein oder im Verlauf des Spieles angefeuchtet werden. Die Klienten können Szenen gestalten und dazu eine Vielzahl von Figuren hinzunehmen. Die Gestaltung geschieht spontan, ohne thematische Anleitung. „Diese symbolischen Gestaltungen lassen sich als Ausdruck bewusster und unbewusster seelischer Bilder, Gefühle und Konflikte verstehen, die oft tiefen Schichten der Seele entstammen. Das ganz konkrete In-die-Hand-Nehmen und Bearbeiten des Sandes bewirkt eine direkte Kontaktaufnahme mit der inneren Welt. So werden seelische Inhalte im eigentlichen Wortsinn wahrnehmbar und begreifbar, was erst eine Auseinandersetzung mit ihnen ermöglicht.

---

9 „Zu meinem Ansatz gehört daher auch die Verbindung von Sandspiel- und Ego-State-Therapie" (Brächter 2014, Seite „Home"). „Ich-Zustände zeigen sich auch in der Sandspieltherapie. Teilearbeit zielt hier darauf ab, Kindern Abstand von Problemen zu verschaffen und negative Selbstzuschreibungen aufzulösen. Traumatisierte Ego-States, die im Sandbild sichtbar werden, können vom Kind selbst geschützt und an einen sicheren Ort gebracht werden. Retro-States, die in der Vergangenheit verhaftet sind, können im Spiel Entwicklungen eingehen" (Brächter 2014, Seite „Ego States in der Sandspieltherapie").

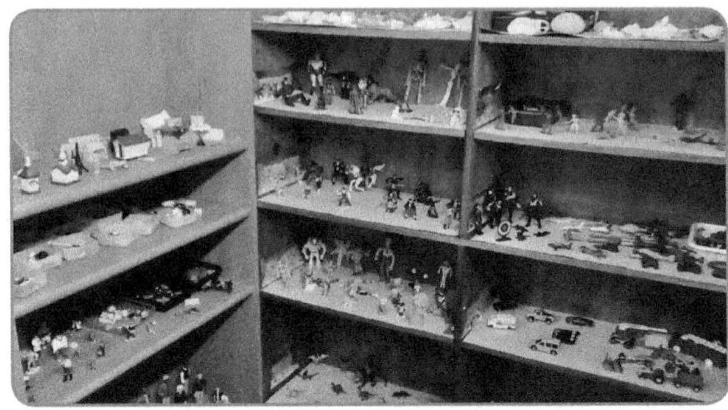

Abbildung 1: Miniaturen zur Gestaltung von Sandspielszenen

[...] Zunächst in der Behandlung von Kindern und Jugendlichen angewandt, haben inzwischen auch Erwachsene jeden Alters das therapeutische Sandspiel als Zugang zu ihren inneren Bildern und als Quelle von Selbstheilungskräften entdeckt" (Widmer 2014).

25.2.1 *Zur Geschichte des Sandspiels*

Ein Ursprung des Sandspiels wird häufig in H.G. Wells Buch „Floor Games"(1911) ausgemacht. In diesem relativ unbekannten Buch beschreibt der britische Schriftsteller oft tagelang dauernde Spiele mit seinen Söhnen, die auf dem Boden stattfanden. „Auf einer Fläche, die durch Bretter und Bohlen begrenzt war, befanden sich Schachteln, die zu Häusern wurden, Menschen, Soldaten, Schiffe, Züge, Tiere. Der Fußboden des Kinderzimmers war ein einziges Phantasieland von Städten und Inseln, die zum Teil selbst angefertigt wurden" (Liedl 2008, S. 17). Schon H.G. Wells erkannte bei diesen Spielen, dass seine Söhne ihre Probleme untereinander und auch mit anderen Familienmitgliedern so aufarbeiten konnten.

In den 1930er-Jahren entwickelte Margaret Lowenfeld, eine Kinderpsychiaterin in London, eine Methode für Kinder, die ihnen helfen sollte, das „Unausdrückbare" auszudrücken. Lowenfeld kannte das Buch „Floor Games" und stellte deshalb in ihrem Spieltherapiezimmer Regale mit Miniaturen auf. „Das erste Kind, das diese sah, nahm sie mit in den Sandkasten und begann, mit ihnen im Sand zu spielen. Und so war es also ein Kind, das das ‚erfand', was Lowenfeld später Weltspiel nannte" (Friedman & Mitchell 2014).

Margaret Lowenfeld schrieb selbst: „Mein Bestreben in meiner Arbeit mit Kindern ist, ein Instrument zu entwickeln, mit dem ein Kind seinen eigenen emotionalen und mentalen Zustand ohne notwendiges Eingreifen von einer Erwachsenen entweder durch Übertragung oder Deutung, darstellen kann, und das erlaubt, eine solchen Prozess zu dokumentieren. Mein Ziel ist, Kindern zu helfen, etwas herzustellen, das für sich selbst spricht und unabhängig von einer Theorie über seine Natur ist" (1979, 1993, S. 3).

Lowenfeld stellte ihre Technik 1937 auf einer Konferenz in Paris vor, an der auch C.G. Jung teilnahm. Jung selbst hatte 25 Jahre zuvor Erfahrungen mit Miniaturwelten gemacht und zeigte sich von Lowenfelds Arbeit beeindruckt. Jung hatte seine „Welten „aus Steinen erschaffen, „als Teil seiner eigenen Heilung nach dem schmerzhaften Bruch mit Sigmund Freud" (Day & Day 2012, S. 5). Dora Kalff (1904–1990), eine Freundin Jungs, machte eine Ausbildung als Psychoanalytikerin. „Nach Ende ihrer Ausbildung 1949 adaptierte sie Lowenfelds Weltspiel an Jungianische Therapie. Sie nannte ihre neue Technik ‚*Sandspieltherapie*'" (Day & Day 2012, S. 5).

Die Sandspieltherapie nach Dora Kalff lässt sich folgendermaßen beschreiben: „Es handelt sich dabei um ein tiefenpsychologisches Verfahren, das diagnostisch und therapeutisch als Instrument in der Behandlung von Kindern und Jugendlichen ebenso wie bei Erwachsenen jeden Alters zur Anwendung kommt. (...) Bei dieser Therapieform gestalten die Patienten dreidimensionale Szenen in einem Sandkasten, der in seiner Ausdehnung etwa dem Blickfeld eines Menschen entspricht. Hierin werden innere Bilder mit Sand, verschiedenen Materialien und Figuren gestaltet. Die blaue Grundfläche des Kastens erleichtert die Darstellung von Wasser, z.B. als Flüsse und Meere, während das standardisierte Kastenmaß (72 x 49 x 7 cm) als ordnender und schützender Faktor wirksam ist" (DGST 2015, Seite „Heilmethode, Was ist Sandspieltherapie?"). Dora Kalff postulierte den Sandkasten als freien und geschützten Raum. „Wir können sagen, dass Phantasie nur dort fruchtbar wird, wo sie gezwungen ist, sich in bestimmten Formen auszudrücken" (zitiert in DGST 2015, Seite „Heilmethode, Einführung").

25.2.2 Besonderheiten des Sandspiels im EMDR-Prozess

Das hier geschilderte Verfahren der Kombination von EMDR und Sandspiel darf nicht mit der Sandspieltherapie verwechselt werden, auch wenn sie wesentliche Elemente dieser verwendet. Sandspieltherapie findet normalerweise über mehrere Sitzungen statt, in denen sich der Klient von seinen Themen quasi freispielt. Der Sandkasten in der Kombination mit EMDR ist dagegen ein gemischt diagnostisches und verarbeitendes Medium, das innere Assoziationen, die im Rahmen des EMDR-Prozesses auftauchen, verdinglicht. Z.B. würde in der Sandspieltherapie normalerweise kein Titel vorgegeben, sondern zu völlig freier Gestaltung ermutigt. Im von mir geschilderten Prozess ist durch die Wahl des Wohlfühlortes und die Darstellung des inneren Bildes des Traumas der Verlauf der spielerischen Szenen vorbestimmt. Dann aber entfaltet er sich – wie im EMDR-Ablaufschema – frei entlang der Assoziationen, die während der bilateralen Stimulation geformt werden. Wie in der klassischen Sandspieltherapie wird auf die Deutung der Bilder weitgehend verzichtet, allerdings können Inhalte des Sandkastens für kognitives Einweben verwendet werden.

Eine Weiterentwicklung der Sandspieltherapie ist auch die heilpädagogisch verwendete Narrative Sandspieltherapie. Auch hier werden mit Miniaturfiguren Szenen im Sandkasten aufgebaut, die die innere und äußere Welt der Kinder teilweise widerspiegeln: „Oft sind die Sandbilder Ausgangspunkt zu Veränderungsgeschichten. Innere Bilder geraten in Bewegung, wenn im Sandkasten Lösungen inszeniert werden. Damit entstehen aus Sandbildern Geschichten, die sich in die Zukunft öffnen (narrativer Ansatz)“ (Herborn, Erziehungsberatungsstelle, Seite „Narrative Spieltherapie“).

Solche Prozesse entwickeln sich insbesondere in der Verarbeitung traumatischer Erinnerungen in der Kombination von EMDR und Sandspiel.

25.2.3 *Sandspiel in meiner Praxis*

Materialien zum Sandspiel sind ein oder besser zwei Sandkästen[10]. In der Regel wird aber jeweils nur ein Sandkasten auf einmal bespielt und das Kind wählt zwischen trockenem und nassem Kasten. Wasser sollte zur Verfügung stehen, außerdem eine Anzahl von Miniaturfiguren aus der Lebens- und der Fantasiewelt von Kindern: Gebäude, Abgrenzungen (wie z.B. Zäune), Brücken, Pflanzen, Tiere, Menschen verschiedenster Ethnizität, berufsbezogene Figuren, Filmcharaktere, Comic-Charaktere, beliebte Bücherhelden und -schurken, religiöse Symbole, Spielsachen, Haushaltsgeräte, Lebensmittel, Geld, Elektronika, Symbole für Gesundheit und Krankheit, Sport und Freizeit und Dinge aus der Märchen- und Fantasiewelt.

Wichtig ist die Mischung von positiv und negativ besetzten Figuren, um dem Kind die Möglichkeit zu geben, beides auszudrücken. Beliebt sind Schlangen und andere Reptilien, Drachen, Feen, Zauberer, Skelette usw. Knete und Pfeifenreiniger können vom Kind geformt werden, um die Ausdrucksmöglichkeiten weiter zu gestalten (siehe Beispiel Peter). Kleinere Schüsseln können als Schwimmbäder, Teiche, Brunnen etc. eingesetzt werden. Maßstabtreue ist nicht entscheidend, da Kinder ohne Weiteres verschiedene Maßstäbe in ihren Sandkästen einsetzen.

---

10 Ein zweiter Kasten ermöglicht Arbeit mit Wasser und Skulpturieren des Sandes. Da das Trocknen oft lange dauert, ist es vorteilhaft, bei intensiver Verwendung zwei Sandkästen zu haben.

Kulturelle Anpassung: Wo diese Vielfalt an Spielfiguren nicht vorhanden ist, können auch Muscheln, Steinchen, Zweige und Pflanzen sowie ein Platz im staubigen Hof draußen mit Erfolg eingesetzt werden. Die kindliche Fantasie verwandelt diese Zutaten in die gewünschten Figuren und Objekte. Mit diesen einfachen Mitteln wird Sandspiel z. B. in Äthiopien erfolgreich eingesetzt.[11]

Der Sand selbst erlaubt große Gestaltungsfreiheit sowie – sehr wichtig – ein Vergraben oder teilweises Zudecken von Figuren und Objekten.

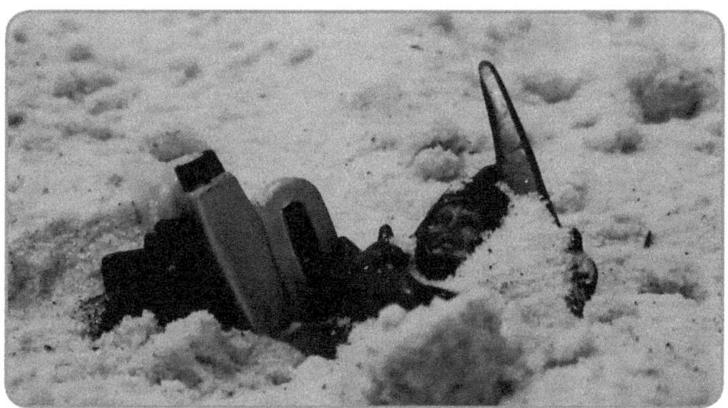

Abbildung 2: Teilvergrabene Figuren

Mit Wasser können ganze Sandlandschaften oder Flutungen erstellt werden. So flutete eine meiner Klientinnen (neun Jahre alt) ihre Sandkästen über viele Stunden und spielte Ertrinken, Gerettet-Werden und das Ertrinken der Retter, bis sich mit einem sinkenden Wasserpegel eine Besserung ihrer frühen Verlassenheits- und Vernachlässigungserfahrung ankündigte.

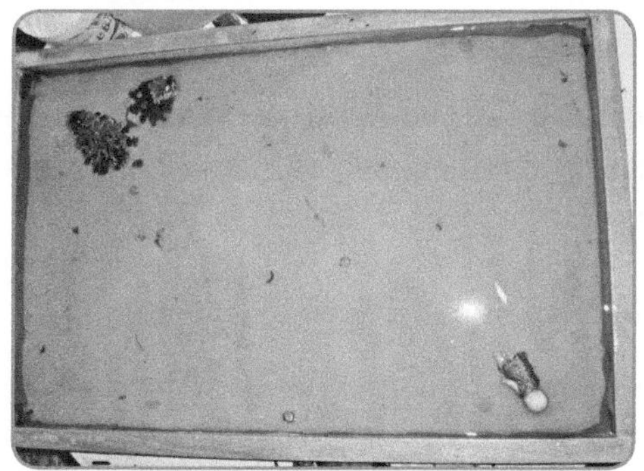

Abbildung 3: Ein Baby schwimmt einsam in den Fluten

11 Persönliche Beobachtung während EMDR-Ausbildungen in Addis Ababa, Äthiopien.

Sie war trotz der Flutung (und dem inneren Überflutet-Werden von Emotionen) in der Lage, sich an die Grenzen des Sandkastens zu halten und überschwemmte nicht den Raum. Ich sehe es so: Die Grenzen des Sandkastens waren haltgebend für sie.

Die Figuren und Objekte sollten möglichst offen einsehbar und auf Kinderhöhe sichtbar aufgebaut sein. Sie erlauben dem Kind, sich in Ruhe umzusehen, und regen es an, Dinge auszuprobieren. Da im Sand alles aufgebaut und schnell verändert werden kann, ist Probehandeln leicht möglich und ganze Spielsequenzen können zeitnah gespielt werden – hier hat das Sandspiel einen großen Vorteil gegenüber dem Malen.

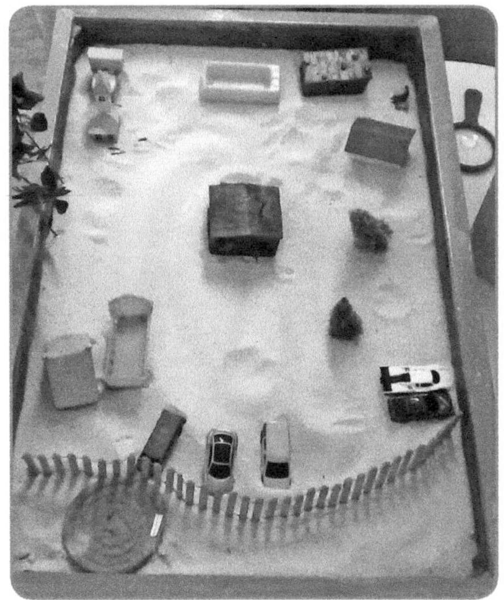

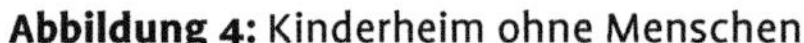

Abbildung 4: Kinderheim ohne Menschen

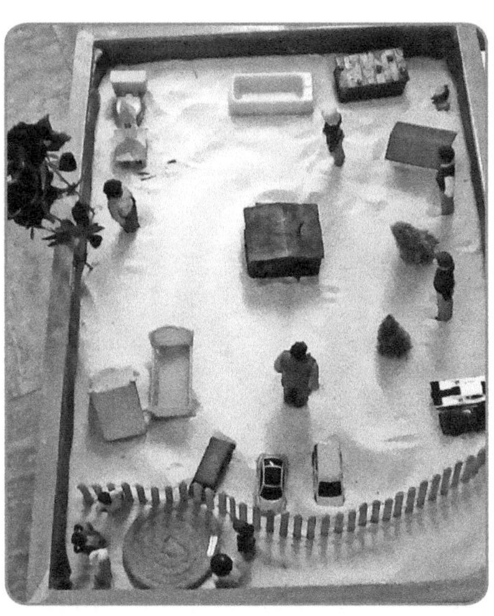

Abbildung 5: Kinderheim mit Bewohnern

Hier ein Beispiel dafür: Die zehnjährige Halbwaise (ihre Vorgeschichte wird unter 25.3 noch weiter ausgeführt), nennen wir sie Njeri,[12] gestaltet ihren ersten Eindruck des Kinderheimes, in dem sie jetzt lebt, im Sand (siehe Abb. 4). Auffällig ist, dass die Szene ohne Menschen gestaltet ist. Auf meine Frage „Und wo bist du?" bringt sie sofort viele Menschen in die Szene (siehe Abb. 5).

Außerdem kann kaum ein Kind den Figuren und dem Sand widerstehen: „Man muss Kinder nicht zum Sandspiel überreden. Sie brauchen keine erklärenden Hinweise und kein Thema. Oft zieht es Kinder zum Sandkasten wie Enten zum Wasser

12 Ich danke „Njeri" und ihrer Betreuerin, „Anna" und „Peter" und ihren Eltern für die Erlaubnis, ihre Geschichten und (Sand-)Bilder zu verwenden. Die Einzelheiten ihrer Geschichten sind verfremdet.

und sie gehen ganz in sich selbst auf" (Signell in Liedl 2008, S. 50).[13]" Dahingegen kann Malen manchmal an Schule erinnern und ist nicht immer positiv besetzt.

Ein weiterer Vorteil des Sandspiels sind die handfesten Figuren, die angefasst, manipuliert, nass gemacht, vergraben, gestreichelt, gehauen usw. werden können und damit großen Raum zum Spiel und Ausdruck von Gefühlen erlauben. Außerdem erlaubt der Sand dreidimensionales Gestalten. „Der Sand bietet außerdem einen fließenderen Zugang zum Gestaltungsprozess als Zeichnen oder Malen. Wer Sand vor sich hat, kann einfach damit beginnen, ihn absichtslos und ohne konkrete Idee zu berühren, durch die Finger rieseln zu lassen und zu gegebener Zeit dem spontanen Fluss zu folgen" (Liedl 2008, S. 37 f.)

Sand ist flexibel. Man kann leicht etwas bauen, es wieder verwerfen und neu bauen. Man kann experimentieren, nichts ist „in Stein gemeißelt". Auch in dieser Hinsicht bietet Sand mehr Möglichkeiten als Farben und Papier. Zwar kann man ein Bild auch übermalen, „aber grundsätzlich ist das, was man zu Papier gebracht hat, von Dauer. Das ist für manche Menschen ein Hindernis, weil sie befürchten, ihre Darstellung könnte nicht schön oder nicht gut genug sein. Solchen Menschen kann das Sandspiel den Gestaltungsprozess erleichtern. Sie können sich von vornherein darauf verlassen, dass ‚Fehler' nicht schlimm sind. Man kann sie schnell wieder glätten" (Liedl 2008, S. 37 f.).

Natürlich hat die Flexibilität und Vergänglichkeit von Sandbildern nicht nur Vorteile. Ein gemaltes Bild kann man mit nach Hause nehmen und eventuell später an ihm weitermalen (vgl. Liedl 2008).

In der Praxis benutze ich sowohl Malen, etwa in der Vier-Felder-Technik, als auch Sandspiel. Dabei benutze ich zum Malen oft eine schnell abwischbare weiße Tafel, die am Boden liegt. Auch sie erlaubt, Fehler schnell zu korrigieren, was die Kinder auch häufig in Anspruch nehmen. Schon die Wahl, ein Bild „stehen zu lassen" oder zu beseitigen, zeigt mir, wie ein Kind innerlich zu dem Bild steht, und gibt dem Kind einen weiteren Aspekt der Kontrolle in der Situation. Dieser wichtige Aspekt der Kontrolle in allen Traumatherapien soll ein Gegengewicht zur Situation der Hilflosigkeit während der Traumatisierung(en) sein. Zum einen hängt die Wahl des Mediums für mich von dem ab, was das Kind selber wählt, zum anderen müssen auch praktische Fragen, wie die Verfügbarkeit des Spielzimmers, das sich mehrere Kollegen teilen, schneller Zugang usw., berücksichtigt werden.

Für den beobachtenden Therapeuten erlauben nicht nur die im Sandkasten abgebildeten Szenen einen guten Zugang zum Erleben des Kindes, sondern auch die gesamte Spielentwicklung: Wie sucht ein Kind Figuren aus? Wie sicher ist die Platzierung?

13 Siehe auch den Erfolg von Kinderspielzeug mit Miniaturen.

Spricht das Kind, bezieht es sich mit ein? Will es besonders beliebte Figuren mit nach Hause nehmen oder steckt es sie einfach ein? Wie geschickt manipuliert es den Sand und die Figuren? Wie behutsam oder gewalttätig, ordentlich oder unordentlich geht es mit allen Figuren um? Usw.

Ich verwende selten Deutungen, aber stelle z. B. Fragen: „Und wo bist du?" oder auch nach dem Titel für den fertigen Sandkasten.

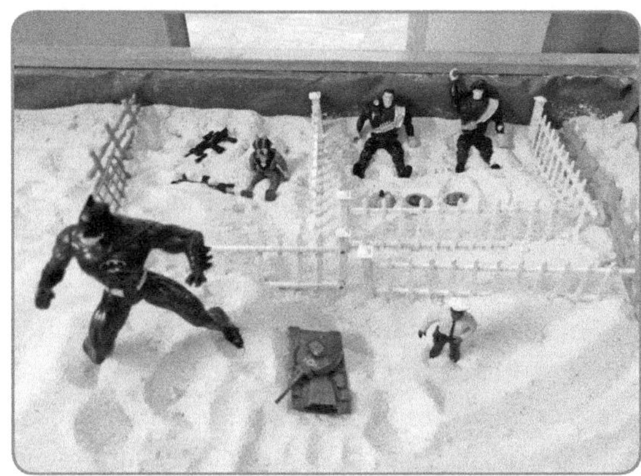

Abbildung 6: Im Gefängnis verwahrt

Hier ein Beispiel: „Die gefährlichen Männer sind im Gefängnis verwahrt" (Abb. 6). In diesem Sandkasten zeigt ein Kind, wie es die Gefahr für sich gebannt hat und sich vor Bedrohlichem schützt. Gleichzeitig hat es dafür gesorgt, dass die Gefangenen gut versorgt (Lebensmittel) und gut bewacht sind (Kämpferfigur, Panzer und Polizist).

Sandspiel wird darüber hinaus aber auch als diagnostisches Mittel verwendet, um Einblick zu gewinnen. Als verarbeitendes Mittel im Rahmen anderer Therapieformen kommen die Handfestigkeit, Darstellbarkeit, der Spielcharakter usw. dem Prozess zugute. Ich selbst setze Sandspieltechniken auch für Erwachsene und Familien ein. Oft kann ein Sandkasten schnell Einblick in innerseelische und zwischenmenschliche Dynamiken geben, die sich im therapeutischen Gespräch verschlossen halten.

Sandkästen erlauben auch gut Gruppenarbeit, z. B. einer Familie oder eines Teams. Die Art wie – gewöhnlich ohne Worte – die einzelnen ihren Raum abstecken oder überspielen lassen, den Raum anderer achten oder in ihn eingreifen, wie schnell gearbeitet wird, wie voll usw. ein Sandtablett wird, ob ein Zusammenarbeiten mit oder auch nur Wahrnehmen der anderen stattfindet, gibt schnellen und durch die klare Darstellung auch gut besprechbaren Einblick in die Dynamik der Gruppe. Hier das Bild einer Gruppenarbeit (Abb. 7).

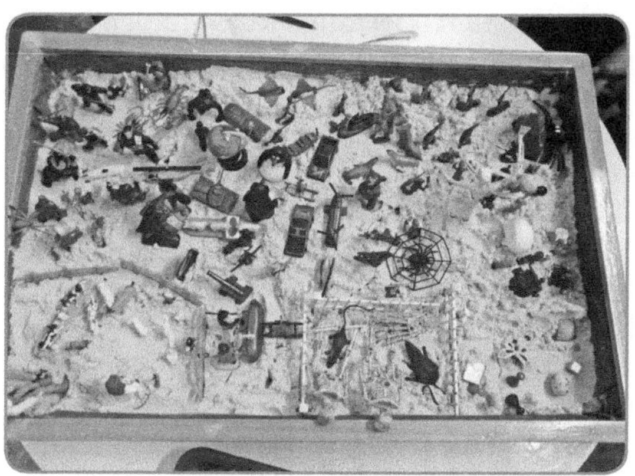

Abbildung 7: Gruppenarbeit

Der Sandkasten kann zum Außenraum werden, in dem Dinge aufgezeigt werden, ohne direkt auf den Sandkastenschöpfer zu deuten. Z.B. zeigte die Kargheit einer Sandszene rund um eine Bühne einem narzisstisch geprägten Menschen bei aller Zurschaustellung die eigene Einsamkeit mit weniger Bedrohung als im Dialog. Er konnte nach dieser Sandszene beginnen, sich seinem Narzissmus zu stellen.

Sandspiel eignet sich auch dazu, Kinder ihre Vorgeschichte spielen zu lassen – ohne Worte. Über die Darstellung im Außenraum kann das Kind die Freiheit gewinnen, u. a. schwierige, verletzende oder beschämende Dinge darzustellen und ausreichend von sich selbst als Person fernzuhalten. Zudem erlaubt Sandspiel den Kindern, im Spielen von fantasierten Geschichten Abstand von sich zu gewinnen. Besonders Kinder mit dysreguliertem Affekt, die eine größere Distanz zum traumatischen Material brauchen oder die den Zugang zu ihm vermeiden, können vom Sandspiel in Kombination mit EMDR profitieren.

25.3 EMDR bei Kindern

EMDR hat sich zur Behandlung von Traumafolgestörungen bei Kindern bewährt (Adler-Tapia & Settle 2008, S. 5; Lovett 1999, S. 9; Hofmann 2014, Tinker & Besser 2005, Adler-Tapia 2009, Klaff 2010, Zaghrout 2010, Seedat 2011, Rost 2014). So schreibt Shapiro „Eingeschlossen in den vielen Freuden der Arbeit mit Kindern ist die Befriedigung, traumatische Reste schnell verschwinden zu sehen und zu wissen, dass die Kinder so viele Jahre des Leidens vermeiden und nicht dazu getrieben werden, Verhalten zu übernehmen, dass den Missbrauch an andere weitergibt“ (2001, S. 281).

Hofmann (2014, S. 240) hat hierzu wichtige RCT-Studien bei Kindern und Jugendlichen aufgelistet. Eine noch nicht aufgelistete große Fallstudie aus Italien wird im Folgenden näher beschrieben:

Advances in Trauma Care: Understanding EMDR and its Relevance for Humanitarian Settings and for the WHO Global Mental Health-Action Plan (Fernandez 2013)

Die Studie betrachtet das Ergebnis der Anwendung von EMDR in der Akutphase der Behandlung von Kindern, die Natur- und durch Menschenhand verursachte Katastrophen überlebt haben.

Insgesamt wurden 725 Kinder und Heranwachsende behandelt:
- In einem Erdbeben 2002 starben 27 Kinder in einer Schule.
- Ein Flugzeug stürzte 2002 in eine Schule.
- Ein Busunglück während eines Schulausflugs 2007 verursachte zwei tote Kinder und viele Schwerverletzte;
- ein Autounfall in der Innenstadt 2007 ein totes Mädchen und einige Schwerverletzte.
- Überschwemmung 2008
- Aquilas Erdbeben 2009
- Schulbusunfall 2010

Behandlung:
- Behandlungsbeginn in der Akutphase (innerhalb von drei Monaten)
- Behandlung für alle Betroffenen (nicht nur für diejenigen mit PTSB) – individuelles und/oder Gruppen-EMDR – Gruppenbehandlung verzögert, wo möglich
- Die Behandlung erfolgte an aufeinanderfolgenden Tagen, keine Hausaufgaben
- Messung vor und nach der Behandlung (eine Woche vorher, eine Woche nach Behandlung)
- Nachevaluierung: nach sechs Monaten und einem Jahr – Eltern, wo möglich, in die Behandlung eingeschlossen

Ein Fazit dieser Studie: Im Vergleich zu Erwachsenen haben Kinder öfter chronische PTBS und lang anhaltende Reaktionen, die nicht spontan heilen, sondern schlimmer werden. Ein weiteres Fazit: Die EMDR-Behandlungen waren sehr erfolgreich.

Indikationen für den Gebrauch von EMDR bei Kindern umfassen (Eckers 2014):

1. Traumata,
2. emotionales Steckenbleiben, z. B. wenn ein Kind in Ärger, Wut, Trauer, Depression, Angst oder Panik feststeckt,
3. Bindungsstörungen, z. B. durch frühe Verluste, die nicht verarbeitet wurden und Bindung an heutige Elternfiguren verhindern (s. Brisch in Hofmann 2014, S. 211 ff., Brisch et al., S. 345 ff. und Hughes 2009, S. 4 f., 175 ff.),
4. Ausbildung von Ressourcen (s. Eckers in Hofmann 2014, S. 240 ff. und in Rost 2014, S. 97 ff.).

Bei Kindern manifestiert sich Trauma häufig im Verhalten: Regression, Ausagieren, Emotionsstürme usw. EMDR erlaubt Kindern wie Erwachsenen, negative Selbstzuschreibungen, Emotionen, und Körpererinnerungen, die mit einem traumatischen Ereignis oder einer Folge von Traumata verbunden sind, durchzuarbeiten und in Folge ihr Verhalten zu verändern. Durch das Pendeln von traumatischer Erinnerung einerseits zur Distanzierung in der Gegenwart mit Ausdrücken des assoziierten Materials andererseits in der raschen Folge bilateraler Stimulierungs-Sets wird dem Kind die Konfrontation mit schmerzhaftem Material erleichtert.

Es gibt im Vergleich zum EMDR-Prozess mit Erwachsenen allerdings einige Unterschiede und Herausforderungen (s. Adler-Tapia 2009, Eckers 2014): Der Ablauf der Reprozessierung ist meist sehr viel kürzer und ein Knoten ist oft in 10–15 Minuten komplett durchgearbeitet, weil weniger Assoziationen vorhanden sind. Kinder zeigen weniger Mimik, sodass es für den Therapeuten schwieriger ist, dem Kind im inneren Erleben zu folgen und die Heftigkeit der inneren Reaktion einzuschätzen. Kinder teilen sich weniger mit, sodass die therapeutische Begleitung erschwert sein kann. Kinder müssen häufig refokussiert werden. Der ganze Prozess kann körperlich passiv ablaufen, was nicht kindgerecht ist.

Von daher wurden schon früh in der EMDR-Arbeit mit Kindern andere bzw. ergänzende Zugangswege gesucht, wie das Malen (frei oder als Vier-Felder-Technik), (Artigas et al. 208, zitiert in Tank 2011), das Erzählen von Geschichten (Rost, Hofmann, Lansch in Rost 2014), Spieltherapeutische Techniken und auch das Sandspiel (Seedat 2011). So rät Robbie Adler-Tapia (2009) in ihren Seminaren: „Bitte die Kinder, ihre Geschichte mit den Figuren zu erzählen."

25.4 Vorteile der Kombination von Sandspiel und EMDR[14]

Der sprachliche Ausdruck von Emotionen entwickelt sich viel später in Kindern als die grafische Repräsentation (siehe Tank 2011).

Das Sandspiel ist aktiv, was Kindern gefällt und sie bei der Stange hält. Weniger Refokussierung ist nötig. Es erlaubt ihnen, konkret zu begreifen (wörtlich) und anzusehen, was sie dargestellt haben; viele Sinne sind beteiligt. Es verdinglicht Schreckliches, ja Unaushaltbares, setzt dem Ganzen einen äußeren haltenden und eingrenzenden Rahmen und es erlaubt dem Therapeuten, das innere Geschehen äußerlich mit zu erfassen. Falls nötig, kann kognitives Einweben direkt an der Sandszene angreifen.

Stabilisierungstechniken (Rost 2014) können ebenfalls im Sandspiel entwickelt werden, etwa der Wohlfühlort[15] oder auch die Containerübung, wo ein Container oder der Schüssel zum Container direkt im Sand „verbuddelt" werden können.

Abbildung 8 zeigt den Wohlfühlort der bereits genannten Njeri (siehe 25.2.3). Sie kam in die Therapie zur Behandlung häufiger psychogener Anfälle. Mehrere Jahre zuvor hatte sie die Ermordung ihres Vaters miterlebt. Ihre Mutter hatte daraufhin die Familie verlassen und sie lebte zunächst bei der Großmutter, jetzt in einem Kinderheim. Die Großmutter konnte sich nicht ausreichend Lebensmittel leisten und vor allem auch keine Medizin für die lebensbedrohliche chronische Erkrankung des Mädchens und hatte sie daher zum Kinderheim gebracht.

Es überrascht nicht, dass ein reich gedeckter Tisch als Erstes und im Mittelpunkt des Wohlfühlortes auftaucht. Auch die für sie neuen sanitären Einrichtungen nehmen einen wichtigen Platz ein. Es ist eine Strandszene. Njeri kam auf einem Ausflug des Kinderheimes das erste Mal ans Meer, das sie sehr beeindruckte. In einem späteren Sandkasten baute sie eine Strandburg und sprach davon, die sehr geliebte Großmutter zum Strand mitzunehmen.

14 Andere EMDR-Therapeuten benutzen die Kombination von Sandkasten und EMDR (Lovett 1999, S. 128).
CGTA Newsletter Article, PLAY THERAPY AND EMDR, by Judith Daniel, M.Ed., LMFT, Family Therapist, Ana Gomez (↗ http://www.cgta.net/newsletters/play_therapy.html, Zugriff 20.12.2014).

15 Dieser Begriff ist meiner Meinung nach dem Begriff Sicherer Ort vorzuziehen, insbesondere bei anhaltender Bedrohung im Leben des Kindes, wie wir sie in Kenia leider häufig erleben.

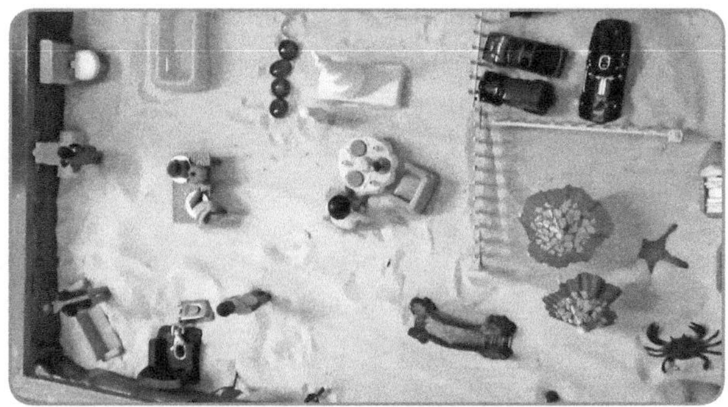

Abbildung 8: Njeris Wohlfühlort

Einige praktische Erwägungen

Da die Treue zum EMDR-Protokoll zu besseren Ergebnissen führt (Adler-Tapia 2009), sollte dem Protokoll auch in der Arbeit mit Kindern und am Sandkasten altersgerecht gefolgt werden. Die acht Phasen des Protokolls lassen sich mit leichten, kindgemäßen Adaptionen durchführen. Allerdings muss besonders die Sprache für das Kind verständlich sein, was aber kein Abwenden vom Inhalt von Instruktionen, Einschätzungen usw. bedeutet. Das Auffinden von Kognitionen kann je nach Alter allerdings schwierig werden, wie auch die nachfolgenden Beispiele zeigen. Im Alter bis fünf Jahren ist eine negative Kognition häufig nicht zu erreichen, im Alter von sechs bis acht Jahren sind positive Kognition und VoC oft noch schwierig. Die Skalierungen für VoC und SUD können oft mit handfesten, attraktiven Skalen erleichtert werden. Abbildung 9 gibt ein Beispiel für Skalen, die ich viel benutze. Die kleinen Magneten können verschoben werden oder das Kind deutet auf die Nummern (s. auch das Beispiel von Anna in Abschnitt 25.5). Manche Kinder lösen die noch nicht erreichten Werte auf der VoC-Skala ab.

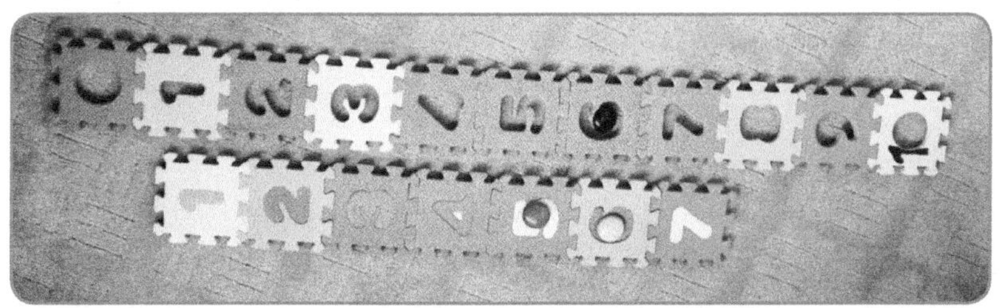

Abbildung 9: Die „handfesten" SUD- und VoC-Skalen

Erst ab etwa acht Jahren gelingt den meisten Kindern das Folgen mit den Augen, sodass vorher alternative bilaterale Stimulationen (BLS) eingesetzt werden müssen. Für die Sandtherapie eignen sich vor allem bilaterale Stimulationen, die die Hände frei lassen, wie auditive BLS oder das Klopfen auf die Schultern. Diese sollten zuvor mit dem Kind ausprobiert werden.

Die klaren Grenzen zwischen bilateraler Stimulation und Ausdrücken des Erlebten verschwimmen oft beim Kind, insbesondere wenn ein Spiel in Fluss gerät. Dennoch ist es gut, Absätze zu schaffen mit der Nachfrage, was das Kind jetzt erlebt, da das Pendulieren zwischen traumatischer Erinnerung und Sicherheit im Hier und Jetzt auch für das Kind wichtig ist.

Inwieweit Eltern einbezogen werden, hängt von der Bindungssicherheit des Kindes, der Mit-Traumatisierung der Eltern und der Entwicklung des Kindes ab. Für vorverbale Erinnerungen werden oft Bilder, Erzählgeschichten der Betreuungspersonen (Eltern) und ähnliches Material gebraucht (Eckers 2014).

25.5 Beispiele

Die folgenden Beispiele mit Kommentaren zum Verlauf sollen die theoretischen Ausführungen plastisch werden lassen und zeigen, wie EMDR und Sandspiel synergistisch zusammenwirken.

Zum Verständnis möchte ich kurz meine Einstellung zu Deutungen darlegen. Deutungen drängen sich im Sandspiel oft auf, wie in der gesamten Spieltherapie. Dennoch benutze ich sie selten mit den Kindern, weil Heilung m.E. nicht durch die Deutungen, sondern durch die Verarbeitung der traumatischen Erinnerungen geschieht. Überhaupt handhabe ich Deutungen mit großer Vorsicht; im Sinne der systemischen Familientherapie könnte alles auch ganz anders sein (anders gedeutet werden). Dennoch gebe ich mein Verständnis des Geschehens in den Beispielen als Kommentar, um die Leserin mit auf die therapeutische Reise zu nehmen und weil aus den Deutungen heraus, wo nötig, nächste Spielangebote im Laufe der Therapie entstehen, z. B. auch Interventionen wie kognitives Einweben.

25.5.1 Anna

„Anna“ ist ein ca. achtjähriges afrikanisches Mädchen; ihr genaues Alter ist unbekannt. Sie wurde im Alter von ca. drei Jahren in Kenia von weißen Eltern adoptiert. Zu ihrer Vorgeschichte ist wenig bekannt, außer dass sie zunächst in einem überfüllten Waisenhaus untergebracht war und nicht genug zu essen hatte. Für einige Zeit war sie im Heimatland der Eltern in Therapie, um die Voradoptionszeit aufzuarbeiten.

Ihre Eltern wandten sich an unser Therapiezentrum in Kenia, das für kirchenbasierende Organisationen, Auslandsarbeitende, NGOs usw. psychiatrisch-psychotherapeutische Hilfen anbietet. Die Achtjährige war verhaltensauffällig geworden, nachdem sie mit ihren Eltern deren Einsatzort fluchtartig verlassen musste. Nach den Wahlen in Kenia hatte es Ausschreitungen gegeben, in denen ca. 1200 Menschen ums Leben kamen. Andere Belastungsfaktoren waren hinzugekommen, wie häufige Umzüge, Spannungen in der Familie und eine sehr verwirrte Nachbarin, die für Anna bedrohlich war. Anna fürchtete sich vor Geistern, sah Schatten an der Wand, nannte einen von ihnen zwar ihren Freund, sagte aber auch, dass er schlimme Dinge zu ihr sage.

Da die Familie weit weg von unserem Therapiezentrum wohnte und ein Aufenthalt in Nairobi nur für wenige Wochen möglich war, stand für die Gesamtbehandlung nur ein kurzer Zeitraum zur Verfügung, in dem mehrere Elterngespräche und sieben Einzeltherapiesitzungen mit Anna stattfanden.

Nach einem ersten Elterngespräch und Kennenlernen besprachen wir die Containerübung, die Anna und auch ihre Eltern lernten. Nach der Sitzung kaufte Anna mit ihren Eltern als Container eine durchsichtige Plastikbox mit Deckel („Ich möchte sehen können, was drin ist, aber raus kann es nicht."), die sie bunt dekorierte. In der nächsten Sitzung bat ich Anna im Sandkasten darzustellen, was ihr ein „kleines bisschen Angst macht". Sie begann mit den Figuren eine ganze Geschichte zu spielen und erzählte dabei: „Ein Ritter und eine geflügelte Person gehen in den Wald, um verborgene Dinge auszugraben. Niemand glaubt ihnen[16]. Eine Fee mit einem Zauberstab und eine geflügelte Person haben schon alles ausgegraben, was unter dem Schnee begraben war. Leute hatten dies gesammelt, um ein Haus zu bauen, aber alle wurden umgebracht und alles wurde eingegraben. Sie betrachten, was sie ausgegraben haben, ein Boot, einen schwimmenden Fisch" etc.[17]

16 Die Glaubwürdigkeit spielte im weiteren Verlauf eine Rolle. Hier wird die Frage von Anna wohl antizipiert.

17 Dieser Sandkasten diente einem diagnostischen Einschätzen der angstbesetzten Inhalte für Anna, ihrer Fähigkeit, das Sandspiel für sich zu nutzen, und der Einschätzung ihrer emotionalen Stabilität bzw. Vulnerabilität. Verborgene Schätze können auf den Therapieprozess hinweisen oder auf Themen, die noch verborgen sind (im weiteren Verlauf tauchten noch andere Themen auf). Sie könnten auch auf unerschlossene Ressourcen hindeuten (Um ein Haus zu bauen – eine Heimat? Eine Feste?) Das Motiv Lebensgefahr taucht ebenso auf wie die altersangemessene Allmachtfantasie, mit einem Zauberstab bzw. fliegend (Wesen mit Flügeln) Probleme meistern zu können. Auch hier wie am Wohlfühlort taucht das Unterwegssein-Motiv auf.

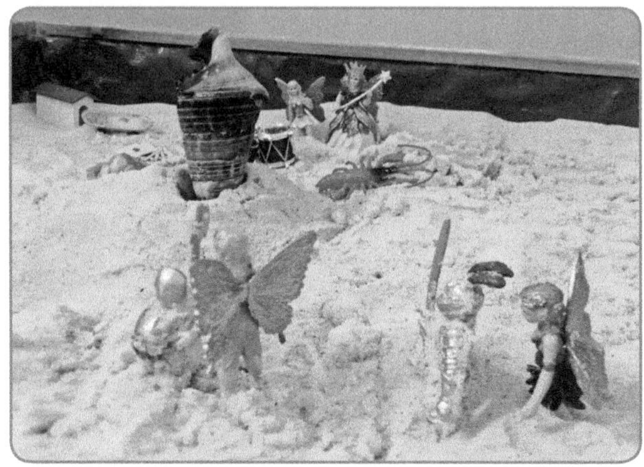

Abbildung 10: Geflügelte Wesen

Dann imaginierte Anna in dieser ersten Sitzung, ihren „Wohlfühlort". In der zweiten Einzelsitzung malte sie ihren Wohlfühlort: ein Polizeiauto aus ihrem Reisepassland.[18]

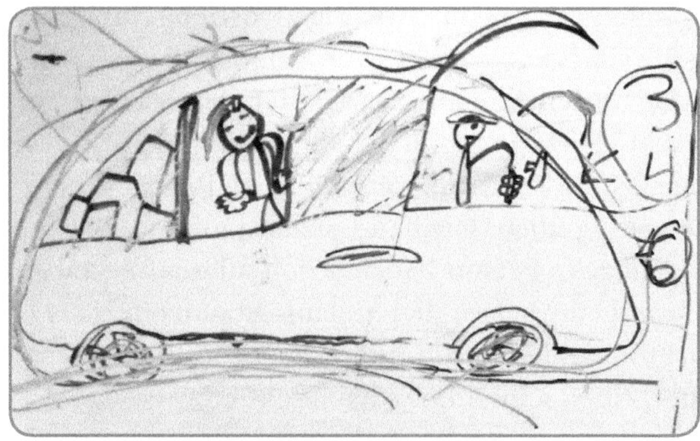

Abbildung 11: Annas Wohlfühlort im Polizeiauto

18 Als Reisepassland wird für „globale Nomaden" das Land verstanden, aus dem ihr Reisepass stammt. „Globale Nomaden" sind Menschen, die in vielen Ländern zu Hause sind, oft aber keines ganz als ihr Heimatland verstehen. Anna, mit ihren acht Jahren z. B., hat die ersten drei Jahre in einem afrikanischen Land verbracht, dann in einem westlichen Land und lebt jetzt in einem anderen afrikanischen Land.

Auffällig war die Wahl eines Wohlfühlortes in Bewegung. Dies könnte darauf hindeuten, dass sie sich nirgends wirklich wohl- und sicher fühlt und darum in Bewegung bleiben muss, oder auf ein sehr aktives Mädchen, für das schnelle Bewegung zum Wohlfühlen gehört. Sie erklärte: „Alle meine Sachen sind in dem Auto." Wegen der Flucht ist es verständlich, dass sie alles bei sich haben möchte. Gefragt, wie sicher sie den Wohlfühlort einschätze auf einer Skala von 1 (nicht sicher) bis 7 (völlig sicher)[19], sagte sie: 3–4. Gefragt, wie die Sicherheit stärker werden könnte, sprach sie davon, ein Kräftefeld über das Auto zu legen, was den Wert auf 6 brachte und dann auf 7. Diese Einschätzung sollte mit der Schmetterlingsumarmung (siehe Kapitel 20, „Die Vier-Felder-Technik'"), die hier eingeführt wurde, verankert werden. Sie stimulierte langsam selbst. Darunter ging die Sicherheitseinschätzung auf 5 zurück. Sie sagte dann, das Auto fahre richtig schnell – was die Sicherheit auf 6 erhöhte – und dann, das Auto fahre in den Himmel – was die Sicherheit auf 7 erhöhte. Die noch größere Schnelligkeit und die völlige Sicherheit nur an einem außerirdischen Ort könnten ebenfalls für ein erschüttertes Sicherheitsgefühl sprechen. Anna sagte auf die Frage, ob sie etwas beunruhige, nein, alles sei „gut verwahrt". Spontan malte sie dann ein Bild von mir, ein Ausdruck der beginnenden Bindung.[20] Sie malte auf Aufforderung ein Bild ihres Lebens in Kenia, eine fröhliche Gruppe von Kindern auf einem Spielplatz.

In der nächsten Sitzung malte Anna mehrere Landkarten, auf denen sie sich jeweils eintrug, was ich als Verortung in den häufigen Umzügen deutete.

In der vierten Sitzung arbeitete sie zur Verarbeitung ihrer traumatischen Erfahrungen im Sandkasten. In kindgerechter, ihrem Alter angemessener Form wurde eine dem Ablaufschema für Erwachsene folgende EMDR-Sitzung[21] durchgeführt. Sie sah sich sorgsam im Sandspielraum um und freute sich offensichtlich an den Figuren. Sie probierte verschiedene bilaterale Stimulationsmethoden aus: Augenbewegungen mit Folgen einer Fingerpuppe (Giraffe) auf einem Stab, Ohrhörer und „Buzzies" (vibrierende Handschmeichler). Sie bat, die letzteren beiden Methoden kombinieren zu können, nahm aber im Verlauf nur die akustischen Stimulationen, da sie beide Hände zum Spiel im Sand brauchte.

19 Neben der Einführung der Skalen für die EMDR-Arbeit diente dies auch zur Einschätzung ihres subjektiven Sicherheitsgefühls zu Beginn der therapeutischen Arbeit.

20 Annas Fähigkeit, mit ihrer Fantasie ihr Sicherheitsgefühl zu erhöhen, und der schnelle aber nicht unangemessene Beziehungsaufbau bestärkten mich darin, dass sie trotz einiger Anfragen an ihr Sicherheitsgefühl ein Durchprozessieren ihrer traumatischen Erfahrungen wahrscheinlich gut schaffen würde, was sich im Verlauf bestätigte.

21 Siehe Tapia-Adler 2009 für die Betonung der modifizierten, aber protokolltreuen EMDR-Arbeit mit Kindern.

Ich begann mit der Bitte, ihren Wohlfühlort im Sand nachzustellen, womit Anna auch anfing. Sie modellierte den Sand sorgfältig mit Wasser, baute eine Hütte auf und füllte sie mit bunten Glassteinen. Zum Schutz arrangierte sie Ritter, Piraten und andere Kampffiguren eng um die Hütte.

Im Spiel geriet sie dann in die Auseinandersetzung zwischen den „Guten" und den „Bösen", einem kindertypischen Thema, das aber auch den gewalttätigen Ausschreitungen an ihrem Wohnort entsprach. „Die hier beschützen alle guten Leute in der Stadt."

Es folgt ein Teil des Dialogs zwischen Anna und mir während ihrer Sandkastenarbeit.

T: Sie beschützen alle guten Leute in der Stadt?
A: Ja. Aber sie müssen alle diese kleinen Teile hier rausnehmen. Sodass die anderen nicht kommen und sie wegnehmen können.
T: Möchten die bösen Kerle das tun? *(Anna hatte vorher von den bösen Kerlen und ihren Absichten gesprochen.)*
A: Ja. Aber die hier beschützen ihn.

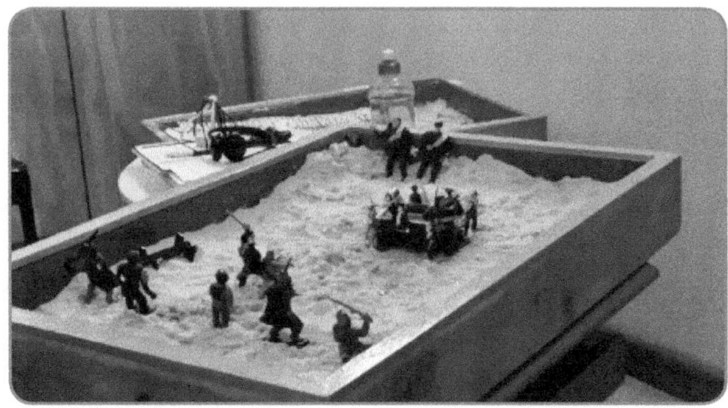

Abbildung 12: Anna – Angriff der bösen Kerle

Da sie bereits einen wichtigen Konflikt darstellte, beschloss ich, mit der Einschätzungsphase (Phase 3 des EMDR-Ablaufschemas) zu beginnen:

T: O.k.[22], bevor du weitermachst, kannst du mir sagen: Wenn du dir anschaust, was du bisher gemacht hast, hast du irgendwelche schlimmen Gedanken, die dir kommen *(Frage nach der negativen Kognition)?* Irgendwelche belastenden oder schlimmen Gedanken?

22 Die vielen O.k.s in unserem auf Englisch geführten Dialog sind unterstützend und nicht bewertend.

A: Nein.

T: Nein? Irgendwelche Gedanken, was passieren könnte *(um ihr mit der NK zu helfen)?*

A: Diese Guten hier werden gewinnen.

T: Diese Guten werden gewinnen?[23]

A: Weil die Bösen doch nur 1, 2, 3, 4, 5, 6, 7 sind und die Guten 1, 2, 3, 4, 5, 6, 7, 8, 9, 10, 11, also werden die Guten gewinnen.

T: O.k. Also der gute Gedanke ist, dass diese Leute gewinnen werden *(Mit einer positiven Kognition zu beginnen ist bei Kindern oft nötig)?*

A: Ja.

T: Und gibt es auch einen schlimmen Gedanken? Über die Kämpfe?

A: Ja, denn diese hier, die bösen Kerle, werden zum Schluss ins Gefängnis gehen.

T: O.k., so wird es am Schluss sein. Aber wir sind noch nicht am Schluss, nicht? Also am Ende wird es gut ausgehen. *(Einerseits eine Untermauerung ihres Sicherheitsgefühls, andererseits auch ein Hinbringen zu der noch nicht gelösten Situation.)*

A: Ja.

T: Hast du irgendwelche Gedanken über den Kampf? Über diese Kerle hier?

A: Der hier ist der Boss und der hier ist sein Helfer.

T: Sind sie gefährlich *(Hilfe, eine NK zu finden, die zu ihrem Trauma-Erleben passt)?*

A: Ja.

T: O.k., also ein schlechter Gedanke könnte sein …

A: *(unterbricht)* Sie sind vom Mars. *(Hier vermeidet sie wohl ihre Angst.)*

T: Sie sind vom Mars?

A: Ja, sie leben auf dem Mars.

T: Sie leben auf dem Mars?

A: Sie sind Außerirdische. *(Hier verschiebt sie das Angstauslösende in den außerirdischen Bereich, wie schon beim Wohlfühlort.)*

T: Sie sind Außerirdische?

A: Einige haben sich nur verkleidet als …

T: *(Ich bringe sie zur NK zurück, beobachtend, ob sie ihre Angst ausreichend tolerieren kann oder nicht.)* Könnte ein schlechter Gedanke also sein: Sie sind gefährlich? Hier ist es gefährlich? Ich bin in Gefahr?

A: Ja. Aber diese hier beschützen uns. *(Sie schafft es, mit den Guten in ihrer Sandkastenszene ihrer Angst standzuhalten.)*

T: O.k., die hier beschützen dich. Also könnte ein schlechter Gedanke sein: Ich bin in Gefahr. Und ein guter Gedanke: Die hier beschützen uns, diese Leute beschützen mich. Lass uns jetzt hier draufsehen. Dies ist unsere ganz besondere Skala, wie

---

23 Die Wiederholungen dienen einerseits dem Prozess, andererseits wurde diese Sitzung gefilmt und im Bewusstsein, dass Annas Stimme nicht immer zu hören sein würde, wiederholte ich viele ihrer Aussagen.

wahr sich etwas für dich anfühlt *(VoC-Skala, s. Abbildung 9).* Wie wahr fühlt es sich also für dich an zu sagen „Diese Leute beschützen mich"? Es kann ein kleines bisschen wahr sein, ein bisschen mehr, mehr, noch mehr, ganz, ganz wahr, total wahr. *(Ich zeige mit dem Finger dabei jeweils auf die Zahlen der VoC-Skala.)* Kannst du mir zeigen, wie wahr es sich für dich anfühlt zu sagen „Diese Leute beschützen mich"?

A: 6.

T: 6 – O.k. Wenn du an „Ich bin in Gefahr" denkst, was fühlst du dann?

A: Ich habe manchmal Angst.

T: Manchmal Angst?

A: Ja.

T: Auf dieser Skala …

A: Ja, wenn ich mich hier fürchte und die hier haben den ganzen Tag gearbeitet. *(Ich beschloss, jetzt schnell fortzuschreiten, weil sie offensichtlich getriggert war.)*

T: Auf dieser Skala, wenn 0 gar keine Angst bedeutet, aber das hier (10) die maximale Belastung ist, die du fühlen kannst …

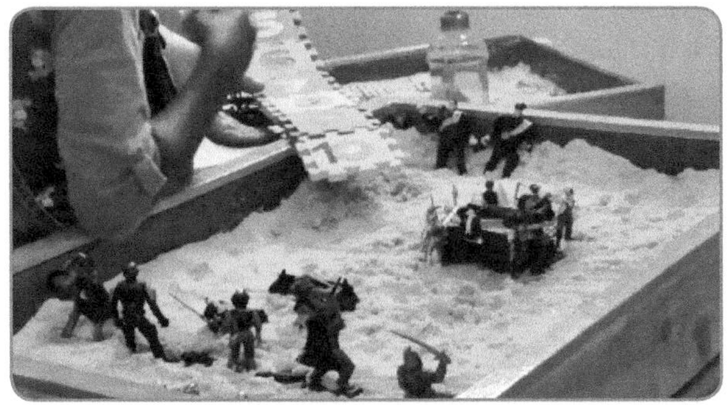

Abbildung 13: Die SUD-Skala

A *(wirft plötzlich alle schützenden Figuren um):* Hier, ich denke, alle diese Leute sind umgefallen *(Dies zeigt deutlich ihre Vulnerabilität zu diesem Zeitpunkt und wie ein Kind seine Emotionen im Sandkasten ausspielen kann. Ihre VoC war hier sicher nicht mehr 6.).* Ich würde sagen, so viel *(zeigt auf die 9).*

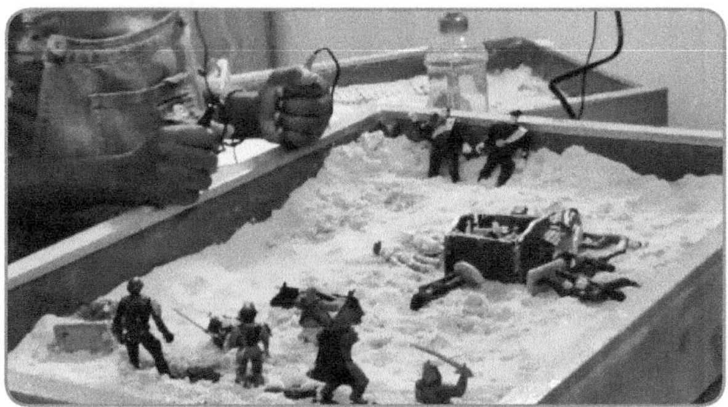

Abbildung 14: Hier sieht man die umgefallenen Schutzpersonen und Anna mit den „Buzzies"

T: 9, o. k. Wir werden jetzt unsere Maschine benutzen. Du hast 9 gesagt. Wo kannst du diese Belastung in deinem Körper spüren? Kannst du mir sagen, wo du es im Körper spürst? *(A. zeigt auf ihren unteren Brustbereich.)* Genau da? O. k.

(Nach der Phase 3 begann die Reprozessierungsphase (Phase 4 im EMDR-Ablaufschema).

T: Nimm die Kopfhörer und die „Buzzies". Und dann möchte ich, dass du auf das Bild hier guckst, ja? Und dass du an den schlimmen Gedanken „Ich bin in Gefahr" denkst, zusammen damit, wo du es im Körper spürst, o. k.? Ich stelle es jetzt an.

(BLS)

Bereits nach dem ersten Satz bilateraler Stimulation sagte Anna: „Es hat sich verändert, wo ich jetzt keine Angst mehr habe." *(Hier fragt man sich, ob Anna in die Vermeidung geht oder ob es sich um einen sehr kurzen Ablauf handelt, für Kinder nicht untypisch. Ich lasse es erst mal so stehen und mache weiter im Ablauf.)*

T: Und hast du jetzt ein neues Bild, das du im Sand darstellen möchtest?

(Dieser Ablauf ist typisch in den darstellenden EMDR-Verfahren, statt die Assoziationen in Worte zu fassen, stellt das Kind die neuen Assoziationen dar.)
Anna arbeitet eifrig im Sand und das neue Bild wird stimuliert. „Geh damit."
(BLS)
Sie nimmt die „Buzzies" nicht mehr und beginnt, unter der bilateralen Stimulation im Sand weiterzuarbeiten.)

T: O. k., ich stoppe hier mal eben. Kannst du mir sagen, was jetzt ist?
A: Sie haben alle Leute von der Hütte weggeholt.
T: Sie haben alle Leute von der Hütte weggeholt? Geh damit.

(BLS)

A: Das ist das Gefängnis, denn alle Bösen müssen ins Gefängnis.
T: Oh, o. k. Möchtest du, dass ich wieder anstelle?
A: Ja.
T: O. k.

(BLS)

Anna steckt viele Figuren ins Gefängnis. Sie stellt ein rotes Zelt genau neben das Gefängnis, dreht es so, dass der Eingang blockiert ist, und fügt Wasser hinzu. In das Zelt steckt sie eine sehr große Figur von den „Bösen". Als sie nicht hineinpasst, drückt sie sie tief in den Sand, bedeckt sie ganz mit Sand und stellt das Zelt darüber.

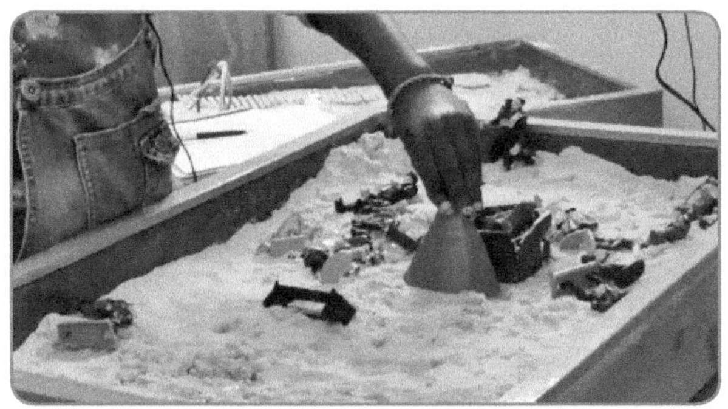

Abbildung 15: Gefängnis und Zelt

T: *(beendet die BLS)* Was ist jetzt?
A: Sie sind alle im Gefängnis.
T: Geh damit.

(BLS)

A: Ich habe ihn vergraben. Dieser Kerl ist sehr groß, o. k.?
T: Du hast ihn vergraben. Geh damit.

(BLS)

A: Und jetzt stelle ich alle diese Leute hierher, um zu feiern.
T: O. k., du stellst sie zum Feiern? Möchtest du, dass ich wieder anstelle.
A: Ja.
T: O. k.

(BLS)

Anna gestaltet eine besondere Ecke mit den Glaskieseln. Dann baut sie eine andere große Figur zwischen Zelt und Gefängnis. In der besonderen Ecke arrangiert sie einen Tisch und Essen. Dabei fragt sie:

A: Was ist das hier?
T: Was soll es denn für dich sein?[24]
A: Gebratene Kartoffeln, lecker!

Anna arrangiert kleinere Figuren in einer Linie, die auf die besondere Ecke zugehen.

T: O. k., ich stelle es jetzt ab. Was ist jetzt?
A: Dies sind die Leute, die zum Fest kommen. Die sind alle dahin unterwegs. Es war mal das Zuhause von denen *(zeigt zum Gefängnis)* hier.[25]
T: O. k., die sind alle dahin unterwegs?

Ein Zurück zum Knoten-Ausgangspunkt ist schwierig im Sandkasten, da das Ausgangsbild ja nicht mehr vorhanden ist. Kinder haben auch oft nur einen Assoziationskanal. Nach mehreren positiven Assoziationen entschloss ich mich hier, nach dem SUD zu fragen.

T: O. k., hier ist unsere Skala wieder *(zeige ihr die SUD-Skala).* Wenn du dir jetzt dein Bild anguckst, wie sehr belastet es dich? 0 ist gar nicht, 10 das meiste, was du dir vorstellen kannst. Wie schlimm ist es?

Anna zeigt auf die 0.

T: 0?

(Beginn der Phase 5 im EMDR-Ablaufschema)

T: O. k., denk daran, wie du gesagt hast, der gute Gedanke war „Diese Leute schützen mich.“ Passt das noch oder hast du einen anderen guten Gedanken?
A: Ich habe viele gute Gedanken.
T: Ja. Welcher ist der stärkste?
A: Dass sie Spaß haben und die Bösen im Gefängnis sind.
T: Sie haben Spaß und die Bösen sind im Gefängnis? Kannst du das mit dir selbst im Satz sagen? Wie z. B. „Ich habe Spaß“?
A: Ja.

---

24 Dies ist eine typische Spieltherapie-Intervention, s. Landreth 2002, S. 216 ff.

25 Eine mögliche Auseinandersetzung mit der Frage, wie gute Menschen böse werden, oder auch mit ihrer Adoptionsgeschichte. Wie konnte aus meinem Zuhause, meiner biologischen Mutter etwas Böses werden, nämlich dass ich verlassen wurde?

T: Passt das auch? „Ich habe Spaß und die Bösen sind im Gefängnis"? *(Wegen der für Anna wichtigen Eingrenzung der Gefahr ließ ich den Doppelgedanken als positive Kognition hier stehen.)* O.k.? *(Anna nickt.)*

T: Das ist der gute Gedanke. Das hier ist unsere Skala für den guten Gedanken *(ich zeige ihr die VoC-Skala).* Wie wahr fühlt es sich für dich an zu sagen „Ich habe Spaß und die Bösen sind im Gefängnis"? 1 ist nur ein kleines bisschen, mehr, mehr, mehr, viel, viel mehr, total wahr. *(Bei jedem dieser Worte zeige ich jeweils einen Schritt weiter auf der Skala.)*

A: *(deutet auf die 7)* Total wahr.

T: Total wahr? O.k.

T: Ich mache das jetzt *(die Töne)* mal langsamer für diesen Teil. Nicht, dass du überrascht bist. Kannst du dir das Bild ansehen und „Ich habe Spaß und die Bösen sind im Gefängnis" denken, während ich das anmache?

(Langsame BLS)

A: Ich höre diese Seite nicht gut. *(Hier zeigt sie ihre gute Ego-Stärke, sie kann Dinge für sich ansprechen und korrigieren [lassen].)*

T: *(korrigiert das Gerät)* Ist es jetzt besser?

A: Ja, O.k.

(Langsame BLS)

T: Was ist jetzt?

A: Es ist immer noch 7.

T: Es ist immer noch 7? Irgendeine Veränderung?

A: Es ist 10.

T: Es ist sogar 10!!! Es ist stärker geworden. Kannst du noch mal draufschauen?

(Langsame BLS, während derer Anna wieder im Sand spielt, der Tisch fällt um und sie baut ihn wieder auf.)

A: Es ist immer noch 10.

T: Es ist immer noch 10?

A: Oder darf ich das nicht sagen? *(Sie erinnert sich an die Vorgabe von 1–7 und vergewissert sich etwas ängstlich, ob sie darüber hinaus darf.)*

T: Nein, wenn du sagst, es ist 10, dann ist es 10.

(Beginn der Phase 6 im EMDR-Protokoll)

T: Du kannst jetzt mal das hier nehmen, das ist unser Körper-Scanner. Und du kannst an das Bild denken und den guten Gedanken „Ich habe Spaß und die Bösen sind im Gefängnis" und dabei den ganzen Körper durchscannen, von oben auf dem Kopf bis ganz unten zu den Zehen. Guck mal, ob es irgendein Gefühl im

Körper gibt, das dich stört, oder ein gutes Gefühl. Falls du was spürst, kannst du aufhören und es mir sagen?

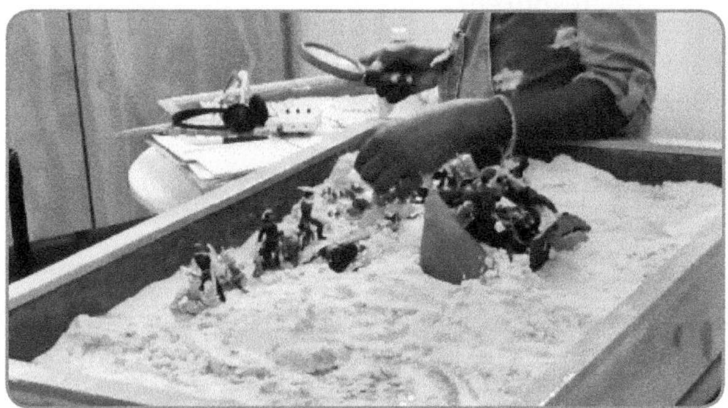

Abbildung 16: Anna mit dem Körper-Scanner (einer Lupe)

A: Es ändert sich nichts.
T: Es ändert sich nichts?
A: Nichts, nichts ändert sich.
T: Stört dich irgendwas in deinem Körper?
A: Nein, es ist jetzt 20 *(sie meint die VoC).*
T: 20!!! Gibt es ein gutes Gefühl im Körper?
A: Ja.
T: Wo ist das gute Gefühl im Körper?

(Anna zeigt wieder auf den unteren Brustbereich.)

T: Genau da, wo das andere Gefühl war?

(Anna nickt.)

T: O. k., bitte setze die Kopfhörer wieder auf und konzentriere dich für ein Weilchen auf das gute Gefühl hier, o. k.?
A: O. k.
T: Schau dir das Bild an, konzentriere dich auf den guten Gedanken „Ich habe Spaß und die Bösen sind im Gefängnis“ und auf das gute Gefühl in deinem Körper. *(Hier ging ich zur PK zurück, weil sich die VoC noch erhöhte.)*
A: *(unterbricht)* Das kann ich jetzt nicht machen, ich muss aufs Klo.
T: Du musst aufs Klo? Das ist wichtig. Geh mal hin und dann kommst du wieder. Weißt du, wo es ist?[26]

26 Im Licht der darauf folgenden Entwicklung hat sie hier möglicherweise eine Entspannung einschließlich des Vegetativums (Blase) erlebt. Oder etwas war noch nicht abgeschlossen, sie brauchte erst mal Abstand – oder sie musste eben einfach auf die Toilette.

(Anna kommt zurück.)

T: Da bist du ja wieder. Kannst du die *(Kopfhörer)* wieder aufsetzen? Kannst du das gute Körpergefühl noch spüren?
A: Ja.
T: Wo ist es jetzt, das gute Körpergefühl?
A: 324 *(meint die VoC).*
T: 324!!! Und wo spürst du das im Körper *(ich zeige auf die vorherige Stelle)*? – Oder ist es woanders?
A: Überall.
T: Überall!!! O. k., guck auf dein Bild und den guten Gedanken „Ich habe Spaß und die Bösen sind im Gefängnis" und wo du das überall im Körper spürst, o. k.? Fang an.

(Langsame BLS)
Anna nimmt während der BLS eine große Figur aus dem Gefängnis. Ende der BLS.

T: Was ist jetzt da?
A: Diese Kerle hier werden jetzt gut und sie werden spielen gehen.
T: Diese Kerle sind jetzt gut geworden und gehen spielen?
A: Ja.
T: O. k.
A: Es ist niemand mehr im Gefängnis außer diesem da. *(Sie kann das Gefängnis nicht als permanente Lösung akzeptieren. Sie lässt die Bösen gut werden.)*
T: Es ist niemand mehr im Gefängnis außer diesem da?
A: Ja, er wird noch eine sehr lange Zeit böse sein. *(Sie kann zwischen Bösem, das sich verändert, und solchem, das sich nicht verändern kann, unterscheiden.)*
T: Oho, er wird noch lange böse sein.
A: Nein, er ist noch im Gefängnis, weil er gestorben ist, er ist ein Skelett. *(Sie bringt jetzt eine permanente Lösung für das Böse, das sich nicht ändert.)*
T: Oh, er ist also tot, ich verstehe.
A: Du musst ihn abstauben, sodass ich ihn auf das Regal zurückstellen kann. *(Hier verlässt sie einerseits die Spielsituation und geht in die Realität des Aufräumens, andererseits möchte sie wohl diese [böse] Figur ganz aus ihrem Spiel entfernen [siehe das Außerirdische zuvor]).*
T: Du kannst ihn hier drüben hintun, denn jemand wird nachher aufräumen, O. k.? Möchtest du ein Skelett? *(Ich antworte auch auf beiden Ebenen. Es war mir wichtig, ihr ein Skelett aus den Miniaturen anzubieten, da ich nicht wusste, ob sie es gesehen hatte und mir die Möglichkeit einer Repräsentanz wichtig war.)*
A: *(ohne darauf einzugehen) Sie sind bereits tot. Diese Kerle hier … dieser Kerl hier (sie schmeißt ihn aus dem Sandkasten zu dem anderen „Toten").* Die hier mag ich

nicht wirklich *(sie schmeißt noch mehr raus). (Anna geht in die Probehandlung und findet heraus, was für sie stimmig ist.). (Sie bringt eine Figur wieder in den Sandkasten.)* Dies ist einer der Bösen, aber jetzt ist er gut. *(Sie arrangiert mehrere der „Toten" am Ende der Schlange.)* Diese kommen auch. *(Die Kontrolle darüber, wer dabei sein darf, ist Teil des Heilungsprozesses.)* Und sie lebten glücklich und zufrieden bis ans Ende ihrer Tage. *(Das Ende jeden Märchens und das angemessene Ende dieses Prozesses.)*

T: Sie lebten glücklich und zufrieden bis ans Ende ihrer Tage? O.k., geh damit.

(Langsame BLS)

Anna bringt die ersten der Warteschlange direkt zum gedeckten Tisch, schmeißt dann alle in der Reihe auf den Tisch und vermischt sie wild. Die Szene hat eine fröhliche Leichtigkeit, die mit der Zerstörung des sorgfältig Gebauten das Ende deutlich signalisiert.

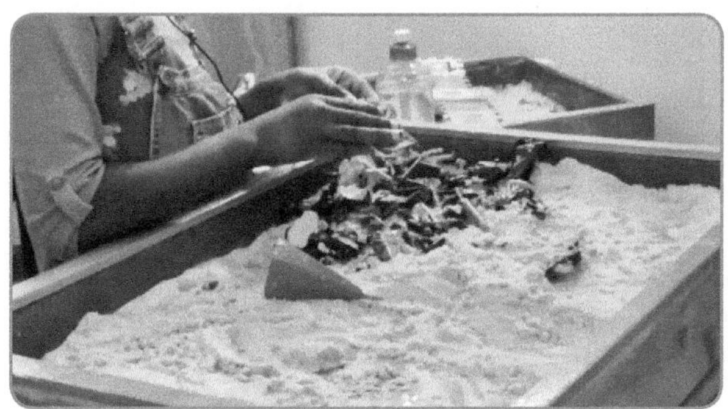

Abbildung 17: Alle auf einem Haufen, das Ende

T: Was ist jetzt da?

A: Sie gehen jetzt alle schlafen.

T: Sie gehen jetzt alle schlafen?

A: Ha, er ist vollgefressen *(sie deutet auf den eigenen Bauch). (Sie ist gesättigt, angefüllt vom Erleben?)*

T: Er ist vollgefressen?

A: Kann ich mal gucken, was da drin ist? *(Es ist eine Miniatur, ein verpacktes Geschenk. Anna zeigt ihre natürliche Neugier, aber auch, dass der Prozess vorbei ist.)*

T: Ich glaube nicht, dass da was drin ist. Ich weiß es nicht, ich habe noch nie nachgeschaut, aber …

A: Ich glaube, da ist einfach Füllmaterial drin, das denke ich. *(Sie verlässt die Fantasieebene.)*

T: O.k., sind wir fertig?
A: Ja.
T: Ich stelle dies ab *(auditives Gerät).*

(Beginn der Phase 7 des EMDR-Ablaufschemas)

T: Toll gemacht. Weißt du, manchmal, wenn du so was gemacht hast, träumst du nachts davon oder du denkst während des Tages daran oder du siehst ein Bild vor dir und das ist ganz in Ordnung. Falls das passiert, kannst es deiner Mama oder deinem Papa sagen und wir können nächstes Mal darüber reden.

Nach dieser vierten Sitzung ging es Anna sehr gut. Drei weitere Sitzungen nahmen die Adoption und andere Punkte auf. Eine Rückmeldung von den Eltern fast zwei Jahre später bestätigte, dass Anna weiterhin symptomfrei ist und es ihr gut geht.

25.5.2 Peter[27]

Ein sechsjähriger Junge, nennen wir ihn Peter, ist der jüngste von drei Kindern. Seine Eltern baten um Hilfe. Nach zwei Evakuierungen von ihrem Einsatzort, teils bei mit angehörtem Beschuss, war der Junge sehr ängstlich, hatte Albträume und wurde sehr schnell aggressiv. Die Familie lebte in einem von häufigen Kämpfen gekennzeichneten Einsatzland, wo die Eltern ein humanitäres Projekt unterstützten. Die Evakuierungen fanden kurz nacheinander statt, einmal musste die Familie ihren Wagen verlassen und eine blockierte Straße selbst freiräumen, um fliehen zu können. Der Sechsjährige sei sehr verstört gewesen und auch durcheinander. Er wisse nicht mehr, wer gut und wer schlecht sei. Die Polizei beispielsweise, vorher für Peter „die Guten", habe ihm wichtige Menschen eingesperrt. Für eine der älteren Schwestern sei es eher ein großes Abenteuer gewesen.

Peter spielte Szenen im Sandkasten, als ich ihn fragte, was ihm am Einsatzort Angst mache. Er spielte mit Gruppen von Kämpfern, die einander „verschlangen", eine Person wurde unter Gewalt zur Polizei gebracht, zwei große Löwen fraßen ihre Löwenbabys und eine Ratte Würmer. Zwei Figuren kämpften, einer drohte: „Gib auf, sonst …", und eine Figur wurde im Sand beerdigt.

27 Dieses Beispiel ist stark verkürzt, es greifen dieselben Prinzipien wie bei Anna.

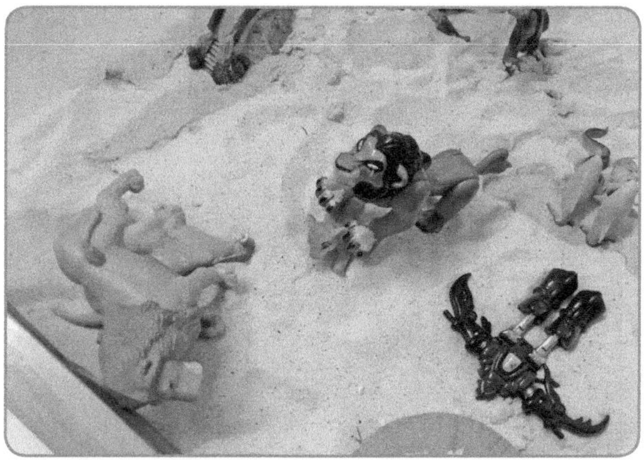

Abbildung 18: Peter – die großen Löwen fressen die kleinen

Als Wohlfühlort malte Peter sich selbst in einem Riesen. Er fühle sich bei 5 (VoC) sicher im Bauch des Riesen (auch hier das Verschlungen-Werden-Motiv, aber mit positiver Konnotation). Peter sagte, es sei nicht völlig sicher, weil der Riese ja erschossen werden könnte. Er fügte Leibwächter mit Messern und Pfeil und Bogen dazu, dann eine Comicfigur („Bigfoot") als zusätzlichen Schutz. Damit fühle er sich nun völlig sicher –7 auf der VoC-Skala.

In der nächsten EMDR-Reprozessierung arbeitete Peter am Sandkasten. Für die bilaterale Stimulation wählte er eine Comic-Fingerpuppe auf einem Stab. Er stellte zunächst ein Rennauto, verschiedene andere Wagen und sich gegenüberstehende kämpfende Gruppen auf.

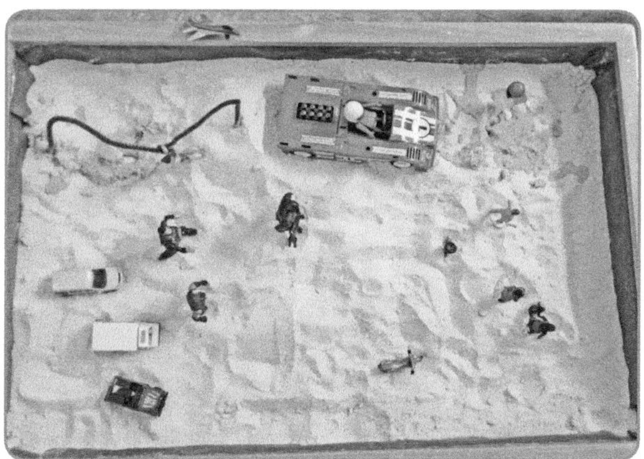

Abbildung 19: Die kämpfenden Parteien

Die „Bösen“ waren sowohl größer als auch besser ausgestattet, sodass die „Guten“ fliehen mussten. Tarzan konnte sich an einer von Peter gebastelten Liane (Pfeifenreiniger) entlangschwingen und griff aktiv in den Kampf ein, indem er die „Bösen“ von hinten umschubste.

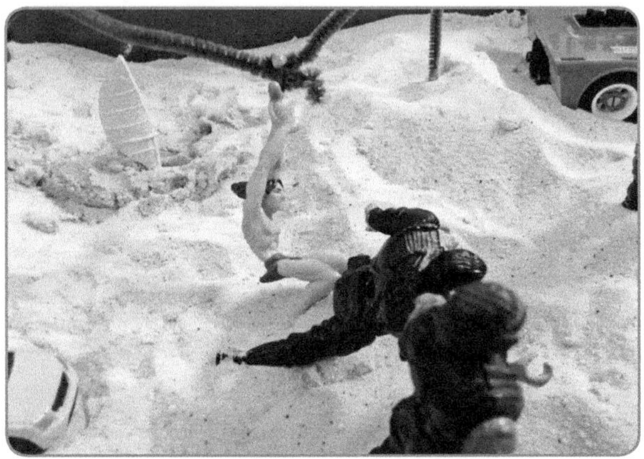

Abbildung 20: Tarzan im Angriff

Peter erklärte, dass ein „kleiner Kerl“ (Playmobil-Figur) sehr gut kämpft. (Neben Tarzan war dieser wohl die Identifikationsfigur für Peter, zumal der „kleine Kerl“ zunächst das große Rennauto fuhr.) Am Ende waren alle Wagen umgestürzt, alle „Bösen“ tot und die „Guten“ siegreich. Man sah die „Guten“, unter Führung des „kleinen Kerls“, aus dem Sandkasten streben (wohl eine Abwendung Peters von all den Kämpfen).

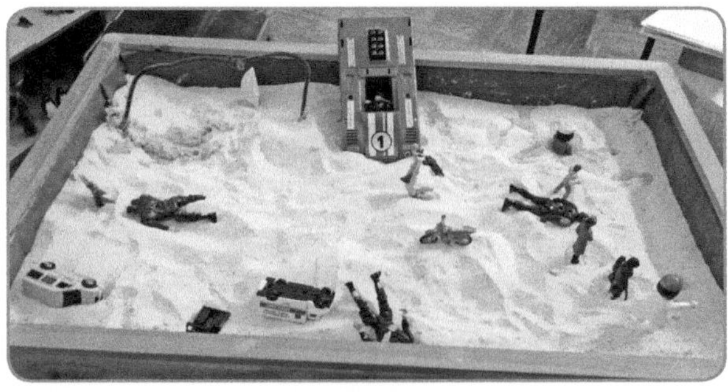

Abbildung 21: Ausgang des Kampfes

Ganz am Schluss sagte er (nach weiterer bilateraler Stimulation), dass alle nach Hause gingen. Auf Nachfrage sagte er „alle Flüchtlinge". (Offensichtlich hatte ihn auch beschäftigt, was aus den Flüchtlingen aus seinem Dorf würde.). Es gab keine negativen Körpergefühle mehr.

Vier Tage später berichten seine Eltern, dass er wie ausgewechselt sei, nicht mehr aggressiv, fast übermütig und sich sehr sicher fühle. In der nächsten Sitzung sagte Peter, dass ihm die bewaffneten Männer keine Angst mehr machten, er sich aber vor Skorpionen fürchte, was er auch darstellte. Dies war schnell durchzuarbeiten und am Ende stand wieder der Wohlfühlort im Bauch des Riesen. (Im Hinblick auf die nächste Sitzung war die Furcht vor Skorpionen möglicherweise eine Verschiebung von dahinter liegenden Ängsten.) Nach einem weiteren Satz bilateraler Stimulation sagte Peter, dass er sich sehr gut fühle, sehr, sehr gut. Dies wurde verankert und auch sein Körpergefühl gab er als „rundherum gut" an. Peter arbeitete in zwei weiteren Sitzungen aggressive, protektive und Kommunikationsthemen durch. In der letzten Sitzung sage er, dass ihn nichts mehr beunruhige. Seine Eltern berichten, die aggressiven Durchbrüche seien zu Ende und er sei wieder wie der Peter von vorher. Über ein Jahr nach der Behandlung lebt Peter in einer sichereren Umgebung im Heimatland der Eltern und hat keine posttraumatischen Symptome mehr.

Literatur

Adler-Tapia, R. & Settle, C. (2008): *EMDR and the Art of Psychotherapy with Children.* New York : Springer.

Adler-Tapia, R. (2009): *Ausbildung in EMDR mit Kindern* [Mitschrift]. Nairobi.

Ammann, R. nach Liedl (1995). Der Sandkasten als Garten der Seele. *Sandspieltherapie,* Heft 4, S. 13.

Boss-Baumann, R., zitiert nach Liedl, R. (2006): Sandspieltherapie und Spieltherapie. *Sandspieltherapie,* Heft 20, S. 28.

Brächter, W. (2015): ↗ http://www.geschichten-im-sand.de/index.html . [Online] [Zugriff 17. 2 2015.]

Brisch, K. H. ; Grossmann, K. E.; Grossmann, K. & Köhler, L. (Hrsg.) (2002): *Bindung und Seelische Entwicklungswege: Grundlagen, Prävention und klinische Praxis.* Stuttgart: Klett-Cotta.

Day, R. & Day, C. (2012): Creative Therapy in the Sand: Using Sandtray with Clients. Rugby: Brook Creative Therapy. Zitiert aus Amazon Excerpts, Zugriff 17.2.2015.

DGST – Deutsche Gesellschaft für Sandspiel Therapie. ↗ http://www.sandspiel.de. [Online] [Zugriff 17.02.2015]

Eckers, D. (2014): EMDR and Children. EMDR-Ausbildungsmanual für Level 1. Nairobi (Übersetzung Zitat G. Roth).

Fernandez, I. (2013): Advances in Trauma Care: Understanding EMDR and its Relevance for Humanitarian Settings and for the WHO Global Mental Health-Action Plan. Vortrag, Italien (Übersetzung Zitat G. Roth).

Friedman, H. & Mitchell, R. R. What is Sandplay? Sandplay Therapists of America [Webseite]. ↗ http://www.sandplay.org/about_sandplay.htm. [Online] [Zugriff 20.12.2014].
Herborn, Erziehungsberatungsstelle. ↗ http://www.erziehungsberatungsstelle-herborn.de/html/narrative_sandspieltherapie.html. [Online] [Zugriff 20. 12 2014].
Hofmann, A. (Hrsg.) (1999, 2014): *EMDR Praxishandbuch zur Behandlung traumatisierter Menschen.* 5. Auflage. Stuttgart: Thieme.
Hughes, D. A. (2009): *Attachment-Focused Parenting.* New York: Norton & Company.
Kalff, D. M. (1996): *Sandspiel – Seine therapeutische Wirkung auf die Psyche.* 3. Auflage. München: Reinhardt.
Klaff, F. (2010): Children's Specialty Workshop EMDR [Mitschrift] (Übersetzung G. Roth). Addis Ababa.
Landreth, G. (2002): *Play Therapy, The Art of the Relationship.* New York : Routledge.
Liedl, R. (2008): *Das Sandspiel in der Gestalttherapie mit Kindern und Erwachsenen.* [Abschlussarbeit im Rahmen der Ausbildung zum Psychotherapeuten, betreut von Dr. Hans Peter Bilek und Mag. Hanna Fak]. Wien.
Lovett, J. (1999): *Kleine Wunder: Heilung von Kinheitstraumata mit Hilfe von EMDR.* Paderborn: Junfermann.
Lowenfeld, M., zitiert in Day & Day 2015 (Übersetzung G. Roth), 1979/1993.
Montecchi, F. (1999), ziitert in In Liedl, R.: Sprechende Hände und analytisches Zuhören. Möglichkeiten und Grenzen in der Arbeit mit Jugendlichen. *Sandspieltherapie,* Heft 8: S. 4.
Rost, C. (Hrsg.) (2008, 2014): *Ressourcenarbeit mit EMDR: Vom Überleben zum Leben. Bewährte Techniken im Überblick.* Paderborn: Junfermann.
Seedat, R. (2011): *Sandspiel in Spieltherapie.* Ausbildungsmanual [Magic of Play Therapy Workshop] (Übersetzung G. Roth), S. 33-49, Nairobi.
Shapiro, F. (2001): *Eye Movement Desensitization and Reprocessing* (Übersetzung Zitat G. Roth). 2. Auflage. New York: Guilford.
Signell, K. A. (1999): Stille, Schweigen und Sandspiel, zitiert in: Liedl, R: Das Sandspiel in der Gestalttherapie mit Kindern und Erwachsenen [Abschlussarbeit im Rahmen der Ausbildung zum Psychotherapeuten]. *Sandspieltherapie,* Heft 8: S. 46.
Tank, Parul (2011): EMDR with Children. Vortrag. Powerpointpräsentation, Folie 49: Ignacio- Mexiko Earthquake(Artigas, Jarero, Mauer, López Cano, & Alcalá 2000; Boel, 1999; Jarero, Artigas, & Montero, 2008). Thailand, Prachimburi 2011.
Tinker, B. & Besser, L.-U. (2005): EMDR bei Kindern [Part 1 Mitschrift] (Übersetzung G. Roth). München.
Widmer-Guyer, B. ↗ http://www.beatrice-widmer.ch/Sandspieltherapie.php. [Online] [Zugriff 17.02.2015].
Zaghrout, M. (2010): EMDR with Children in Groups [Mitschrift] (Übersetzung G. Roth). Nairobi.

Abkürzungsverzeichnis

AIP – Adaptive Information Processing
BDI – Beck-Depressions-Inventar
BHS – Back of the Head Scale
BLS – bilaterale Stimulationen
CIPOS – Constant Installation of Present Orientation and Safety
DES – Dissociative Experience Scale
EEI – Early EMDR Intervention
EMD – Eye Movement Desensitization
EMDR – Eye Movement Desensitization and Reprocessing
EMDr – Single Session Modified EMDR
EMDR PEP – EMDR Performance Enhancement Psychology Protocol
EMDR-IGTP – Integratives Gruppentherapie-Protokoll
ERP – Emergency Response Procedure
FDS – Fragebogen für Dissoziative Symptome
IES – Impact of Event Scale
IK-PTBS – Interview zur komplexen Posttraumatischen Belastungsstörung
KVT – Kognitive Verhaltenstherapie
LOP – Level of Pain
LOU – Level of Urge
NK – negative Kognition
PK – positive Kognition
POP – Position of Power
PTBS – Posttraumatische Belastungsstörung
RDI – Ressource Developement and Installation
R-TEP – Recent Traumatic Episode Protocol
SUC – Subjective Unit of Comfort
SUD – Subjective Units of Disturbance
TF-VT – traumafokussierte Verhaltenstherapie
TRP – Trauma Response Program
TSF – Trauma Screening Fragebogen
VoC – Validity of Cognition
VT – Verhaltenstherapie

Index

Die Autorinnen und Autoren

Dr. **Lucien Burkhardt**, Facharzt für psychotherapeutische Medizin, Ausbildung in Verhaltenstherapie, Gesprächspsychotherapie, Spezielle Psychotraumatherapie (DeGPT). EMDR-Facilitator, und Supervisor, Ausbilder von EMDR-Facilitatoren am EMDR-Institut. Mitbegründer des Zentrums für Psychotraumatologie Frankfurt und der ISSD Deutschland (International Society for the Study of Dissociation) 1995. In eigener Praxis seit 2001. ↗ http://www.zfpt.de

Raimund Dörr, Psychotherapeut SBAP, Spezielle Psychotraumatherapie (DeGPT). Psychotherapeutische Ausbildungen in Personzentrierter Psychotherapie und in EMDR. Seit 2000 Supervisor und seit 2002 Facilitator des EMDR-Instituts. Fortbildungstätigkeit in Deutschland und in der Schweiz. Leitet zusammen mit Hanne Hummel das EMDR-Institut Schweiz und das Psychotherapeutische Institut im Park in Schaffhausen, Schweiz. raimund.doerr@emdr-institut.ch, ↗ http://www.emdr-institut.ch

Esther Ebner ist Therapeutin für Konzentrative Bewegungstherapie (KBT), Myoreflextherapie und EMDR (Facilitator und Supervisorin), Weiterbildung in Dialektisch Behavioraler Therapie nach M. Linehan (DBT), tätig in eigener Praxis, Grundberuf Krankenschwester / HP.

Dr. med. **Franz Ebner**, Facharzt für Psychiatrie und Psychotherapie, bis 2008 Oberarzt in der Klinik Hohe Mark in Oberursel, Leiter der dortigen Traumastation für Frauen. Seit 1995 als Facilitator und Supervisor national und international in der Ausbildung für EMDR tätig, seit 2000 Trainer am EMDR-Institut Deutschland. Mitbegründer des Zentrums für Psychotraumatologie Frankfurt 1995. Niedergelassen als Psychotherapeut ↗ http://www.praxisebner.de

Diplom-Psychologin **Dagmar Eckers**, Psychologische Psychotherapeutin (Verhaltenstherapie) für Kinder, Jugendliche und Erwachsene. EMDR-Supervisorin und EMDR-Facilitatorin, seit 1999 im EMDR-Institut Deutschland. Trainerin für EMDR bei Kindern und Jugendlichen auf Europaebene (EMDREA) seit 2003. Mitbegründerin des Traumaforums Berlin. info@traumaforum-berlin.de, ↗ http://www.traumaforum-berlin.de

Dr. **Tanos Freiha**, Psychologischer Psychotherapeut, leitender Psychologe am Sozialpädiatrischen Zentrum der Uni-Kinderklinik Köln, EMDR-Therapeut, Supervisor und Facilitator für Erwachsene, Kinder und Jugendliche. Junior EMDR-Trainer (EMDR-Institut Deutschland), Spezielle Psychotraumatherapie mit Kindern und Jugendlichen (DeGPT), Fachpsychologe Diabetes (DDG) und in eigener Praxis tätig.

Heike Gerhardt, Fachärztin für Psychiatrie, Psychotherapeutin (tiefenpsychologisch fundiert), EMDR-Therapeutin (EMDRIA), bis 2004 Oberärztin Klinik Hohe Mark, Oberursel; seit 2005 tätig in eigener Praxis in Gießen, Zulassung im Psychotherapeutenverfahren der deutschen gesetzlichen Unfallversicherungen und Berufsgenossenschaften (DGUV), Dozentin an der Akademie für Psychotherapie Hessen, Selbsterfahrung und Supervision.

Dr. **Arne Hofmann** ist Facharzt für Psychosomatische und Innere Medizin und Leiter des EMDR-Instituts Deutschland. Er hat 1991 die EMDR-Methode im deutschsprachigen Raum eingeführt, ist Mitgründer der deutschsprachigen Fachgesellschaft für Psychotraumatologie (DeGPT) sowie der Fachgesellschaft EMDR-Europe. Dr. Hofmann lehrt, forscht und publiziert international und ist derzeit Gastprofessor an der Xihua Universität in Sichuan (China).

Dr. med. **Michael Hase**, Facharzt für Psychiatrie und Psychotherapie. Seit der Ausbildung in EMDR 1997 arbeitet er an der Integration psychotraumatologischer Ansätze und des EMDR in die klinische Psychiatrie, Psychosomatik und Psychotherapie der Regelversorgung und nun auch der Rehabilitation. Mitgründer der Arbeitsgruppe „Akute Traumatisierung“ der DeGPT. Vorsitzender der Fachgesellschaft EMDRIA Deutschland e.V., seit 2009 Chefarzt der Abteilung für Psychosomatik und Psychotherapie der Diana Klinik in Bad Bevensen. m.hase@diana-klinik.de, ↗ http://www.michaelhase.eu

Dr. med. **Helge Höllmer**, Oberstarzt, Facharzt für Psychiatrie und Psychotherapie. Berufssoldat und Chefarzt des Zentrums für seelische Gesundheit am Bundeswehrkrankenhaus Hamburg. Spezielle Psychotraumatologie (DeGPT), Begutachtung reaktiver psychischer Traumafolgen (DeGPT) im sozialen Entschädigungsrecht und in der gesetzlichen Unfallversicherung, Accredited Practitioner in EMDR. hhoellmer@gmail.com, helgehoellmer@bundeswehr.org.

Hanne Hummel, Psychotherapeutin SBAP, Spezielle Psychotraumatherapie (DeGPT). Psychotherapeutische Ausbildungen in Personzentrierter Psychotherapie und in EMDR. Seit 1998 Supervisorin und Facilitatorin, seit 2007 Trainerin des EMDR-Instituts. Leitet zusammen mit Raimund Dörr das EMDR-Institut Schweiz und das Psychotherapeutische Institut im Park in Schaffhausen, Schweiz.
hanne.hummel@emdr-institut.ch, ↗ http://www.emdr-institut.ch

Dr. **Dorothee Lansch**, Ärztin für Psychiatrie, Ärztin für Psychotherapeutische Medizin, Psychoanalytikerin, Spezielle Psychotraumatologie (DeGPT), EMDR-Supervisorin (EMDRIA) und EMDR-Facilitatorin (EMDR-Institut Deutschland), Fortbildungstätigkeit, niedergelassen in eigener Praxis. dorothee.lansch@t-online.de

Dr. phil. **Maria Lehnung** forschte an der Universität Kiel und ist inzwischen als Psychologische Psychotherapeutin in eigener Praxis mit psychotraumatologischem Schwerpunkt niedergelassen. Daneben ist sie als Dozentin und Supervisorin tätig und ist EMDR-Europe-Trainerin. Von Beginn ihrer Arbeit mit EMDR an war sie von dem Verfahren und seinen Möglichkeiten fasziniert und daran interessiert, kreative Wege des Einsatzes von EMDR auch bei schwierigen Patienten zu finden. Sie war an der Entwicklung des Konzepts zur Behandlung von Depressionen mit EMDR und ist an den ersten Forschungsprojekten auf diesem Gebiet maßgeblich beteiligt.

Eva Münker-Kramer, Dipl. Psychologin, Psychotherapeutin (VT), Leitung EMDR Institut Austria (www.emdr-institut.at) und EMDR Fachgesellschaft (A), koopt. Mitglied Executive Committee EMDR Europe, seit 2007 EMDR-Trainerin, Senior Trainer EMDR Institute (F. Shapiro), u. a. Gastdozentin der Arbeitsgemeinschaft für Verhaltenstherapie; Österr. Akademie f. Psychologie; Donau Univ. Krems; Webster Univ. Vienna; Kath. Univ. Lviv/Ukraine; Akt. Publikation: Traumaspez. Psychotherapie mit EMDR, Reinhardt Verlag

Dr. med. **Gisela Roth**, DTM&H, MABC, Fachärztin für Psychiatrie und Psychotherapie, EMDR-Trainerin (Europa). Lebt seit 1984 in Afrika. Im Rahmen von DMG ambulante Arbeit mit allen Altersgruppen am Tumaini Counseling Centre (Nairobi, Kenia), das für vorwiegend kirchenbasierte Auslandstätige psychiatrische und psychotherapeutische Angebote vorhält. Mitbegründerin von EMDR Kenia. EMDR-Supervisionen und -Trainings in mehreren afrikanischen Ländern. ↗ http://www.tumainicounselling.net

Dr. med. **Christine Rost**, Fachärztin für Gynäkologie und Geburtshilfe und Fachärztin für Psychotherapeutische Medizin. EMDR-Trainerin am EMDR-Institut Deutschland, Traumatherapeutin und Ausbilderin der DeGPT, Mitbegründerin des Zentrums für Psychotraumatologie Frankfurt, niedergelassen als Psychotherapeutin in eigener Praxis. dr.christine.rost@web.de, ↗ http://www.zfpt.de